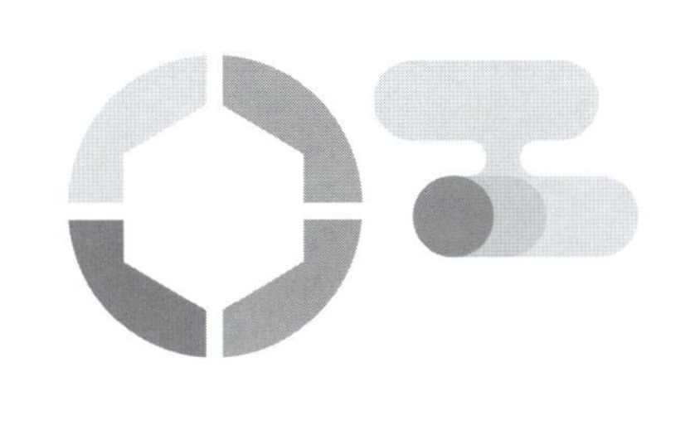
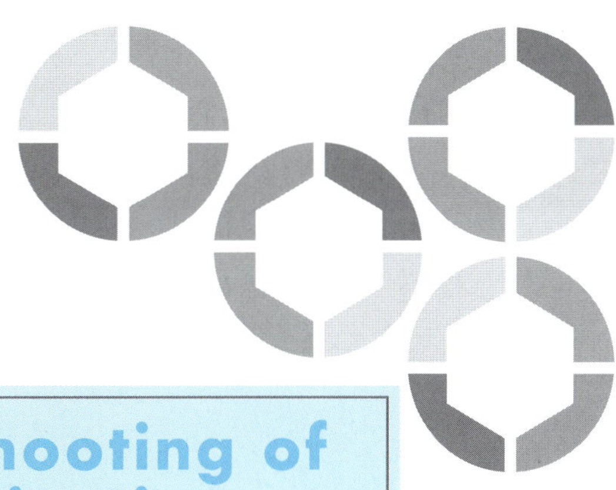
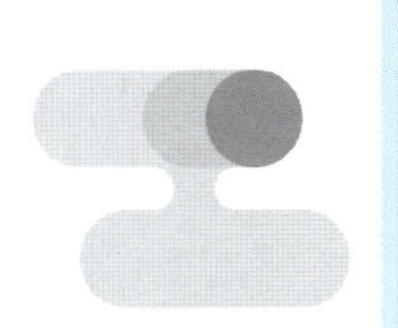

Trouble Shooting of Medicine in Medical Ward and ER

内科病棟・ER トラブルシューティング

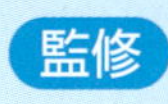 上田剛士  高岸勝繁

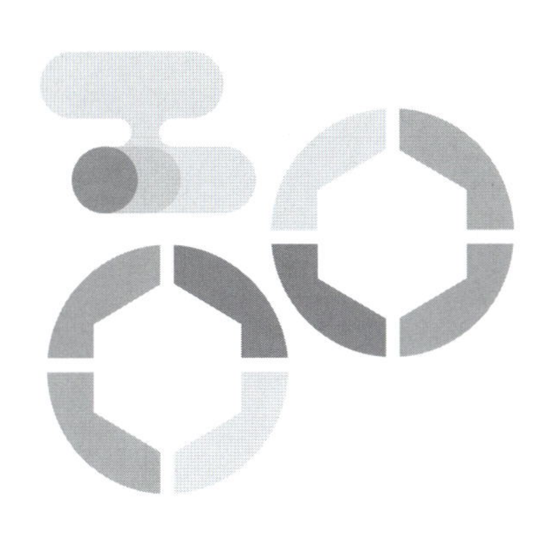
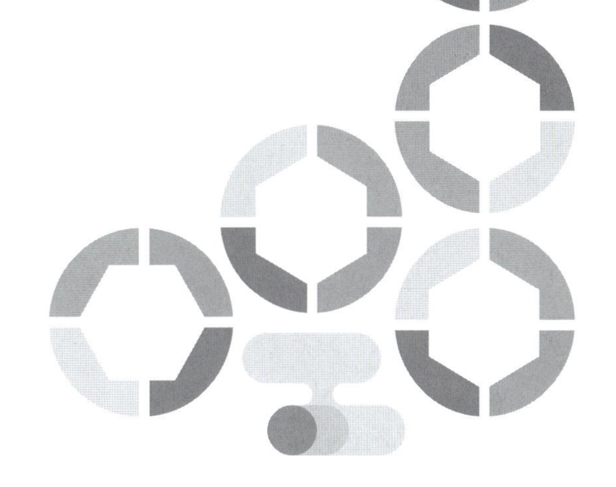

金芳堂

監修のことば

病棟や救急外来でのトラブルに頭を悩ませるのは今も昔も変わらない．頭を悩ませるがゆえに，最も研修医を成長させるシチュエーションでもあり，患者さんの役に立っていると実感できる瞬間でもある．

しかし，急変・トラブル対応に自信をもって接することができる研修医がどれほどいるであろうか？　自分自身を含め研修医も皆，不安を抱えながら対応しているのではないだろうか．

本書「内科病棟・ER トラブルシューティング」はそのような不安を解決するために生まれた．監修を行うにあたって，この一冊で臨床医が知っておくべき基本から研修医指導に使える知識まで全てを，診療の流れを失わないままに表現することを目指したが，それを成し遂げたのは筆者の臨床力の高さ故である．

医学は壮大な学問である．準備なしで診療に挑むのは地図やコンパスを持たずに見知らぬ山に入り込むようなものである．私ならそんな無謀なことはしたくない．本書では研修医が日々進歩する膨大な医学情報に惑わされることなく適切な対応ができるように，各章の冒頭にフローチャートを設けている．この事により，不慣れな山中にあっても遭難することもなく自分の立ち位置を確認しながら適切に行動する助けになるであろう．

もちろん地図だけでは十分とは言えない．研修医が装備すべきものはいくつもあるが，ここでは全身状態の評価を第1に挙げたい．山に入る前には適切な靴を履くかの如く，トラブル対応の最初に全身状態評価を行うことはあまりに基本的な事ではあるが，全身状態によって鑑別疾患は変わり，検査や処置の内容が全く異なる．日常診療で足を掬われることがあるとすれば，それは常に基本を疎かにした場合である．基本の大切さを最も痛感している臨床医ならではの視点に思わず納得させられる．

基本をおさえたら，本文に沿って筆者の思考過程を模倣するのも一興だろう．病歴聴取や身体診察，検査の一つ一つには意義があり，無意味に行うべき検査などは何もないことが体感できるだろう．そしてそれらの思考過程は全てエビデンスに基づいていることに驚愕する．第一線で常に患者と向き合う臨床医と最新のエビデンスの融合の姿こそ，この書籍の醍醐味である．

地図を持ち，靴を履いたら，是非高みを目指してほしい．今迄見えていなかった景色がそこには広がっている．随所に散りばめられたAdvancedレクチャーはその景色の一つであるが，本当の絶景は読者の目の前に存在する患者さんの笑顔であることは言うまでもない．

この書籍を読み終えた時，読書の皆さまがトラブル対応の不安から解き放たれ，高揚感と向上心をもって日々の診療に臨むことができるならば，この本を監修した者としては，望外の喜びである．

2017年11月吉日

洛和会丸太町病院　救急総合診療科　**上田剛士**

序　文

今回執筆のお話をいただいた時，率直に各主訴や病棟での訴え，検査異常への対応をまとめた実用書を書きたいと思いました．このような題材の本は今までにも優れたものが多数あり，私も研修医時分には大変お世話になりました．

それら先達の二番煎じとならないよう，先ずは自らの日頃の診療を省みて，「どこに注目し，どのように判断しているか，そしてその根拠はなにか」をひたすら自問自答し続けました．それをフローチャートを交えてまとめ上げたのが今回の本です．

この振り返り，自らの診療方法を言語化する作業のなかで，改めて気づいたことがあります．それは，自分は「怠け（たい）者である」ということです．

・極力残業はしたくない
・休日は休みたい
・呼び出されたくない

という希望（欲望？）が自分の中には根付いています．

残業をしないために，休日回診を行かなくても良いように，呼び出されないように，早く診断をつける，早く病状を安定させる，そもそも急変させないように努力する．

そのためには一見遠回りに見えるかもしれませんが，病歴や身体所見をしっかりと評価することが重要です．またショックバイタルになる前に循環不全の予兆を拾い上げることが非常に重要です．個人的にこのような医療を省エネ医療とか呼んでいます．

ショックバイタル，多臓器不全になってしまうと，言うまでもなくその後の入院管理は大変です．そうなる前に先手を打って対応できるものにはしっかりと対応し，急変を予防することが重要です（もちろんそれができない症例もありますが）．

自分が特に重要と思うのは第１章で書いた初期アセスメントです．これは救急，病棟，外来診療全てで意識しているところで，ここで異常を拾い上げてその後急変を防げた患者は多数経験しました．一方でこれを疎かにして，結果急変を招いてしまった症例も多く垣間見てきました．

各症状や症候への対応でも，まず循環不全徴候を早期に拾い上げ，その上で診断プランを考える，またフォロー中も循環不全徴候を逐一チェックすることは，私の省エネ医療の根幹となっています．この本でそれが少しでも伝われば幸いと思います．

最後に，お忙しいなかこの本の監修を快く引き受けてくださり，隅々までチェックし，アドバイスしていただいた上田剛士先生，執筆の機会をくださりました金芳堂の方々にこの場を借りてお礼を申し上げます．

2017年11月

高岸勝繁

本書の特色と使い方

[1] 症候ごとに診療の手順を示したフローチャートで流れを確認する

病棟の入院患者，あるいはERに来院した患者によくある主要な症候（トラブル）別に各章が立てられています．その症候から何をどの順で確認したら良いのか，どういった治療を開始したらいいのかといった診療の流れ（マニュアル）をフローチャート化し，章の冒頭に示しています．ただし章によっては，複数のフローチャートがあるものや，わざわざフローチャートにしていない項目もあります．

[2] フローチャートの各手順には番号が振られ，本文にその詳しい解説がついているので，必要に応じて読む

具体的な判断の根拠となる検査値や，症候の原因についての鑑別表，診断のためのスコアなど，各手順について具体的な指示については太字明朝体で，解説については標準体で記述しています．

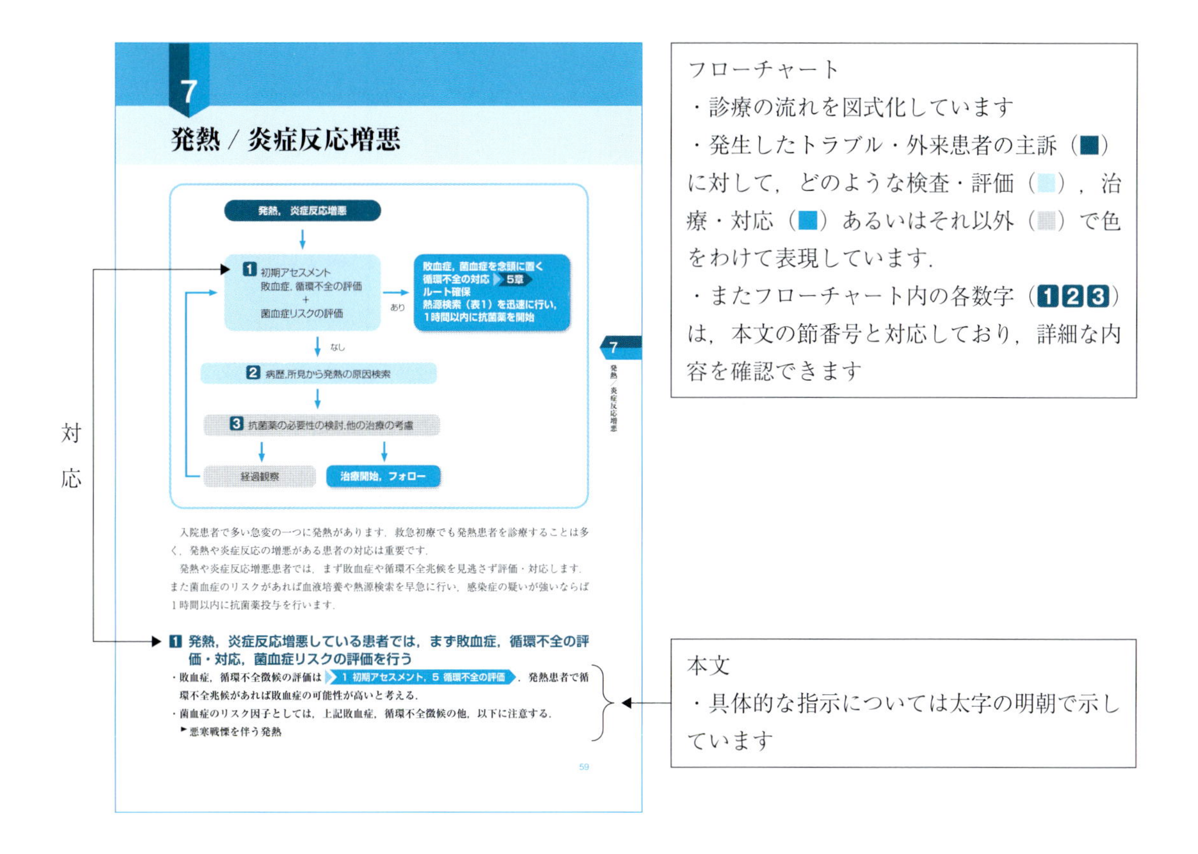

[3] Advancedレクチャーでより深い学習を

実際の診療において，なぜしないといけないのか，どういった研究背景があるのかといった踏み込んだことを知りたい場合はAdvancedレクチャーをお読みください．

► 中心静脈カテーテル，動脈カテーテル留置

► 免疫不全患者（好中球減少，ステロイドや免疫抑制剤使用中の患者，透析患者など）：重症化リスクが高く，また熱源も分かりにくい．発熱性好中球減少症については 8 発熱性好中球減少症 ．化学療法が原因として多いため，化学療法中の患者の発熱では注意．

・敗血症や菌血症が疑われる患者では，循環不全の対応に平行して病歴，身体所見，各種培養（血液，喀痰，尿），血液検査，尿検査，胸部レントゲンなどによる熱源検索を行う（表1）．

・菌血症や敗血症を疑う場合，迅速に各種培養，熱源の評価を行い，初療開始から1時間以内に抗菌薬を開始するように心がける．入院患者で多い発熱の原因，検査，治療については2を参照．また症状が明らかであればそれに基づいて精査を行う（各種各論を参照）．

表1●敗血症や菌血症疑い患者における熱源検索で行うべき検査

ほぼルーチンとして行う	患者の背景や症状，所見から行うかどうか決める
血液検査，尿検査	喀痰培養，グラム染色
血液培養2セット	便中CDトキシン
尿培養，グラム染色	関節穿刺，関節液培養
胸部レントゲン	髄液穿刺，髄液培養
肺，心，腹部エコー	CVカテーテル先培養 胸部，腹部CT検査　など

Advanced レクチャー

◆ 発熱がなくても循環不全があれば敗血症は常に疑うこと ◆

・救急におけるショック患者を対象とした前向きコホートにおいて，敗血症性ショック患者を抽出し，来院時発熱あり群と発熱を認めなかった群で比較した報告では，発熱を認めなかった群の方が補液量や救急における抗菌薬投与頻度は低く，死亡リスクも高い結果（正常体温群 OR 2.33［1.12-4.86］，低体温群 OR 10.82［2.45-47.76］）であった（*Crit Care Med.2017;45(6): e575-e582*）．

・敗血症は発熱の有無で疑うのではなく，状態が変化し初期アセスメントにおいて循環不全兆候を認める患者では常に念頭において診療すべきである．

◆ 菌血症のリスク因子 ◆

・悪寒を伴う発熱は菌血症リスク因子となる．特にshaking chillと呼ばれる「毛布を被っても震えが止まらない」ような悪寒戦慄は菌血症に対するLR +4.7であり，悪寒を伴う発熱の場合はどの程度の悪寒か評価することも重要（表2）（*JAMA. 2012;308(5):502-11*）．

・他にSIRSクライテリアに含まれるが，頻脈（>90回/分）はOR 1.59［1.43-1.76］，多

60

別の章とのネットワーク

・フローチャートや本文中に ▶▶ というマークがある場合，本書の別の章を参照としています．

・また「初期アセスメント」は1章を指します

Advancedレクチャー

・本文と関連して、診療をより深く理解するための情報をまとめています

内科病棟・ER トラブルシューティング

CONTENTS

監修のことば …… i
序　文 …… iii
本書の特色と使い方 …… v

1章　初期アセスメント　1

1 意識，ABC（気道，呼吸，循環）の評価と安定化：
呼吸・心停止，ショックを検出し，対応する …… 1

2 敗血症や循環不全の評価，対応：
ショックに至る前の循環不全を検出し，対応する …… 2
[ADV] qSOFA について …… 3
[ADV] Shock Index（SI）について …… 4
[ADV] Mottling（網様紅斑）と CRT について …… 4

3 効率のよい情報収集：循環不全がない場合や，病状が安定した場合，医師が複数おり，役割分担が可能ならば一息おいて迅速に情報収集を …… 5

2章　呼吸，心停止患者への対応　7

胸骨圧迫のポイント …… 8
波形チェックのポイント …… 8
電気的除細動のポイント …… 9
薬剤投与のポイント …… 9
気管挿管のポイント …… 9
原因精査のポイント …… 9
ECMO を用いた CPR（ECPR）について …… 10
蘇生中止の判断 …… 11
[ADV] TOR について …… 11
[ADV] $ETCO_2$による蘇生予測 …… 11

【ADV】CPR 中のエコーによる評価 …… 12
自己心拍再開後の対応 …… 12
【ADV】低体温療法の目標体温 …… 13
【ADV】蘇生後の神経予後予測 …… 13

3章 気道不安定 / 呼吸不全 15

1 気管挿管の適応 …… 16
【ADV】GCS と気道不安定性 …… 16
2 気管挿管の準備：人，物品の招集 …… 17
3 挿管難易度の評価，RSI 適応の判断 …… 18
【ADV】挿管トライ回数と挿管関連の合併症 …… 19
【ADV】MACOCHA スコア …… 20
4 Rapid sequence induction による気管挿管 …… 21
【ADV】筋弛緩で使用する薬剤 …… 24
【ADV】気管挿管後の確認方法 …… 25
【ADV】気管エコーによる確認方法 …… 26
5 挿管困難例への対応 …… 27
【ADV】困った時の輪状甲状間膜切開 …… 28

4章 人工呼吸器設定，NIV（non-invasive ventilation） 30

初期対応における呼吸器設定方法 …… 30
肺保護換気 …… 30
閉塞性肺障害に対する換気 …… 31
【ADV】PaO_2の目標値はどの程度とすべきか …… 33
NIV …… 33
【ADV】NIV の適応 …… 34

5章 循環不全の評価 36

1 エコーによる循環不全の原因評価 …… 36
【ADV】IVC の評価について …… 38
【ADV】びまん性 B line 所見の意義について …… 39

[ADV] エコーによるARDSと心原性肺水腫の鑑別 …… 40
[ADV] エコー所見と急性心原性肺水腫 …… 41
2 身体所見による循環不全の原因評価 …… 41
3 各所見からの循環不全のタイプ評価と補液反応性の検討 …… 43
[ADV] 補液反応性とは …… 45

6章 徐脈，頻脈への対応 47

徐脈患者への対応 …… 47
1 徐脈患者における初期アセスメント …… 47
2 徐脈＋循環不全患者への対応 …… 48
3 徐脈の原因評価 …… 49

頻脈患者への対応 …… 50
1 頻脈患者における初期アセスメント …… 50
2 頻脈性不整脈による循環不全と判断したら …… 51
3 頻脈性不整脈の評価と対応 …… 52
[ADV] PSVTにおける薬物治療：ATP製剤とベラパミルの比較 …… 55
[ADV] Wide QRS頻脈性不整脈における心室頻拍と上室性頻拍の鑑別 …… 56

7章 発熱／炎症反応増悪 59

1 発熱，炎症反応増悪している患者では，まず敗血症，循環不全の評価・対応，菌血症リスクの評価を行う …… 59
[ADV] 発熱がなくても循環不全があれば敗血症は常に疑うこと …… 60
[ADV] 菌血症のリスク因子 …… 60
[ADV] 敗血症が疑われる患者では1時間以内に抗菌薬を投与する …… 61
[ADV] 血液培養の注意点 …… 62
2 病歴，所見からの原因検索 …… 62
[ADV] 菌血症の原因となりやすい感染巣は？ …… 64
3 抗菌薬の必要性の検討，他の治療の考慮 …… 64
[ADV] 誤嚥性肺臓炎で抗菌薬は必要か？ …… 66
[ADV] 以前の尿培養検査結果の有用性 …… 66

8章 発熱性好中球減少症 68

1 発熱性好中球減少症患者における初期評価 …… 68
2 死亡リスクの評価（MASCC スコア）と抗菌薬選択 …… 69
[ADV] 発熱性好中球減少症における炎症性マーカー …… 70
3 フォローと治療継続・変更の判断 …… 71
[ADV] 好中球減少症の原因：薬剤性 …… 71
[ADV] 好中球減少症の原因：非薬剤性 …… 71

9章 呼吸困難，SpO_2低下 74

1 呼吸困難や SpO_2の低下を認める患者では，気道不安定の評価や循環不全の評価を忘れずに行う …… 74
2 病歴，所見からの原因検索 …… 74
[ADV] 肺炎における湿性ラ音の感度は？ …… 76
3 検査による原因評価 …… 76

肺エコー …… 78
肺エコーの方法 …… 78
肺の二次小葉の構造 …… 79
肺エコー所見と胸部 CT 画像の対比 …… 79
肺エコー所見の解釈 …… 82

10章 意識障害 83

1 意識障害はバイタルサイン異常の一つ．常に初期アセスメントを意識する（ABC の評価，敗血症，循環不全の評価） …… 83
[ADV] 敗血症における意識障害の重要性 …… 84
2 意識障害の原因評価：初期アセスメントで得られた所見＋血糖値からの原因予測 …… 84
[ADV] 意識障害において頭蓋内病変を示唆する所見 …… 85
3 病歴，所見からの原因評価 …… 86
4 検査による原因評価 …… 88
5 わかりにくい原因を考える …… 88

【ADV】脳幹梗塞は初期のMRIで見落としやすい……89
【ADV】脳静脈洞血栓症の概要（表5）……89
【ADV】非痙攣性てんかん発作……89

11章 一過性意識消失 91

1 失神以外の一過性意識消失の原因を評価する……91
【ADV】失神とてんかん発作の鑑別点は？……92
2 失神患者における初期アセスメント……93
【ADV】肺血栓塞栓症による失神……94
3 失神患者の初期評価……94
【ADV】起立性バイタルサインの評価方法……96
【ADV】起立性バイタルサインの解釈……96
4 原因不明の失神におけるリスク評価と対応……97
【ADV】失神患者におけるリスクスコアの感度，特異度……98

12章 痙攣重積発作への対応 100

1 痙攣重積発作患者における初期アセスメント……100
2 痙攣重積発作の初期対応……101
【ADV】ミダゾラム筋肉内注射の効果……101
【ADV】痙攣重積発作の初期対応でレベチラセタム経静脈投与は？……102
3 痙攣重積の原因評価……103
【ADV】難治性痙攣重積の原因疾患……104

13章 せん妄の評価，対応 106

せん妄のリスク因子：高齢者の入院患者は基本高リスクと考える……106
せん妄の症状：不活発型に注意する……107
せん妄の評価：3D-CAMとCAM-ICUを押さえる……107
【ADV】CAM-ICUによるせん妄評価……110
【ADV】3D-CAMによるせん妄評価……110
せん妄の対応：せん妄の増悪因子を把握し，予防，対応を……110
【ADV】せん妄治療に薬剤を用いた方が予後が悪いかもしれない……112

14章 不眠の対応 113

入院患者の不眠はせん妄かもしれない……113
睡眠薬の選択……113

15章 アルコール離脱症の対応 115

1 飲酒習慣のある入院患者ではアルコール離脱症のリスクを評価．また入院後数日間は離脱症状を評価する……115
2 リスク，症状があれば重症度の評価（CIWA-Ar）を行い，症状や重症度に応じて治療を決める……116

16章 胸痛 120

1 胸痛では循環不全徴候に注意．初期アセスメントと同時に徐脈，頻脈や発汗，血圧左右差の評価も行う癖をつける……120
[ADV] 初期アセスメントからの致命的胸痛の評価……121
[ADV] エコーによる心臓壁運動の評価……121
2 心筋梗塞，大動脈解離，肺血栓塞栓症のリスク，所見はあるか？……122
[ADV] 急性ストレスは虚血性心疾患発症の誘因となる……124
[ADV] 抗血小板薬中止による虚血性心疾患リスク……125
[ADV] トロポニンＴ値，経時的変化による心筋梗塞の評価……126
[ADV] COPD の急性増悪の原因として肺血栓塞栓症を念頭におく……128
[ADV] 診療スコアと D-dimer……129
3 他の胸痛をきたす疾患，病態の評価……133
[ADV] Chest wall syndrome とは……133
[ADV] Lower rib pain 症候群とは……134

17章 頭痛 135

1 頭痛ではまず初期アセスメント＋緊急性のある二次性頭痛を評価する……135
[ADV] 雷鳴頭痛をきたす疾患……136
[ADV] くも膜下出血に対する病歴，症状，所見の感度，特異度……136
[ADV] Warning headache（sentinel headache）には要注意……136

[ADV] 若年者でも生じる“脳卒中”という枠組み …… 136
2 二次性頭痛の可能性を評価 …… 137
[ADV] 巨細胞性動脈炎（側頭動脈炎）の頭痛 …… 139
[ADV] 外傷後頭痛とは …… 139
[ADV] 患側が固定された頭痛とは …… 139
[ADV] 亜急性，間欠性閉塞隅角緑内障とは …… 140
[ADV] 頸性頭痛とは …… 140
[ADV] 頭皮神経痛とは …… 141
[ADV] 海綿静脈洞症候群 …… 141
3 一次性頭痛の評価：片頭痛，緊張型頭痛 …… 141
[ADV] 薬物乱用頭痛とは …… 143
4 稀な一次性頭痛を考える …… 143
[ADV] 一次性頭痛でも頭部画像検査や精査を行うべきとき …… 145

18章 腹痛 147

1 腹痛における初期アセスメント …… 147
[ADV] 腹痛を伴う心筋梗塞，心筋梗塞の症状パターンを押さえる …… 149
2 病歴，腹部診察による疼痛臓器，機序の推測 …… 149
[ADV] 肝叩打痛のエビデンス …… 155
[ADV] Carnett 試験 …… 155

19章 吐血，黒色吐物，タール便 156

1 吐血，黒色吐物，タール便における初期アセスメント …… 156
[ADV] 出血における循環血液量減少の評価には起立時のバイタルサインに注目 …… 157
2 リスク評価と方針決定 …… 158
[ADV] 肝硬変患者における上部消化管出血 …… 159
[ADV] 上部消化管出血におけるリスク評価と上部内視鏡検査のタイミング …… 160

20章 下血 162

1 下血における初期アセスメント ……… 162
2 循環不全を来すような下血では上部消化管出血の可能性も考え，出血源を迅速に評価する ……… 163
【ADV】経鼻胃管や腹部造影 CT（ダイナミック CT）による出血源の検査 ……… 163
3 下血における病歴，所見からの出血源の推測 ……… 164
【ADV】下部消化管出血の原因となる代表的な疾患 ……… 165

21章 色々な消化管症状：嘔気・嘔吐，下痢，便秘，吃逆への対応 168

嘔気・嘔吐，下痢への対応 ……… 168
1 急性の嘔気・嘔吐，下痢患者に対する初期アセスメント ……… 168
2 安定した嘔気・嘔吐，下痢の鑑別 ……… 170
【ADV】感染性腸炎の原因別の特徴 ……… 171
【ADV】抗菌薬を投与すべき感染性腸炎 ……… 171

便秘への対応 ……… 174

吃逆への対応 ……… 176

22章 めまい・ふらつき 178

1 めまい・ふらつきのカテゴライズ ……… 178
【ADV】BPPV を示唆する病歴 ……… 179
【ADV】CPPN とは ……… 181
2 めまい，ふらつきの初期アセスメント ……… 183
3 前庭，蝸牛症状を伴うめまい，ふらつきの鑑別 ……… 183
【ADV】めまいの訴えは変化する ……… 184
【ADV】急性の前庭，蝸牛症状を伴うめまい症における中枢性 vs 末梢性の判断 ……… 186
【ADV】前庭，蝸牛症状を伴うめまいにおける MRI ……… 186
【ADV】HINTS plus の脳梗塞に対する診断特性 ……… 187

[ADV] 他の末梢性めまいで bHIT はどのような結果となるか？ …… 188
4 前庭，蝸牛症状を伴わないめまい・ふらつきの鑑別 …… 188

23章 四肢の疼痛，しびれ 191

1 四肢の疼痛，しびれにおける初期アセスメント …… 191
[ADV] 壊死性筋膜炎の身体所見 …… 192
[ADV] 壊死性筋膜炎のエコー所見 …… 192
2 四肢の疼痛，しびれの原因評価 …… 193
[ADV] 血管性間欠性跛行と神経性間欠性跛行 …… 195
[ADV] 血栓塞栓症の発生パターン …… 195
[ADV] 肢端紅痛症 …… 196

24章 浮腫 200

1 浮腫における初期アセスメント …… 200
2 浮腫の鑑別 …… 201
[ADV] 見逃しがちな心不全や肺高血圧症 …… 203
[ADV] 慢性静脈不全の症状，所見 …… 204
[ADV] 下肢深部静脈血栓症（DVT）の症状，所見 …… 205
[ADV] 上肢の深部静脈血栓症 …… 206
[ADV] ヒスタミン不耐症とは …… 207
[ADV] 遺伝性血管浮腫 …… 208
[ADV] 好酸球性血管浮腫 …… 208
[ADV] ACE 阻害薬による血管浮腫 …… 209

25章 アナフィラキシーへの対応 210

1 アナフィラキシーの初期対応 …… 210
[ADV] アナフィラキシーとは …… 211
[ADV] アドレナリン筋肉注射の部位 …… 211
2 アナフィラキシーの追加治療 …… 212
3 初期・追加治療後の対応 …… 212
[ADV] 二相性反応とは …… 213

26章 頭部外傷 214

1 頭部外傷の初期アセスメント …… 214
2 頭部 CT の必要性を判断する …… 215
【ADV】軽症頭部外傷における重度の頭蓋内損傷を示唆する病歴，所見 216
【ADV】高齢者の頭部外傷では所見がなくても注意が必要 …… 216
【ADV】抗凝固薬使用中の患者でのリスク …… 216
3 転倒のアセスメント …… 217

27章 高血糖緊急症への対応 219

1 DKA/HHS の診断，誘因の評価と対応 …… 220
2 補液療法 …… 220
【ADV】DKA/HHS 治療における生理食塩水と乳酸リンゲル液の違い …… 221
3 血清 K 値の補正 …… 222
4 インスリン療法 …… 222
【ADV】アシドーシスの補正は必要か …… 223

28章 入院患者の血糖コントロール 224

入院患者の目標血糖値 …… 224
ICU 患者における血糖コントロール方法 …… 224
非 ICU 患者における血糖コントロール方法 …… 224

29章 低 Na 血症の対応 228

1 偽性，高張性低 Na 血症の評価 …… 229
2 症候性低 Na 血症における早期の Na 補正 …… 229
【ADV】デスモプレシンを併用した Na 補正方法 …… 230
3 所見，病歴より低 Na 血症のタイプを分類し，精査，対応 …… 230
【ADV】低 Na 血症の分類 …… 231
【ADV】Na 補正において，デスモプレシンを使うタイミング …… 234
【ADV】Na 補正において，バプタンを使うタイミング …… 234
【ADV】SIADH の原因 …… 234

[ADV] 腎性塩類喪失症候群（RSW）とは …… 235

高 Na 血症 …… 236

30章 K 濃度異常 238

K の摂取，排泄 …… 238
K の分布 …… 238

低 K 血症 …… 239
低 K 血症の補正 …… 240
1 致命的な症状，合併症がある場合の補正 …… 240
[ADV] 経静脈投与による K 補正の濃度，速度は …… 240
2 低 Mg 血症，低 P 血症がある場合は並行して補正する …… 240
3 安定している患者における経口，経静脈投与による K 補正方法 …… 241
低 K 血症の原因評価 …… 242
4 腎性排泄の評価：尿中 K/Cr を評価する …… 242
5 細胞外液，血圧の評価 …… 242
6 代謝性アシドーシスの評価：HCO_3の評価 …… 242
7 尿中 Cl 値の評価 …… 242

高 K 血症 …… 243
高 K 血症の補正 …… 243
1 血清 K 濃度，心電図変化の有無で対応を決める …… 243
高 K 血症の原因評価 …… 244
2 K の腎排泄を評価する …… 244
3 腎排泄低下による高 K 血症ではアルドステロン，レニンを評価 …… 245

31章 その他の電解質補正（Mg, Ca, P） 246

低 Mg 血症の補正 …… 246

低 Ca 血症の補正 …… 246

低 P 血症の補正 …… 247

32章 動脈血ガス分析の評価 248

1 動脈血 pH を評価する ····· 249
2 呼吸性，代謝性の評価 ····· 249
3 代償の評価 ····· 249
4 各病態に応じた評価 ····· 249
【ADV】尿細管性アシドーシス（RTA）について ····· 252

33章 貧血のアセスメント 254

1 数日の経過で増悪する貧血は出血もしくは補液に伴う希釈を疑う ····· 254
【ADV】出血後の網赤血球数の変化 ····· 255
【ADV】体位性の偽性貧血 ····· 255
2 貧血の鑑別 ····· 255
【ADV】ビタミン B_{12}欠乏や葉酸欠乏の評価におけるホモシステイン，メチルマロン酸 ····· 257
【ADV】ビタミン B_{12}欠乏や葉酸欠乏の原因 ····· 258

34章 輸血閾値 259

赤血球輸血 ····· 259
【ADV】赤血球輸血開始の Hb ····· 259
【ADV】出血による貧血では鉄剤投与を行うのも手 ····· 259

血小板輸血 ····· 260
【ADV】血小板輸血の閾値 ····· 260

35章 血小板減少のアセスメント 261

1 急性に出現した血小板減少では偽性血小板減少を除外する ····· 262
2 急性疾患に伴う血小板減少，急性経過（数日の経過）の血小板減少では，まず DIC，TMA，HIT の可能性を評価する ····· 262
【ADV】TTP，HUS と DIC の比較 ····· 263
【ADV】TMA の原因となる薬剤や悪性腫瘍 ····· 263

[ADV] 4T スコア，HEP スコアの HIT に対する感度，特異度 ……… 267
[ADV] HIT 抗体検査法別の感度，特異度 ……… 267
3 血小板減少を呈する重要な感染症，ヘパリン以外の薬剤性血小板減少や，ウイルス感染症による一過性の減少の可能性を評価 ……… 268
4 見逃すと致命的となる血小板減少の原因を評価する ……… 269
5 亜急性～慢性経過の血小板減少の鑑別 ……… 269
[ADV] MPV，PDW の意義 ……… 271
[ADV] 先天性巨大血小板症とは ……… 271

36章 肝酵素上昇（AST，ALT）のアセスメント 273

1 AST/ALT と肝機能を反映する検査項目（T-Bil，PT-INR，血糖，アルブミン，アンモニア）を評価する ……… 274
2 肝細胞障害がある場合，AST，ALT，CPK，LDH のバランスに注目する … 274
[ADV] 各酵素の分布，半減期のまとめ ……… 275
[ADV] 凝固因子の半減期 ……… 276
[ADV] 低酸素性肝炎とは ……… 276
[ADV] 低酸素性肝炎の血液検査所見 ……… 276

37章 CPK 上昇時のアセスメント 278

1 予測外の CPK 高値における初期アセスメント ……… 278
2 横紋筋融解症による腎不全リスクの評価と対応 ……… 279
[ADV] 横紋筋融解症における腎不全，死亡リスク因子 ……… 280
3 CPK 高値の原因精査 ……… 281
[ADV] 感染症による横紋筋融解症 ……… 281
[ADV] 筋運動後の CPK の動態 ……… 282
[ADV] マクロ CPK 血症 ……… 282

38章 急性腎障害（急性の Cr 値の上昇），乏尿・無尿 283

1 所見，エコーによる病態の把握 ……… 284
[ADV] 聴性打診による膀胱底の評価方法 ……… 285
[ADV] うっ血性腎不全 ……… 285

2 腎疾患による腎障害の評価 285
【ADV】尿沈渣による急性尿細管壊死と腎前性腎不全の鑑別 288
【ADV】急性間質性腎炎の原因 288
【ADV】造影 CT 検査による造影剤腎症について 289
【ADV】造影剤腎症の予防の適応 289
【ADV】造影剤腎症の予防方法 289
【ADV】重症疾患に伴う，急性腎障害における透析療法の導入タイミングを評価したランダム化比較試験（腎動脈閉塞や糸球体腎炎，血管炎，腎後性腎不全，血栓性微小血管障害は除外） 291

39章 胸水検査の TIPS 292

胸水貯留を来す疾患 292
滲出性胸水 vs 漏出性胸水の判断 293
心不全による胸水貯留の判断：胸水中 NT-proBNP，BNP 294
膿胸，肺炎随伴性胸水における胸水評価 294
結核性胸膜炎の胸水評価 295
癌性胸水（癌性胸膜炎）の評価 296

40章 腹水検査の TIPS 298

門脈圧亢進性かどうかの判断→ SAAG を評価 298
特発性細菌性腹膜炎を診断する際に有用な項目 298
癌性腹水を疑った際に評価する項目 299
結核性腹膜炎を疑った際は腹水中 ADA を評価 299

41章 ICU 患者の管理 301

ICU 管理におけるルーチンチェック項目 301
SAT と SBT，抜管に向けた準備 301
消化性潰瘍の予防 305
ICU 患者における経管栄養 306
ICU でのリハビリテーション 308
炎症のパラメータについて 308

42章 ICUで使用される薬剤 310

昇圧薬として使用する薬剤 …… 310
心収縮力増加を目的に使用する薬剤（強心薬） …… 312
心拍数増加を目的に使用する薬剤 …… 312
鎮静薬 …… 313
鎮痛薬 …… 314

43章 深部静脈血栓症予防 316

深部静脈血栓症予防の適応 …… 316
深部静脈血栓症の予防投与 …… 316

44章 輸液 318

末梢輸液は電解質と水分量を意識する …… 318
[ADV] 輸液負荷における生理食塩水と乳酸リンゲルはどちらでも良い …… 320
中心静脈栄養は必要栄養量を計算して選択する …… 320

45章 経腸栄養 322

46章 薬剤変更時の換算表（オピオイド, レボドパ） 324

索引 …… 326
事項索引 …… 326
薬品名索引 …… 340

1 初期アセスメント

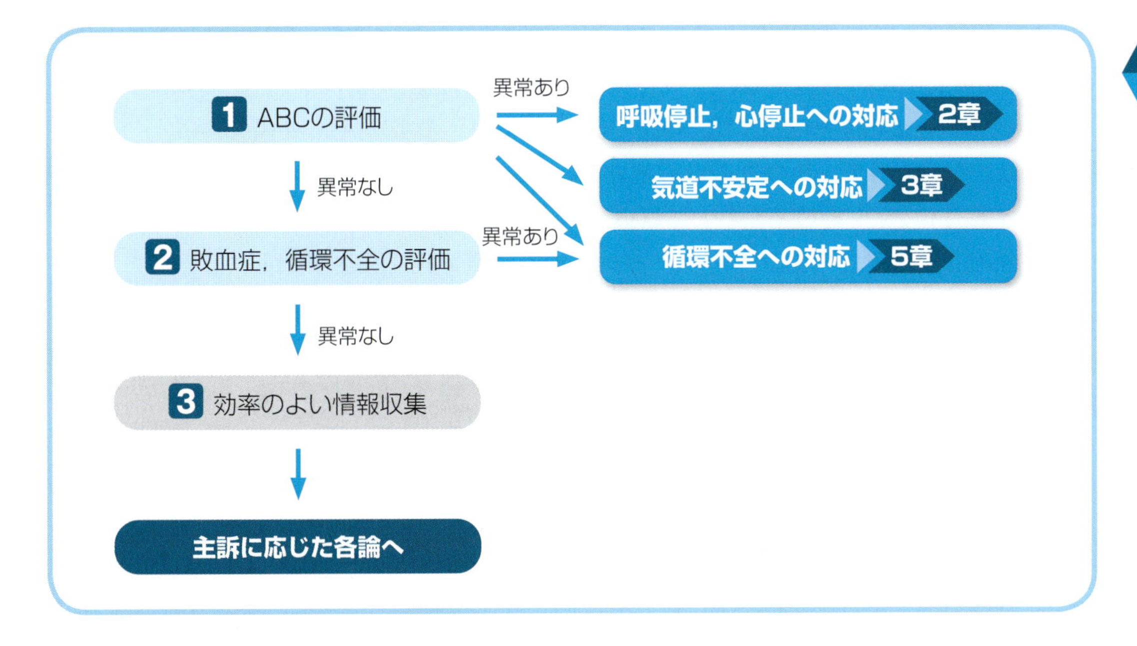

初期アセスメントは以下の1－3で構成されており，病棟急変やER診察においてまず初めに行うべきものです．

1意識，ABCの評価，安定化
2敗血症や循環不全の評価
3効率のよい情報収集　の3項目

1 意識，ABC（気道，呼吸，循環）の評価と安定化：呼吸・心停止，ショックを検出し，対応する

患者と接触する際にはまず1秒たりとも無駄にできない病態かどうかを明らかにする癖をつけましょう．その病態とは具体的に心停止，呼吸停止，ショックです．チェックする順序はCirculation（循環），Airway（気道）を優先し，心停止，呼吸停止の判断は10秒以内にできるようにしましょう．C，Aが保たれていればBreathing（呼吸），バイタルサインのチェックを行います．

チェック項目

・**意識状態**：GCS（Glasgow Coma Scale）で評価，普段と違えば有意と捉える

・**バイタルサイン**：血圧，脈拍数，呼吸回数，SpO_2
・**Airway（気道）**：会話可能かどうか，呼吸様式をチェック
会話可能ならば気道は開通していると考える．
死戦期呼吸（あえぎ呼吸），無呼吸では呼吸停止，心停止として対応
いびき様呼吸，舌根沈下，吸気性喘鳴があれば気道不安定／呼吸不全として対応
・**Breathing（呼吸）**：呼吸回数，SpO_2，両側呼吸音左右差，エア入り
Airway，Circulation の評価に比べて優先順位は低い．まずは A, C を優先する．
多呼吸，努力様呼吸，両側呼吸音の減弱（エア入りの低下）や SpO_2 の低下（<90％）があれば気道不安定／呼吸不全として対応．
・**Circulation（循環）**：血圧，脈拍数，頸動脈拍動，橈骨動脈拍動の触知
頸動脈が触れなければ心停止と判断し，対応
橈骨動脈が触れなければ循環不全と判断
低血圧（BP<90mmHg）では循環不全として対応 5 循環不全の評価．
徐脈（HR<50回／分）では徐脈の評価を 6 除脈，頻脈への対応．

意識障害＋呼吸停止，死戦期呼吸がある場合や脈が触れない場合は心停止として対応します（呼吸，心停止の対応へ）．意識障害や舌根沈下，吸気性喘鳴など気道不安定な要素がある場合，呼吸音が減弱しており肺へのエア入りが悪い場合は気道不安定／呼吸不全として対応 3 気道不安定／呼吸不全．

収縮期血圧が 90mmHg を下回る場合，ショック状態を考慮し，循環不全の評価，対応を速やかに行います 5 循環不全の評価．

死戦期呼吸は自発呼吸と間違えてしまうことがあるため，必ず一度は動画で確認しておくべきでしょう．

2 敗血症や循環不全の評価，対応：ショックに至る前の循環不全を検出し，対応する

呼吸・心停止でなければ，循環不全の有無を評価します．チェック項目は，**qSOFA, Shock Index（SI），膝，手足**です．

チェック項目

・**qSOFA**：呼吸数≧22回／分，意識障害（GCS<15），収縮期血圧≦100mmHg の 3 項目中 2 項目以上満たせば敗血症の可能性を示唆．また敗血症患者以外でも死亡リスク，重症化リスクを予測するのに有用．
・**Shock Index**：心拍数／収縮期血圧で計算．SI>0.7は循環不全を示唆する．
・**膝**：Mottling（網様紅斑）を評価する．

・**手足**：Capillary refilling time（CRT：毛細血管再充満時間）≥4秒で循環不全を示唆する．ただし，外気温が低い場合は解釈に注意が必要．

上記のいずれかが認められる場合，循環不全の評価，対応を急ぐ 5 循環不全の評価．

Advanced レクチャー

◆ qSOFA について ◆

・qSOFA は呼吸数≥22回/分，意識障害（GCS＜15），収縮期血圧≤100mmHg の3項目で評価され，バイタルサインのみで判断できるため，ER や病棟急変時には有用な判断指標の一つとなる．意識障害は少しでもおかしければ有意と捉える（GCS＜15）が，GCS＜14ではより死亡リスクの上昇に関連するため，注意が必要〔*JAMA. 2017;317(3):301-8*〕〔*JAMA. 2016;315(8):762-74*〕．

・ER における敗血症患者の評価では qSOFA は SOFA，APACHE II などと同等の予後予測能があり，qSOFA≥2 項目では要注意〔*Am J Emerg Med. 2016;34(9):1788-93*〕〔*JAMA.2017;317(3):301-8*〕．

・ICU での敗血症患者群の評価では，qSOFA の有用性は低下し，SOFA スコア（表1）を用いて評価すべきである〔*JAMA. 2017;317(3):290-300*〕．

表1●SOFA スコア

点数	0	1	2	3	4
呼吸器：PaO_2/FiO_2（mmHg）	>400	≤400	≤300	≤200（呼吸器補助下）	≤100（呼吸器補助下）
凝固：血小板数（/μL）	>15万	≤15万	≤10万	≤5万	≤2万
肝臓：総ビリルビン値（mg/dL）	<1.2	1.2-1.9	2.0-5.9	6.0-11.9	≥12.0
心血管：血圧，昇圧薬	平均動脈圧≥70mmHg	平均動脈圧<70mmHg	ドパミン≤5μg/kg/分もしくはドブタミン使用	ドパミン>5μg/kg/分もしくはアドレナリン，ノルアドレナリン≤0.1μg/kg/分使用	ドパミン>15μg/kg/分もしくはアドレナリン，ノルアドレナリン>0.1μg/kg/分使用
中枢神経：GCS	15	13-14	10-12	6-9	<6
腎臓：Cr値（mg/dL）もしくは尿量（mL/日）	<1.2	1.2-1.9	2.0-3.4	3.5-4.9	>5.0

・また，敗血症患者のみならず，ER受診患者全体，非敗血症患者でもqSOFAは死亡リスク（1点上昇毎にOR 3.05［2.66-3.49］），ICU管理リスク（OR 1.96［1.81-2.13］）と相関性が認められ，重症度を評価する方法として簡便，かつ有用といえる〔*Ann Emerg Med. 2017;69(4):475-9*〕．

◆ Shock Index（SI）について ◆

・SIは心拍数/収縮期血圧で計算され，健常人では0.5-0.7となる．元々は外傷患者や出血患者において，出血量を評価する目的で使用され始めたが，内科的重症患者や敗血症患者でも循環不全の評価に有用な所見である〔*Ann Emerg Med. 2016;67(1):106-13.e6*〕．

・重症敗血症患者2,524例を対象とし，SIと28日死亡リスクを評価した報告では，SI>0.7は有意な死亡リスク因子となる〔*West J Emerg Med. 2013;14(2):168-74*〕．

・重症敗血症患者のER対応において，管理中持続的にSI≧0.8であった症例の38.6%がその後72時間以内に血行動態が増悪し，昇圧薬を必要とした（非持続群では11.6%のみ，OR 4.4［2.28-8.55］）．また，SI上昇持続群，非持続群で呼吸回数に有意差はなく，呼吸回数と独立した予後因子とも考えられる〔*West J Emerg Med. 2014 Feb;15(1):60-6*〕．

・また，年齢や糖尿病，高血圧の既往，降圧薬の使用があっても，SIの解釈には影響しない〔*Ann Emerg Med. 2016;67(1):106-113.e6*〕．

◆ Mottling（網様紅斑）とCRTについて ◆

・循環不全で最も早期に血流が抑制される臓器は皮膚，腸管，筋肉であるため，皮膚の循環不全兆

図1●Mottlingスコア〔*Ann Intensive Care. 2013;3(1):31*〕

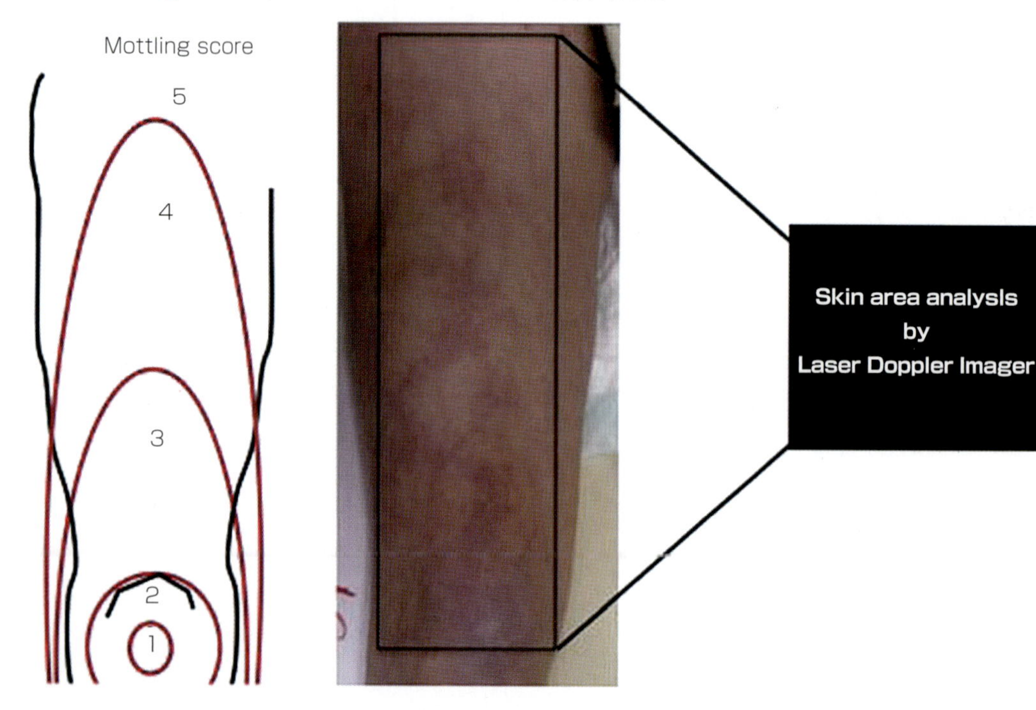

候に敏感になると循環不全の早期発見，対応につながる．皮膚の循環不全兆候として Mottling と CRT がある．

・皮膚血流が低下すると Mottling が生じる．膝周囲で認められることが多く，その範囲に応じて 1-5でスコア化（Mottling スコア）する（図1）〔*Ann Intensive Care. 2013;3(1):31*〕.

・重症患者において，Mottling スコアと尿量，乳酸血，SOFA スコアは相関性があり，さらに強い死亡リスク因子となる（0-1を基準とすると，2-3は OR 16［4-81］，4-5は OR 74［11-1568］）〔*Intensive Care Med. 2011;37(5):801-7*〕.

・CRT は末梢の爪や皮膚を圧迫し，その後血色が戻るまでの時間を評価する．年齢や性別，評価時の外気温でも左右されるが，成人における正常値の上限は3.5-4.5秒程度．若年では3秒，高齢者では4秒をカットオフとするとよい〔*Am J Emerg Med. 2008;26(1):62-5*〕.

・Mottling や CRT の利点として，経時的フォローが可能という点が挙げられる．重症敗血症や敗血症性ショック患者を対象とした報告では，乳酸値や $ScvO_2$は治療開始後24時間で改善を認める一方，CRT は治療開始後2時間で改善を認めている〔*J Crit Care. 2012;27(3):283-8*〕．敗血症性ショック患者において，6時間以上 Mottling が持続している場合，死亡リスク因子（OR 2.77［1.34-5.72］）となる〔*Intensive Care Med. 2015;41(3):452-9*〕.

・肝硬変患者では Mottling は生じにくい．生じていればかなりの重症と考えるべきである〔*J Hepatol. 2015;62(3):549-55*〕.

3 効率のよい情報収集：循環不全がない場合や，病状が安定した場合，医師が複数おり，役割分担が可能ならば一息おいて迅速に情報収集を

病状の把握や原因評価には情報収集が必須です．病棟急変時や ER では短時間で効率よく情報収集する必要があり，ある程度系統立てて聴取できると良いでしょう．

病棟急変時ではカルテより効率よく，狙って情報を探すテクニックも重要です．ここでは筆者個人が病棟対応時の情報収集において，注目しているポイントを紹介します（表2）．これらはまず最低限押さえておく情報で，その上で症状や所見に応じて必要な情報を追加します．

仲間内ではこれをウィークリーサマリーとして前もって記載し，アップデートしてゆくと，主治医不在時の対応がしやすいかもしれません．

表2●病棟対応時の情報収集のポイント

最優先で集める情報	備考
入院日，入院疾患，入院目的，手術日，手術内容	治療介入は特に1−2週間以内のものをチェック
使用薬剤	薬剤は，入院前と入院中の薬剤の変化もチェック ここ1−2週間で開始，変更された薬剤のリストアップ インスリンもチェック
1週間程度の食事量，補液量，体重変化	ボリウムステータスの把握に役立つ 下痢や利尿薬の有無も重要
1週間程度の経過表 1−2週間の血液検査所見の推移	熱型，バイタルの変化，排便習慣の変化，食事量
特殊なリスク因子 デバイス	誤嚥リスク，尿カテーテル，中心静脈カテーテル，呼吸器管理
既往歴	既往歴はリスクで分けて把握する 血管リスク（高血圧，高脂血症，糖尿病，心房細動，脳梗塞，心筋梗塞），低血糖リスク（糖尿病） 基礎疾患の増悪リスク（膠原病関連） 膠原病は診断根拠も含めてチェックする

2

呼吸，心停止患者への対応

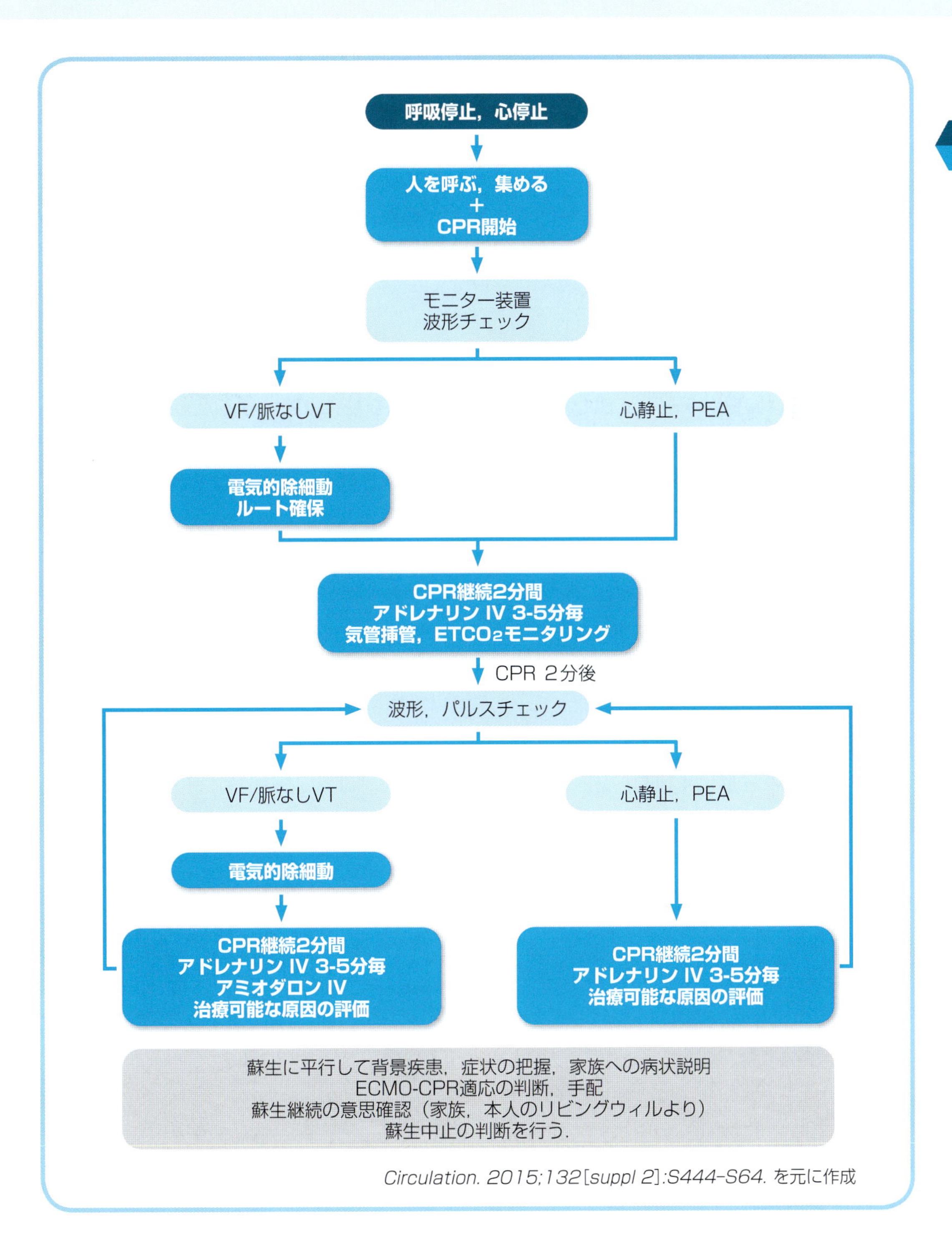

初期アセスメントにおいて，呼吸，心停止と判断した場合はすぐに心肺蘇生（CPR）を開始します．呼吸，心停止の判断は10秒以内にできるようになりましょう．

CPRは一人でできるものではなく，人員が必要なため，まず人を呼び集めます．また，CPRでは全員が同じ目標に向かって連携して動くことが重要であり，自己流では困ります．AHA（アメリカ心臓協会）のBLS，ACLS，日本救急医学会のICLSのようにプロトコール化された蘇生方法を身につけ，実行できるようになることが大事です．基本的にどのプロトコールもほぼ同じ内容となっています．ここでは2015年に発表されたAHAのACLSガイドライン2015に基づいて解説します〔*Circulation. 2015;132(suppl 2):S444-S64*〕．

基本的な蘇生の流れはフローチャートを参照していただき，要所要所のポイントをまとめます．

胸骨圧迫のポイント

・胸部圧迫は剣状突起を避けて胸骨の下半分，もしくは両乳頭の中間を圧迫する．
・圧迫の強さは胸壁が5－6 cm沈む程度．6 cm以上沈む場合は強すぎるため避ける．
・圧迫と圧迫の間は完全に胸郭が戻るようにする（圧迫し続けない）．
・胸骨圧迫の速さは100–120回／分とする．120回／分を目標としておけばそれよりも少なくなることはない．
・2分毎に胸骨圧迫要員は交代する．
・BVMで換気をしている場合は，胸部圧迫30回につき，換気2回の割合で行う．換気は1回につき1秒かけて行う．
・胸骨圧迫の中断は最小限に止める．

波形チェックのポイント

・心停止患者の波形は4種類．VF（心室細動），脈なしVT（心室頻拍），PEA（無脈性電気活動），心静止（図1）

図1●心停止患者の波形

（a）心室細動

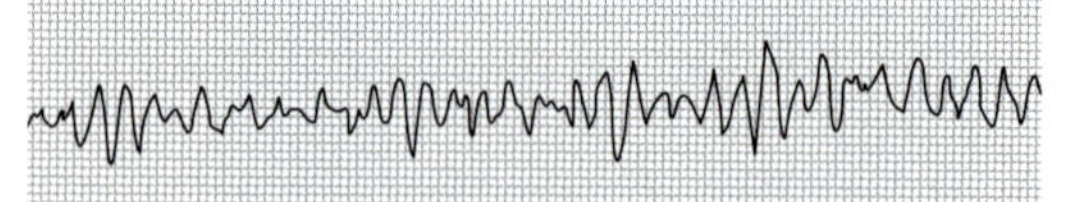

（b）脈なし心室頻拍（VT）

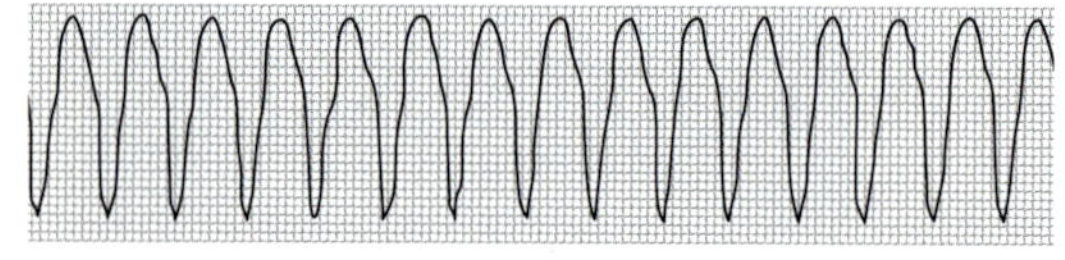

（c）無脈静電気活動（PEA）

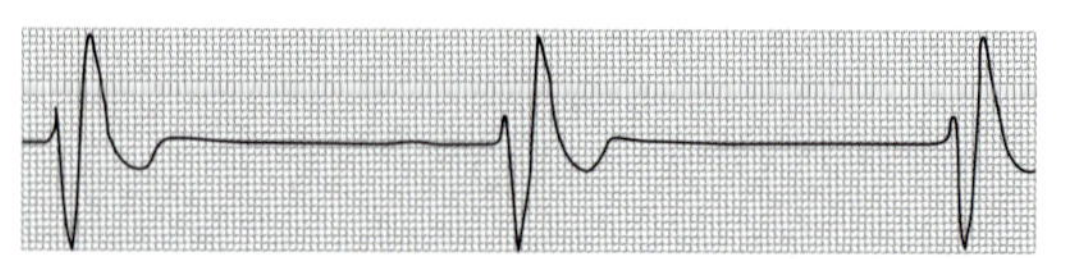

（d）心停止

・VF，脈なし VT では電気的除細動が重要となる．CPR が途切れないように準備し，迅速に施行する．
・PEA，心静止では電気的除細動は適応とならず，CPR を継続，薬剤投与を行いながら治療可能な原因を評価する．

電気的除細動のポイント

・VF や脈なし VT ではすぐに電気的除細動を行う．
・ジュール数は，単相性除細動機では 360J，二相性では120–200J（メーカーが推奨するジュール数で行う．不明な場合は 200J）で行う．
・除細動後はすぐに CPR を再開．意識改善や体動出現，2分後パルスチェックにて自己心拍再開を認めた場合は終了する．

薬剤投与のポイント

・CPR にて使用する薬剤はアドレナリンとアミオダロンの2種類を押さえておく．
►アドレナリン（アドレナリン注0.1%シリンジ）は全ての心停止患者で1mg を3–5分毎に経静脈投与する．
►アミオダロン（アンカロン® 注150）は VF，脈なし VT 患者において，初回300mg，2回目は150mg を投与する．
・薬剤投与は静脈ルート確保困難な場合は骨髄ルートからでも投与可能．どちらでも効果は変わらない〔*Am J Emerg Med 2017;35:222-6*〕.

気管挿管のポイント

・気管チューブの内径サイズは成人男性で7.5–8mm，女性で7mm 程度．小柄な女性の場合は6.5mm.
気管チューブの深さは成人男性で 24cm 以下，女性で 21cm 以下と覚えておく（気管チューブ内径×3程度と覚える）
・挿管チューブの位置確認は聴診（胸部の呼吸音，心窩部の胃泡音），ETCO₂モニター，エコー（気管，肺）による評価の二つ以上で確認する 3 気道不安定 / 呼吸不全．聴診や肺エコー時には CPR 中断を最小限にとどめる．
・気管挿管後の換気回数は10回 / 分とする．

原因精査のポイント

・心肺停止の原因評価では5H＋5T で覚える（表1）.
・CPR を行いつつ，血液ガス検査，血液検査，エコー，情報収集を行い原因を評価する．
血液ガス検査：アシドーシス，高 K 血症，低酸素，高 CO_2 血症．

エコー：　心タンポナーデ（心嚢水＋IVC 拡張），緊張性気胸（肺エコーによる lung sliding の消失），循環血液量低下（IVC 径・左室や右心室の虚脱），肺血栓塞栓症（右心室，右心房の拡張，左心室の虚脱，心室中隔の偏倚）．

エコーは胸骨圧迫中に心窩部，側胸部（肺エコー）を評価し，パルスチェックの間に心尖部，胸骨辺縁を評価する〔*Resuscitation. 2017;114: 92-9*〕．

表1●心肺停止の原因5H ＋5T

心停止の原因	
Hypovolemia	循環血液量低下
Hypoxia	低酸素
Hydrogen ion	アシドーシス
Hypo/Hyperkalemia	K 異常
Hypothermia	低体温
Tension pneumothorax	緊張性気胸
Tamponade	心タンポナーデ
Toxins	毒素性
Thrombosis, pulmonary	肺塞栓
Thrombosis, coronary	心筋梗塞

ECMO を用いた CPR（ECPR）について

ECMO（extracorporeal membrane oxygeneration）は人工肺とポンプを用いた体外循環回路で，心肺停止患者に用いることで循環動態，酸素化を保たせる効果が期待できます．この ECMO を用いた CPR を ECPR と呼びます．

ECPR により生命予後，神経学的予後の改善効果が見込めますが〔*Resuscitation. 2016;103: 106-16*〕，どの症例で適応すべきかは明確に決まっていません．参考までに ECPR を考慮すべき症例を記載します．

・75歳未満で，DNAR ではなく，さらに悪性腫瘍や基礎疾患による予後不良な病態ではない．
・目撃された心停止で，5 分以内に CPR が開始されている．
・蘇生開始後15分で自己心拍再開を認めない症例．
・治療可能な原因がある，疑われる症例．
・ECMO が心停止から30–60分以内に開始可能な環境．
・高度な低体温症（<20度）による心停止症例．

〔*Ann Card Anaesth. 2017;20(Supplement):S4-S10*〕〔*Clin Exp Emerg Med. 2016;3(3):132-8*〕

〔*CJEM. 2016;18(6):453-60*〕

蘇生中止の判断

蘇生中止については決まったプロトコールはなく，患者の状態，社会的因子，家族や関係者の心情を考慮して，中断を決定します．蘇生率，社会復帰率を著しく低下させる情報としては以下のようなものがあります．

・TOR（termination-of-resuscitation rule）：院外心肺停止において，心肺停止の目撃がなく，初回心電図がPEA，心静止であり，病院到着時に自己心拍再開がない場合．
・気管挿管後の $ETCO_2$値が，蘇生開始後20分で<10mmHgの場合は自己心拍再開，社会復帰の可能性は極めて低いため，蘇生中止を考慮する．
・CPR中の心エコーにおいて，心臓が自発的収縮を認めない場合は，自己心拍再開の可能性は極めて低い．

Advanced レクチャー

◆ TORについて ◆

・日本国内での心肺停止症例495,607例の解析では，TORを満たした場合，蘇生成功率は1%のみで，1カ月後の社会復帰率は0.1%のみ（表2）〔*Crit Care. 2013;17(5):R235*〕．
・しかしながら2012-2013年に関東地方で集積された11,505例の院外心停止症例で検証すると，偽陽性率が6-14%あるため，注意が必要である〔*Crit Care. 2016;20:49*〕．

表2●

アウトカム		感度（%）	特異度（%）
1カ月死亡	Development	58.9% [58.7-59.0]	87.5% [87.0-88.1]
	Validaiton	59.5% [59.2-59.8]	90.3% [89.4-91.1]
1カ月神経学的予後不良	Development	57.9% [57.8-58.1]	93.9% [93.3-94.5]
	Validaiton	58.5% [58.2-58.8]	96.6% [95.8-97.3]

Crit Care. 2013;17(5):R235.

◆ $ETCO_2$による蘇生予測 ◆

・$ETCO_2$<10mmHgは生体におけるCO_2産生能（酸素消費量）が正常の1%に満たないことを示唆する．
・院外発症の心肺停止症例における自己心拍再開例，非再開例の$ETCO_2$値は（表3）を参照．
・心肺停止患者における$ETCO_2$と予後を評価したメタアナリシスでは，自己心拍再開した患者群におけるCPR中の$ETCO_2$は25.8±9.8mmHg，再開しなかった患者群における$ETCO_2$は13.1±8.2mmHgと有意に低い〔*J Intensive Care Med. 2015;30(7):426-35*〕．

・AHA の ACLS ガイドライン2015では，蘇生開始後20分における $ETCO_2 < 10mmHg$ は蘇生中止を考慮する一つの情報として考えると記載あり．それだけで決定せず，他の要素も考慮して決定すること〔*Circulation. 2015;132(suppl 2):S444-S64*〕．

表3●院外発症の心肺停止症例における自己心拍再開例，非再開例の $ETCO_2$ 値

	自己心拍再開群	非再開群
挿管後 $ETCO_2$*	12.2±4.6mmHg	12.3±6.9mmHg
20分後 $ETCO_2$*	32.8±7.4mmHg	4.4±2.9mmHg †
挿管後 $ETCO_2$**	10.9±4.9mmHg	11.7±6.6mmHg
20分後 $ETCO_2$**	31.0±5.3mmHg	3.9±2.8mmHg †

† $p < 0.001$
*150例，自己心拍再開は35例．〔*N Engl J Med. 1997;337(5):301-6*〕
**90例，自己心拍再開は16例．〔*Ann Emerg Med. 1995;25(6):762-7*〕

◆ CPR 中のエコーによる評価 ◆

・CPR 中のエコーは心肺停止の原因評価のみではなく，自己心拍再開の可能性を評価する役割も担う．
・メタアナリシスでは，エコーにて自発的な心臓の収縮を認めない場合，自己心拍再開の可能性，生存退院の可能性は著しく低下する結果であった（表4）〔*Resuscitation. 2017;114:92-9.*〕．

表4●エコーによる自発的な心臓収縮の存在とアウトカム

アウトカム	感度（%）	特異度（%）	LR+	LR−
自己心拍再開	95［72-99］	80［63-91］	4.8［2.5-9.4］	0.06［0.01-0.39］
生存退院	90［83-94］	78［64-88］	4.1［2.3-7.4］	0.13［0.07-0.24］

Resuscitation. 2017;114:92-9.

自己心拍再開後の対応

自己心拍再開後は引き続き原因精査，ICU での全身管理を継続します．原因に応じた治療も必要となりますが，多岐に渡るためここでは割愛し，低体温療法（targeted temperature therapy）と，神経予後予測についてのみ解説します．

・自己心拍再開後，昏睡状態（刺激にて反応しない）患者に対して深部体温を32-36度で24時間維持する〔*Circulation. 2015;132(suppl 2):S444-S64*〕．

14日以内の全身麻酔を必要とする手術治療，全身感染症，敗血症，他の原因で昏睡となっている患者，活動性の出血がある患者では行わない．

Advanced レクチャー

◆ 低体温療法の目標体温 ◆

・2010年までは蘇生後の低体温療法の目標体温は32–34度であったが，その後36度でも同様の神経予後が期待でき，さらにカテコラミン使用量の減少，管理の簡便さから2015年ガイドラインでは32–36度と幅が拡大された．

・有名なのは TTM trial．心臓由来と考えられる院外心肺停止症例において，自己心拍再開した950例を対象とし，目標体温33度群 vs 36度群で比較したランダム化比較試験．死亡リスクや180日後の神経予後は両者で有意差を認めず，カテコラミン使用量も36度維持群で有意に少ない結果であった〔*N Engl J Med. 2013;369(23):2197-206*〕〔*Crit Care Med. 2015;43(2):318-27*〕．

自己心拍再開後の神経予後不良を予測する所見は以下のとおり．

・心拍再開から72時間以降の評価で，対光反射が認められない．
・心拍再開から72時間でミオクローヌス状態が認められる．
・心拍再開，復温から24–72時間後にN20体性感覚誘発電位皮質波が認められない．
・心拍再開から2時間以内に撮影した頭部CTで，灰白質/白質の境界が不鮮明．
・心拍再開から2–6日後の脳MRIで，広範囲の拡散制限が認められる．
・心拍再開から72時間後に脳波上で外部刺激に対する反応性のない状態が続く．
・復温後に脳波上で群発抑制交代または難治性てんかん発作重積状態が持続．

Advanced レクチャー

◆ 蘇生後の神経予後予測 ◆

・蘇生後の神経予後は，その後の治療方針を家族と相談するにあたって重要な情報の一つとなる．

・蘇生後の昏睡状態の患者において，「神経予後良好」を予測する所見はあまりなく，「神経予後不良」を示唆する所見，情報の方が多い（表5）．これらの所見や画像検査結果を評価，考慮して延命治療を継続するかどうかをよく協議する必要がある．

表5●蘇生後の所見と神経予後不良の偽陽性率*

所見	偽陽性率*
来院時の対光反射消失	0-31%
蘇生後3日目の対光反射消失	0% [0-3]
蘇生後72時間での痛み刺激に対する反応が GCS M1-2	0% [0-9]
蘇生後72時間での角膜反射消失	0% [0-14]
蘇生後24時間の Myoclonic status epilepticus	0% [0-14]
蘇生後1-3日で NSE>33mcg/L	0% [0-3]

*所見を認めた患者において，神経予後良好である可能性

N Engl J Med. 2009;361(6):605-11.

3 気道不安定／呼吸不全

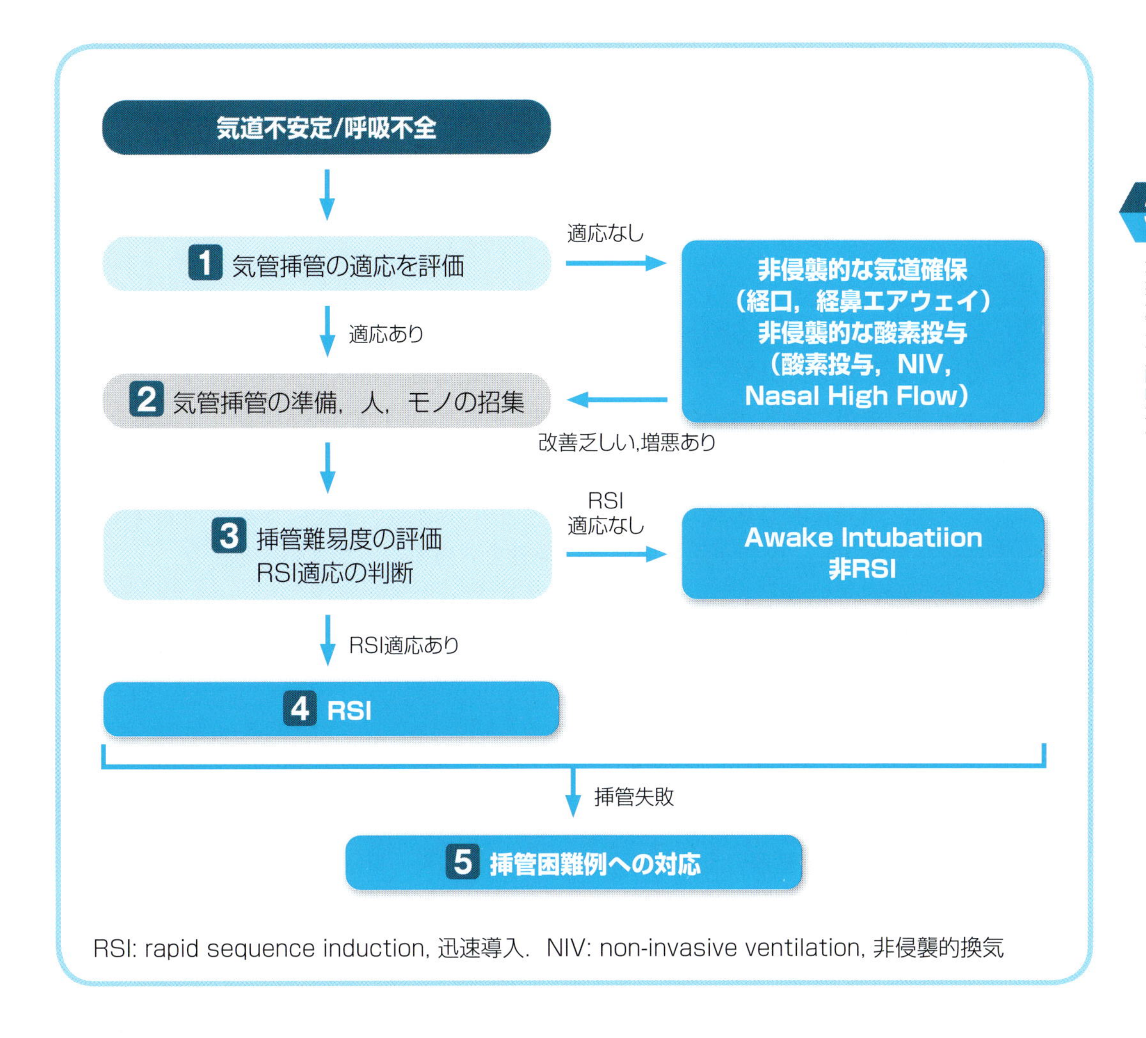

初期アセスメントにおいて，意識障害，いびき様呼吸，舌根沈下，努力様呼吸，吸気性喘鳴，両側呼吸音の減弱，SpO_2の低下があれば，気道不安定／呼吸不全を考慮します．

気道不安定／呼吸不全では気管挿管をはじめとした気道確保，酸素投与経路の判断を行い，気管挿管を行う場合は人員を集め，さらにRSI（rapid sequence induction）の適応判断，準備を迅速に行う必要があります．気管挿管がうまくゆかない場合は挿管困難例としての対応も重要となります．

1 気管挿管の適応：以下の三ついずれかを満たす場合に行う

- **自力での気道確保が困難：GCS 6－8以下の意識障害例，喀痰や気道分泌物を自力で喀出ができない症例など．**
- **非侵襲的な酸素投与にて酸素化が保てない：心不全，喘息発作，慢性閉塞性肺疾患，肺炎，ARDSで酸素投与，NIV, nasal high flowで酸素化が保てない，徐々に増悪を認める場合．**
- **今後気道不安定／呼吸不全となる可能性がある：多発外傷，気道熱傷，深頸部感染症など**〔*Emerg Med Clin North Am. 2016;34(1):97-127*〕.

自力での気道確保が困難

明確に定義することは困難であり，様々な要素を考慮して適応を決める必要があります．例えば，喀痰や気道分泌物が多く，自力での喀出が困難な例では気管挿管を行った方が良いと考えられます．また，GCS 6－8以下の意識障害患者では自力での気道確保は困難と判断すべきであり，気管挿管を行うべきです．

アナフィラキシーによる喉頭浮腫はアドレナリン0.3mg筋注にて改善する可能性があるため，まず投与を優先し，改善が乏しい場合に挿管を考慮する方がよいでしょう．

Advanced レクチャー

◆ GCSと気道不安定性 ◆

急性薬物中毒でGCS≦12で胃洗浄を行った155例の解析では，GCS≦8は有意な誤嚥性肺炎リスクとなる結果であった．挿管管理は誤嚥性肺炎リスク軽減効果が高く（OR 0.07 [0.01–0.49]），GCS≦8では挿管管理の元，胃洗浄を行った方がよく，特にGCS≦6では挿管管理が強く推奨される．また，咽頭反射の有無は関係なかった〔*J Crit Care. 2009;24(3):470.e9-15*〕.

非侵襲的な酸素投与にて酸素化が保てない

うっ血性心不全や喘息発作，慢性閉塞性肺疾患，肺炎，ARDSにおいて，努力様呼吸でかろうじて酸素化が保たれている患者では，呼吸筋疲労や病状の増悪により酸素状態の増悪，気道不安定／呼吸不全に陥る可能性があります．NIVやnasal high flow O_2 therapy，酸素投与下でも状態が改善しない場合，増悪傾向がある場合は気管挿管を行う方がよいでしょう．

今後気道不安定／呼吸不全となる可能性がある

多発外傷で意識障害が進行する可能性がある，深頸部感染症や気道熱傷により，今後気道不安定/呼吸不全となるリスクが高い場合には挿管管理を考慮します.

2 気管挿管の準備：人，物品の招集

挿管を行う場合，挿管手技の介助や薬剤投与を行う人員，気管挿管がうまくいかない場合のバックアップ要員など様々な人員が必要となります．患者の気道を確保し，補助換気や酸素投与を行いつつ，人を呼び集め，気管挿管の準備を行います．

気管挿管の準備で必要なもの

物品

・バックバルブマスク，フェイスマスク
・喉頭鏡，あればビデオ喉頭鏡
・気管チューブとスタイレット：成人男性では内径7.5–8 mm，女性では7 mm，小柄な女性では6.5mmのカフ付きチューブを使用．また使用するサイズよりワンサイズ小さいチューブも用意しておく．
　挿管が難しく，輪状甲状間膜切開を行う可能性がある場合は6 mmのカフ付きチューブもあると良い．
・キシロカインゼリー：チューブに塗布
・10cc シリンジ：カフを膨らませる用途
・心電図モニター，SpO_2モニター，$ETCO_2$モニター
・人工呼吸器
・気管チューブ固定用のテープ，または固定具，バイトブロック
・吸引の準備
・酸素投与の準備

薬剤（表1を参照）：薬剤投与の意義，選択については「4 Rapid sequence induction による気管挿管」を参照．
・前投薬（オプショナル）
・鎮静で用いる薬剤
・筋弛緩（RSIで使用）

表1●気管挿管で使用する薬剤

用途	薬剤（製剤名）	投与量	適応	禁忌 / 注意
前投与	リドカイン（リドカイン静注用2%シリンジ）	1-2mg/kgを静注	喘息患者，頭蓋内圧亢進患者	AVブロック，徐脈，WPW，心原性ショック患者には使用しない
	フェンタニル*（フェンタニル注射液0.1，0.25，0.5mg）	1-3μg/kgを静注	頭蓋内圧亢進患者，虚血性心疾患，大動脈瘤，解離のある患者	ショックや状態維持が交感神経に依存している場合は使用を控える
鎮静剤	チオペンタール（ラボナール®注射用0.3，0.5g）	1-3mg/kgを静注	頭蓋内圧亢進患者，てんかん患者には良い適応	喘息患者には禁忌
	ミダゾラム（ドルミカム®注射液10mg）	0.2-0.3mg/kgを静注	てんかん患者には良い適応	ショック患者には注意
	プロポフォール（プロポフォール1%静注20，50mL）	0.5-1.5mg/kgを静注	てんかん患者には良い適応	ショック患者には注意
筋弛緩	サクシニルコリン（スキサメトニウム®注20，40，100）	1.5-2.0mg/kgを静注		悪性高熱症家族歴がある場合は禁忌 効果は6-10分持続
	ロクロニウム（エスラックス®静注25，50mg）	0.6-0.9mg/kg		効果は40-60分持続
	ベクロニウム（マスキュラックス®静注用4，10mg）	0.1mg/kg		効果は60-75分持続

*麻薬指定であり，迅速使用が困難であることが予測される

Emerg Med Clin North Am. 2016;34(1):97-127. を元に作成

3 挿管難易度の評価，RSI適応の判断

緊急挿管における合併症の頻度は11-15%であり，挿管トライ回数が増えるほど合併症頻度も高くなります．従って少ないトライ回数で気管挿管を成功させることが重要であり，そのために挿管難易度が高い場合は指導医や麻酔科医，経験を積んだ医師に任せるのも重要な決断です．ビデオ喉頭鏡があればそちらを使用することも考慮しましょう．また，RSI（rapid sequence induction）が可能であればその方が合併症リスク（食道挿管や手技に由来する外傷）は少なくなるため，RSI適応の判断も重要です〔*Crit Care Med. 2012;40(6):1808-13*〕．

Advanced レクチャー

◆ 挿管トライ回数と挿管関連の合併症 ◆

・救急の気管挿管での合併症頻度は11-15%であり，1回で挿管できない場合，合併症リスクは3倍となる（14.2% vs 53.1%）〔*Emerg Med Clin North Am. 2016;34(1):97-127*〕.

・日本からの報告では，救急において2回以下のトライで挿管された場合，合併症リスクは9%である一方，3回以上必要とした症例では35%と有意に多かった．1回での成功を基準とすると，2回では合併症 OR 5.3 [3.9-7.1]，3回以上では OR 9.5 [6.7-13.4] と上昇．特に食道挿管や嘔吐，歯牙・口唇損傷の頻度が上昇する〔*Ann Emerg Med. 2012;60(6):749-754.e2*〕.

・気管挿管に伴う合併症は表2を参照.

表2●気管挿管に伴う合併症

低酸素血症	低血圧	心停止	喉頭攣縮
食道挿管	徐脈，不整脈	カフ漏れ	歯牙損傷
片肺挿管	誤嚥	事故抜管	気胸

Emerg Med Clin North Am. 2016;34(1):97-127.

挿管難易度の評価

挿管難易度評価には LEMON（表 3）が有名です．また同様の項目を点数化して評価する MACOCHA スコア（表 4）もあり，合わせて紹介します.

表3●LEMON

項目	評価内容（挿管難易度高を示唆する状況）
Look externally（見た目）	下顎骨が小さい，舌が大きい，首が短い場合
Evaluate the 3-3-2 rule（図1）	開口（門歯間）が3横指，あご先ー舌骨まで3横指，甲状切痕ー口腔底まで2横指未満の場合
Mallampati クラス（図2）	Class III-IV
Obstruction（閉塞）	喉頭蓋炎や外傷で閉塞が予測される場合
Neck mobility（頸部可動性）	外傷や頸部疾患，拘縮により，頸部の伸展や屈曲ができない場合

図1●3-3-2ルール

1：門歯間，2：あご先-舌骨，
3：甲状切痕-口腔底

図2●Mallampati クラス

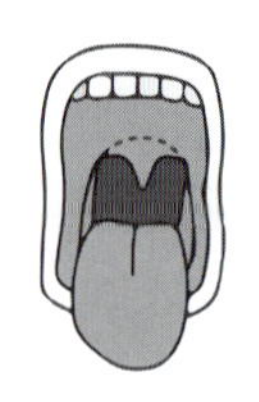

Class Ⅰ:
soft palate,
uvula, fauces,
pillars visible

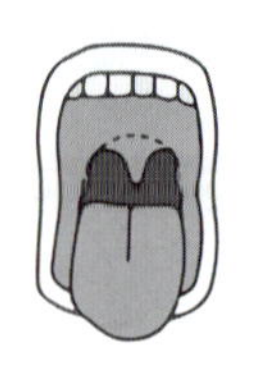

Class Ⅱ:
soft palate,
uvula, fauces,
visible

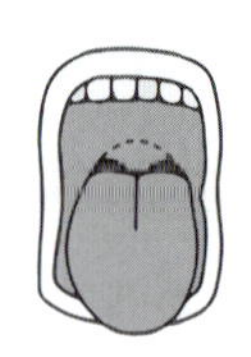

Class Ⅲ:
soft palate,
base of uvula
visible

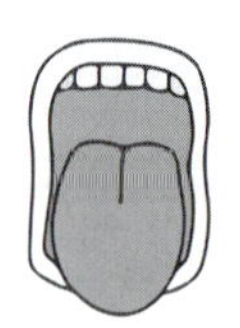

Class Ⅳ:
hard palate,
only visible

表4●MACOCHA スコア

因子	評価	点数
患者因子	Mallampati クラス III–IV	5
	OSAS の既往，病歴	2
	頸椎の可動域制限	1
	開口制限<3cm	1
疾患因子	昏睡状態	1
	重度の低酸素（SpO2<80%）	1
術者因子	非麻酔科医による挿管	1

MACOCHA スコア>3点は感度73%，特異度89%で挿管困難を示唆する．
Am J Respir Crit Care Med. 2013;187(8):832-9.

Advanced レクチャー

◆ MACOCHA スコア ◆

・このスコアは ICU での挿管症例1,000例を前向きにフォローし挿管困難に関わる因子を抽出し，作成された．さらに400例で追試を行い，スコア>3点は感度73%，特異度89%で挿管困難を示唆する結果であった〔*Am J Respir Crit Care Med. 2013;187(8):832-9*〕．

・非麻酔科医による ICU での挿管症例を前向きにフォローし，MACOCHA スコアと挿管トライ回数を評価した報告では，スコア≤3点ではほぼ1回で挿管成功することが多く，≥8点ではまず1回では成功しない結果であった（図3）〔*J Crit Care. 2015;30(5):876-80*〕．

・これより，MACOCHA スコア≤3点ならば比較的安心して気管挿管を研修医に任せられ，≥8点ならば指導医や麻酔科医，慣れた医師が行うべきと考えられる．4-7点では指導医がしっかり注意しつつ研修医に行わせてもよいかもしれない．

図3●MACOCHA スコアと挿管回数の分布

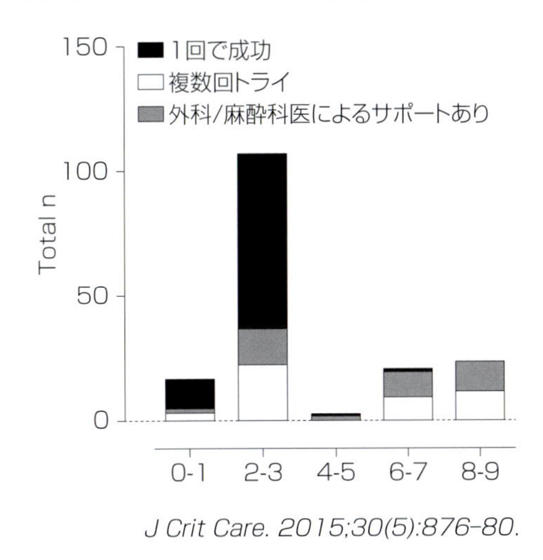

J Crit Care. 2015;30(5):876–80.

RSI 適応の判断

RSI は rapid sequence induction の略で，鎮静薬と筋弛緩薬を使用して挿管を行う方法です．年々 ER や ICU での使用頻度は増えており，日本国内の ER における緊急気管挿管症例のデータでは2010年は28％である一方，2016年では53％で RSI が使用されています（心肺停止症例を除く）〔*Resuscitation. 2017;114:14–20*〕.

RSI は基本的に「超緊急で気管挿管が必要」な症例以外では全例適応可能です．RSI では薬剤の準備，前投与を含めると最短でも気管挿管までに10分程度はかかってしまいます．その10分が待てないほど緊急性が高い場合は意識がある状況下での気管挿管（awake intubation）や，鎮静のみでの気管挿管を考慮します．具体的には以下のような状況が考えられます．

RSI を用いない方がよい状況

・心肺停止症例

・血管浮腫や気道熱傷の一部で，急速に気道不安定性が進行する可能性がある病態

・上記以外に気道確保の緊急性が非常に高い症例（10分程度待つことが難しいと考えられる場合）

Emerg Med Clin North Am. 2016;34(1):97–127.

4 Rapid sequence induction による気管挿管

RSI は７つの P により構成されます（表５）．ここでは［Preoxygenetion］，［Pretreatment］，［Paralysis with induction］，［Pass the tube with verification］を中心に解説します．

挿管で使用する薬剤は，表1：気管挿管で使用する薬剤（p.18） も参照してください．自施設で採用されている薬剤とその規格，投与量の目安を覚えておくと，いざという時指示しやすいと思います．

表5●RSIの7P's

時間経過	ステップ	詳細
−10分	Preparation （準備）	人員，物品の手配（前述2参照）
−8分	Preoxygenation （挿管前の酸素化）	挿管前に十分な酸素化を行う
−3分	Pretreatment （前投与）	挿管による生体反応を抑制する薬剤の使用（オプショナル）
0	Paralysis with induction （鎮静剤，筋弛緩薬投与）	鎮静薬，筋弛緩薬を静注
＋15〜30秒	Positioning （体位の調節）	バックバルブマスクで換気を行いつつ，挿管に適した体位を調節
＋45-60秒	Pass the tube with verification （挿管と位置確認）	気管挿管施行．聴診，$ETCO_2$モニター，エコーにて気管内にチューブがあるかどうかを確認．
＋90秒〜	Postintubation care （挿管後のケア）	チューブの固定，人工呼吸器への接続，設定． 挿管後の鎮静 挿管後の低血圧や状態変化への対応 （人工呼吸器の設定，ICUで使用する薬剤を参照（題名仮））

Emerg Med Clin North Am. 2016;34(1):97-127. を一部改変

Preoxygenetaion（挿管前の酸素化）

・SpO_2を100％まで上昇させ，さらに体内組織の酸素濃度を高めるため，100％酸素にて3−5分以上は換気を行う．

・自発呼吸が弱い患者ではBVMによる換気補助を行う．

Pretreatment（前投与）：オプショナル

以下より選択

・リドカイン（リドカイン静注用2％シリンジ） 1−2 mg/kgを静注

体重50kgとして，半筒〜1本静注すると覚える．

適応：喘息発作，頭蓋内圧上昇がある患者での気管内挿管（注：気管挿管前投与として

の適応はなく，適応外使用となる）

禁忌：リドカインアレルギー，房室ブロック，徐脈患者，WPW 症候群，心原性ショック

・フェンタニル（フェンタニル注射液0.1mg） 1－3 μg/kg を静注

体重50kg として，上記薬剤を0.5－1 A 使用と覚える.

適応：頭蓋内圧上昇，心疾患（重症心不全，虚血性心疾患，大動脈瘤・解離）の患者での気管内挿管

慎重投与：ショックや血行動態不安定な患者

気管挿管では手技による影響で，気管攣縮や頭蓋内圧上昇，交感神経活動の亢進が生じます．喘息患者や頭蓋内圧亢進がある患者，虚血性心疾患や心不全，大動脈解離，大動脈瘤の患者では気管挿管の刺激により病態が増悪するリスクがあるため，前投与を考慮します．前投与で使用する薬剤はリドカインとフェンタニルですが，後者は麻薬であり，緊急気道挿管では迅速な使用が困難なことが多く，またリドカインの効果も議論があり，さらに適応外使用となるため，あくまでもオプションとして押さえておきましょう．手配に時間がかかる場合は飛ばしてください．

Paralysis with induction（鎮静薬，筋弛緩薬の投与）

鎮静薬と筋弛緩薬は自施設で採用されている薬剤とその規格を前もって確認しておき，いざというときに迅速に指示できるように大まかな使用量を覚えておくと良いでしょう．ここでは体重50kg とした使用量を併記します．

鎮静薬は以下より選択

・チオペンタール（ラボナール® 注射用0.3g） 1－3 mg/kg を静注

体重50kg として，上記薬剤（注射用水に溶解して12mL）を 2 ～ 6 mL 静注すると覚える．効果出現まで30秒未満と早く，鎮静持続時間が 5－10分と短いため，短時間の鎮静には使用しやすい．

禁忌：喘息患者（ヒスタミン遊離作用がある），間欠性ポルフィリン症，異型ポルフィリン症．

・ミダゾラム（ドルミカム® 注射液10mg） 0.2–0.3mg/kg を静注

体重50kg として， 1 A 静注すると覚える．

効果出現まで60–90秒とやや時間がかかる．鎮静持続時間は15–30分．高齢者や心不全患者，肝障害，腎障害ではさらに延長．また，血圧低下に注意が必要．

禁忌：妊婦では使用を避ける．

・プロポフォール（プロポフォール 1 %静注50mg） 0.5–1.5mg/kg を静注

体重50kgとして，上記薬剤1A（5ml）程度静注すると覚える．

効果出現まで15-45秒，効果持続時間5-10分とRSIでは使用しやすい薬剤といえる．

血圧低下に注意が必要．

筋弛緩薬は以下より選択

・サクシニルコリン（スキサメトニウム®注100）1.5-2.0mg/kgを静注

体重50kgとして上記薬剤を1A使用すると覚える．

効果出現まで45秒と最も早く，持続時間も6-10分と短いため，RSIでは最も使いやすい薬剤といえる．

禁忌：悪性高熱症の家族歴がある患者．ジギタリス使用中の患者．

また，副作用として筋攣縮，高K血症，徐脈があるため注意

・ロクロニウム（エスラックス®静注50mg）0.6-0.9mg/kgを静注

体重50kgとして上記薬剤を3mL-4.5mL使用すると覚える．

効果出現まで60-75秒とやや時間がかかり，持続時間も40-60分と長い．

・ベクロニウム（マスキュラックス®静注用10mg）0.1mg/kgを静注

体重50kgとして上記薬剤を0.5A（2.5mL）使用すると覚える．

効果出現まで75-90秒，持続時間も60-75分と最も長く，RSIに向いている薬剤とはいい難い．

（補足）

ロクロニウム，ベクロニウムの拮抗薬としてスガマデクス（ブリディオン®静注薬200mg，500mg）がある．RSI後に緊急に筋弛緩状態から回復させる必要がある場合は1回16mg/kgを静脈内投与する．

Advanced レクチャー

◆筋弛緩で使用する薬剤◆

・RSIにおける筋弛緩では迅速に効果が得られ，長期間持続しないことが重要であるため，最も適した薬剤はサクシニルコリンである．RSIにおけるロクロニウムとサクシニルコリンを比較したメタアナリシスでは，サクシニルコリンはより挿管に適した状態を作れるという結果であった（RR 0.86［0.81-0.92］）〔*Cochrane Database Syst Rev. 2015;(10):CD002788*〕．

・禁忌や施設での採用の問題でサクシニルコリンが使用できない場合にロクロニウムやベクロニウムを使用する．その場合筋弛緩作用出現までの時間がやや長くなる点（投与～挿管まで1分以上は待つ），効果が1時間ほど持続する点に注意が必要である．

Pass the tube with verification（挿管と位置確認）

挿管チューブの深さは男性で口角から23cm，女性で21cmと覚えておきましょう〔*BMJ. 2010;341:c5943*〕.

気管挿管後の位置確認（食道挿管の除外）では5点聴診（心窩部の胃泡音，左右の呼吸音）と，ETCO$_2$モニターによる確認，喉頭や肺エコーによる確認が有用です．一つのみではなく，複数の方法を用いて確認します．

- **5点聴診：心窩部の窩部の胃泡音，左右の側胸部の呼吸音を確認する．**
  胃泡音が認められず，呼吸音が聴取できれば気管内にチューブがあると判断．また呼吸音に左右差が認められる場合は片肺挿管を考慮する．
- **ETCO$_2$モニター：患者の呼気中のCO$_2$濃度を評価する．**
  呼気時のCO$_2$濃度上昇が認められれば気管内にチューブがあると判断する．
- **気管，肺エコー：喉頭エコーの具体的な方法はAdvancedレクチャーを参照．肺エコーは別項を参照** p.78 肺エコー.
  気管エコーにおいて，食道から空気のアーチファクトが認められる場合は食道挿管を疑う．
  このアーチファクトがなく，さらに気管チューブを動かした際に気管でのスライディング所見が認められる場合や，肺エコーにおいて，換気に伴い肺スライディングが認められる場合に気管内にチューブがあると判断する．

Advanced レクチャー

◆ 気管挿管後の確認方法 ◆

・救急医により院外で気管挿管された345例の解析では，そのうち食道挿管は9例（2.7%．心肺停止症例で4例，非心肺停止症例で5例）であった．そのうち聴診で食道挿管が見抜けなかったのは，心肺停止症例で1/4，非心肺停止症例で1/5と，聴診のみでは20-25%で見落としがある可能性が示唆される結果であった〔*Intensive Care Med. 2002(6):701-4*〕.

・日本からの報告では，救急挿管された137例中，食道挿管は13例（心肺停止症例で9例，非心肺停止症例で4例）．このうち，心肺停止症例で1例のみ，聴診で食道挿管を検出できなかった（11%）〔*Resuscitation. 2003;56(2):153-7*〕.

・ETCO$_2$モニターによる気管挿管後の位置確認を評価したメタアナリシスでは，感度93% [92-94]，特異度97% [93-99%] と良好であるが，逆にいえば偽陽性率（気道内にチューブがあるが，食道内と判断する割合）が7%，偽陰性率（食道内にあるチューブを気道内と判断する割合）が3%ある〔*J Emerg Med. 2001;20(3):223-9*〕.

・気管，肺エコーによる気管挿管後の位置確認を評価したメタアナリシスでは，感度93% [86-96]，特異度97% [95-98]〔*Resuscitation. 2015;90:97-103*〕.

・どの方法も単一のみでは見落としがあり得ることを肝に命じ，複数の方法で確認する癖をつけるべきといえる．

◆ 気管エコーによる確認方法 ◆〔*West J Emerg Med. 2014;15(7):834-9*〕．

・気管エコーは Liner プローブを使用し，以下の順番に同定，評価する．

1）頸部を伸展させて，甲状軟骨下部にプローベを当てると甲状腺と気管が描出される（図4）．

図4●A：気管の空気によるアーチファクト，G：甲状腺

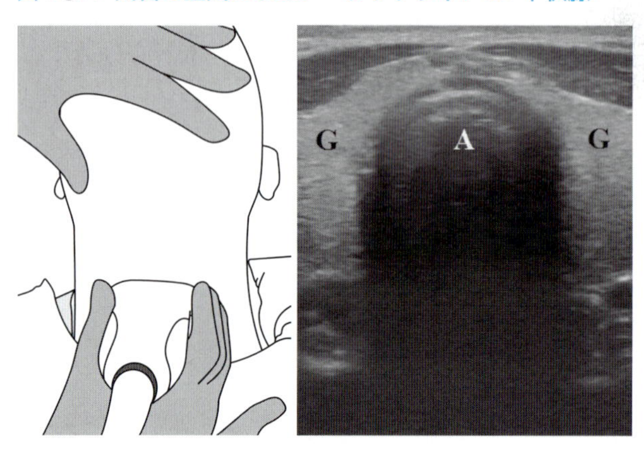

2）そのまま左にスライドすると甲状腺の後ろに食道を認める（図5）．
10%は右側に食道を認めるため，食道が描出できない場合は反対方向を確認．
この時食道から空気のアーチファクトを引く場合，食道挿管を示唆する（図6）．

図5●E：食道，C：頸動脈

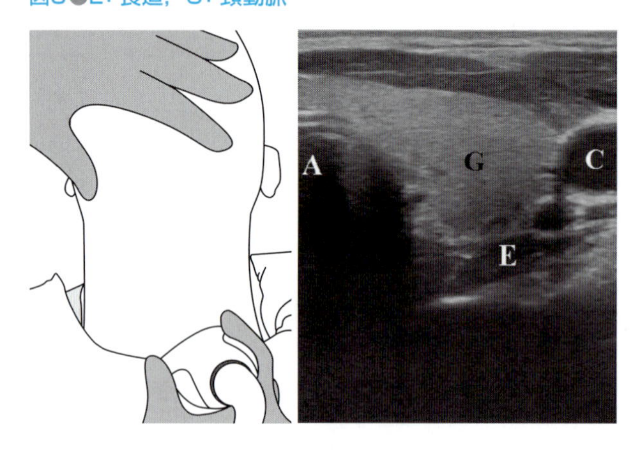

図6●左：正常像，右：食道より空気のアーチファクトを認め，食道挿管疑い（E）

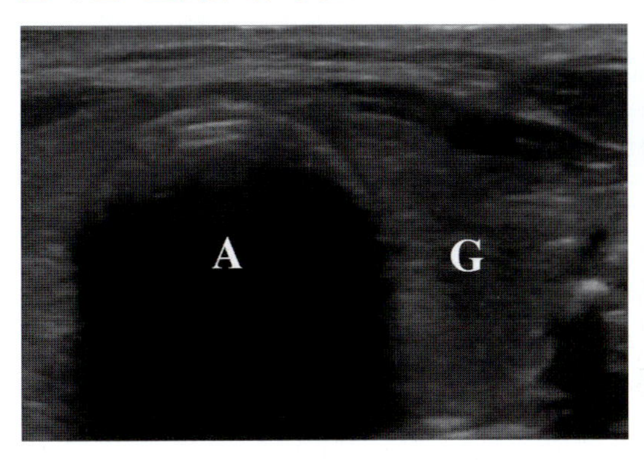

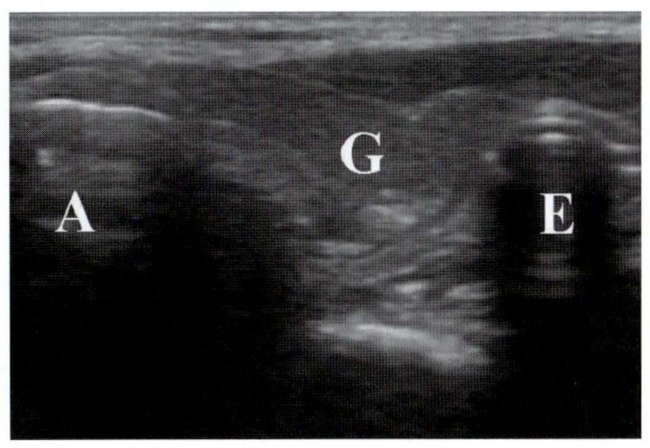

3）さらに描出したまま気管チューブを動かし，気管内にスライディングを生じるかを確認する.

5 挿管困難例への対応

気管挿管施行中に酸素化が維持できなくなる場合や，経験のある術者で3回施行し失敗した場合，最も成功率が高い挿管方法が失敗し，患者が低酸素状態や消耗し，他の手段を取らざるを得ないと判断した場合に，挿管困難例と判断します〔*Emerg Med Clin North Am. 2016;34(1):97-127*〕.

挿管困難例では二つの要素を考慮し，対応を判断します（表6）〔*Emerg Med Clin North Am. 2010;28(1):203-17*〕.

・**喉頭の構造が正常 or NOT**

構造が正常：肥満，口が小さい，喉頭の位置が前方，高位にあり声帯が確認しにくいなど，構造自体は正常だが気管挿管がしにくい状態.

構造が異常：外傷，熱傷，血腫，膿瘍，異物，血管浮腫など，喉頭の構造自体に異常が認められる状態.

・**酸素化が維持できている or NOT**

酸素投与やBVM換気により SpO_2 >90%を維持できているかどうかで判断.

表6●挿管困難例の評価とその対応

喉頭の構造	酸素化	対応
正常	良好	落ち着いて，換気補助をしながら麻酔科医や手技に慣れた医師に応援を頼む． ビデオ喉頭鏡や気管支鏡を使用して挿管を試す． ラリンジアルマスクや挿管スタイレットなどを用いる
正常	不良	気道確保を急ぐ． ビデオ喉頭鏡や気管支鏡を使用． 外科的気道確保の準備，施行可能な術者の確保． 上記でうまくいかない場合，すぐに気管切開が困難な場合は輪状甲状間膜切開を考慮する
異常	良好	気管支鏡による挿管を行う．浮腫や腫脹を増悪させるリスクがあるため，繰り返し行うのは避け，困難ならば外科的気道確保を考慮する． 外科的気道確保の準備，施行可能な術者の確保． 上記でうまくいかない場合，すぐに気管切開が困難な場合は輪状甲状間膜切開を考慮する
異常	不良	気管支鏡による挿管を行う．1回のみ試し，困難ならば外科的気道確保を行う． 外科的気道確保の準備，施行可能な術者の確保． 上記でうまくいかない場合，すぐに気管切開が困難な場合は輪状甲状間膜切開を考慮する

Emerg Med Clin North Am. 2010;28(1):203-17. を参考に作成

Advanced レクチャー

◆ 困った時の輪状甲状間膜切開 ◆

外科的気道確保は処置に慣れた術者が行うべきであるが，状況によりどうしても協力が得られないこともある．この場合緊急避難として輪状甲状間膜切開術があり，いざという時のために方法くらいは覚えておく方が良い．ここではDiffucult Airway Society 2015ガイドラインに記載されている方法を記載する（図7）〔*Br J Anaesth. 2015;115(6):827-48*〕．

・必要なもの：メス（尖刃），ガムエラスティックブジー，6mmのカフ付き気管チューブ
・術者が右利きの場合，患者の左側に立つ．

図7●輪状甲状間膜切開術

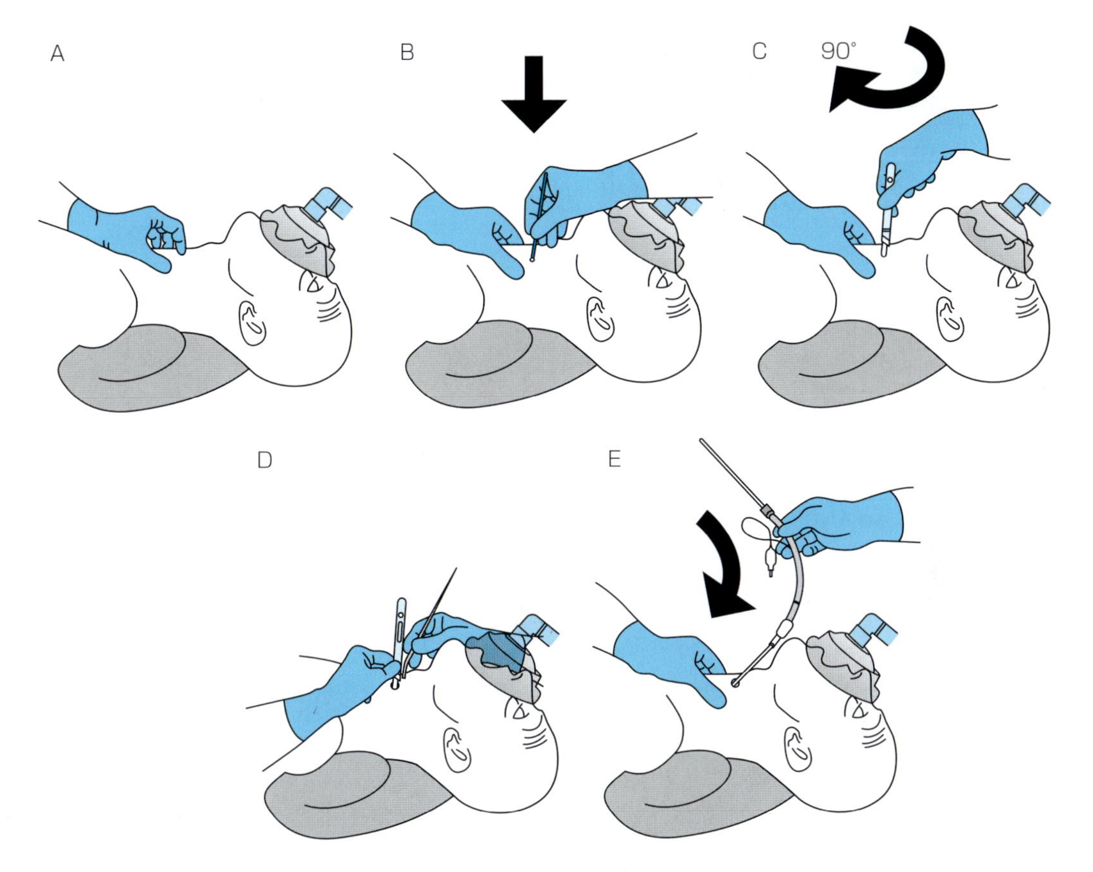

(A-B) 輪状甲状間膜を触れ，水平にメスを刺す（刃面は術者を向くように）.
肥満などで輪状甲状間膜が触れない場合，最初に垂直に8-10cm 程度の皮切開を加え，指で鈍的剥離しつつ喉頭，輪状甲状間膜を同定する.

(C) そのままメスを90度半時計回りに回転させる（尖端を患者の尾側となるように）メスを左手で持って，術者方向へ軽度側面に圧迫を加える.

(D) メスの側面に沿ってガムエラスティックブジーを挿入．この時頸部の右側より挿入し，気管に入ったのちに気管と平行に回して10-15cm 進める.

(E) メスを抜き，左手で喉頭を保持し，皮膚を緊張させながらブジーをガイドとして6mm のカフ付き気管チューブを挿入する.

4

人工呼吸器設定，NIV

初期対応における呼吸器設定方法

〔*Ann Emerg Med. 2016;68(5):614-7*〕

気管挿管後の人工呼吸器設定は以下の二つをまず押さえておきます（表１）．

・**肺保護換気：ARDSや急性呼吸不全患者全般で用いる．閉塞性肺障害以外の全患者で適応する．**

・**閉塞性肺障害に対する換気：喘息やCOPDなど閉塞性肺障害患者で適応する．**

表１●肺保護換気と閉塞性肺障害に対する換気

	肺保護換気	閉塞性肺障害での換気
モード	A/Cモード，SIMVモードで従量式に設定	A/Cモードで従量式に設定
1回換気量（VT）	8mL/kg（理想体重）で開始	8mL/kg（理想体重）
吸気時流量	60L/分で開始，ストレスがないように調節	60-80L/分
呼吸回数	16回/分で開始．$PaCO_2$に応じて調節	10回/分で開始．呼気が十分にできるように調節
PEEP	5cmH_2Oで開始．FiO_2に合わせて調節	0cmH_2Oで開始，もしくは≦5cmH_2O
FiO_2	40%で開始．PEEPに合わせて調節	40%で開始．SpO_2≧88%を維持
チェック項目と対応	プラトー圧≧30cmH_2OならばVTを1mL/kg減量	プラトー圧≧30cmH_2O，もしくは流量-時間曲線でAutoPEEPが認められれば呼吸回数を減らす

Ann Emerg Med. 2016;68(5):614-7.

肺保護換気

ポイントは肺過拡張や肺胞内圧上昇に伴う肺胞損傷を予防するために，一回換気量（VT）を６mL/kg（理想体重）と少なく設定し，プラトー圧が30cmH_2O以上とならないようにモニタリング，調節を行うことです．

初期設定と調節方法

・A/Cモード（assist control：補助/調節換気）もしくはSIMV（synchronized intermittent

mandatory ventilation）モードで，volume control（VC：従量式）を使用．
・初期の一回換気量（VT）を 8 mL/kg（理想体重）に設定する．
・吸気時流量は60mL/分．患者の同調，不快感に応じて調節．
・呼吸回数は15–16回/分で開始．$PaCO_2$に応じて調節する．
　最大30–40回/分まで．

$PaCO_2$の調節は呼吸回数のみで行い，VT では行わない．呼吸数を増やしても低下しない場合は pH >7.20である限り許容する．ただし頭蓋内圧上昇がある場合は$PaCO_2$上昇を避ける必要がある点に注意．

$PaCO_2$の代わりに $ETCO_2$（end-tidal CO_2：終末呼気 CO_2濃度）を用いる事も可能．この場合，$ETCO_2$が上昇した場合呼吸回数を増やすが，$ETCO_2$が低値の場合は$PaCO_2$を反映しない可能性もあり，呼吸回数は動かさない方が良い．この場合は動脈血液ガス分析における$PaCO_2$評価も併用すべき．

・挿管後は FiO_2を0.3–0.4, PEEP 5とし，SpO_2を88–95％で維持するように表 2 を参考に調節する．
　もしくは FiO_2 1.0より開始し，徐々に減量する方法でも良い．

表2●FiO_2と PEEP

FiO_2	0.3	0.4	0.5	0.6	0.7	0.8	0.9	1.0
PEEP（cmH_2O）	5	5–8	8–10	10	10–14	14	14–18	20–24

Ann Emerg Med. 2016;68(5):614–7.

設定後のチェック項目

・挿管後30–60分毎にプラトー圧を評価する．
　評価方法は適切に鎮静された状態で，吸気ホールドを押し続けることで可能．
・プラトー圧が30cmH_2O 以上では肺胞障害リスクとなるため，その場合 VT を 1 mL/kg 減らす．VT は 4 – 8 mL/kg（理想体重）の間で調節する．
・ARDS 患者では早期に 6 mL/kg まで減量する．

閉塞性肺障害に対する換気

ポイントは AutoPEEP をなくすため，十分な呼気時間をとる（呼吸回数を少なくする）ことです．自発呼吸があるとうまくいかないことが多く，しっかりとした鎮静，鎮痛を行うことが重要です．それでもだめならば筋弛緩も考慮します．

また，原疾患（喘息や COPD）に対する治療も重要です．

初期設定と調節方法

- 患者は呼吸器管理初期には鎮静を深くし，鎮痛（フェンタニルなど）もしっかりと使用する．薬剤についてはICUで使用する薬剤を参照〔p.310〕．
- A/Cモードで，volume controlを選択する．
- VTは8 mL/kg（理想体重）で開始する．
- 吸気時流量は60–80mL/分．
- 呼吸回数は8–10回/分とし，十分に呼気ができる範囲で調節する．呼吸回数が少ないことによる $PaCO_2$ の上昇は許容する．
- FiO_2 は SpO_2 ＞88％を維持するように調節．PEEPは0–5 cmH_2O 程度で固定．
- ピーク圧アラームの閾値設定を上げて，換気が中断しないようにする．
  閾値設定が低い場合，気道内圧上昇により換気を中断してしまうため注意．

設定後のチェック項目

適切な呼気時間が確保されているかが重要です．AutoPEEPがあると判断した場合は呼吸回数を減らして対応します．患者が安定すれば慎重に呼吸回数を増やします．AutoPEEPの評価方法には以下の方法が有用です．

- 人工呼吸器の流量—時間曲線で評価する方法：呼気終末のフローがベースラインに戻っているかどうかを確認する（図1）．
  ベースラインより下方にある場合，呼気の途中で吸気が開始されており，AutoPEEPがあると判断する．
- プラトー圧で評価する方法：プラトー圧を評価（評価方法は前述）し，＞30 cmH_2O ならばAutoPEEPがあると判断する．
  閉塞性肺障害患者でプラトー圧が高い場合，VTが多いのではなく，十分に呼気できていないためと判断する．

図1●流量–時間曲線

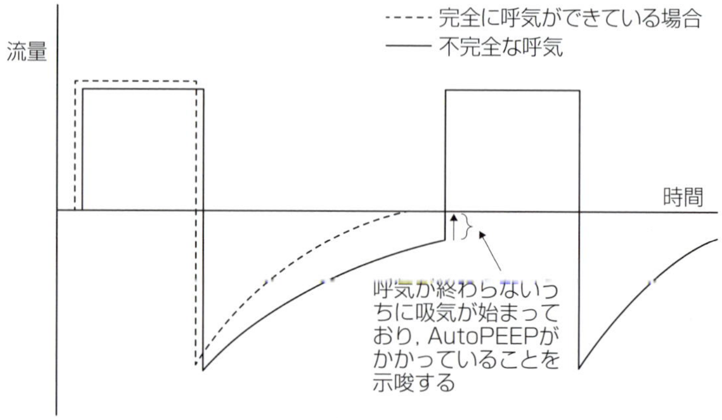

・聴診で判断する方法：聴診でWheezeが続いている状態で吸気が始まる場合はAutoPEEPがあると判断する．これはBVM換気中やモニターができない簡易的な呼吸器を使用している時に有用な方法．

Advanced レクチャー

◆ PaO_2の目標値はどの程度とすべきか ◆

・72時間以上ICU管理を必要とする480例を，PaO_2 70-100mmHgもしくはSpO_2 94-98%を目標として酸素投与量を調節する群とSpO_2<150mmHg，SpO_2 97-100%を目標として調節する群に割付け，死亡リスクを比較した単一施設のランダム比較試験（Oxygen-ICU trial）では，前者の方が死亡リスクは低い結果であった（ARD 8.6%，NTT 11.6）〔*JAMA. 2016;316(15):1583-9*〕．

・ICU患者14,441例を後ろ向きに解析し，PaO_2と死亡リスクを評価した報告では，最も死亡リスクが低いのはPaO_2 100-150mmHgであり，200mmHgを超えると死亡リスクが上昇する結果〔*Crit Care Med. 2017;45(2):187-95*〕．

・フランスにおける敗血症性ショック患者442例を対象とし，高濃度酸素投与群（最初の24時間はFiO_2 1.0，その後は通常投与群と同様）と通常投与群（SpO_2 88-95%で維持するようにFiO_2を調節する）に割付け，比較した二重盲検化ランダム比較試験（HYPERS2S trial）では，両群で死亡リスクやICU滞在期間は有意差を認めなかったが，高酸素投与群では無気肺リスクやICUでの廃用リスクの上昇が認められた〔*Lancet Respir Med. 2017;5(3):180-90*〕．

・これら結果より，高濃度酸素を継続する必要はなく，むしろ害となる可能性があり，PaO_2は100-150mmHg程度，SpO_2は95%前後が維持できるように酸素投与量を調節することが推奨される．

NIV

NIV（non-invasive ventilation）は非侵襲的換気療法で，気管挿管を行わず，マスクを用いて人工呼吸器によるサポートを行う方法です．NIVの利点としては鎮静の必要性が軽減され，また気管挿管に伴う傷害や不快感がない点が挙げられます．咳嗽反射や咽頭反射は保たれ，誤嚥や人工呼吸器関連肺炎のリスクも軽減されます．反対に欠点としては意識障害がある場合，気道不安定の場合は使用できない点，気管内吸引が不可能な点，患者が耐容できない，協力できないことが多い点が挙げられます．

上手く使用すれば気管挿管を避けることもできるため，NIVの適応，禁忌（表3）をしっかりと押さえておきましょう．また，ここでは割愛しますが，NIVは気管チューブ抜管後の治療としても有用です．

表3●NIV の適応，禁忌

適応	禁忌	相対禁忌
呼吸苦の増悪時	呼吸停止	ショック，上部消化管出血，不整脈などで状態が不安定
多呼吸（>24回 / 分）	顔面損傷などでマスク装着が困難	意識障害
努力呼吸の増悪，呼吸補助筋の使用		気道不安定
低酸素血症		嚥下障害がある
急性心不全		気道内分泌物多量
COPD 急性増悪		多臓器不全 最近の上気道，上部消化管の手術歴がある

Lancet. 2009;374(9685):250-9.

Advanced レクチャー

◆ NIV の適応 ◆

・NIV の利点は呼吸負荷が増大した際のサポートが可能な点と PEEP がかけられる点にある．日常診療で最もよく使用する状況は急性心不全と COPD 急性増悪であろう．

・COPD 急性増悪症例を対象とした，NIV の効果を評価したメタアナリシスでは，動脈血 pH < 7.35となる症例で有意に挿管リスク軽減効果（RR 0.39［0.28–0.54］），死亡リスク軽減効果（RR 0.52［0.36–0.76］）が認められた〔*CMAJ. 2011;183(3):E195-214*〕．

・心不全による急性肺水腫症例を対象としたメタアナリシスでも NIV は有意な死亡リスク軽減効果あり（RR 0.80［0.65–0.99］）〔*Crit Care Med. 2015;43(4):880-8*〕．またこの場合，使用モードは CPAP と ST モード双方で効果は変わらず，心不全による急性肺水腫では CPAP のみで十分である〔*Am J Emerg Med. 2013;31(9):1322-7*〕．

NIV を成功させる鍵は患者の協力が得られるかどうかにかかっています．しっかりと説明し，マスクを着け外ししながら，まずは負担の少ない設定から開始し，徐々に調節することが重要です．

このためにも NIV は一度でよいので自分自身で体験してみた方が良いです．

NIV の初期設定と調節

・CPAP 設定で，FiO_2 1.0, PEEP（EPAP） 4 cmH_2O として，マスクを患者に合わせたり，外したりしながら呼吸をしっかり行うことを説明．

急性心不全など CPAP のみで対応可能な場合はこのままマスクを装着し，症状，酸素

化に応じて FiO_2, PEEP を調節する.

・S/T モードとし，IPAP 8 cmH_2O, EPAP 4 cmH_2O 程度に設定．この時も着け外ししながら患者に慣れてもらうように声かけ，配慮を行うことを忘れない.

・患者が耐えられそうならばマスクをベルトで固定する.

・症状，酸素化に応じて EPAP, IPAP 双方を増減させる.

陽圧が15cmH_2O を超えると食道内に空気が入り，また患者の不快感も強いため，EPAP は 6−12cmH_2O, IPAP は 4−8 cmH_2O 程度で調節する方が良い.

・NIV 開始後は呼吸状態や血液ガス所見が改善しているかどうかをしっかりフォローする．改善が乏しい場合（横ばいも含める）や増悪している場合はいつまでも NIV で粘らず，気管内挿管，人工呼吸器管理へ移行する.

5 循環不全の評価

循環不全徴候あり

↓

1 エコーが使用可能な場合心エコープローブ（セクタ）を使用し以下の項目を評価
IVCエコー（IVC径，呼吸性変動）
肺エコー（両側のB line，胸水）
心エコー（LVEF，RV拡張，心嚢水）

2 エコーがすぐに使用困難な場合身体所見で代用
IVCエコーの代用：内頸静脈拍動高，手背静脈所見，四肢，殿部，背部の浮腫
肺エコーの代用：両側性の喘鳴，湿性ラ音，背側の呼吸音減弱
心エコーの代用：心音の低下，Ⅲ，Ⅳ音，心雑音，心濁音界の拡大，心窩部の拍動

↓

3 各所見からの循環不全のタイプ評価と補液反応性の検討

初期アセスメントにおいて，ショックバイタルを認める場合，循環不全徴候（qSOFA, Shock Index, Mottling, CRT 異常）が認められる場合は循環不全として評価，対応します．

循環不全は「組織の血液還流が低下している状態」であり，循環血液量減少性，血液分布異常性，心原性，心外閉塞・拘束性に分類され，原因疾患や対応が異なります（表1）．

循環不全の機序，原因の評価で最も有用なのはエコーです．またエコーは補液反応性の予測，治療効果のフォローにも有用であり，可能ならばまずエコーを手配する方が良いでしょう．エコーが用意できない場合や，時間がかかる場合，エコーが届くまでの間は身体所見で代用します．実際には身体所見とエコーを併用して判断しています．

1 エコーによる循環不全の原因評価

エコーは心エコープローブ（セクタ）を用いて，以下を評価します．また，肺血栓塞栓症を疑った場合，下肢血管エコーも追加します（大腿静脈～膝窩静脈まで）．

表1●循環不全の分類，原因

循環不全の分類	原因疾患
循環血液量減少性 (hypovolemic)	出血，脱水（血管内脱水含む）
血液分布異常性 (distributive)	アナフィラキシー，敗血症，神経原性，薬剤性
心原性 (cardiogenic)	心筋梗塞，心筋炎，弁膜症，不整脈，心不全（収縮不全，拡張不全，高拍出性心不全など）
心外閉塞・拘束性 (obstructive)	緊張性気胸，心タンポナーデ，肺血栓塞栓症

評価の順番は問いませんが著者は血液の流れに準じて，下大静脈（IVC）→肺→心臓（左心）で評価しています．

- 下大静脈：IVC 径，呼吸性変動 → 主に前負荷（血管内ボリューム），中心静脈圧を評価している．
- 肺エコー：両側，びまん性の B line の有無，胸水 → 主に肺水腫を評価している．
- 心臓：LVEF，右心室の拡大，心嚢水 → 主に心機能を評価している，右心室の拡大では肺高血圧や肺血栓塞栓症の可能性も考慮．

IVC エコーによる評価

- IVC は肝静脈合流部より 2－3 cm 尾側で評価することが多い．
  IVC は最大径（呼気時）と呼吸変動〈最大径と最小径の変動［(最大径－最小径) / 最大径×100]〉を評価する．人工呼吸器による陽圧換気が行われている場合，IVC は拡張し，呼吸性変動も減少する．
- 自発呼吸のある患者において，IVC 最大径＞20mm では拡張と判断する．脱水や出血，敗血症によるショック患者の大半は＜15mm となる〔*Intensive Care Med. 2004;30(9):1834-7*〕〔*Crit Care Med. 2013;41(3):833-41*〕．
- 自発呼吸のある患者において，IVC 呼吸変動は50%以上あれば正常．＜50%では呼吸変動低下と判断する．特に呼吸性変動＜15%では，心不全や肺高血圧症など右房圧の上昇を強く疑う〔*Am J Emerg Med. 2012;30(5):778-83*〕．
- 陽圧換気下の患者では IVC 最大径は拡張し，呼吸性変動は低下するため，他の所見と合わせて解釈する事が重要．この状況下で IVC 径＜15mm，呼吸性変動＞15%ならば IVC の拡張なし，呼吸性変動は保たれていると判断する．

Advanced レクチャー

◆ IVC の評価について ◆

・IVC の最大径は健常人で10-29mm であり，ショック患者では平均11mm（範囲5.6-15.5），大半が<15mm となる〔*Intensive Care Med. 2004;30(9):1834-7*〕.

・自発呼吸患者における IVC 径，呼吸性変動のカットオフと中心静脈圧（CVP），右房圧（RAP）に対する感度，特異度は表2を参照.

表2●自発呼吸患者における IVC 径，呼吸性変動と CVP，RAP

検査	カットオフ	アウトカム	感度（%）	特異度（%）
IVC 最大径	≧20mm	RAP >10mmHg	73-89%	67-85%
	<20mm	CVP <10mmHg	85%	81%
呼吸性変動	>50%	CVP <8-10mmHg	47-91%	77-94%
	<40%	RAP >7mmHg	91%	90%
	<20%	RAP >10mmHg	73%	82%
IVC 最大径≧20mm +呼吸性変動<40%		RAP >10-15	60-86%	73-83%

Cardiovasc Ultrasound. 2016;14(1):33.

・陽圧換気下の患者では，IVC 最大径に関するデータは少なく，IVC 径よりも変動率で評価した方が良い．この場合カットオフは12-18%程度となる〔*Intensive Care Med. 2004;30(9):1740-6*〕.
<15%では心原性循環不全を考慮し，>15%では呼吸性変動は保たれていると判断するが，それのみで判断するのは避け，後述する肺エコー所見や心エコー所見を合わせて考える〔*Acta Anaesthesiol Scand. 2013;57(6):692-7*〕.

肺エコーによる評価（肺エコーの方法は p.78参照）

・肺エコーは両側上下，前側胸部の 8 カ所で評価する．注目するポイントは両側性，びまん性の B line を認めるかどうか，胸水貯留があるかどうかである.

・両側，びまん性の B line を認めた場合，心原性肺水腫や ARDS を考慮する.
さらに LVEF の低下，IVC 拡張があれば心原性肺水腫を考慮する.
肺エコー所見のみでの両者の鑑別点については下記 Advanced レクチャー参照.

・両側ともに A line のみの場合，心原性肺水腫や ARDS は否定的といえる.

・片側，局所のみの B line では肺炎を考慮.

・IVC の拡張，呼吸性変動低下を認めるが肺エコーでびまん性の B line を認めない場合，肺高血圧や肺血栓塞栓症，心タンポナーデ，緊張性気胸を考慮し，心エコーによる心タンポナーデ所見，右心室の拡張，肺梗塞所見や下肢静脈エコー，肺スライディングを追加で評価する．

Advanced レクチャー

◆ びまん性 B line 所見の意義について ◆

・肺エコーにおけるびまん性の B line 所見は肺血管外水分量（EVLW）との相関性が高い．両側で A line のみの場合，感度 81.0% [62.6–91.9]，特異度90.9% [74.2–97.7]，LR +8.9，LR−0.21で EVLW ≦10mL/kg を示唆する（= Dry lung といえる）〔*Anesthesiology. 2014;121(2):320–7*〕．B line の密度，数はそのまま重症度と相関性がある〔*Eur Heart J. 2016;37(27):*

図1●胸膜ラインの不整

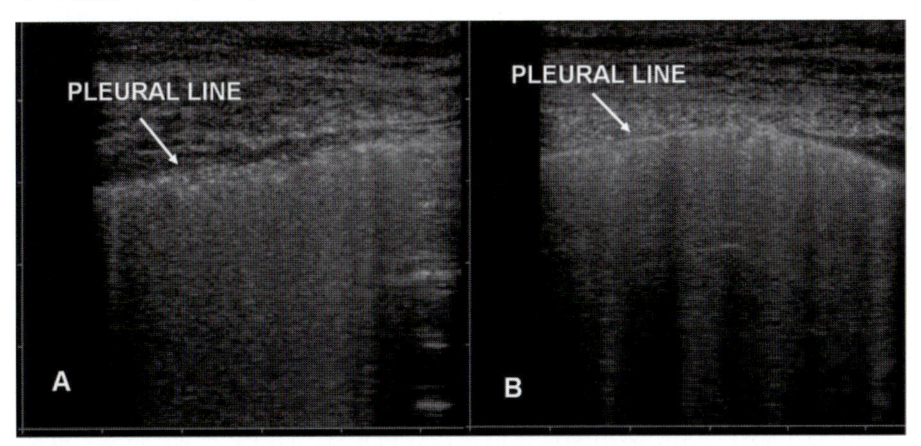

ARDS 患者（左）では心原性肺水腫患者（右）よりも胸膜が不整に描出される
Cardiovasc Ultrasound, 2008;6:16.

図2●Spared area

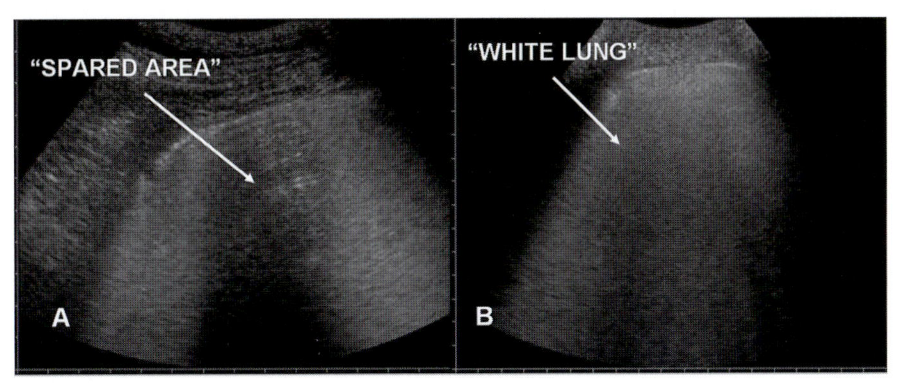

ARDS 患者（左）では放射状に広がる B line に紛れて A line を認める部位が存在している．心原性肺水腫（右）ではそのような所見は認められない
Cardiovasc Ultrasound, 2008;6:16.

2097-104〕.

・肺動脈楔入圧との相関性も報告により差はあるが認められている．ICU 管理中の患者において，肺エコーにて両側肺で A line のみであった場合，肺動脈楔入圧は18mmHg 未満であることを強く示唆する（感度67%，特異度90%，LR＋7.14，LR－0.54）〔*Chest. 2009;136(4):1014-20*〕．他の報告では感度85.7% [70.5-94.1]，特異度 40.0% [25.4-56.4]，LR＋1.43，LR－0.36と幅がある．左心機能正常患者では，感度100%，特異度 72.7%と良好〔*Anesthesiology. 2014;121(2):320-7*〕.

◆ エコーによる ARDS と心原性肺水腫の鑑別 ◆

・両側性びまん性の B line を認めた場合，考えるべきは心原性肺水腫や ARDS となる．両者の鑑別は難しいが，ARDS42例，心原性肺水腫59例，他の低酸素を呈した疾患33例のエコー所見を比較した報告では，左胸水（＋4点），中等度以上の左心機能低下（＋3点）は有意に心原性肺水腫を示唆する所見であった．IVC 最大径≤23mm（－2点）は有意に ARDS を示唆する所見であり，これら3項目を点数化し，0点以下ならば ARDS を，3点以上ならば心原性肺水腫を考慮する〔*Chest. 2015;148(4):912-8*〕.

・ARDS 患者18例，心原性肺水腫患者40例，その混合9例における肺エコー所見を比較した報告では，胸膜ラインの不整（100% vs 25%）(図1)，肺スライディングの低下（100% vs 0%），"Spared area"（100% vs 0%）(図2)，浸潤影（83.3% vs 0%）は有意に ARDS で多く認められる所見であった．心原性肺水腫では胸水貯留例が多い（67% vs 95%）〔*Cardiovasc Ultrasound. 2008;6:16*〕.

心エコーによる評価

・心エコーでは LVEF（左心駆出率）を迅速に評価する．LVEF ＜45-50%では駆出率低下，＞45-50%では駆出率正常と判断する．

・LVEF は M モード法や断層法（biplane modified Simpson 法）で評価するのが一般的であるが，経験を積めば目視で EF を評価することも可能であり，せめて LVEF が低下しているかどうかくらいは判別できるようにしておきたいところ〔*Int J Cardiol. 2005;101(2):209-12*〕〔*Heart Lung Vessel. 2015;7(3):208-16*〕.

・僧帽弁の EPSS（E-point septal separation）も EF 評価に簡便且つ有用であり，EF ＝71－1.7 × EPSS（mm）となる．EPSS は拡張早期の僧帽弁前尖と中隔の距離を長軸像の M モードで評価したもの．EPSS と EF は逆相関する〔*Am J Emerg Med. 2014;32(6):493-7*〕.

・LVEF の低下のみで心原性循環不全と判断してはいけない．IVC 径の拡張や呼吸性変動低下，両側肺びまん性 and/or B lines 所見と合わせて心原性と評価すべき．同様に LVEF が正常でも IVC 径拡張，呼吸性変動低下とびまん性 B line 所見があれば心原性循環不全，呼吸不全を考慮すべき（HFpEF: heart failure with preserved EF）〔*Am J Emerg Med. 2013;31(8):1208-14*〕.

Advanced レクチャー

◆ エコー所見と急性心原性肺水腫 ◆

・急性非代償性心不全を疑わせるER受診患者101例を対象とした前向きコホートにおいて，各エコー所見の急性心不全に対する感度，特異度を評価した報告．結果は表3を参照．単一所見ではなく，複数所見を組み合わせて評価することが重要である〔*Am J Emerg Med. 2013;31(8): 1208-14*〕.

・急性非代償性心不全に対するエコー所見を評価したメタアナリシスでは，両側性のB line（各肋間3本以上）は感度85.3% [82.8-87.5]，特異度92.7% [90.9-94.3]，LR +7.4 [4.2-12.8]，LR −0.16 [0.05-0.51]，EF低下は感度80.6% [72.9-86.9]，特異度80.6% [74.2-86.0]，LR +4.1 [2.4-7.2]，LR −0.24 [0.17-0.35]〔*Acad Emerg Med. 2016;23(3):223-42*〕.

表3●エコー所見の急性非代償性心不全に対する感度，特異度

エコー所見	感度（%）	特異度（%）
LVEF <45%	77 [65-90]	74 [62-85]
IVC呼吸性変動<20%	52 [38-67]	86 [77-95]
B line ≥10*	70 [52-80]	75 [64-87]
B line + IVC呼吸性変動	39 [24-53]	97 [92-100]
B line + LVEF低下	52 [38-67]	93 [86-100]
IVC呼吸性変動+ LVEF低下	48 [33-62]	98 [95-100]
上記3項目すべて	36 [22-51]	100 [95-100]

*左右上下前側胸部の8カ所で評価し，認められたB lineの数が10個以上

Am J Emerg Med. 2013;31(8):1208-14.

2 身体所見による循環不全の原因評価

循環不全の病態把握にはエコーが迅速で有用な検査ですが，身体所見からも多くの有用な情報が得られます．身体所見とエコーを組み合わせ，病態の把握，治療経過のフォローを行うことが重要です．

循環不全の評価で重要な身体所見はCVPを予測する内頸静脈拍動高や手背静脈所見，四肢・背部・殿部の浮腫，左心機能を予測する両側，びまん性の湿性ラ音，心雑音，過剰心音が挙げられます．内頸静脈拍動高や四肢浮腫はCVP上昇やRVP上昇と関連性があり，びまん性の湿性ラ音，心雑音，過剰心音は肺水腫，LVEF低下との関連性があります．これら所見はしっかりと評価できるようになれば，エコーと同等の信頼性があります〔*Am J Med. 2011;124(11):1051-7*〕.

IVC エコーの代用：CVP，RVP の上昇を示唆する所見

CVP，RVP の上昇，低下を評価するのに有用なのは内頸静脈拍動高による頸静脈圧（JVP）と末梢静脈虚脱所見（peripheral venous collapse: PVC）です．

- **内頸静脈拍動高は仰臥位で30–45度上体挙上した体位で評価する．**
  呼気時の内頸静脈の拍動（胸鎖乳突筋の下を走行する）の最高点と胸骨角との高さを測定し，測定値（cm）＋ 5 cmH_2O が頸静脈圧（JVP）となる．
- **JVP は CVP を反映する．JVP ＞ 8 cmH_2O は CVP ＞ 9 mmHg に対する LR ＋6.6，LR －0.2．**
  また，JVP ≦ 5 cmH_2O（臥位でも内頸静脈拍動が認められない）では，CVP ≦ 4 mmHg に対する LR ＋8.4，LR －0.1であり，循環血液量減少や血液分布異常性循環不全を強く示唆する所見といえる〔*Steen McGee, Evidence-based Physical Diagnosis 4th Edition*〕**.**
- **手背静脈は心臓よりも下の手がある際は怒張しており，心臓よりも上にあげると虚脱する．それを利用して CVP 圧を推測するのが末梢静脈虚脱所見である．**
  PVC は仰臥位，30度上体挙上した体位で，まず手を下に下ろして手背静脈怒張を評価する．この時怒張しない場合は CVP 低値（循環血液量減少や血液分布異常性循環不全）であることを示唆する．
  その後受動的に手を上げて，怒張が消失する高さ～胸骨角の垂直距離を測定．測定値（cm）＋ 5 cmH_2O が手背静脈圧と判断する．値の解釈はほぼ JVP と同じ〔*PLoS One. 2014; 9(10):e109215*〕**.**

肺エコーや心エコーの代用：肺水腫，LVEF 低下を示唆する所見

肺水腫や LVEF 低下を示唆する所見はびまん性のラ音や心雑音，過剰心音，AJR（abdominal jugular reflux）などが挙げられます（表４，５）．

表4●肺水腫を示唆する所見

所見（肺水腫）	感度（%）	特異度（%）	LR＋	LR－
ラ音	12-23	88-96	NS	NS
AJR 陽性	55-84	83-98	8.0	0.3
臥位での心尖拍動が鎖骨中線より外側	42	93	5.8	NS
III 音	12-37	85-96	3.9	0.8
IV 音	35-71	50-70	NS	NS

AJR: abdominal jugular reflux. 手掌で患者の腹部の中心を圧迫し，頸静脈拍動高の変化を評価する方法．圧迫中頸静脈拍動高が*4cm* 以上増加したままであれば陽性と判断．正常では変化を認めないか，*3cm* 以内の増加，もしくは一過性の*4cm* 以上増加（圧迫を継続しても*10*秒以内に元に戻る）となる．

Steen McGee, Evidence-based Physical Diagnosis 4th Edition.

表5●LVEF 低下を示唆する所見

所見（LVEF 低下）	感度（%）	特異度（%）	LR＋	LR－
チェーンストークス呼吸	33	94	5.4	0.7
臥位での心尖拍動が鎖骨中線より外側	5-66	93-99	10.3	0.7
III 音	11-51	85-98	3.4	0.7
IV 音	31-67	55-68	NS	NS

Steen McGee, Evidence-based Physical Diagnosis 4th Edition.

3 各所見からの循環不全のタイプ評価と補液反応性の検討

循環不全のタイプを判別する

エコー所見，身体所見から大まかに循環不全のタイプを判別します（表6）．タイプに応じて対応しますが，初療で重要なのは補液負荷を行うかどうかの判断になります．

補液反応性の検討

循環不全では機序・原因の評価も重要ですが，同時に治療も並行して進めます．治療で大事な点は原疾患の治療と補液負荷になります．循環血液量減少性，血液分布異常性循環不全では補液負荷は治療の中心となります．また心外閉塞・拘束性循環不全でも補液負荷は有効である可能性があります．心原性循環不全では輸液負荷は害となる可能性もあり，どの患者で輸液負荷を行うべきかを判断することは重要です．

補液負荷を行うべき患者

- **IVC の拡張や呼吸性変動減少を認めず，さらに肺エコーにてびまん性 B line を認めない場合はその時点で補液負荷を開始する．**

　この場合，LVEF に関係なく循環血液量減少性，血液分布異常性循環不全の可能性が

表6●所見による循環不全タイプの判別と対応

前負荷，CVP 上昇	肺水腫	心機能	循環不全のタイプ，原因疾患	対応
あり	あり	LVEF 低下	心原性循環不全の可能性 EF の低下した心不全 心タンポナーデによる心外閉塞・拘束性循環不全	輸液負荷は行わず原因評価と対応，心不全に対する治療を優先
		LVEF 正常	心原性循環不全もしくは ARDS の可能性 EF の保たれた心不全 高拍出性心不全（甲状腺機能亢進症やビタミン B1欠乏など）	補液負荷を試みてもよいが，原因評価と対応，心不全に対する治療を優先
	なし	LVEF 低下 LVEF 正常	心原性，心外閉塞・拘束性の可能性 原因疾患の評価として，心エコーによる心タンポナーデの評価，右心室拡張の評価，肺エコーによる肺スライディングや，肺梗塞所見の評価，下肢静脈エコーも追加.	原因評価と対応 補液負荷は注意しつつ行う. エコーフォロー必須.
なし	あり	LVEF 低下	血液分布異常性の可能性．胸水が多い場合は心原性の可能性も考慮. 敗血症に伴う ARDS.	原因評価と対応 補液負荷は注意しつつ行う．エコーフォロー必須
		LVEF 正常	血液分布異常性の可能性. 敗血症に伴う ARDS.	原因評価と対応 血行動態不安定ならば補液負荷を行う.
	なし	LVEF 低下 LVEF 正常	循環血液量減少性，血液分布異常性の可能性. 脱水，出血，敗血症，アナフィラキシーなど	補液負荷は積極的に行う. 原因評価と対応を並行して進める

高い．LVEF が低下している場合はエコーにて各種パラメータをフォローし，補液反応性を検討しながら継続を判断する．

- 明らかな心原性循環不全（IVC の拡張，びまん性 B line がある場合）では補液負荷は積極的には行わず，心不全の治療を優先する．
- ARDS を疑う場合（IVC 拡張なく，びまん性 B line がある場合）は，循環不全徴候があれば補液負荷を行う．循環不全徴候が改善すれば補液負荷も中断．負荷中はエコーにて各種パラメータをフォローし，補液反応性を検討しながら継続を判断する．
- 上記以外の場合はとりあえず補液負荷を行うが，エコーにて各種パラメータをフォローし，補液反応性を検討しながら継続を判断する．
- 補液負荷は細胞外液（乳酸リンゲルや生理食塩水）500mL を30分程度で静脈投与する．投与後，投与中はバイタルサインや循環不全徴候をフォローしつつ，さらなる補液負荷の

必要性を検討する.

補液反応性を予測する因子

「補液反応性あり」とは，補液負荷後（前負荷を増やした後）に心拍出量が上昇することを意味します．補液反応性を予測する因子としては，CVPとIVCの呼吸性変動が簡便で有用です．

補液反応性を予測する因子についてはAdvancedレクチャーも参照してください．様々な報告がありますが，どのパラメータも絶対的なものではなく，初療時にこれらパラメータを評価するのも一苦労です．著者は心原性循環不全でないならば，まず補液負荷を行い，その後エコーや身体所見をフォローしつつ調節しています．

- **CVP ≦ 8 mmHg（≒ JVP ≦10cm，IVC最大径＜15-20mm）では補液反応性があると判断し，補液負荷継続.**
- **IVC呼吸性変動が人工呼吸器患者で＞15%，自発呼吸患者で＞40%あれば補液反応性あると判断し，補液負荷継続する.**

Advanced レクチャー

◆ 補液反応性とは ◆

・補液反応性のイメージを図3に表す．心機能正常群では補液負荷（前負荷を増大させる行為）にて心拍出量が増大する．負荷しすぎると心拍出量の上昇も弱くなり，これが補液反応性が消失した状態である．心機能低下群では前負荷増大による心拍出量増加効果は心機能正常群と比較して低い．

・メタアナリシスでは，補液反応性を予測する指標としてCVPやIVC呼吸性変動，呼吸による脈

図3●補液反応性のイメージ図

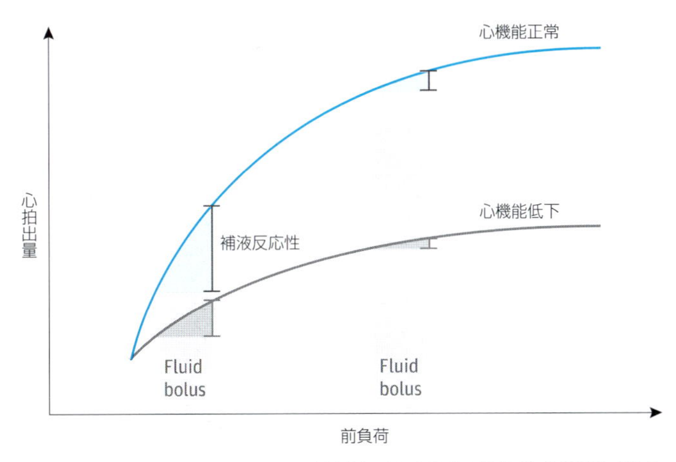

JAMA. 2016;316(12):1298-309.

表6●補液反応性を予測する因子

因子		カットオフ	感度（%）	特異度(%)	LR +	LR −
CVP		8mmHg (6-9)	62 [54-69]	76 [60-87]	2.6 [1.4 -4.6]	0.50 [0.39 -0.65]
脈圧変動	VT ≥7.0mL/kg 群	11% (4-15)	84 [75-90]	84 [77-90]	5.3 [3.5 -8.1]	0.19 [0.12 -0.30]
	VT <7.0mL/kg 群	8% (5-12)	72 [61-81]	91 [83-95]	7.9 [4.1 -16]	0.30 [0.21 -0.44]
SV 変動	人工呼吸群	13% (10-20)	79 [67-87]	84 [74-90]	4.9 [2.8 -8.5]	0.25 [0.15 -0.43]
	自発呼吸群	10-12%	57-100	44-57	1.0-2.3	0.05-0.98
IVC 変動	人工呼吸群	15% (12-21)	77 [44-94]	85 [49-97]	5.3 [1.1 -27]	0.27 [0.08 -0.87]
	自発呼吸群	40-42%	31-70	80-97	3.5-9.3	0.38-0.71
下肢挙上試験	CO 変動を評価	11% (7-15)	88 [80-93]	92 [89-95]	11 [7.6 -17]	0.13 [0.07 -0.22]
	PP 変動を評価	10% (9-12)	62 [54-70]	83 [76-88]	3.6 [2.5 -5.4]	0.45 [0.36 -0.57]
下肢挙上試験（CO 変動を評価）	人工呼吸群	10% (7-12)	92 [82-97]	92 [86-96]	11 [6.3 -21]	0.08 [0.03 -0.21]
	自発呼吸群	12% (10-13)	88 [80-94]	88 [80-94]	7.0 [3.8 -13.1]	0.22 [0.09 -0.54]

SV：一回拍出量，PP：脈圧，CO：心拍出量，VT：一回換気量
脈圧，SV 変動の分母は平均値［(最大値＋最小値）/2］

JAMA. 2016;316(12):1298-309.

圧や SV（一回拍出量）変動，下肢挙上による心拍出量や脈圧変動が有用としている（表6）．エコーや身体所見で簡便に評価できる指標としては CVP や IVC 呼吸性変動となる．

6 徐脈，頻脈への対応

徐脈患者への対応

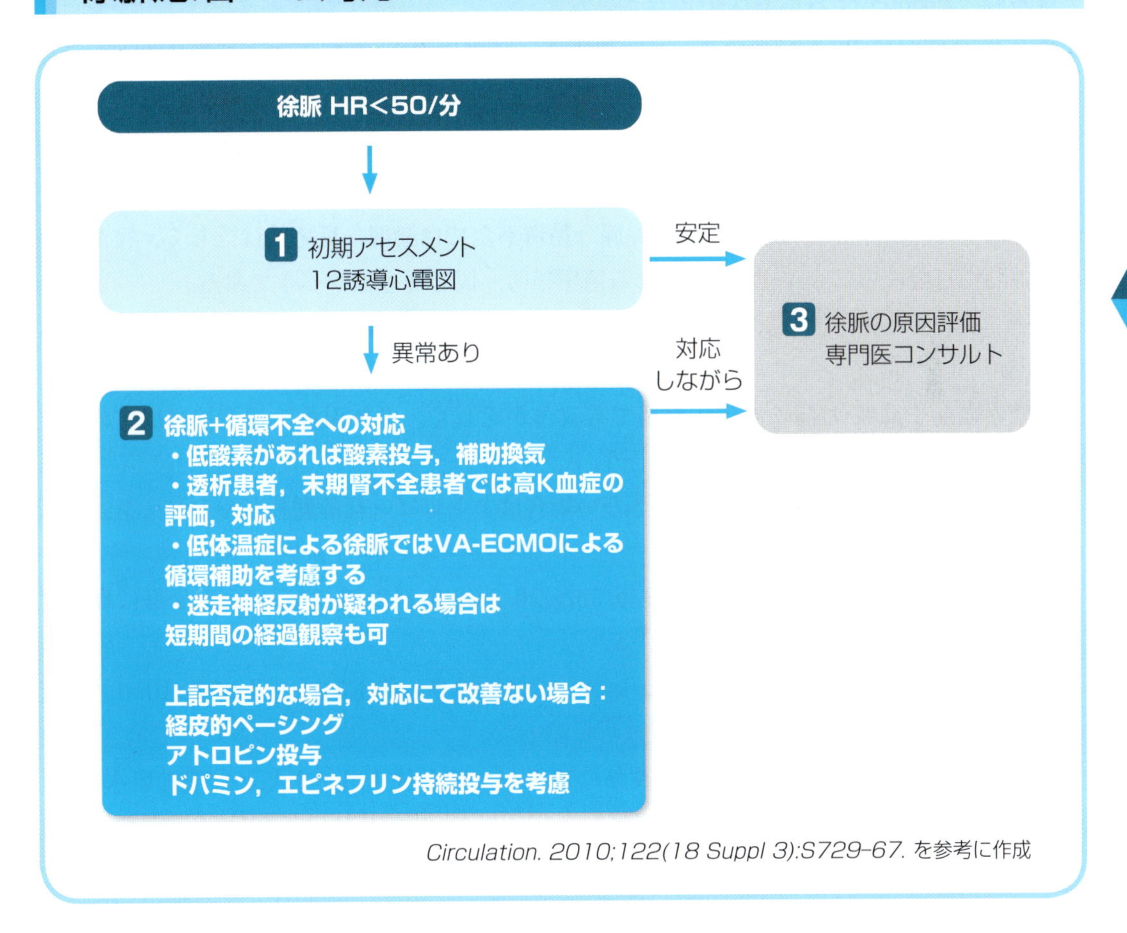

Circulation. 2010;122(18 Suppl 3):S729-67. を参考に作成

心拍数<50/分となる徐脈で循環不全徴候を伴う場合，迅速な対応と原因評価が必要となります．対応としては経皮的ペーシング，アトロピン投与，ドパミン，エピネフリンの持続投与などがありますが，これらデバイスや薬剤は使い慣れない人も多いと思われます．いざという時のために経皮的ペーシングの使い方は教わっておいた方が良いでしょう．

1 徐脈患者における初期アセスメント

- 初期アセスメントで異常が認められない場合は安定した徐脈であり，生理的な洞性徐脈，安定した徐脈性不整脈として原因評価，対応を行う（3を参照）．
- 徐脈性不整脈における循環不全の評価では，Shock Index は使用しない．

・初期アセスメントで異常が認められる場合，迅速な評価と対応を行う（2を参照）.
・また評価，対応を行いつつ可能ならば12誘導心電図を評価する.

2 徐脈＋循環不全患者への対応

・低酸素血症を認める場合，徐脈の原因となっている可能性があり，積極的に気道確保，酸素投与，補助換気を行い対応する.
・高カリウム血症が疑われる場合（慢性腎不全，透析患者），動脈血ガス分析検査を行い血清 K 値を評価する．高 K 血症（＞ 6 mEq/L）を認めれば 8.5％グルコン酸カルシウム 10mL を 5 分かけて経静脈投与を行い，高 K 血症への対応を行う．20–30分後に再投与を行う.
・低体温症（深部体温＜30度）による徐脈，循環不全では薬剤の反応性は乏しく，復温治療も兼ねて可能ならば VA–ECMO による循環補助，復温を考慮すべきである.
・病歴，状況から迷走神経反射が疑われる場合は全身状態を観察しつつ短時間の経過観察も可能.
・低酸素血症や高 K 血症の評価・対応でも改善が乏しく，低体温症，迷走神経反射の可能性も低い場合は経皮的ペーシングを行う.

経皮的ペーシングがすぐに使用できない場合はアトロピン経静脈投与やドパミン，エピネフリン持続投与を手配する.

アトロピン（アトロピン硫酸塩注®0.5mg）0.5mg を経静脈投与．3 – 5 分毎に繰り返し，最大 6 回まで（極量 3 mg）

ドパミン（イノバン®注）2 –10μg/kg/ 分で持続投与．体重50kg として 2 –10mL/ 時で持続投与を行う 42 ICU で使用される薬剤.

アドレナリン 2 –10μg/ 分で持続投与．アドレナリン注 1 mg 3 A と生理食塩水47mL でアドレナリン 3 mg/50mL 溶液を作製し，2 –10mL/ 時で持続投与を行う.

徐脈＋初期アセスメントの異常を認める患者では，まずは迅速に対応が可能な原因である低酸素血症と高 K 血症の評価，対応を行います．低酸素血症では気道確保，酸素投与と補助換気を，高 K 血症ではグルコン酸カルシウムを使用することで徐脈の改善が期待できます．また，低体温症（深部体温＜30度で徐脈となる）に伴う徐脈では，復温治療も兼ねて可能ならば VA–ECMO による管理を行うのも良いでしょう．いきみや嘔吐，下痢，腹痛，眼球圧迫，頸動脈刺激後の徐脈，低血圧では迷走神経反射の可能性があり，全身観察，管理を行いつつ短時間の経過観察を行います.

これら評価，対応でも改善が乏しい場合，徐脈に対する経皮的ペーシング，薬剤投与を行います．可能ならば経皮的ペーシングを優先し，準備に時間がかかる場合，薬剤投与を行います.

3 徐脈の原因評価

徐脈をきたす疾患を表1にまとめます．すぐに治療できない原因では体外式ペースメーカーで一時ペーシングを行う必要があり，専門医コンサルトが必須となります．

表1●徐脈の原因

カテゴリー	疾患	備考
低酸素血症	上気道狭窄，窒息	
低体温	偶発性低体温症，甲状腺機能低下症	
心血管疾患	右室梗塞，肺血栓塞栓症	
	上行大動脈解離	
徐脈性不整脈	Mobitz2型房室ブロック，3度房室ブロック，洞不全症候群	この原因に心血管疾患や電解質異常，薬剤，アミロイドーシス，サルコイドーシスなどあり
電解質異常	高K血症	透析患者，末期腎不全患者では特に疑う
	高Mg血症	高齢者，慢性腎不全患者酸化Mg製剤使用で疑う
内分泌疾患	甲状腺機能低下症（粘液水腫性昏睡），副腎不全	
神経	脊髄損傷	外傷患者の徐脈で疑う
	頭蓋内圧亢進（脳卒中，外傷性脳挫傷など）	意識障害，徐脈，高血圧となる
	迷走神経反射	徐脈への対応よりは原疾患への対応が重要 いきみ，下痢，嘔吐，腹痛後や眼球圧迫，頸動脈への刺激に伴い生じる
薬剤性	β阻害薬，Caチャネル阻害薬，ジゴキシン，リチウム，抗不整脈薬，コリン作動薬	薬剤歴（開始時期，投与量の変更）の評価 腎不全の合併や他薬剤の併用にも注意する ジゴキシンやリチウムは過量内服しなくても徐脈を生じることがある

頻脈患者への対応

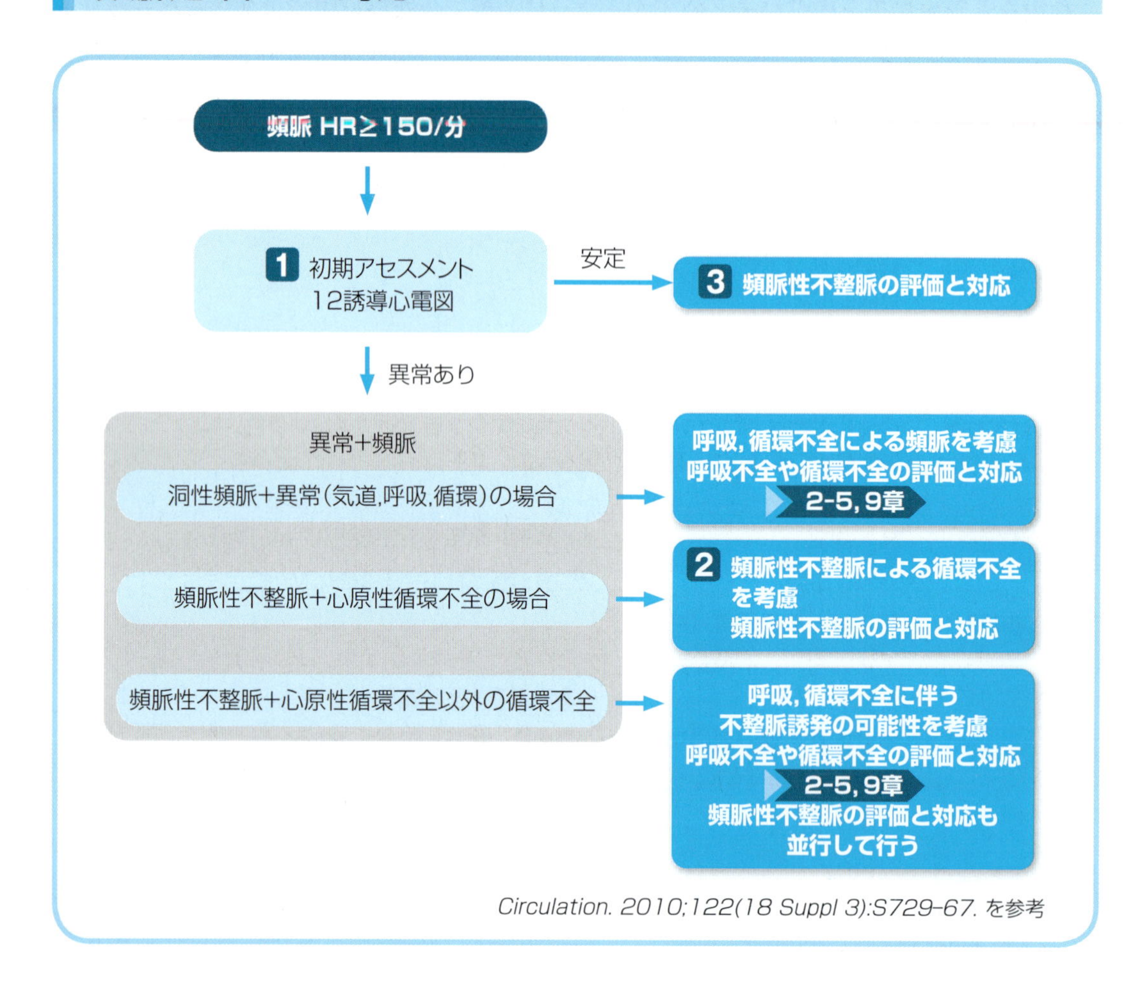

Circulation. 2010;122(18 Suppl 3):S729-67. を参考

頻脈の診療で重要な点は，発熱や呼吸不全，循環不全により頻脈となっているのか，頻脈性不整脈により呼吸不全，循環不全に陥っているのか，またはその両方かを判断することにあります．頻脈性不整脈により循環不全に陥っている場合は迅速に電気的除細動を行う必要があります．

1 頻脈患者における初期アセスメント

- 頻脈患者，特に心拍数≥150/分となっている患者では初期アセスメント，12誘導心電図の評価を行う．12誘導心電図の所見，循環不全のタイプから対応を判断する 5 循環不全の評価．
- 頻脈性不整脈における循環不全の評価では，Shock Index は使用しない．
- 初期アセスメントにて呼吸不全，循環不全徴候を認めた場合，以下の病態を考慮する．
  ▶洞性頻脈の場合：呼吸不全，循環不全により頻脈を来していると判断し，呼吸不全，循環不全への対応が中心となる 2-5,9章.

- ▶ 頻脈性不整脈（心房細動や心室心拍など）で心原性循環不全が示唆される場合：不整脈による循環不全と判断し，対応（2へ）.
- ▶ 頻脈性不整脈で心原性循環不全以外の循環不全が示唆される場合：循環不全に伴う不整脈誘発の可能性を考慮（出血や敗血症に合併した心房細動など）：どちらかというと呼吸不全，循環不全への対応が中心となるが，不整脈による循環不全も念頭において診療する 2-5,9章.

頻脈は呼吸，循環不全，発熱やストレスで生じる反応です．頻脈患者の診療ではこれらストレスにより頻脈となっているのか（生理的洞性頻脈），頻脈性不整脈により症状が出現しているのかを判断する事が重要です.

判断には心拍数，12誘導心電図所見，循環不全タイプの評価が重要となります 5 循環不全の評価．心拍数≥150/ 分では生理的な洞性頻脈よりも頻脈性不整脈を疑います.

2 頻脈性不整脈による循環不全と判断したら

- 循環不全を合併した頻脈性不整脈では基本的に電気的除細動を行う.
  電気的除細動は鎮静下で同期式カルジオバージョンを行う（表２）.
  QRS ＜0. 12秒でリズムが整の場合（発作性上室性頻拍，心房粗動）は50–100J
  QRS ＜0. 12秒でリズムが不整の場合（心房細動）では120–200J（二相性）もしくは200J（単相性）
  QRS ≥0. 12秒でリズムが整の場合（心室頻拍）では100J
  QRS ≥0. 12秒でリズムが不整の場合（心室細動）では非同期下で120–200J（二相性），360J（単相性），不明な場合は200J
- QRS ＜0. 12秒でリズムが整の頻拍では上室性頻拍を疑い，電気的除細動の前に ATP 製剤（アデホス®）を試すのも良い．アデホス® は 5 –10mg を急速静注し，静注後生理食塩水10–20mL で後押しする.

循環不全を伴う頻脈性不整脈では，QRS 間隔に関わらず電気的除細動を考慮します．発作性上室性頻拍（QRS ＜0. 12秒でリズムが整の場合）が疑われる場合は電気的除細動の代わりに ATP 製剤（アデホス®）の急速静注を試すこともできます.

電気的除細動は同期式カルジオバージョンを用い（心室細動を除く），波形に応じて50–200J（二相性）で行います．除細動機が単相性か二相性が不明な場合，波形の判別に自信が持てない場合は単一波形ならば100J，複数波形ならば200J と覚えておくと良いかもしれません.

3 頻脈性不整脈の評価と対応

血行動態が安定している頻脈性不整脈では先ずQRS間隔，リズム（整，不整）から大まかに分類し，対応を決めます（表2）．

表2●QRS間隔，リズムで分類した頻脈性不整脈（洞性頻脈を含む）

QRS間隔／リズム	整	不整
QRS <0.12秒 （Narrow QRS）	洞性頻脈 発作性上室性頻拍（PSVT） 心房粗動 除細動は50-100Jで行う	心房細動 除細動は120-200J（二相性）で行う
QRS ≥0.12秒 （Wide QRS）	脚ブロックを伴うSVT 早期興奮を伴うSVT（WPW症候群） 心室頻拍 除細動は100Jで行う	偽性心室頻拍 心室細動 除細動は120-200J（二相性）で行う

Narrow QRSの場合

この場合考えるものは洞性頻脈，発作性上室性頻拍，心房粗動，心房細動で，心電図から判断します（図1）が，判別が難しい場合は専門医コンサルトもしくはATP製剤を使用し，ブロック後のP波を確認して判断するのも手です．

- **洞性頻脈では頻脈そのものではなく，頻脈に至る原因の評価，対応が優先される（ストレス，発熱や低酸素，循環不全，甲状腺機能亢進症など）．**
- **発作性上室性頻拍ではバルサルバ法，ATP製剤，Caチャネル阻害薬（ベラパミル）を使用する（表3）．**
- **心房粗動や心房細動では心拍数コントロールもしくはリズムコントロールを考慮する．発症＞48時間ならば血栓症リスクがあるため，心拍数コントロールを選択する．発症＜48時間では患者背景に応じて選択（表4）．**
  - ► **心拍数コントロールの方法は表5を参照．症状や状態が安定していれば内服投与でもよい．**
  - ► **リズムコントロールは基本的に専門医コンサルトすべき．発症早期（7日以内）の心房細動ならばIc群の抗不整脈薬が使用しやすい．心不全，腎不全の有無で選択する（表6）．もしくはアミオダロンを使用（表7）．**

図1●Narrow QRS の頻脈性不整脈の心電図所見

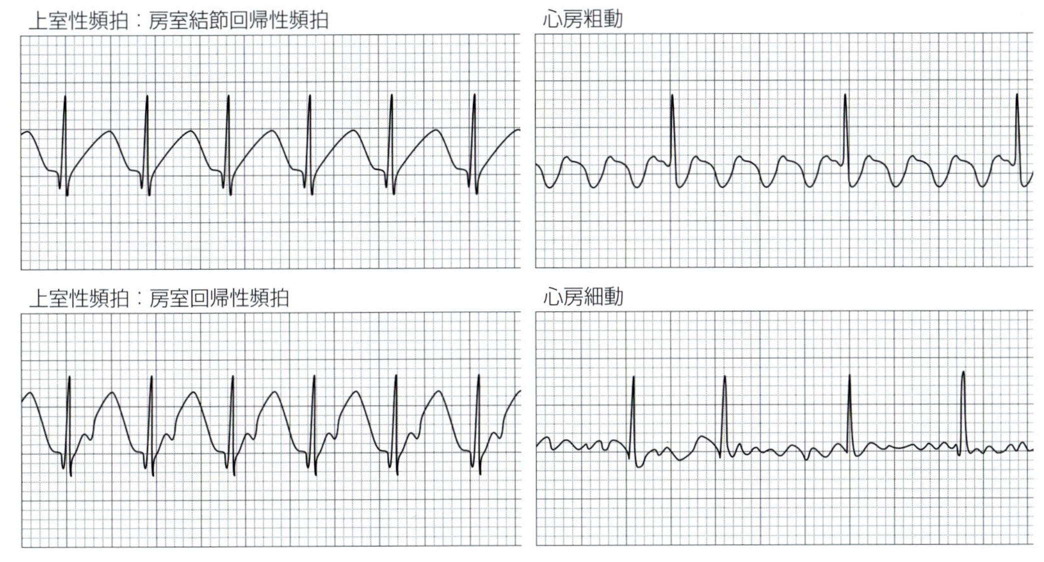

AVNRT：房室結節回帰性頻拍，AVRT：房室回帰性頻拍

発作性上室性頻拍は主に AVNRT（60%）と AVRT（30%）がある．AVNRT は房室結節の周囲にリエントリー回路があり，逆行性 P 波は QRS 波と重なり心電図上では確認が困難である（が，偽性 S 波や r' 波として検出しうる）．AVRT では心房と心室の間にある副伝導路が原因となり，逆行性 P 波は QRS 波の後に出現する．

心房粗動では F 波と呼ばれる規則正しい基線の揺れが認められ，QRS 波は F 波に対して2：1もしくは4：1など規則正しく認められる．心房細動では f 波と呼ばれる基線の細かい動揺が認められ，RR 間隔は不規則となる．

表3●発作性上室性頻拍の対応

対応	方法
修正バルサルバ法*	45度上体挙上（ファウラー体位）で強制呼気（40mmHg の圧）を15秒行い，その後すぐに仰臥位とし，下肢を受動的に45度挙上させる．下肢挙上を15秒継続後，元のファウラー体位に戻す方法． 40mmHg 圧の強制呼気は10cc のシリンジを内筒がある状態で筒先から吹いてもらうのでも良い．
ATP 製剤	アデホス®10mg 注5-10mg を急速静注．静注後生理食塩水10-20mL でフラッシュする
Ca チャネル阻害薬	ワソラン®5mg 注（ベラパミル）5mg を3-5分毎に経静脈投与．最大15mg

Lancet. 2015;386(10005):1747-53.

表4●心房細動，心房粗動における心拍数コントロール，リズムコントロールが適する患者

心拍数コントロールが適する	リズムコントロールが適する
＞65歳の高齢者	＜65歳
心不全の既往歴なし	心房細動により心不全を生じる
高血圧がある	高血圧がない
冠動脈疾患の既往	新規発症の孤発性心房細動
	不整脈による症状が強い
抗不整脈薬の禁忌，使用して失敗している	抗不整脈薬が使用可能
	治療可能な原因や誘因がある心房細動
除細動を好まない（電気的な感覚など），患者の希望	患者の希望

N Engl J Med. 2002;347(23):1825-33. Circ J. 2009;73(2):242-8.

表5●心房細動，心房粗動における心拍数コントロール

薬剤	投与量	備考
ジゴキシン （ジゴキシン錠®，ジギラノゲン®）	経口：0.0625-0.25mg/日 経静脈：0.4-0.6mg 静注	安静時の心拍数コントロールに向く 静注薬があり，急性の頻脈発作で使用しやすい 血圧低下例でも使用しやすい
ビソプロロール （メインテート®）	2.5-5.0mg/日1日1回	β阻害薬 低血圧，心抑制リスク
プロプラノロール （インデラル®）	30-90mg/日1日3回	心筋症や心不全患者の慢性管理に向く（特にビソプロロールとカルベジロール） 運動時の心拍数コントロールに向く プロプラノロールはβ_1非選択性であり，COPDや喘息患者では避けたほうが無難 高血圧がある場合はカルベジロールが適する
カルベジロール （アーチスト®）	5-20mg/日	
ナドロール （ナディック®）	30-60mg/日1日1回	
アテノロール （テノーミン®）	25-100mg/日1日1回	
アセブトロール （アセタノール®）	300-600mg/日1日3回	
ベラパミル （ワソラン®）	経口120-240mg/日1日3回 経静脈：1回5mgを5分以上かけて投与	Caチャネル阻害薬 低血圧，心抑制リスク 静注薬があり，急性の頻脈発作で使用しやすい
ジルチアゼム （ヘルベッサー®）	経口90-180mg1日3回 経静脈：1回10mgを3分以上かけて投与 0.25mg/kg静注，その後5-20mg/時で持続投与	

表6●心房細動，心房粗動におけるリズムコントロールで使用されるⅠc群抗不整脈薬

薬剤	投与量（初期投与量）	備考
プロパフェノン（プロノン®）	経口：450mg/日　1日3回	肝代謝であり腎不全患者で使用しやすい 心抑制あり
フレカイニド（ダンボコール®）	静注：1回1-2mg/kgを10分かけて経静脈投与．極量150mg． 経口：100mg/日　1日2回	静注製剤あり 50-60%が腎代謝 心抑制あり
ピルシカイニド（サンリズム®）	静注：1回1mg/kgを10分かけて経静脈投与 経口：150mg/日　1日3回	静注製剤あり 95%が腎代謝であり，腎不全患者で使用しにくい 心抑制効果は軽度

Advanced レクチャー

◆ PSVTにおける薬物治療：ATP製剤とベラパミルの比較 ◆

・アデノシンとベラパミルによるPSVT治療効果を評価したメタアナリシスでは，双方の除細動成功率は90.8%と89.9%とほぼ同等の結果．副作用はアデノシンで16.7-76%，ベラパミルで0-9.9%とアデノシンで副作用が多いものの，低血圧はベラパミルの方が多い（0.6% vs 0-9.9%）．また洞調律までの時間はアデノシンで数十秒である一方，ベラパミルでは数分～数時間かかる例が多く，アデノシンの方が迅速といえる〔*Eur J Emerg Med. 2011;18(3):148-52*〕．

・アデノシンの副作用は胸部不快感（83%），紅潮（39%），呼吸苦（32%），頭痛（27%），悪心（15%），死の恐怖（7%）〔*Am J Emerg Med. 2008;26(8):879-82*〕．一方，ベラパミルは低血圧と徐脈のみだが，持続するため注意が必要．

・PSVTにおける心拍数と使用薬剤による除細動成功率には関連があり，心拍数＜173bpmではベラパミルの方が効果的であり，＞173bpmではアデノシンの効果がより良好であったとする報告がある〔*Eur Heart J. 2004;25(15):1310-7*〕．

・カルシウムチャネル阻害薬では洞調律復帰後の再発予防効果も期待できる．

Wide QRSの場合

この場合脚ブロックや早期興奮を伴う上室性頻拍，偽性心室頻拍，心室頻拍，心室細動を考慮します．循環不全を伴う事が多いため，慎重にモニタリングを行い，循環不全の出現，増悪時には電気的除細動を考慮すべきでしょう．

また，鑑別や対応については早期に専門医コンサルトを行うべき状態といえます（鑑別についてはAdvancedレクチャー参照）．

・Wide QRSの頻脈性不整脈では基本的に専門医コンサルトを行う．また循環不全徴候を慎重にモニタリングする．
・循環不全を伴わないWide QRSの頻脈性不整脈では，プロカインアミド，アミオダロンの使用を考慮する（表7）．

表7●Wide QRS頻脈性不整脈で使用する抗不整脈薬

薬剤	投与量（初期投与）	備考
プロカインアミド （アミサリン®）	20-50mg/分の速度で経静脈投与. 極量は17mg/kg	洞調律となれば終了. 低血圧やQRS間隔が>50%増大した場合は中止.
アミオダロン （アンカロン注®150mg）	・125mgを5%ブドウ糖液100mLに加え10分間で経静脈投与 ・その後750mgを5%ブドウ糖液500mLに溶解し，33mL/時で6時間投与. ・その後17mL/時に減量し，18時間投与 ・17mL/時でさらに24時間継続する（合計48時間） ・48時間以後は必要に応じて継続するか判断.	肝代謝. 心抑制ないがQT延長や低血圧は起こす事あり. また間質性肺炎，甲状腺機能異常症などを来しうる.・ 持続，再発する場合は再投与可

Advanced レクチャー

◆Wide QRS頻脈性不整脈における心室頻拍と上室性頻拍の鑑別◆

・Wide QRSの頻拍性不整脈では，心室頻拍と上室性頻拍の鑑別が重要となる．両者の鑑別に有用なものにBrugadaアプローチ（表8）とVereckeiアルゴリズム，RWPTクライテリアがある．

表8●Brugadaアプローチ

①	前胸部誘導でRSパターンがない
②	前胸部誘導のRSパターンにて，R波の始まり～S波の谷まで≥100ms
③	房室解離が認められる
④	VTに特徴的なV_1，V_6誘導の所見が認められる＊

＊VTに特徴的な所見は以下の通り（いずれかを認める）
　左脚ブロックパターンにおいて，V_1のR波が40ミリ秒以上（R波の起始部～S波の頂点），V_1もしくはV_1のS波でノッチを認めるか，なだらかなS波を認める，V_6でQ波，QSパターンとなる．
　右脚ブロックパターンにおいて，V_1で単相性のR波もしくはqRパターン，三相波でRr'，V_6でrSとなる

・Brugada アプローチ：表8のいずれかに当てはまれば VT と判断する〔*Circulation. 1991;83(5):1649-59*〕.

・Vereckei アルゴリズム：aVR 誘導において表9の①〜③のどれかが認められれば VT と判断する．すべて認められない場合は④を評価し，Vi/Vt ＞1であれば SVT，≦1であれば VT と判断．このアルゴリズムから，VT と SVT における aVR の波形パターンは図2のとおり．〔*Heart Rhythm. 2008;5(1):89-98*〕.

表9●Vereckei アルゴリズム

①	初期 R 波が認められる
②	初期 r 波もしくは q 波の幅が＞40ms
③	陰性 QRS の初期下降線上にノッチが認められる
④	ventricular activation-velocity ratio（Vi/Vt）を評価

Vi/Vt は心室の興奮の最初40ms，最後の40ms の QRS 波の電位を評価し，比をとったもの．40ms 間に陽性と陰性の波形が含まれる場合はその絶対値の合計で計算する．

・RWPT クライテリア：II 誘導における R-wave peak time を評価する方法．RWPT ≧50ms で VT を示唆する〔*Heart Rhythm. 2010;7(7):922-6*〕.

・各基準の VT 診断に対する感度，特異度を表10にまとめる．Vereckei アルゴリズムは感度が良好であるが，特異性がやや劣る．一方で RWPT クライテリアは感度はばらつきが大きいが特異度は Vereckei よりも良好．Brugada アプローチは有用であるが，VT に特徴的な波形まで覚えると項目が多くなってしまうのが問題点である．

図2●VT と SVT における aVR の波形パターン

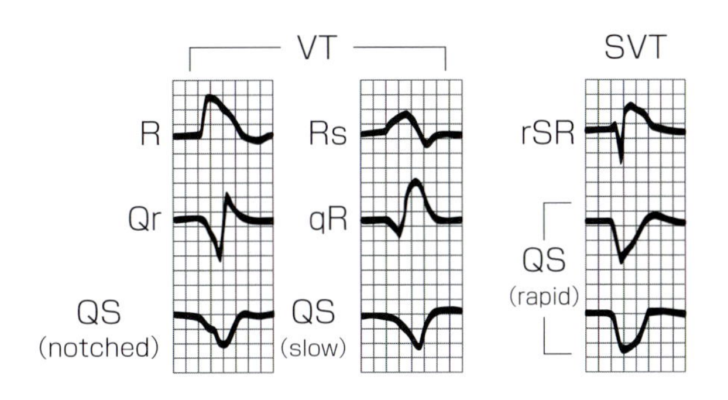

表10●各基準による VT，SVT 鑑別に対する感度，特異度

	スタディ	感度	特異度
Brugada アプローチ	オリジナル ①-③まで	82% [77-85]	98% [95-100]
	バリデーション*2	89.2% [86-92.4]	73.2% [65-81.4]
Vereckei アルゴリズム	オリジナル*2	96.5% [94.6-98.4]	75% [82.9-96]
	バリデーション*3	92.4% [90.8-94]	64.7% [60.3-69.2]
RWPT クライテリア	オリジナル*4	93.2% [67.3-93.2]	99.3% [74.1-99.8]
	バリデーション*3	79.1% [76.7-81.6]	80.9% [77.2-84.6]

*1 *Circulation. 1991;83(5):1649-59.*
*2 *Heart Rhythm. 2008;5(1):89-98.*
*3 *Acad Emerg Med. 2013;20(11):1121-30.*
*4 *Heart Rhythm. 2010;7(7):922-6.*

7

発熱 / 炎症反応増悪

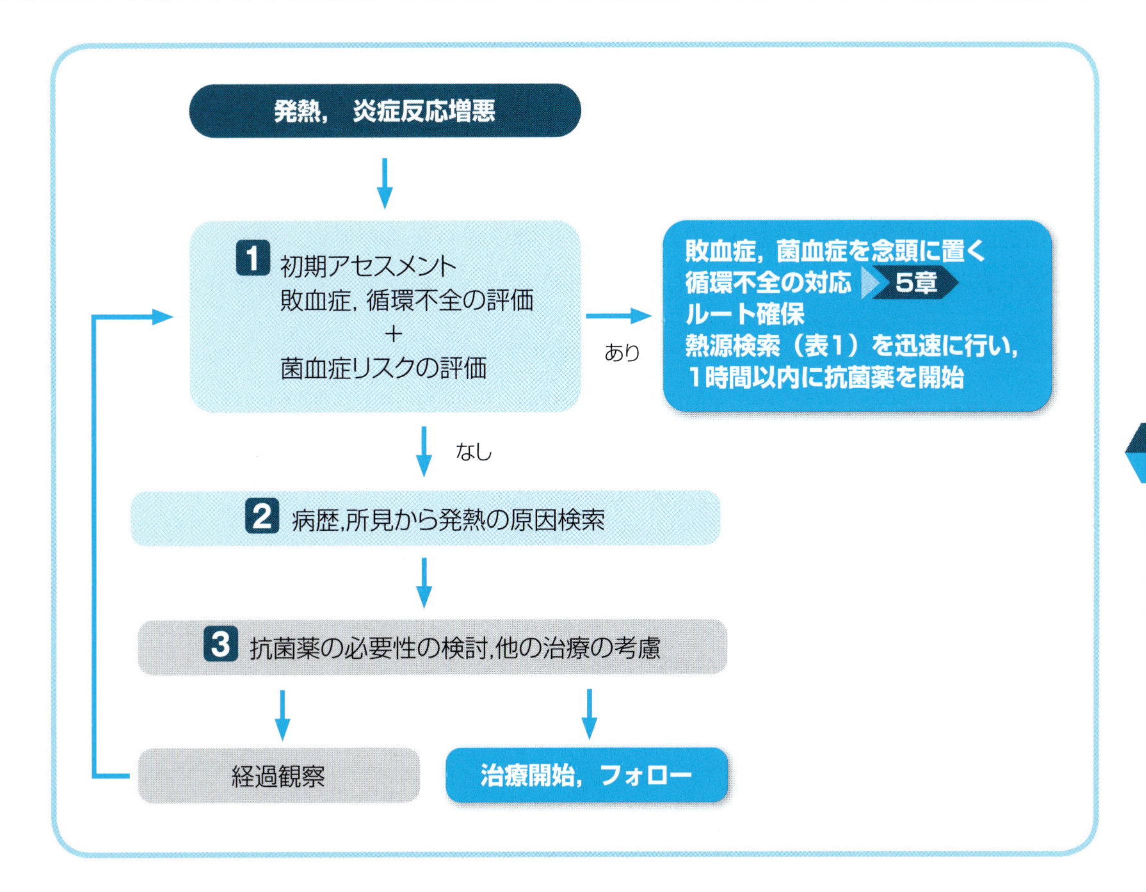

入院患者で多い急変の一つに発熱があります．救急初療でも発熱患者を診療することは多く，発熱や炎症反応の増悪がある患者の対応は重要です．

発熱や炎症反応増悪患者では，まず敗血症や循環不全兆候を見逃さず評価・対応します．また菌血症のリスクがあれば血液培養や熱源検索を早急に行い，感染症の疑いが強いならば1時間以内に抗菌薬投与を行います．

1 発熱，炎症反応増悪している患者では，まず敗血症，循環不全の評価・対応，菌血症リスクの評価を行う

- 敗血症，循環不全徴候の評価は 1 初期アセスメント，5 循環不全の評価．発熱患者で循環不全兆候があれば敗血症の可能性が高いと考える．
- 菌血症のリスク因子としては，上記敗血症，循環不全徴候の他，以下に注意する．
  - ▶悪寒戦慄を伴う発熱

- ▶中心静脈カテーテル，動脈カテーテル留置
- ▶免疫不全患者（好中球減少，ステロイドや免疫抑制剤使用中の患者，透析患者など）：重症化リスクが高く，また熱源も分かりにくい．発熱性好中球減少症については 8 発熱性好中球減少症．化学療法が原因として多いため，化学療法中の患者の発熱では注意．

・敗血症や菌血症が疑われる患者では，循環不全の対応に平行して病歴，身体所見，各種培養（血液，喀痰，尿），血液検査，尿検査，胸部レントゲンなどによる熱源検索を行う（表1）．

・菌血症や敗血症を疑う場合，迅速に各種培養，熱源の評価を行い，初療開始から1時間以内に抗菌薬を開始するように心がける．入院患者で多い発熱の原因，検査，治療については2を参照．また症状が明らかであればそれに基づいて精査を行う（各種各論を参照）．

表1●敗血症や菌血症疑い患者における熱源検索で行うべき検査

ほぼルーチンとして行う	患者の背景や症状，所見から行うかどうか決める
血液検査，尿検査	喀痰培養，グラム染色
血液培養2セット	便中CDトキシン
尿培養，グラム染色	関節穿刺，関節液培養
胸部レントゲン	髄液穿刺，髄液培養
肺，心，腹部エコー	CVカテーテル先培養 胸部，腹部CT検査　など

Advanced レクチャー

◆発熱がなくても循環不全があれば敗血症は常に疑うこと◆

・救急におけるショック患者を対象とした前向きコホートにおいて，敗血症性ショック患者を抽出し，来院時発熱あり群と発熱を認めなかった群で比較した報告では，発熱を認めなかった群の方が補液量や救急における抗菌薬投与頻度は低く，死亡リスクも高い結果（正常体温群 OR 2.33［1.12–4.86］，低体温群 OR 10.82［2.45–47.76］）であった〔*Crit Care Med.2017;45(6):e575–e582*〕．

・敗血症は発熱の有無で疑うのではなく，状態が変化し初期アセスメントにおいて循環不全兆候を認める患者では常に念頭において診療すべきである．

◆菌血症のリスク因子◆

・悪寒を伴う発熱は菌血症リスク因子となる．特にshaking chillと呼ばれる「毛布を被っても震えが止まらない」ような悪寒戦慄は菌血症に対するLR +4.7であり，悪寒を伴う発熱の場合はどの程度の悪寒か評価することも重要（表2）〔*JAMA. 2012;308(5):502–11*〕．

・他にSIRSクライテリアに含まれるが，頻脈（>90回 / 分）はOR 1.59［1.43–1.76］，多

表2●悪寒の程度と菌血症リスク

悪寒の程度	LR＋
毛布を被っても震える	4.7［3.0-7.2］
毛布を必要とする悪寒	1.7［1.0-2.8］
上着を必要とする悪寒	0.61［0.26-1.4］
悪寒なし	0.24［0.11-0.55］

JAMA. 2012;308(5):502-11.

呼吸（>22回 / 分）は OR 1.26［1.16-1.38］と菌血症リスク因子となる〔*Medicine(Baltimore). 2016;95(49):e5634*〕.

・中心静脈カテーテルや動脈カテーテルは末梢静脈カテーテルと比較して感染リスクは高く，これらデバイスが留置されている患者での発熱，炎症反応増悪では必ずカテーテル関連血流感染症の可能性を考慮すべき〔*Mayo Clin Proc. 2006;81(9):1159-71*〕．特に1週間以上留置されている場合や，大腿静脈から挿入された中心静脈カテーテルはさらにリスクが高く（鎖骨下静脈と比較して RR 2.40［1.35-4.26］），要注意といえる〔*Crit Care Med. 2010;38(4):1030-5*〕〔*Crit Care Med. 2017;45(4):e437-e448*〕.

◆敗血症が疑われる患者では1時間以内に抗菌薬を投与する◆

・重症敗血症，敗血症性ショック患者2,796例を対象とした前向きコホート研究では，来院から1時間以内の抗菌薬投与は6時間以内に抗菌薬の投与がない群と比較して，有意な死亡リスク軽減効果が認められた（OR 0.67［0.50-0.90］）〔*Am J Respir Crit Care Med. 2009;180(9):861-6*〕.

・重症敗血症，敗血症性ショック患者28150例の後ろ向き解析では，抗菌薬投与までの期間が長くなるほど，死亡リスクも上昇する結果〔*Crit Care Med. 2014;42(8):1749-55*〕.

・しかしながら2015年に発表されたメタアナリシスでは，1時間以内の抗菌薬投与群と1時間以降の投与群で死亡リスクに有意差は認めず（OR 1.46［0.89-2.40］），結論は未確定といえるが，重症敗血症や敗血症性ショック（＝血行動態が不安定な感染症）ではできるだけ早期に抗菌薬を開始する姿勢は重要と考えられ，2016年の SSCG（Surviving Sepsis Campaign Guideline）でも1時間以内の抗菌薬投与が推奨されている〔*Intensive Care Med. 2017;43(3):304-77*〕.

・さらに2017年以降の報告を見てみると，ニューヨークにおける敗血症治療例49,331例の解析では，早期の抗菌薬投与は院内死亡リスクの改善効果が認められている〔*N Engl J Med. 2017; 376(23):2235-44.*〕．また，カリフォルニア北部の21カ所の ER よりランダムで抽出した敗血症症例35,000例の解析では，抗菌薬投与が1時間遅れるたびに死亡リスクは有意に増加する結果であった（OR 1.09［1.05-1.13］）〔*Am J Respir Crit Care Med. 2017;196(7):856-63*〕.

・重症敗血症患者3,929例を対象とした後ろ向き解析では，抗菌薬開始までの時間が1時間遅れるごとに敗血症性ショック移行リスクが8% 増加する（OR 1.08［1.06-1.10］) という報告もある〔*Crit Care Med. 2017;45(4):623-9*〕.

・1時間以内に抗菌薬投与を行うには，血液検査結果や画像検査結果を待って行動するのではなく，病歴，身体所見，エコー所見から感染のフォーカスを見出し，迅速に培養検体を採取し，グラム染色を行い起因菌を想定することが重要.

◆ 血液培養の注意点 ◆

・血液培養は原則2セット以上採取する：菌血症患者における血液培養の採取セット数と感度は表3を参照．1セットのみの場合，感度は7-8割程度と不十分であり，最低2セット以上行うことが望まれる.

表3●血液培養のセット数と感度

母集団	1セット	2セット	3セット	4セット
非心内膜炎患者*	80.6%	95.8%	99.1%	100%
心膜炎患者*	92.5%	97.5%	97.5%	100%
菌血症患者†	73.1%	89.7%	98.2%	99.8%

* *Clin Infect Dis. 2004;38(12):1724-30.*
† *J Clin Microbiol. 2007;45(11):3546-8.*

・血液量は培養ボトル1本あたり10mL 採取する方法がそれ未満の採取量と比較して最も感度が良好〔*Clin Infect Dis. 2004;38(12):1724-30*〕.

・1セットでも陽性となれば真の菌血症とみなすべき細菌は表4を参照．これらが陽性となればまずコンタミネーションとは考えない.

反対にコンタミネーションの可能性が高い細菌としては，コアグラーゼ陰性ブドウ球菌（82%），緑色連鎖球菌（45-55%），バチルス属（92-100%），*Micrococcus*（100%），*Lactobacillus*（18-60%），コリネバクテリウム（96%），*C. perfringens*（77%），*Propionibacterium*（94-100%）〔*Clin Infect Dis. 1997;24(4):584-602*〕〔*Am J Med. 2010;123(9):819-28*〕．注：（　）内はコンタミネーションである確率.

表4●1セットでも陽性となれば真の菌血症とみなすべき細菌

グラム陽性球菌	黄色ブドウ球菌，肺炎球菌，溶連菌，*Streptococcus agalactiae*
グラム陰性桿菌	大腸菌，エンテロバクター，緑膿菌，インフルエンザ桿菌，*Bcteroides fragiles*. GNR は基本的にはコンタミとは考えない.
グラム陰性球菌	*Listeria monocytegenes*，髄膜炎菌，淋菌
真菌	カンジダ，*Cryptococcus neoformans*

Clin Microbiol Rev. 2006;19(4):788-802.

2 病歴，所見からの原因検索

入院患者の発熱で頻度が多いものは肺炎，尿路感染症，胆道感染＋6Ds と覚えます．頻度は不明ですが，著者の経験からも入院患者の発熱の原因としてこの範疇に収まることは確かに多く，覚えておく価値はあるでしょう．著者はこれにさらに「血液」という項目も加えて覚えています．もちろん主訴があきらかな場合はそれに基づいて評価すべきです（各種各論も参照）．

原因とその詳細，評価に有用な所見や検査を表5にまとめますので参考としてください．

表5●入院患者の発熱の原因：肺炎，尿路感染症と6Ds＋血液

原因	詳細	注目する病歴，記録	注目する所見
肺炎	院内肺炎 人工呼吸器関連肺炎 誤嚥性肺炎	誤嚥リスク，むせのエピソード，数日のSpO_2の変化，咳嗽，喀痰量の増加，呼吸数の変動	呼吸音，喀痰グラム染色，培養，胸部レントゲン，肺エコー
尿路感染症	カテーテル関連尿路感染症 腎盂腎炎 前立腺炎	尿道カテーテルの有無，排尿障害の有無，尿混濁の記録	CVA叩打痛，前立腺の圧痛，尿検査，尿グラム染色，培養，エコーによる残尿や尿閉の評価
胆道感染	胆管炎，胆嚢炎	腹痛，嘔気，嘔吐，食欲低下，食事量の低下	肝叩打痛，右季肋部圧痛，Murphy徴候，エコーによる胆石，胆泥の評価，胆嚢壁肥厚，US Murphy sign，血液検査での胆道系酵素上昇の評価
Device	ルートやドレーン，シャントカテーテルなどデバイスに由来する感染． 尿道カテーテルによる尿路感染症 経鼻胃管による副鼻腔炎など	使用デバイスとその期間の確認（最近抜去していても原因になる可能性はある）．	デバイス自体の確認，刺入部の皮膚所見，排液のグラム染色，培養． 画像評価
Drug	薬剤熱，薬剤誘発性過敏性症候群 CTRXによる胆嚢炎など	最近開始された薬剤の種類とその期間	皮疹，粘膜所見． 好酸球数や肝胆道系酵素上昇の評価．
C. **D**ifficile感染症	偽膜性腸炎	抗菌薬使用歴の評価 変化最近の排便習慣の変化	腹部所見，便中CDトキシンの評価．
CPP**D**	結晶誘発性関節炎	関節痛の訴え，体交時や清拭，移乗時の疼痛の訴え	関節所見（手首，肘，膝が多い）
Decubitus	褥瘡感染症，創部感染症	褥瘡の有無とその処置内容，創部の経過，悪臭や滲出液の変化	褥瘡部の観察．
DVT	深部静脈血栓症	四肢浮腫の変化	浮腫の評価や静脈エコー
血液	血腫熱 血球減少からの改善時の発熱	外傷，体表，体内での血腫形成 化学療法や薬剤による血球減少後の改善期	血腫の評価や血液検査所見の推移

Advanced レクチャー

◆ 菌血症の原因となりやすい感染巣は？ ◆

・菌血症の原因で多いのは尿路感染症とカテーテル感染症，そして呼吸器と腹腔内，胆道感染症（表6）．特に閉塞を伴う尿路感染症と胆道系感染症は発症から菌血症合併までの期間も短く，急激に増悪する可能性があるため注意した方が良い．

表6●菌血症の原因となる感染症の頻度

感染巣	市中感染症	医療従事者関連感染症	院内感染症
不明	15%	23%	27%
尿路感染症	31%	21%	15%
呼吸器感染症	19%	11%	12%
腹腔内感染症	10%	11%	9%
胆道系感染症	12%	9%	5%
心内膜炎	5%	5%	1%
皮膚，軟部組織	5%	5%	4%
血管カテーテル	—	12%	24%
他	3%	2%	2%

Clin Microbiol Infect. 2010;16(9):1408-13.

3 抗菌薬の必要性の検討，他の治療の考慮

入院患者の発熱，炎症所見増悪において，原因が判明すればそれに応じた特異治療を行います（表7）．

診断が明らかならば対応に困ることも少ないでしょうが，明らかな発熱の原因がわからない場合，診断検査に時間がかかる場合（局所症状が乏しいデバイス感染症など），経過を追わないと確定診断ができない場合（薬剤熱など），誤嚥性肺臓炎を疑う状況では対応が難しいことがあります．

表7●原因に応じた治療案

原因	対応（案）
肺炎	誤嚥性肺炎が疑われる場合は，喀痰所見に応じて抗菌薬を選択 ・複数種類の菌を認めるが，緑膿菌様の細いGNRは認めない場合はABPC/SBT（ユナシン®）など． ・緑膿菌様の細いGNRを認める場合は緑膿菌カバー．PIPC/TAZ（ゾシン®）など． 誤嚥性肺臓炎が疑われる場合は経過観察も考慮する． 人工呼吸器関連肺炎では緑膿菌のカバーを行う． 抗菌薬開始後翌日にはグラム染色フォローを行い，抗菌薬の変更，継続を判断する．

（次ページにつづく）

原因	対応（案）
尿路感染症	尿グラム染色所見に応じて抗菌薬を選択 ・中型の GNR ＝大腸菌，大型の GNR ＝クレブシエラ，小型の細い GNR ＝緑膿菌，大型の2-3連鎖の GPC ＝腸球菌を想定 ・以前（1年以内）の尿培養検査結果があればそれを参考に抗菌薬を考慮するのもあり． 好中球減少（＜500/μL）合併例では緑膿菌もカバー 閉塞があれば尿道カテーテル留置，尿管カテーテルを考慮する 抗菌薬開始後翌日にはグラム染色フォローを行い，抗菌薬の変更，継続を判断する
胆道感染	絶食，抗菌薬投与（ABPC/SBT）．好中球減少（＜500/μL）合併例では緑膿菌もカバー 胆嚢炎の外科的治療方針* ・軽症例で発症72時間以内では腹腔鏡下胆嚢摘出術も考慮 ・中等症では緊急，待機的外科的胆嚢摘出術を考慮 ・重症では緊急外科的胆嚢摘出術を考慮 胆管炎の外科的治療方針** ・中等症では早期の胆汁ドレナージを考慮する ・重症では緊急の胆汁ドレナージを考慮する
Device	疑う熱源に応じた抗菌薬選択．デバイスの除去． ・中心静脈カテーテルや動脈カテーテルではバンコマイシンを開始し，血液培養の結果や経過次第で変更． ・好中球減少（＜500/μL）合併例では緑膿菌もカバー
Drug	被疑薬の中止，経過フォロー
C. Difficile 感染症	メトロニダゾール経口，経静脈投与 バンコマイシン経口投与
CPPD	NSAID もしくはコルヒチンを使用する ステロイドは他の発熱の原因をマスクする可能性があり極力使用しない．
Decubitus	褥瘡のデブリードマン 抗菌薬投与 ・状態的に安定していればセファゾリンより開始．血液培養や経過をフォローして変更を考慮 ・状態が悪く，抗菌薬のカバーを外すと致命的となる可能性があればバンコマイシン＋ABPC/SBT もしくは PIPC/TAZ で治療
DVT	抗凝固療法
血液	経過観察

*中等症胆嚢炎：WBC ＞18000/μL，右上腹部に圧痛を伴う腫瘤を触れる，72時間を超える症状持続，著明な局所の炎症所見のいずれか一つ以上を満たす．
重症胆嚢炎：一つ以上の臓器障害を合併（昇圧剤を必要とするほどの低血圧，意識障害，呼吸不全［P/F 比＜300］，腎不全［乏尿，Cr ＞2mg/dL］，血小板減少［＜10万 /μL］，肝不全［INR ＞1.5］）
**中等症胆管炎：WBC ＞12000，＜4000/μL，39度以上の高熱，≥75歳，総ビリルビン≥5mg/dL，アルブミン＜0.7 x 正常上限の二つ以上を満たす．
重症胆管炎：一つ以上の臓器障害を合併（昇圧剤を必要とするほどの低血圧，意識障害，呼吸不全［P/F 比＜300］，腎不全［乏尿，Cr ＞2mg/dL］，血小板減少［＜10万 /μL］，肝不全［INR ＞1.5］）
J Hepatobiliary Pancreat Sci. 2013;20(1):47-54.

Advanced レクチャー

◆ 誤嚥性肺臓炎で抗菌薬は必要か？ ◆

・誤嚥による肺障害をまとめて「Aspiration-related lung disease」と呼び，誤嚥性肺炎，誤嚥性肺臓炎，びまん性誤嚥性細気管支炎，肺線維症，リポイド肺炎などが含まれる〔*J Thorac Imaging. 2014;29(5):304-9*〕.

・誤嚥するとまず胃酸や異物による化学性肺炎が生じ（誤嚥性肺臓炎），この時は細菌感染は関与していない．このまま改善することもあれば，二次的に細菌感染症を合併し，誤嚥性肺炎となることもある〔*N Engl J Med. 2001;344(9):665-71*〕．両者の鑑別は難しいが，誤嚥が目撃，もしくは疑われ24時間以内に改善する発熱や呼吸器症状では誤嚥性肺臓炎を考慮し，それ以上持続する場合は誤嚥性肺炎と考え，抗菌薬投与を行う方が良いかもしれない〔*J Am Geriatr Soc. 2005;53(5):755-61*〕〔*J Am Geriatr Soc. 2003;51(1):17-23*〕.

・著者は誤嚥が疑われる患者では1日は経過観察を行い，それでも発熱や呼吸器症状が持続する場合，増悪する場合は喀痰グラム染色を行い，抗菌薬投与を考慮することにしている．ただし口腔内不衛生な患者は細菌感染のリスクが高いと判断し，抗菌薬投与を行うこともある.

◆ 以前の尿培養検査結果の有用性 ◆

・4,351例の尿路感染症患者より，22,019件の尿培養検査を評価し，過去の尿培養検査と今回の尿培養検査における検出菌を比較した報告では，今回の尿培養と4-8週間前の尿培養における検出菌の一致率は57%［55-59］，32週間以上前の尿培養との一致率は49%［48-50］であり，半分程度は一致していると考えられる〔*Clin Infect Dis. 2014;59(9):1265-71*〕.

・4,409例の尿路感染症患者より，19,546件の尿培養検査を評価した報告では，過去に薬剤耐性菌が検出された場合，今回の尿培養でも耐性菌であるリスク（OR）はCPFX耐性グラム陰性菌でOR 1.86［1.70-2.05］，ESBL産生腸内細菌でOR 3.30［2.95-3.71］，カルバペネム耐性腸内細菌（CRE）でOR 41.41［26.17-65.53］，カルバペネム耐性ブドウ糖非発酵菌（CRNF）でOR 12.64［8.32-19.22］であった〔*Antimicrob Agents Chemother. 2016;60(8):4717-21*〕．過去の尿培養結果の耐性菌予測に対する感度，特異度は（表8）を参照.

表8●過去の尿培養検査結果の耐性菌予測能

過去の尿培養結果	感度（%）	特異度（%）	LR＋	LR－
CPFX耐性グラム陰性菌	42［41-43］	69［68-70］	1.4	0.84
ESBL産生腸内細菌	38［37-40］	80［79-80］	1.9	0.78
CRE	34［29-40］	98［98-99］	17	0.67
CRNF	30［26-35］	96［95-96］	7.5	0.73
全ての抗菌薬に感受性あり	54［53-56］	75［74-76］	2.2	0.61

Antimicrob Agents Chemother. 2016;60(8):4717-21.

・過去の培養結果は絶対的な指標とは言えないものの，初期の抗菌薬選択には有用な情報と言える．著者は1年以内の尿培養検査結果は一つの参考情報として用いていることが多い．

すぐに診断がつかない発熱での対応

- **明らかな感染巣が不明な場合，すぐに診断がつかない場合，循環不全徴候がなければ経過観察をしつつ原因を精査する．**
- **循環不全徴候がある場合は全身CT検査など積極的に熱源の評価を行い，エンピリカルな抗菌薬投与を考慮する．**
- **初期に循環不全徴候がない場合も，経過観察中に循環不全徴候が出現すれば積極的な原因検索，エンピリカルな抗菌薬を考慮する．**

明らかな感染巣が不明な場合や，すぐに診断がつかない場合は基本的に経過観察とします．しかしながら，初期アセスメントにて循環不全徴候がある場合は経過観察が致命的となる可能性もあるため，エンピリカルな抗菌薬治療を考慮します．また全身CT検査のような普段の熱源検索では行う頻度の低い検査も積極的に行います．

初期評価で循環不全徴候がない場合も，慎重に経過をフォローし，循環不全徴候が出現した時点で積極的な評価，治療を考慮した方が良いでしょう．

8

発熱性好中球減少症

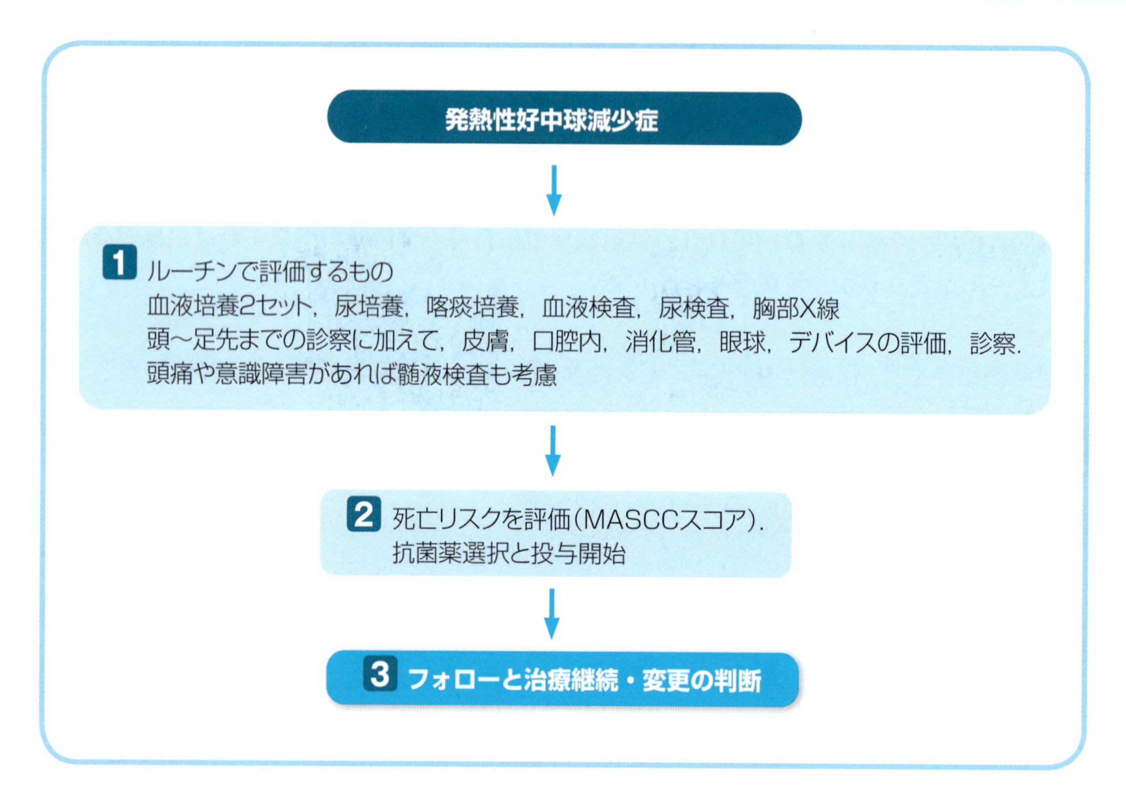

発熱性好中球減少症は好中球数＜500/μL もしくは48時間以内に＜500/μL となることが予測される患者における発熱で定義されます〔*Hematology Am Soc Hematol Educ Program. 2013;2013:414-22*〕．発熱性好中球減少症では熱源が分かりにくいことが多く，放置すると敗血症へ進行するリスクも高いため，症状が乏しくても各種培養検査，検査を行い，早期に抗菌薬投与を開始する必要があります．

1 発熱性好中球減少症患者における初期評価

- **発熱性好中球減少症患者では，症状が明らかではなくても血液培養 2 セット，尿，喀痰培養（グラム染色含む），血液検査，尿検査，胸部 X 線検査はルーチンで行う．**
- **身体所見では通常の頭～足先までの診察に加えて，皮膚や口腔内，詳細な腹部所見・愛護的な直腸診，眼球，デバイス（あれば）の評価も忘れずに行う．**
- **頭痛や意識障害があれば髄膜炎の可能性を疑い，髄液検査も考慮する．**

発熱性好中球減少症では発熱，悪寒，倦怠感，筋肉痛，関節痛，咽頭痛など非特異的な症状のみを呈する事が多く，明らかな熱源を示唆する症状や所見が認められないこともあります．好中球減少により局所の炎症反応が低下するためで，感染巣が判明するのは30–50%のみとの報告もあります〔*Hematology Am Soc Hematol Educ Program. 2013;2013:414-22*〕．従って可能な限りの培養検体を採取し，症状や所見が乏しくても全身の評価を行い熱源を探す努力が必要です．特に好中球減少症では常在菌に対する抵抗力が低下するため，常在菌が認められる部位（皮膚や口腔内，消化管，眼球，デバイス）の感染症には要注意です．頭痛や意識障害があれば髄液検査も行いましょう〔*Ann Hematol. 2014;93(7):1083-95*〕．

2 死亡リスクの評価（MASCC スコア）と抗菌薬選択

発熱性好中球減少症患者のリスク評価

- **発熱性好中球減少症の重症度評価には MASCC スコア（表 1）が有用．これは化学療法に伴う発熱性好中球減少症におけるリスクスコアであり，それ以外での適応には注意が必要．しかしながら重度の好中球減少症の 7－9 割が薬剤性であり**〔*Curr Opin Hematol. 2008;15(1):15-21*〕**，発熱性好中球減少症の多くが化学療法に関連するため，汎用性は高い．**
- **MASCC スコア≥21点は低リスク，それ以外を高リスクと判断する．低リスク群における死亡率は 1 %未満，高リスク群では14%**〔*Clin Infect Dis. 2011;52(4):e56-93*〕**．**
- **また，MASCC スコア＜21点は菌血症に対する LR 4.6，敗血症性ショック合併に対する LR 6.8**〔*Support Care Cancer. 2013;21(8):2303-8*〕**．**
- **プロカルシトニン＞0.5ng/mL は菌血症に対する LR 3.9，＞1.5ng/mL は敗血症性ショックに対する LR 8.4と MASCC と同等の予測能を有する**〔*Support Care Cancer. 2013;21(8):2303-8*〕**．炎症性マーカーを評価するならば CRP よりもプロカルシトニンの方が有用といえる．**

表1●MASCC スコア

項目	点数
症状：症状なし，軽度	5
中等度の症状	3
重度の症状	0
低血圧なし	5
慢性閉塞性肺疾患なし	4
固型腫瘍によるもの もしくは 真菌感染症既往なし	4
脱水症状なし	3
発熱時に外来管理下	3
60歳未満	2

Clin Infect Dis. 2011;52(4):e56-93

Advanced レクチャー

◆ 発熱性好中球減少症における炎症性マーカー ◆

・メタアナリシスでは，プロカルシトニン（>0.5ng/mL）は細菌感染症に対する感度 67% [54-77]，特異度 86% [80-91]，LR +4.8 [3.2-7.3]，LR −0.40 [0.27-0.55] と CRP よりも有用であった（CRP では感度 77% [62-87]，特異度 58% [44-71]，LR +1.8 [1.4-2.3]，LR −0.40 [0.26-0.61]）.

・ただし，発熱性好中球減少症患者62例を対象とし，プロカルシトニンを指標として抗菌薬を使用する群と通常の治療群で割付けたランダム比較試験では，両群とも抗菌薬使用頻度，使用期間に有意差は認められなかった〔*Ann Hematol. 2016;95(7):1169-76*〕.

発熱性好中球減少症に対する抗菌薬選択

- **抗菌薬選択では基本的に緑膿菌をカバーし，さらに感染巣（表2）に応じて選択する．緑膿菌感染では急激に致命的な経過をたどることがあるため，発熱性好中球減少症患者では必ずカバーする事を忘れない.**
- **MASCC ≧21点ではレボフロキサシンの内服投与．MASCC <21点ではピペラシリン / タゾバクタムやセフタジジム，メロペネムの経静脈投与が選択肢となる.**
- **G-CSF（フィルグラスチム：グラン®）3-5 μg/kg/ 日を抗菌薬と併用することで好中球減少の改善速度を 1 日ほど短縮する効果が期待（3 日 vs 4 日）できるが，死亡リスクは有意差なし〔*Cochrane Database Syst Rev. 2014;10:CD003039*〕.**

表2●感染巣と想定する細菌

感染巣	想定菌	感染巣	想定菌
皮膚 / 軟部組織	黄色ブドウ球菌，α溶連菌	泌尿生殖器	*Escherichia coli*, *Klebsiella* spp，緑膿菌
肺	緑膿菌，肺炎球菌，Viridans streptococci, Acinetobacter spp.	デバイス	CNS, Staphylococci, Coryneform bacteria, *Propionibacterium* spp, *Candida* spp, *Stenotrophomonas maltophilia*
口腔内	α溶連菌	不明	CNS, Staphylococci, *Escherichia coli*, *Enterococcus* spp.
消化管	*Escherichia coli*，緑膿菌, *Clostridium* spp. *Clostridium difficile*, *Enterococcus* spp. *Klebsiella* spp.		

CNS：コアグラーゼ陰性ブドウ球菌

Ann Hematol. 2014;93(7):1083-95.

3 フォローと治療継続・変更の判断

・抗菌薬開始後 4−7 日で解熱が認められた場合，好中球>500/μL となるまで抗菌薬はそのまま継続する．その後は臨床症状や感染巣，培養結果に応じて抗菌薬選択，中止のタイミングを決める〔*Clin Infect Dis. 2011;52(4):427-31*〕.

・抗菌薬開始後 4−7 日でも発熱が持続している場合は再度熱源の評価，培養検査を行う．熱源が不明な場合は MRSA，真菌感染症のカバーを，カテーテル感染や皮膚軟部組織感染症が疑われる場合は MRSA のカバーを，副鼻腔炎ではアスペルギルスのカバーを考慮する．治療は好中球>500/μL となるまで継続し，その後は臨床症状や感染巣，培養結果に応じて抗菌薬選択，中止のタイミングを決める．

・一旦解熱後に再度発熱した場合はその都度再評価．細菌性感染とは限らず，ウイルスや真菌感染の可能性もある〔*Hematology Am Soc Hematol Educ Program. 2013;2013:414-22*〕.

Advanced レクチャー

◆ 好中球減少症の原因：薬剤性 ◆

・重度の好中球減少症の7-9割が薬剤性で，特に急性経過の場合は98%が薬剤性である〔*Curr Opin Hematol. 2008;15(1):15-21*〕.

・薬剤性好中球減少症は，原因薬剤投与中，もしくは中止後7日以内に発症し，好中球<500/μL まで減少し，薬剤中止後1カ月以内に改善する病態と定義される〔*Curr Opin Hematol. 2008;15(1):15-21*〕.

・原因薬剤で最も多いのは化学療法に伴うものである．ついで抗菌薬，抗甲状腺薬，抗血小板薬が原因として多い（表3）〔*Eur J Intern Med. 2002;13(5):324-328*〕.

・薬剤開始から好中球減少症出現までの期間はさまざまで短いものでは1週間未満，長いものでは2カ月程度で生じるものもある．薬剤中止後は大体10日前後，長いものでも1カ月以内には好中球は上昇する（>1500/μL）〔*Ann Intern Med. 2007;146(9):657-65*〕.

◆ 好中球減少症の原因：非薬剤性 ◆

・好中球減少症は一過性と慢性経過（3カ月以上持続）に分類される．一過性で最も多い原因はウイルス感染症，最も問題となるのが薬剤性好中球減少症．慢性経過では自己免疫性好中球減少症や骨髄疾患が問題となる（表4）〔*Semin Hematol. 2013;50(3):198-206*〕.

・一過性の好中球減少症ではウイルス感染症が多く，好中球<500/μL の重症となることは少なく，大半が自然に改善する．

・成人例の慢性好中球減少症では栄養障害，骨髄疾患，自己免疫性を考慮する．1000-1500/μL 程度であれば健常人でもありえるため，好中球減少単独であればそのままフォローも可能．他の血球減少や症状がある場合，好中球<1000/μL となる場合は精査が必要．栄養障害や骨髄異常が否定的であれば自己免疫性好中球減少症，もしくは特発性を考慮する．

・自己免疫性好中球減少症は抗好中球抗体による原発性と，膠原病に伴う二次性がある．二次性で

表3●好中球減少症の原因となる薬剤

薬剤	報告がある薬剤
鎮痛薬	アミノフィリン，ジクロフェナク，イブプロフェン，アセトアミノフェン，ブシラミン，ナプロキセン，ペンタゾシンなど
抗不整脈薬	ジソピラミド，プロカインアミド，キニジン，アミオダロン，アプリンジン
抗菌薬	βラクタム系，アミノグリコシド系，キノロン系，イソニアジド，リファンピシン，アシクロビルなど
抗てんかん薬	フェニトイン，カルバマゼピン，ラモトリギン，バルプロ酸
抗癌剤	メルファラン，ボルテゾミブ，レナリドミド，プラチナ製剤，シクロホスファミド，ドキソルビシン，エトポシド，リツキシマブ，パクリタキセルなど
疾患修飾性抗リウマチ薬	インフリキシマブ，金製剤，スルファサラジン，メトトレキサート
抗甲状腺薬	プロピルチオウラシル，メチマゾール
抗不整脈薬以外の心血管系薬剤	クロピドグレル，メチルドパ，ラミプリル，スピロノラクトン，ベプリジル，カプトプリル，チクロピジンなど
消化管系薬剤	シメチジン，メトクロプラミド，ファモチジン，メサラジン，オメプラゾール，ラニチジン
向精神薬	クロルプロマジン，クロザピン，フルオキセチン，アモキサピン，クロミプラミン，リスペリドン，ハロペリドールなど
その他	アロプリノール，免疫グロブリン，コルヒチン，レボドパ，タモキシフェン

Ann Clin Lab Sci. 2004 Spring;34(2):131-7.
Ann Intern Med. 2007;146(9):657-65.

は原発性胆汁性肝硬変，Sjögren症候群，全身性硬化症，SLE，関節リウマチの合併が報告されており，原疾患の治療が優先される．好中球＜1000/μLとなる場合はG-CSF（3μg/kg）を使用し維持する．原発性では抗好中球抗体が陽性となるが，感度，特異度は不明（抗好中球抗体はSRLにて検査を受け付けている．費用不明）．

表4●好中球減少症の原因

一過性	慢性
ウイルス性：CMV, EBV, HIV, インフルエンザ, パルボウイルスB19 細菌性：ブルセラ症, パラチフス, チフス, 結核, 野兎病, リケッチア 原虫症：三日熱マラリア, 熱帯熱マラリア 薬剤性（表3参照） 新生児同種免疫性好中球減少症 自己免疫性好中球減少症	栄養障害：ビタミンB_{12}, 葉酸・銅欠乏, 低栄養 免疫性：自己免疫性好中球減少症, 先天性免疫症候群, 全身性自己免疫疾患* 後天性骨髄不全：骨髄異形成症候群, 再生不良性貧血 先天性骨髄不全 重症先天性好中球減少症, 周期性好中球減少症 好中球減少性症候群** 特発性

*原発性胆汁性肝硬変, Sjögren症候群, 全身性硬化症, SLE, 関節リウマチ
**Chediak-Higashi症候群, Cohen症候群, Griscelli症候群, Hermansky-Pudlak症候群2型, p14欠乏, 糖原病1b型, Barth症候群, Pearson症候群, 高IgM症候群, WHIM症候群, 軟骨一頭髪低形成, Schimke immuno-osseous dysplasiaなど.

Semin Hematol. 2013;50(3):198–206. Arthritis Res Ther. 2005;7(5):208–14.

9 呼吸困難，SpO_2低下

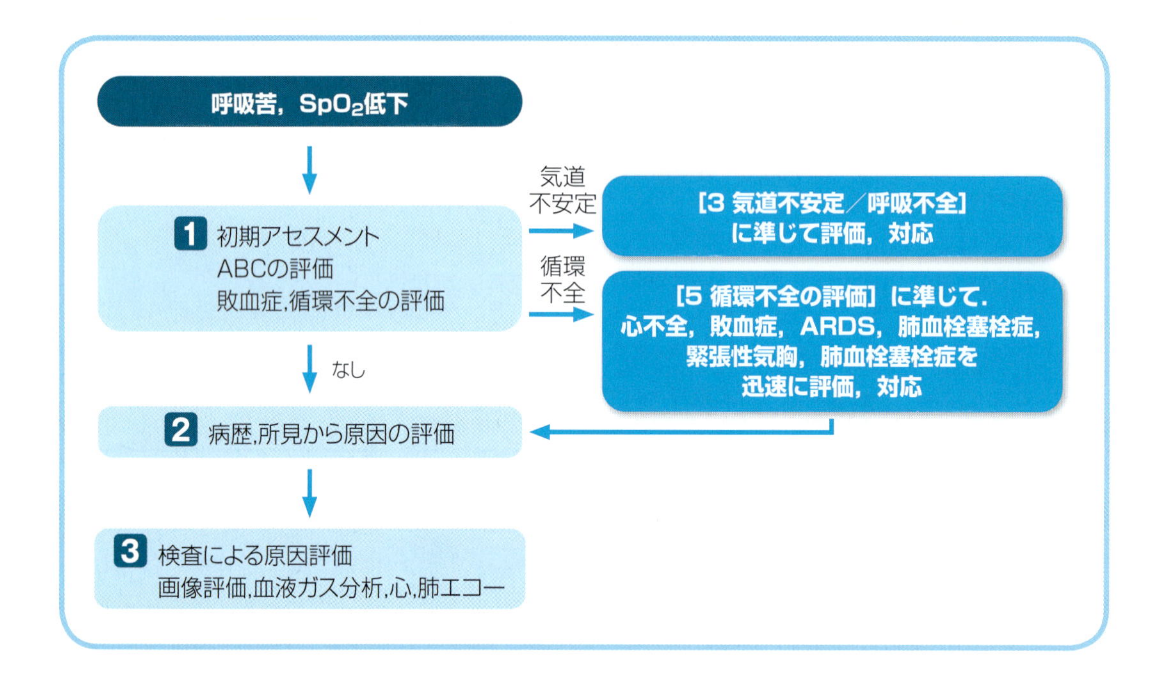

呼吸困難やSpO_2の低下は 3 気道不安定 / 呼吸不全 や 5 循環不全の評価 における一症状として認められることもあるため，迅速に評価，対応することが求められます．病棟業務に慣れてくると初期アセスメントが疎かとなり，痛い目にあうかもしれません．基本を忘れずに対応しましょう．

原因評価では経過や身体所見に加えて，エコーを活用することでより正確に，迅速に原因の評価が可能となります．

1 呼吸困難やSpO_2の低下を認める患者では，気道不安定の評価や循環不全の評価を忘れずに行う

・呼吸苦やSpO_2低下では気道不安定，循環不全の評価は必須．評価・対応を疎かにしない．

・気道不安定や循環不全徴候があれば 3 気道不安定 / 呼吸不全 への対応， 4 循環不全の評価 への対応に準じて評価，対応を行う．

2 病歴，所見からの原因検索

入院患者における呼吸困難やSpO_2の低下の原因で多いものは肺炎や心不全ですが，他にも誤嚥に伴う気管攣縮や，代謝性アシドーシス，神経筋疾患なども原因になります．原疾患

や既往歴，施行された処置内容，症状出現までの経過や病歴は原因を評価する上で重要な情報となります．

経過・病歴で注目するポイント

経過や病歴で評価するポイントは突如発症かどうか，症状，熱型やバイタルサインの変化，原疾患や既往歴，行われた処置，手術の内容，デバイスや薬剤の確認，最近の補液量やNa負荷量の確認です（表1）．呼吸困難・SpO_2低下が生じる数日前から発熱やSpO_2の低下傾向，喀痰量の増加が認められていたということも多く，しばしば診断のヒントになります．低酸素血症で相談された症例で，数日前から低Na血症に対して大量の生理食塩水の補液と塩化ナトリウムの経口投与がされていた，ということもありました．

表1●経過・病歴で注目するポイント

経過・病歴より	注目ポイント	考慮すべき疾患，病態
発症様式	突如発症	気胸，肺血栓塞栓症，肺胞出血，上気道閉塞，気管攣縮
症状，熱型やバイタルの推移	症状，SpO_2低下，喀痰量が数日かけて増悪傾向	院内肺炎，誤嚥性肺炎，COPD急性増悪，心不全
血液検査所見の推移	徐々に炎症反応の増悪を認める	院内肺炎，誤嚥性肺炎
原疾患や既往歴	喘息，COPD，誤嚥性肺炎，過換気発作，慢性心不全	これらは繰り返す可能性が高い
	悪性腫瘍	胸水貯留や気管支，肺胞出血，肺血栓塞栓症
	神経筋疾患	呼吸筋麻痺による低換気
	慢性胸膜疾患	トラップ肺*や肺コンプライアンス低下による低換気
	糖尿病やアルコール多飲	代謝性アシドーシスによる呼吸困難（アルコール摂取は入院中は無いが）
デバイスや処置，薬剤	鎖骨下静脈穿刺，胸腔穿刺	気胸
	胸腔穿刺，ドレナージ	再膨張性肺水腫
	下腿骨折や術後患者	脂肪塞栓，肺血栓塞栓症
食事量や補液量，体重変化	補液量やNa投与量	溢水による肺水腫

*トラップ肺：膿胸後や胸膜炎後で臓側胸膜が硬化し，肺が拡張しない病態．

症状・所見で注目するポイント

呼吸困難やSpO_2の低下では当然呼吸音の聴取は行うと思います．明らかな片側性の湿性ラ音や喘鳴を認めれば肺炎や喘息を考慮するでしょうし，内頸静脈拍動の増高や心音でギャロップを認めれば心不全を考慮すると思いますが，入院中の高齢者ではこれら所見が明らかではないことも多く経験します．

寝たきりの患者では背部までしっかりと聴診をする，異常呼吸音のみではなく，呼吸音の左右差に注目することが重要です．また，肺血栓塞栓症は常に意識し，下肢深部静脈血栓症所見の評価やリスク因子の評価も行いましょう．

症状・所見の例は表2を参照してください．

表2●症状・所見で注目するポイント

症状・所見	考慮すべき疾患，病態
発声困難，ストライダー	上気道閉塞
喘鳴	COPD，喘息，アレルギー反応，肺水腫
湿性ラ音	肺炎，肺水腫（心不全），ARDS
呼吸音の減弱	肺炎，低換気（呼吸筋麻痺），重症喘息，胸水貯留
咳嗽	肺炎，喘息，COPD
胸膜痛	肺炎，膿胸，肺血栓塞栓症，気胸
起座呼吸	心不全，COPD，喘息
臥位呼吸	右左シャント（心臓，肺），肝肺症候群，COPD，肺血栓塞栓症
発熱	肺炎，気管支炎，結核，悪性腫瘍
喀血	結核，肺血栓塞栓症，肺胞出血，悪性腫瘍，肺炎
浮腫	心不全，肺高血圧，肺血栓塞栓症
内頸静脈拍動の増高	心不全，肺高血圧，肺血栓塞栓症
頻呼吸のみ	肺血栓塞栓症，代謝性アシドーシス，不安，過換気発作

Advanced レクチャー

◆ 肺炎における湿性ラ音の感度は？ ◆

・肺炎診断に対する湿性ラ音の感度は19–49%と低い〔*JAMA. 1997;278(17):1440-5*〕．他の報告では細菌性肺炎の41%，非定型肺炎の57.8%で湿性ラ音を認めない報告もあり，湿性ラ音を認めないからといって肺炎を否定することはできない〔*Postgrad Med J. 2008;84(994):432-6*〕．

・肺炎の診療では呼吸音の左右差や気管支呼吸音の分布，寝たきり患者では評価しにくい背部の聴診など様々な所見の評価を駆使し，検査前確率をできるだけ正確に見積もることが重要である．

・また，これら異常所見は治療経過のフォローでも重要．

3 検査による原因評価

呼吸困難，SpO_2低下の検査では胸部X線，CT検査，血液ガス分析などがありますが，胸部X線は肺炎に対する感度77%［73–80］，特異度91%［87–94］と感度はいまひとつ

〔*PLoS One. 2015;10(6):e0130066*〕であり，CT 検査は迅速性にかけ，被曝リスクもあります．

血液ガス分析の評価は別項を参照（p.249）．

肺エコーによる評価は最も迅速，低侵襲，かつ高精度であるため，習熟しておくべき技能の一つといえます．

肺エコー所見による評価

肺エコーの評価方法は別項を参照（p.38）．呼吸困難，SpO_2低下に対する肺エコー評価プロトコールは複数ありますが，重要なのは肺エコー所見を肺 CT 所見に脳内で変換し，理解することだと思います．表 3 に疾患・病態別の肺エコーパターンを記載しますので参照してください．

- **肺エコーや心エコーにて（表 3）の異常を評価し，疾患・病態を評価する．**
- **前胸部，側胸部で明らかな所見が乏しい場合，背部の浸潤影や胸水貯留所見を評価する．**

表3●疾患・病態別の肺エコーパターン

疾患・病態	エコー所見
胸水貯留	胸膜に挟まれた無エコー領域 体位により変化する
被包化胸水	胸膜に挟まれた無エコー領域 体位により変化しない
肺水腫	B line を左右全体で認める さらに IVC 拡張や LVEF 低下を伴う場合は心原性肺水腫を考慮する
ARDS	局所性の B line 末梢側の浸潤影所見 肺スライディングの消失，低下 肺拍動を認める 胸膜ラインがいびつ スペアされた領域を認める*
気胸	肺スライディングの消失 Lung point を認める A line
浸潤影	低エコー領域で遠位部が不明瞭 内部に air bronchogram（線状の高エコー領域）を認める 呼吸性変動を伴う
肺線維症	各部位8本以上の B line を認める 胸膜肥厚，胸膜が不整

*スペアされた領域：密度の濃い B line に混じって正常肺が認められる所見

Cardiovasc Ultrasound. 2008;6:16.
Chest. 2011;139(5):1140-7.

・上記評価で異常を認めない場合は喘息，COPDや肺血栓塞栓症の可能性を考慮．下肢血管エコーを行いDVT合併も評価した方が良い．

肺エコー

肺エコーの評価方法は様々なプロトコールが提唱されていますが，エコー所見と胸部CT画像との対比で理解しておくことが最も重要です．そのためには肺の二次小葉の構造と，CT所見の意味を理解する必要があります．

肺エコーの方法

・肺エコーは心エコープローブ（3.5-5.0MHz），もしくは体表エコープローブ（7.5-10.0MHz）を用いる．体表エコープローブでは胸膜の評価がしやすい．
・患者は仰臥位で，前上，前下，側上，側下の片側4カ所，両側で8カ所を評価する．これらが正常の場合は背側も評価する．
・最初は肋骨の走行に垂直になるように肋間にプローブを当て，肋骨間にある胸膜を描出させる（図1）．肋骨表面は高エコーとなり，その後面からは音響エコーが生じる．肋間に認められる高エコーが胸膜であり，呼吸とともに胸膜がスライディングする所見が認められる（肺スライディング）．
・胸膜よりも深部に等間隔で胸膜と平行な線が認められる所見をA lineと呼ぶ．A lineは胸腔内の空気で生じるアーチファクトであり，胸腔内が空気で満たされていることを意味する（正常肺か気胸）．
・この時Mモードで評価すると，胸壁は呼吸運動により変化が生じない一方，肺は呼吸により拡張，収縮するため，砂嵐状に描出される．

図1●正常肺エコー像

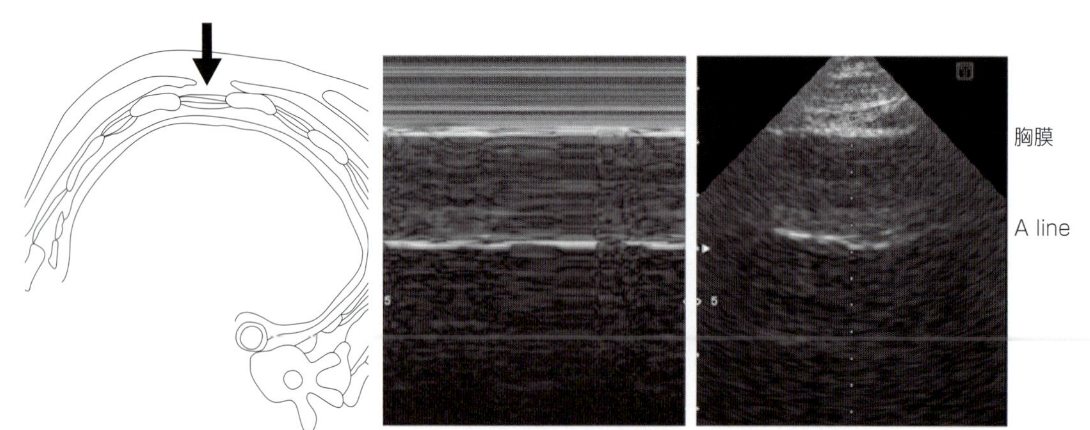

肺の二次小葉の構造

肺エコーや胸部CT画像の評価では，肺の構造，特に二次小葉の構造を理解することが重要です．

肺の二次小葉は1cm程度の線維性隔壁で囲まれた構造で，小葉の中心に気管と肺動脈が走行し，小葉の辺縁に線維性隔壁と肺静脈，リンパ管が走行，小葉内には呼吸細気管支，肺胞，毛細血管があります（図2）．

小葉間隔壁は0.1mm程度であり通常CTやエコーでは描出されません．小葉内の肺胞，毛細血管も通常ではCT，エコーでは描出されません．

図2●肺の二次小葉の構造

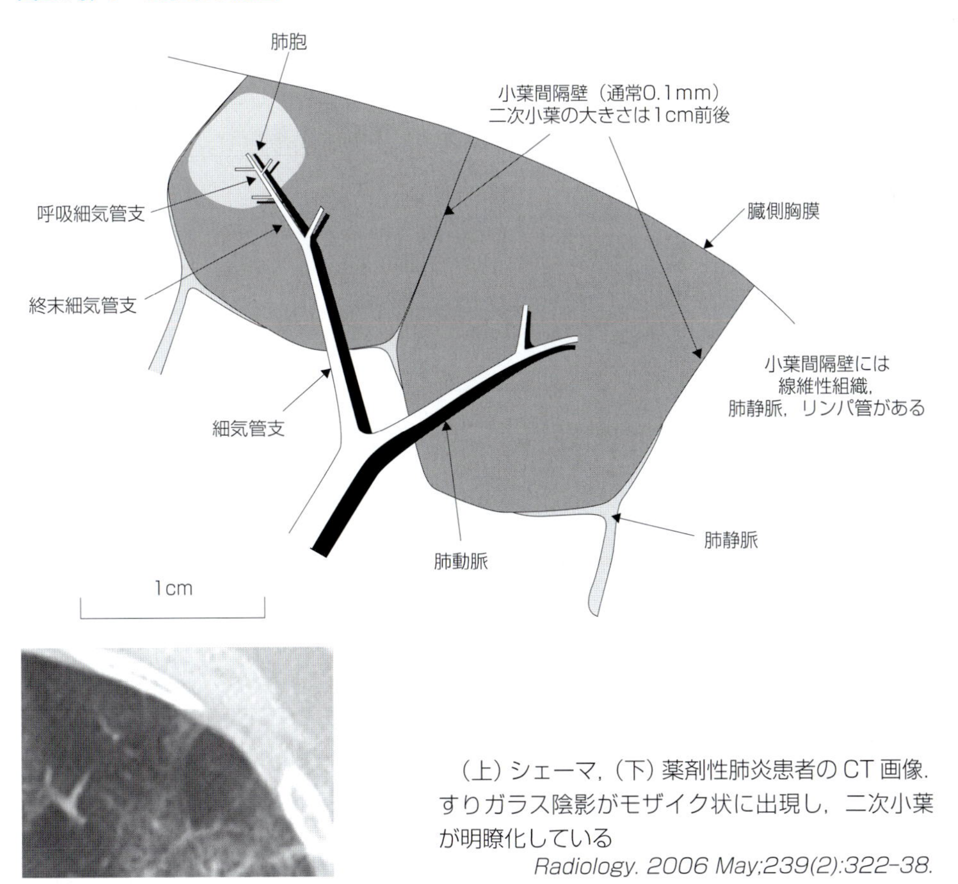

（上）シェーマ，（下）薬剤性肺炎患者のCT画像．すりガラス陰影がモザイク状に出現し，二次小葉が明瞭化している

Radiology. 2006 May;239(2):322–38.

肺エコー所見と胸部CT画像の対比

肺エコー所見とそれに対応するCT所見，病態，疾患を表1にまとめます．

B line

B lineは胸膜より垂直に伸びて，A lineを消す直線のことで，単独のB line，B7 line，B3

表1●肺エコー所見と対応するCT所見，病態，疾患

肺エコー所見	CT所見	病態	疾患
A line	正常	正常肺	正常
B line（B7 line）	小葉間隔壁肥厚	肺静脈うっ滞，リンパ流うっ滞 線維被膜肥厚	心不全，体液貯留，肺炎，肺線維症，サルコイドーシス，癌性リンパ管症など
実質臓器様に描出	浸潤影	肺胞内への水貯留	肺炎，無気肺
B3+ line	スリガラス陰影	肺胞内への細胞成分貯留	肺炎，間質性肺疾患など
胸水	胸水貯留	胸水	肺炎，心不全など
肺スライディングの消失	気胸，胸膜炎	臓側—壁側胸膜の解離，癒着	気胸，胸膜炎

図3●B line

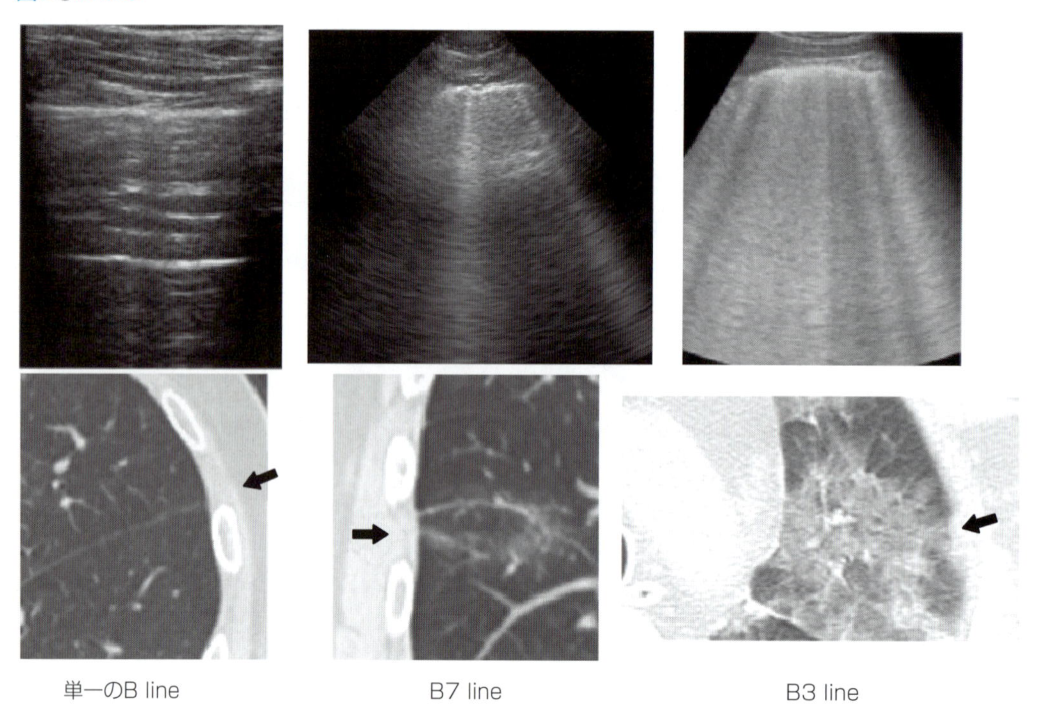

line に分類されます（図3）〔*Chest. 2008;134(1):117-25*〕.

- 単独のB lineは葉間を見ているだけ．病的意義はない．
- B7 lineは小葉間隔壁の肥厚を見ており，小葉間隔壁を形成する線維組織の肥厚，静脈うっ滞，リンパ流うっ滞で出現する．B7 lineの“7”はB lineの間隔が7 mm（二次小葉の大きさ）であることを意味する．実際は各個独立して複数のB lineを認めればB7 lineと判断する．

・**B3 line はすりガラス陰影で出現する所見．B line の間隔が 3 mm であることから B3 line といわれるが，実際は放射状に連続して B line が見える場合に B3 line と判断する．すりガラス陰影は肺胞内に細胞成分が貯留することで生じ，肺炎や間質性肺疾患で出現する所見である．**

図4●浸潤影

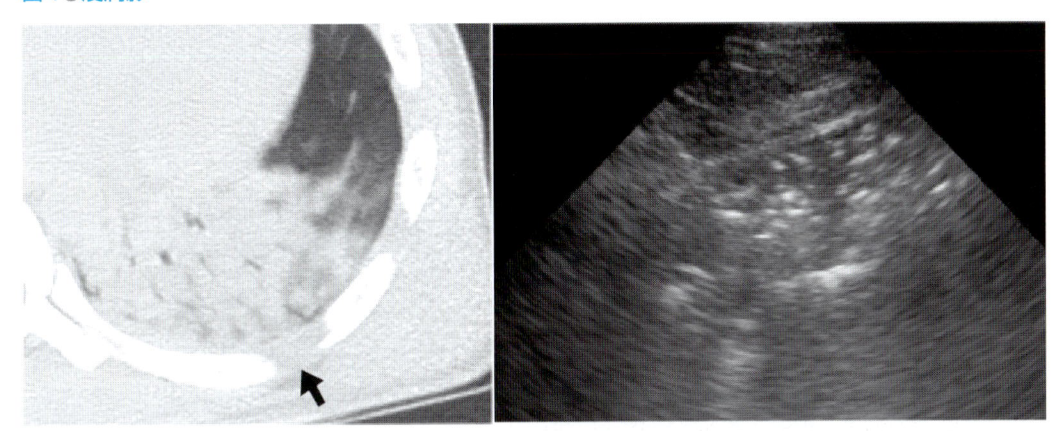

肺浸潤影

肺が肝臓や脾臓のような実質臓器状に描出される場合は無気肺や浸潤影を疑います．内部には線状，点状の高エコー領域（気管内の空気：air bronchogram）を認め，深部では境界不明瞭となります．

これは肺胞が完全に虚脱している状態や，肺胞内の水分貯留を示唆する所見であり，無気肺や肺炎で認められます．

・**肺が実質臓器様に描出される場合，無気肺や浸潤影を考慮する．**
この場合，肺は低エコーの実質臓器様に描出され，内部には点状，線状の高エコー領域を伴う（air bronchogram）．遠位部は境界不明瞭となる．

肺スライディング

肺エコーでは，呼吸に応じて臓側胸膜と壁側胸膜がスライディングする所見が得られます．この運動が認められない場合，胸膜癒着や気胸を考慮します．

両者の鑑別には M モードによる肺の動きの評価や肺拍動が有用です（図 5）．気胸では胸膜下に肺実質がないため，M モードで評価すると胸膜下部分に動きがなく，横線で表示されます（図 5 A）．胸膜下に肺がある場合，胸膜下は A line を除き砂嵐状に認められます（図 5 B）．

肺拍動とは，心臓の拍動が肺を伝わり，胸膜の微細な動きとして認められる所見です．胸膜下に肺実質がある場合，肺拍動を認め，気胸では肺拍動は認められません．

- **呼吸に伴う肺スライディングを認めない場合，気胸や胸膜癒着を考慮する．**
- **胸膜下にB lineを伴う場合は胸膜癒着と判断する．**
- **胸膜下に浸潤影を認める場合は肺炎や無気肺を考慮する．**
- **胸膜下にA lineを認める場合，両者の鑑別はMモードで肺の動きを認める場合や肺拍動を認める場合は癒着と判断．これらが認められない場合は気胸．**

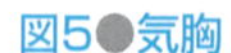
図5●気胸

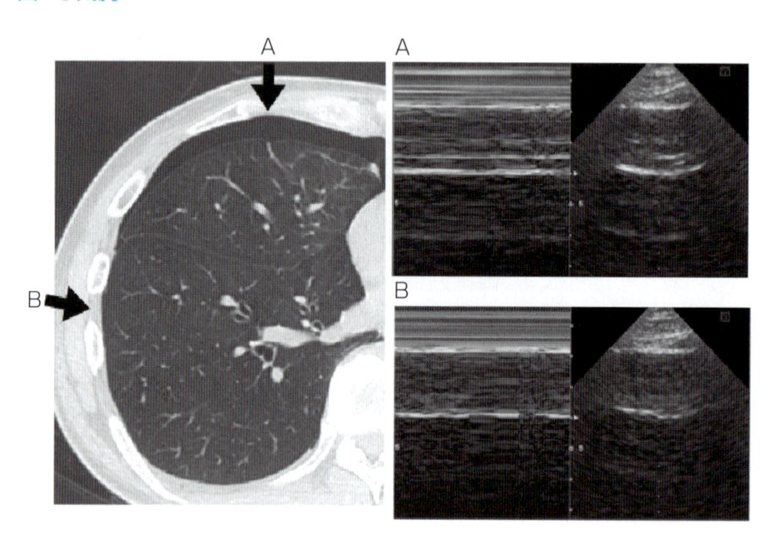

肺エコー所見の解釈

肺エコー所見の解釈のコツは，「この症状，患者」において「肺のどの部位」に「どのような所見」があるかを，CT所見を想像しながら評価することです．

例えば，「低酸素血症」の患者において，「両側肺びまん性，主に背側に優位」に「B3 line」が認められれば肺水腫の可能性が高いと判断します．この場合IVCやLVEFも同時に評価することでさらに精度が上がるでしょう．

同様に「低酸素血症」の患者で，前胸部ではA line，側胸部でB7 line，背側で浸潤影や胸水が認められている場合，ARDSかもしれません．気管挿管後に左肺の肺スライディングが認められない場合は片肺挿管や気胸を疑う必要もあるでしょう．

プロトコールも重要ですが，それぞれの所見の意味を解釈することで評価の幅は広がります．その時にCT画像所見を想像すると理解がしやすいと思います．

各病態，疾患と肺エコー所見は 5 循環不全，9 呼吸困難，SpO_2低下 も参照してください．

意識障害

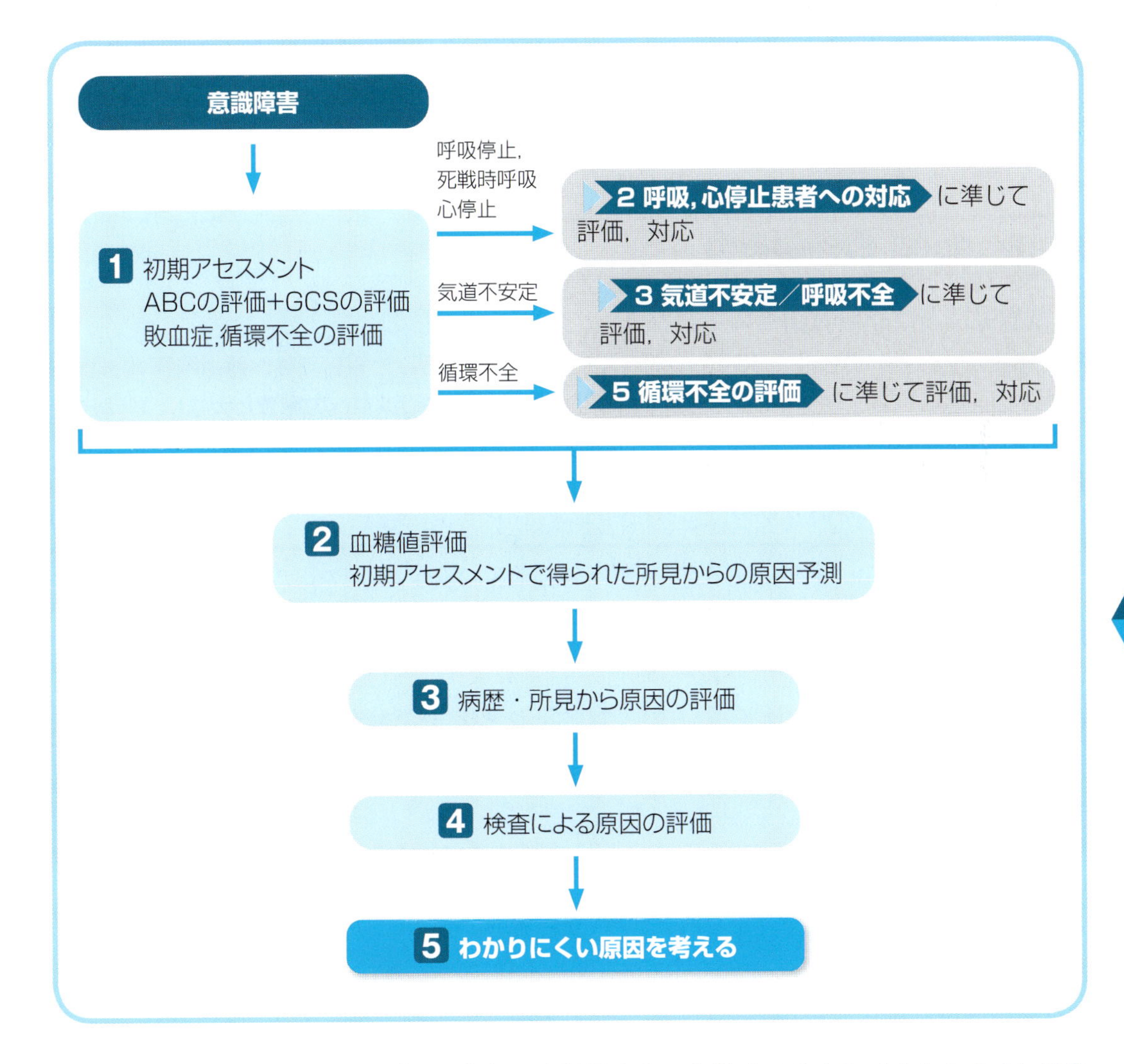

意識はバイタルサインの1項目であり，意識障害という時点で重大なバイタルサイン異常があると判断されます．また，一口に「障害」と言っても，昏睡から軽度の意識変容まで様々です．家人や施設スタッフ，看護師より「何か様子がおかしい」という訴えも立派な意識障害です．侮らず，迅速に，しっかりと評価できるようになりましょう．

1 意識障害はバイタルサイン異常の一つ．常に初期アセスメントを意識する（ABC の評価，敗血症，循環不全の評価）

・意識障害や，「何かおかしい」という主訴では必ず ABC + GCS の評価を行う．

呼吸停止や死戦時呼吸がある場合は心停止として対応．脈が触れない場合も同様 **2 呼吸，心停止患者への対応**.
- 意識障害患者では気道不安定にも敏感になる．
  特にGCS ≦ 6（外傷患者では≦8）では気道不安定と考えるべき **3 気道不安定／呼吸不全**.
- 敗血症や循環不全の1症状として意識障害がある．
  これらを疑う徴候があれば迅速に評価，対応を行う **5 循環不全の評価**.

Advanced レクチャー

◆ **敗血症における意識障害の重要性** ◆

・敗血症疑い患者におけるqSOFAの院内死亡リスクを評価した報告では，意識障害（GCS ≦ 13）はOR 4.31［3.96-4.69］と他の指標よりも院内死亡リスクへの影響が大きい（呼吸数≧22/分：OR 3.18［2.89-3.50］，sBP ≦100mmHg: OR 2.61［2.40-2.85］）〔*JAMA. 2016; 315(8):762-74*〕.

2 意識障害の原因評価：初期アセスメントで得られた所見＋血糖値からの原因予測

意識障害の原因評価ではよく「AIUEO TIPS」など語呂が使用されることが多いですが，これら語呂は原因が判然としない場合に網羅的に考える際に使用するもので，実臨床には合いません．

まずは初期アセスメントで得られる情報＋血糖値を評価し，早期に対応すべき原因を評価，予測し，対応することが重要です．

- 意識障害では初期アセスメントで初期評価＋対応をしつつ血糖値も合わせて評価する．
  低血糖があればその場で補正．
- 低血糖は意識障害の原因となるが，この場合低血糖となる原因の評価も忘れない．循環不全徴候が伴っていればそれは敗血症の可能性がある．
- 多呼吸や大きな呼吸を伴う場合は代謝性アシドーシスの可能性．
  チェーンストークス呼吸は大脳半球の障害や心不全（LVEFが低下している）患者で出現する．
  無呼吸と多呼吸を繰り返す場合は橋下部の障害を疑う．
  また，敗血症では多呼吸による呼吸性アルカローシスを呈することもある．
- 低酸素血症，気道不安定があれば低酸素そのものによる意識障害と，高 CO_2 血症による意識障害を考慮する．また，意識障害が原因で低酸素血症，高 CO_2 血症となっているかもしれないので注意．

- 高血圧を伴う意識障害では頭蓋内疾患や高血圧緊急症を念頭に置く．
- 低血圧，循環不全徴候を伴う意識障害は敗血症，循環血液量減少（出血，脱水），心不全（不整脈含む），肺血管塞栓症など心外閉塞・拘束性循環不全による意識障害の可能性を考慮．早期に評価，対応が必要である 5 循環不全の評価．

表1●初期アセスメントからの意識障害の原因予測

初期アセスメントにおける評価		考慮すべき疾患，病態
痛み刺激	除脳硬直	両側性では中脳，橋病変を示唆
	除皮質肢位	上位脳幹病変を示唆する
脈拍	徐脈	頭蓋内圧亢進（高血圧も伴う），不整脈，薬剤（バルビツレート，コリン作動薬，リチウム中毒）
	頻脈	循環不全，頭蓋内病変による交感神経賦活，薬剤（向精神薬）
血圧	低血圧	循環不全，敗血症，薬剤（三環系抗うつ薬，鎮静薬）
	高血圧	高血圧脳症，頭蓋内圧亢進（徐脈も伴う）
呼吸	多呼吸	代謝性アシドーシス，敗血症
	除呼吸	薬剤性（オピオイド，鎮静薬），中脳病変
	チェーンストークス	大脳半球の障害，LVEF の低下
	無呼吸―多呼吸	橋下部病変
体温	高体温，発熱	敗血症，悪性症候群，セロトニン症候群，離脱症，くも膜下出血，視床下部病変
	低体温	偶発性低体温症，低血糖症，敗血症，甲状腺機能低下症，薬剤（鎮静剤）

Emerg Med Clin North Am. 2016;34(4):777-793.
J Neurol Neurosurg Psychiatry 2001;71(suppl I):i13-i17.

Advanced レクチャー

◆意識障害において頭蓋内病変を示唆する所見◆

・意識障害（GCS ≦11）で救急を受診した875例の解析では，脳腫瘍，脳血管障害，中枢感染症による意識障害の可能性を上昇させる因子として＞50歳，収縮期血圧＞150mmHg，神経局所症状が挙げられる．これら3つを満たす場合80%で上記原因であった〔*Am J Emerg Med. 2012;30(9):1986-90*〕．

・GCS ≦14で救急を受診した529例の解析では，収縮期血圧≧140mmHg では有意に頭蓋内病変，中枢感染症による意識障害を示唆する．収縮期血圧140-149mmHg では LR 1.9［1.1-3.4］，150-159mmHg では LR 2.1［1.0-4.3］，160-169mmHg では LR 4.3［1.8-10.5］，170-179mmHg では LR 6.1［2.3-16.0］，≧180mmHg では LR 26.4［9.3-75.5］〔*BMJ. 2002;*

325(7368):800〕.

3 病歴，所見からの原因評価

病歴による評価

意識障害の原因評価では病歴が重要となります．突如発症かどうか，原疾患や既往歴，使用薬剤や最近の経過，血液検査の推移は特に鑑別に有用な情報といえます（表2）．

表2●病歴，経過からの意識障害の原因評価

最優先で集める情報	注目ポイント	考慮すべき疾患，病態
発症様式	突如発症	血流障害（脳血管障害，肺血栓塞栓症，大動脈解離，心筋梗塞など），てんかん発作
	変動性の経過	せん妄，非痙攣性てんかん
原疾患，既往歴	糖尿病	低血糖症，高血糖緊急症
	高脂血症，高血圧，糖尿病	脳血管障害
	脳血管障害，脳腫瘍，てんかん既往歴	てんかん発作，脳血管障害再発，水頭症
	COPD，肺炎，呼吸不全	低酸素血症，高 CO_2 血症
	頭部打撲後	慢性硬膜下血腫，外傷性脳挫傷
	肝硬変	肝性脳症
	悪性腫瘍	高 Ca 血症，低 Na 血症，転移性脳腫瘍 ビタミン B_1 欠乏症 高アンモニア血症
使用薬剤	インスリン，血糖降下薬	低血糖，高血糖緊急症
	利尿薬	低 Na 血症，脱水症
	抗てんかん薬，眠剤，抗精神病薬，抗ヒスタミン薬，オピオイド，抗菌薬	薬剤性意識障害 薬剤性脳症
	化学療法，抗てんかん薬	高アンモニア血症
	アルコール，ベンゾジアゼピン，SSRI，抗精神病薬	離脱症，悪性症候群，セロトニン症候群
食事量，補液量，体重変化	食事摂取不良や体重減少，偏食	脱水症，高 Na 血症 ビタミン B_1 欠乏症
経過表	バイタルサインの変化 発熱，血圧，SpO_2 など	敗血症，循環不全， 低酸素血症など
血液検査所見の推移	電解質や炎症反応 腎機能の経過 貧血の進行	Na 異常，Ca 異常 貧血，尿毒症 敗血症など

ビタミンB_1欠乏を疑う状況（低栄養，偏食，食事摂取不良，アルコール多飲，妊婦，担癌患者でビタミン補充がされていない場合）ではビタミンB_1血中濃度評価をオーダーし，早期にビタミンB_1の補充を行いましょう．

所見による評価

意識障害では四肢の自発運動の有無や筋緊張，眼球運動，瞳孔所見，皮膚粘膜所見が原因の推測，特に頭蓋内病変の評価に有用です（表3）．

麻痺や眼球運動，瞳孔所見は頭蓋内病変の推測に有用で，皮膚や粘膜病変は薬剤性意識障害のトキシシドロームとして評価します．初期アセスメントや病歴で検査前確率を見積もりつつ評価することが重要です．

表3●所見による原因評価

所見		原因，病態
四肢の自発運動	片麻痺	頭蓋内病変を示唆
筋緊張	亢進	痙攣発作，悪性症候群，セロトニン症候群
	羽ばたき振戦	高アンモニア血症（肝性脳症）
眼所見	縮瞳	薬剤（オピオイド，有機リン中毒），橋出血
	散瞳	抗コリン作用がある薬剤（TCAなど），覚醒剤
	瞳孔不同	頭蓋内病変を示唆（感度39%，特異度77%）
	対光反射消失	頭蓋内病変を示唆（感度83%，特異度77%）
	水平方向眼振	アルコール中毒，抗てんかん薬中毒，ビタミンB_1欠乏
	垂直方向眼振	脳幹病変
	偏視	同側の大脳半球病変，対側の橋病変，てんかん焦点を示唆
	Roving eye（眼球彷徨）*	脳幹機能は保たれていることを示唆
	Ocular bobbing **	橋の障害に特異的な所見
口腔，粘膜	粘膜乾燥	脱水症，抗コリン作用がある薬剤（TCAなど）
	唾液分泌亢進	コリン作用がある薬剤（有機リンなど）
皮膚	皮膚乾燥	脱水症，抗コリン作用がある薬剤（TCAなど）
	発汗過多	交感神経亢進を示唆（低血糖症や頭蓋内病変，循環不全，薬物・アルコール離脱症）

*Roving eye（眼球彷徨）は眼位がゆっくり左右に動く所見で，この所見があればIII神経核とその関連する機能は保たれていると判断される．
**Ocular bobbingは急速な下方への眼球運動と，緩徐な正中への回帰を認める運動．

Emerg Med Clin North Am. 2016;34(4):777-93.
Postgrad Med J. 2003;79 (927):49-51.

4 検査による原因評価

意識障害で行われる検査としては，血液検査（腎機能，電解質，アンモニア，血糖値，ビタミンB_1），動脈血ガス分析，頭部画像検査，髄液検査，脳波検査があります．病歴，所見より疑わしい原因に応じて検査を選択します．

- **循環不全や敗血症を疑う状況では迅速に原因の評価，対応を行う** 5 循環不全の評価**．**
- **頭蓋内病変を疑う病歴，所見があれば頭部画像検査を急ぐが，初期アセスメントを疎かにしないこと．**
- **動脈血ガス分析は検査結果が得られるまでの時間も短く，アシドーシス，電解質の評価が可能．**
- **低栄養や食事摂取不良，偏食の病歴があればビタミンB_1血中濃度を提出し，すぐに補充を開始する．**

5 わかりにくい原因を考える

アシドーシスや電解質異常，尿毒症，肝性脳症，低酸素血症，高CO_2血症，広範囲の脳梗塞，脳出血，くも膜下出血，脳腫瘍，髄膜炎，敗血症といった原因は意識障害の初期評価で判明しやすい原因です．一方でこれら原因が否定的な場合にどのような病態を考えるかも重要となります．表4に意識障害の原因をまとめました．

表4●意識障害の原因

初期評価で判明しやすい原因	初期検査で判明しにくい原因
頭蓋内病変（脳血管障害，脳腫瘍，水頭症） 髄膜炎，敗血症 循環不全（脱水，出血など） 薬剤，毒素性（オピオイドや鎮静薬，抗てんかん薬，抗うつ薬，抗精神病薬，アルコール中毒，一酸化炭素中毒など） 全身性痙攣 呼吸不全（低酸素血症，高CO_2血症） 尿毒症，電解質異常（Na 異常，高 Ca 血症） 高血圧性脳症 高アンモニア血症 低血糖，糖尿病性ケトアシドーシス，非ケトン性高浸透圧性昏睡 低体温症 甲状腺機能低下症 ビタミンB_1欠乏	脳幹梗塞，脳静脈洞血栓症 非痙攣性てんかん 自己免疫介在性脳炎，ウイルス性脳炎 病歴で明らかではない薬物中毒症，離脱症 副腎不全 ポルフィリン症 血栓性微小血管障害症 うつ病，せん妄，認知症

Advanced レクチャー

◆脳幹梗塞は初期のMRIで見落としやすい◆

・発症24時間以内の脳梗塞139例中，8例（5.8%）で初期のMRI-DWIで梗塞所見を認めない結果であった．この8例における局在は橋梗塞が4例，脳幹梗塞が1例，他に中心回，視床，中心回周辺が1例ずつ〔*AJNR Am J Neuroradiol. 2000;21(8):1434-40*〕.

・延髄外側や小脳梗塞症例の解析では，梗塞範囲＜1cmの小梗塞では初期のMRI検査の感度は53%のみと，半数で所見が認められない〔*Neurology. 2014;83(2):169-73*〕.

◆脳静脈洞血栓症の概要（表5）◆

・平均発症年齢は39.1歳［範囲16-86］，女性例が74.5%と女性で多い.
・症状で多いのは頭痛で89%．意識変容は22%，意識障害が14%で認められる（表5）
・初期のCTやMRIで脳実質病変を認めるのは63%のみであり，疑うことが重要.

◆非痙攣性てんかん発作◆

・痙攣を伴わないてんかん発作であり，てんかん重積発作の25—50%を占める．特に高齢者で多く，原因がよくわからない高齢者の意識障害では常に念頭におくべき疾患．また，頭部外傷や脳血

表5●脳静脈洞血栓症，脳静脈閉塞624例の解析

特徴，症状	頻度	画像所見（CT, MRI）	頻度
平均年齢	39歳（16-86）	梗塞所見	46.5%
女性例	74.5%	出血所見	39.3%
頭痛	88.8%	異常所見全般	62.9%
視力障害	13.2%		
乳頭浮腫	28.3%	閉塞静脈	頻度
複視	13.5%	上矢状静脈洞	62.0%
意識障害，昏睡	13.9%	左横静脈洞	44.7%
失語	19.1%	右横静脈洞	41.2%
意識変容	22%	直静脈洞	18.0%
左片麻痺	20.4%	深部静脈系	10.9%
右片麻痺	20.4%	皮質静脈	17.1%
麻痺全般	37.2%	内頸静脈	11.9%
両側の運動障害	3.5%	小脳静脈	0.3%
局所痙攣	19.6%	海綿静脈洞	1.3%
全般化する痙攣	30%		
感覚障害	5.4%		

Stroke. 2017;48(3):664-670.

管障害後，薬剤，代謝疾患，脳炎など様々な疾患が原因となる〔*Epilepsia. 2010;51(2):177-90*〕.

・13歳以上の急性経過の意識障害で，明らかな原因（低血糖など）が判明した症例を除いた259例で30分間の脳波検査を行った報告では，5%［3-8］で非痙攣性てんかん発作と判断された．特に高齢者でリスクが高い結果（10歳増加毎に OR 1.66［1.36-2.02]）〔*Am J Emerg Med. 2013;31(11):1578-82*〕.

・同様に意識障害で救急搬送され，すぐに明らかな原因が判明した症例を除いた50例で30分間の脳波検査を行った報告でも，6%［1-17］で非痙攣性てんかん発作と診断〔*Eur J Emerg Med. 2013;20(2):126-9*〕.

11

一過性意識消失

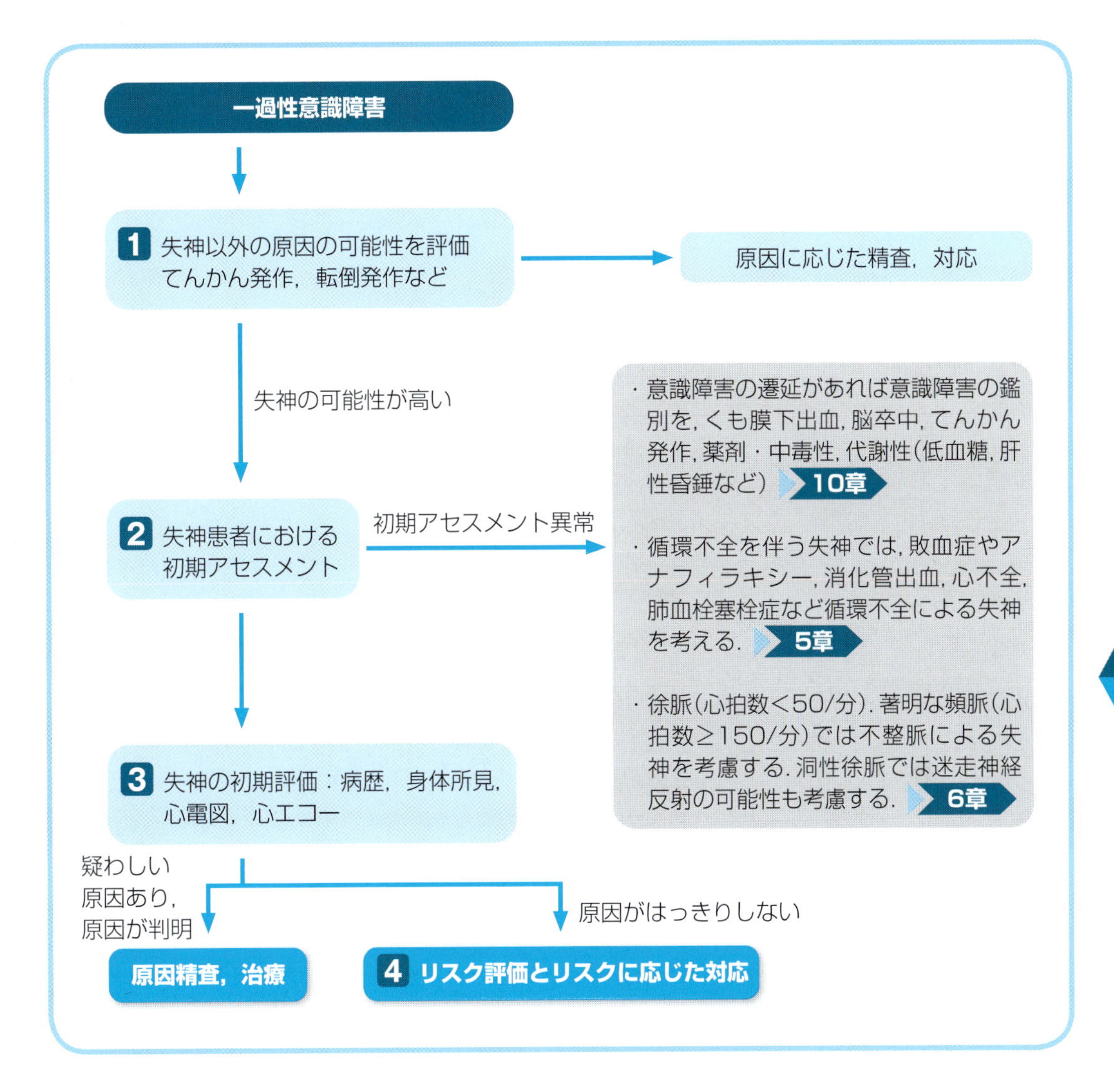

一過性意識消失は文字通り一過性で改善を認める意識消失で，その中で脳血流の低下に起因するものが失神と呼ばれます．一過性意識消失の診療ではまず失神かどうかを判断することから始まります．脳血流低下に起因しない一過性意識消失にはてんかん発作や低血糖，薬剤などがあります〔*J Am Coll Cardiol 2017;70(5):620-63*〕．

1 失神以外の一過性意識消失の原因を評価する

失神の精査目的で紹介となった891例中５％が失神以外の一過性意識消失であった報告が

あります．このなかで最も多いのはてんかん発作と低血糖，低酸素血症，精神疾患でした．また他には一過性脳虚血発作（TIA），中毒，転倒があります〔*Europace. 2010;12(1):109-18*〕．

一過性意識消失において，失神との鑑別が必要な疾患と疑うポイントを表1にまとめます．特に重要なのはてんかん発作であり，両者の鑑別にはCalgary Syncope Seizureスコア Advancedレクチャー：表3 を意識して評価するとよいでしょう．

表1●失神との鑑別が必要な疾患，病態

疾患，病態	鑑別ポイント
てんかん発作	舌咬創や不自然な肢位で発見，失禁，痙攣運動，幻覚や発作前後の健忘，発作後の意識変容遷延など．
低血糖，低酸素血症，過換気発作	糖尿病や呼吸器疾患の既往，窒息のエピソード，過換気発作の既往など．
中毒症	アルコールや睡眠薬など
一過性脳虚血発作	椎骨脳底動脈のTIAでは意識障害を合併する．めまいや脳幹症状を伴う．
くも膜下出血	失神後の頭痛では要注意． くも膜下出血の5%が失神で発症し，その後頭痛のみ訴えるパターン*．
カタプレキシー（情動脱力発作）	情動時に生じる筋トーヌスの低下・消失．ナルコレプシーで認められる． 意識は保たれる．
転倒発作	メニエール病の症状の一つ． 突如発症のめまい，ふらつきによる転倒で，意識は保たれる．
心因性	精神疾患の既往，パニック障害など

Eur Heart J. 2009;30(21):2631-71. J Am Coll Cardiol. 2002;40(1):142-8.
**JAMA Neurol. 2016;73(1):28-35.* を参考に作成．

Advanced レクチャー

◆失神とてんかん発作の鑑別点は？◆〔*J Am Coll Cardiol. 2002;40(1):142-8*〕

・一過性意識消失患者で原因が判明した539例（てんかん発作102例，失神437例）の解析において，てんかん発作の可能性を上げる／下げる病歴，所見は表2の通り．

・この結果よりCalgary Syncope Seizureスコアを作成．スコア≥1点はてんかん発作による一過性意識消失を示唆する（感度94%，特異度94%）．

表2●一過性意識消失患者におけるてんかん発作の可能性を上げる / 下げる病歴，所見

可能性を上げる病歴，所見	LR	可能性を下げる病歴，所見	LR
舌咬創	16.5	長時間の座位，立位時の発作	0.05
頭部の回旋運動	13.5	冠動脈疾患の既往あり	0.08
不自然な肢位，体位で発見	12.9	発作前に呼吸苦あり	0.08
失禁あり	6.5	発作前に動悸あり	0.12
発作前後の健忘	4.0	発作前に胸痛あり	0.15
発作前の既視感	3.3	発作前に発汗あり	0.17
発作後の昏迷	3.0	発作時の状況を覚えている	0.20
		発作前に悪心あり	0.21
		発作前に熱感，温感あり	0.23

J Am Coll Cardiol. 2002;40(1):142-8.

表3●Calgary Syncope Seizure スコア

項目	スコア	項目	スコア
舌咬傷あり	2	発作後の混乱，錯乱がある	1
発作前の既視感，未視感	1	前失神症状あり	−2
精神的ストレスを伴う意識障害	1	意識消失前に発汗あり	−2
意識障害中に一方向へ頭位を回旋させる	1	長時間の座位，立位での意識消失	−2
異常な行動の目撃*	1		

*健忘症状，呼びかけに反応しない，不自然な姿勢，四肢の痙攣様運動のいずれか1つ以上を認める
スコア≥1点は感度 94%，特異度 94%でてんかん発作による一過性意識消失を示唆する．

J Am Coll Cardiol. 2002;40(1):142-8.

2 失神患者における初期アセスメント

- 初期アセスメントにおいて，軽度でも意識障害が残存している場合や見当識障害など認めれば失神ではなく，意識障害として対応する 10 意識障害．
- 循環不全徴候を伴う場合は敗血症やアナフィラキシー，出血（消化管など），心不全，肺塞栓症など循環不全自体による失神と考え，早期に病態の把握，対応を行うべき 5 循環不全の評価．
- 徐脈（心拍数<50/ 分）や著明な頻脈（心拍数≥150/ 分）を伴う場合は不整脈による失神を考慮し，精査 6 徐脈，頻脈への対応．ただし，洞性徐脈の場合は迷走神経反射に伴う失神の可能性もある．

第一印象で失神と判断しても，しっかりと初期アセスメントを行い意識障害の遷延や循環

不全の評価を行うことは重要です．意識が改善しているように見えて，軽度の意識変容や見当識障害が残存していることもあり，その場合は失神ではなく意識障害として鑑別，対応が必要です．また循環不全の一症状として失神を呈することもあります．

Advanced レクチャー

◆ 肺血栓塞栓症による失神 ◆

・失神を主訴に救急外来を受診した2,584例のうち，入院となった初発の失神でかつ抗凝固療法を施行していない560例を解析した報告では，このうち97例が肺血栓塞栓症であった．これから，失神全体の3.8%，入院した失神患者の13.7%が肺血栓塞栓症を認めたことになる．

・失神患者における肺血栓塞栓症のリスクは静脈血栓症の既往，担癌患者，失神の原因が不明，バイタルサインの異常（呼吸数＞20/分，心拍数＞100/分，収縮期血圧≦110mmHg），深部静脈血栓症の所見があることであった．

N Engl J Med. 2016;375(16):1524-1531.

3 失神患者の初期評価

失神の原因

失神は反射性失神（neutrally-mediated syncope: NMS），起立性低血圧による失神，心原性失神に分類されます．各失神の原因疾患と頻度を表4，5にまとめます．特に心原性失神は見逃すと致命的となる可能性があるため，意識して評価します．

失神の初期評価

- **失神の初期評価では病歴，身体所見，起立性バイタルサイン変化，血液検査，12誘導心電図を行う．また必要に応じて心エコーを追加する．**
- **病歴では失神発症前，発症時，失神発症後の状況，症状をできる限り詳しく聴取する．失神発作が再現できる位把握することが原因の評価に重要．**
  - **► 失神発症前の状況：体位，運動，行動の内容，発症前の環境，感情**
  - **► 失神発症前の症状：悪心嘔吐，腹痛，悪寒，発汗，疼痛，複視，めまい，動悸の有無**
  - **► 失神発作（目撃者より）：倒れ方（崩れ落ちるような倒れ方では失神を，強直して不自然に倒れるならば痙攣を疑う），皮膚の色（蒼白では失神を，顔面紅潮ならば痙攣発作を疑う），意識消失の時間，痙攣運動の有無，舌咬傷の有無，遷延する意識障害の有無**
  - **► 失神後：悪心嘔吐，発汗，悪寒，筋肉痛（痙攣発作による筋痛を疑う），頭痛（くも膜下出血を疑う），頸部痛（椎骨脳底動脈解離を疑う）など．**
- **既往歴では心血管系疾患や失神の既往，神経変性疾患，代謝性疾患（糖尿病など），また**

表4●失神の分類　原因疾患

反射性失神	起立性低血圧による失神	心原性失神
迷走神経性 感情ストレス（疼痛，恐怖など） 起立性ストレス **状況性失神** 咳嗽，鼻すすり 消化管刺激 排尿後，運動後，食後 他（笑う，吹く，演奏，ウエイトリフティング） **頸動脈洞症候群** 頸動脈洞マッサージ **非特異的**（明らかな誘因なし）	**原発性自律神経失調** 純粋自律神経機能不全症（pure autonomic failure），多系統萎縮症，パーキンソン病，レビー小体型認知症 **続発性自律神経失調** 糖尿病，アミロイドーシス，尿毒症，脊髄損傷 **薬剤性** アルコール，血管拡張薬 利尿薬，フェノチアジン，抗うつ薬 **体液量低下** 出血，下痢，嘔吐	**徐脈性不整脈** 洞房結節異常， 房室ブロック ペースメーカー不全 **頻脈性不整脈** 上室性頻拍 心室性頻拍 **薬剤性不整脈** ジギタリス，リチウム，抗不整脈薬，β阻害薬，低K血症の原因となる薬剤 30章，抗精神病薬（QT延長），ペンタミジン（QT延長） **心臓血管構造異常** 弁膜症，心筋梗塞，心筋症，心臓内腫瘍，タンポナーデ，肺血栓塞栓症，大動脈解離，肺高血圧，鎖骨下盗血症候群など

Eur Heart J. 2009;30(21):2631-71.

表5●失神の原因頻度

母集団	反射性失神	起立性低血圧	心原性失神	非失神性疾患	原因不明
一般人口	21%	9.4%	9.5%	9%	37%
救急室	35-48%	4-24%	5-21%	8-20%	17-33%
<65歳	68.5%	0.5%	12%	-	19%
>60-65歳	25-62%	3-8.5%	11-34%	12.5%	11-41%

Eur Heart J. 2009;30(21):2631-71.

薬剤，突然死の家族歴の評価も重要．

- 身体所見では特に起立性のバイタルサインの変化や脱水や心不全所見（心不全や肺血栓塞栓症による失神），頸部へ放散する収縮期雑音（大動脈弁狭窄の評価）の評価を意識して行う．
- 12誘導心電図は失神の評価では必須．
- 心エコーは高齢者や心電図異常を認める患者，心不全や弁膜症を疑う患者で行う〔*Am J Emerg Med. 2017;35(2):281-284*〕．

・ストレスや食後，長期間の立位後，咳嗽，嘔吐などによる誘発された失神で，心疾患の既往，心臓構造異常が認められない場合では反射性失神を疑う．
・立位後，降圧薬や利尿薬変更・追加後の失神や，自律神経障害を伴う基礎疾患がある患者では起立性低血圧を考慮する．
・心疾患がある患者，突然死の家族歴がある患者，心電図異常がある場合，失神時に動悸が認められた場合は心原性失神を示唆する．

Advanced レクチャー

◆ 起立性バイタルサインの評価方法 ◆

・10分間臥位を維持し，血圧，心拍数を評価．
・患者を立位にして，直後～3分間の血圧，心拍数，症状を複数回評価する．起立後1分間以内の血圧低下がふらつき症状や失神リスク，転倒，骨折との相関性が認められる報告がある〔*JAMA Intern Med 2017;177(9):13160-23*〕．
・起立性頻脈が疑われた場合はさらに5–10分後にも再評価．
・遅延型起立性低血圧では3–10分後に血圧が低下することがあるため，疑う場合は延長する．

◆ 起立性バイタルサインの解釈 ◆

・収縮期血圧 20mmHg，拡張期血圧 10mmHg 以上の低下は起立性低血圧と判断する．高血圧患者では収縮期血圧 30mmHg の低下で起立性低血圧ありと判断する．
・立位時に心拍数 30回 / 分以上上昇，もしくは 120回 / 分以上となるのは起立性頻脈．
・立位時に血圧が低下するが，心拍数の増加がない場合は自律神経障害，薬剤性を考慮する．

心原性失神を疑う状況

・心原性失神を疑う状況，心原性以外を疑う状況を表6にまとめる．
・迷走神経性失神と心原性失神を鑑別するスコア（Calgary Syncope スコア：表7）もあり，参考としたい．

表6●心原性失神を疑う状況

心原性失神を疑う状況	心原性失神を疑わない状況
高齢者（>60歳）	若年者
男性	
虚血性心疾患や器質的心疾患，不整脈，心室機能低下の既往がある	心疾患の既往がない
失神直前に動悸を自覚する あるいは前駆症状を全く認めない	失神直前に悪心嘔吐，熱感・温感を自覚
運動中の失神	臥位から座位や立位になった際に生じた失神
臥位の状態で生じた失神	立位時のみで生じた失神
失神の既往が1-2回以下と少ない	同様の失神を繰り返している
心臓診察で異常を認める	特殊な誘因がある（脱水や疼痛，ストレス，刺激，医療行為など）
50歳未満で突然死した家族がいる	状況的な誘因がある（咳嗽や笑い，排尿，排便，嚥下）
先天性心疾患の既往がある	

Society. J Am Coll Cardiol 2017;70(5):620-63.

表7●Calgary Syncope スコア

for normal hearts	スコア	for structural heart disease	スコア
二束ブロック，心静止，上室性頻拍，糖尿病のうち1項目以上が認められる	−5	男性	1
発見時顔面蒼白	−4	再発性の頭痛	−2
初回発作が35歳以上	−3	初回発作が35歳以上	3
発作時のことを何かしら覚えている	−2	失神後に1分以上持続する倦怠感	−2
長時間の座位，立位時の失神	1	長時間の座位，立位時の失神	−1
発作前に発汗，熱感あり	2	ストレス時の失神	−2
疼痛，医療行為中の失神	3		

左：for normal hearts：心疾患（−）患者における迷走神経性失神の予測．スコア≥−2で感度89%，特異度91%で迷走神経性失神を示唆する．
右：for structural heart disease：心疾患（+）患者における迷走神経性失神，心室頻拍の予測．スコア≥1は心室頻拍を示唆（感度71%，特異度98%）し，スコア<1は迷走神経性失神を示唆する．

Eur Heart J. 2006;27(3):344-50.
J Cardiovasc Electrophysiol. 2010;21(12):1358-64.

4 原因不明の失神におけるリスク評価と対応

- 初期評価にて失神の原因が判明すれば原因に応じた精査，治療を行う．
- 原因が判明しない場合，リスク（〜30日以内の重大な合併症リスク）を評価し，対応を決める．

・リスク評価にはSFSR（San Francisco Syncope Rule）やEGSYSスコア，OESILスコアなど様々あるものの，感度，特異度は不十分 Advanced レクチャー．スコアにこだわるのではなく，どのような要素があれば危険か，ということを把握しておくことが重要（表8）．
・リスク因子を伴わず，低リスクと判断され，かつ発作頻度も少ない場合は経過観察とする．
・低リスク群であるが，再発性の失神であり，また職業ドライバーや高所作業員といった生活への影響が強いと考えられる場合は精査を行う．
・高リスク群では入院にて早期に精査（電気生理学検査やホルター心電図，ループレコーダー）を行う．

表8●失神における重大な合併症に関連する因子

病歴	身体所見，検査所見
男性 高齢者（>60歳） 前駆症状を認めない失神 前駆症状として悪心嘔吐を伴わない失神 前駆症状として動悸を自覚 運動時の失神 基質的心疾患の既往 心室性不整脈の既往 心不全の合併，既往 脳血管疾患の既往 突然死の家族歴 外傷 悪性腫瘍既往 糖尿病既往 **CHADS2スコア高値	出血による失神 持続性のバイタルサイン異常がある 心電図異常（非持続性心室頻拍，2枝ブロック，wide QRS，徐脈［<50/分］，洞房ブロック，Mobitz II型，III度房室ブロック，上室性頻拍，心室頻拍，早期興奮［WPW症候群］，QT延長・短縮，Brugadaパターン，J-wave症候群，不整脈原性右室心筋症を示唆する所見*）を認める トロポニン値上昇を伴う 腎不全を伴う

*ARVCの心電図：V_1–V_3のQRS開大，ε波，右脚ブロック．
** 心不全，高血圧，75歳以上，糖尿病（各1点），脳卒中，TIAの既往（2点）
Eur Heart J. 2009;30(21):2631-71.
J Am Coll Cardiol 2017;70(5):620-63.

Advanced レクチャー

◆ 失神患者におけるリスクスコアの感度，特異度 ◆

・失神患者を対象とし，リスクスコア（SRSR, EGSYS, OESIL）の短期的な重大な合併症の予測能を評価したメタアナリシスでは表9のような結果であった．どのスコアも感度，特異度は不十分であり，臨床判断とほぼ変わらない結果である〔*Am J Med. 2014;127(11):1126.e13-25*〕．
・スコアにこだわるのではなく，どのような要素があると危険か，ということを把握しておくことが重要である.

表9●リスクスコアと短期的な重大な合併症の予測能

10日以内の重大な合併症	感度（%）	特異度（%）	LR＋	LR－
臨床判断	95 [91-97]	55 [44-65]	2.11 [1.70-2.62]	0.09 [0.05-0.15]
OESIL	78 [69-85]	56 [49-63]	1.76 [1.51-2.06]	0.39 [0.28-0.55]
SFSR	76 [64-85]	53 [34-70]	1.61 [1.14-2.26]	0.45 [0.30-0.69]
EGSYS	63 [52-74]	61 [57-65]	1.62 [1.34-1.97]	0.61 [0.45-0.81]
30日以内の重大な合併症	**感度（%）**	**特異度（%）**	**LR＋**	**LR－**
臨床判断	94 [88-97]	50 [40-61]	1.89 [1.56-2.29]	0.12 [0.07-0.21]
OESIL	76 [66-83]	55 [46-64]	1.68 [1.44-1.95]	0.44 [0.33-0.59]
SFSR	74 [56-86]	61 [41-78]	1.89 [1.33-2.68]	0.43 [0.30-0.63]
EGSYS	－	－	－	－

OESIL スコア：＞65歳，前駆症状なし，心電図異常あり，心血管疾患既往あり，の4項目中2項目以上満たせば高リスクと判断する.
SFSR：来院時呼吸苦，来院時収縮期血圧＜90mmHg，ヘマトクリット＜30%，心不全の既往，心電図にて異常あり，の5項目中1項目以上で高リスクと判断.
EGSYS スコア：失神の前に動悸あり（4点），心疾患の既往・心電図異常あり（3点），運動時の失神（3点），臥位時の失神（2点），失神前に誘因（暑い環境，長時間の立位，恐怖，疼痛，感情）がある（－1点），自律神経系の前駆症状（悪心嘔吐）（－1点）で計算し，3点以上で高リスクと判断する.

Am J Med. 2014;127(11):1126.e13-25.

12 痙攣重積発作への対応

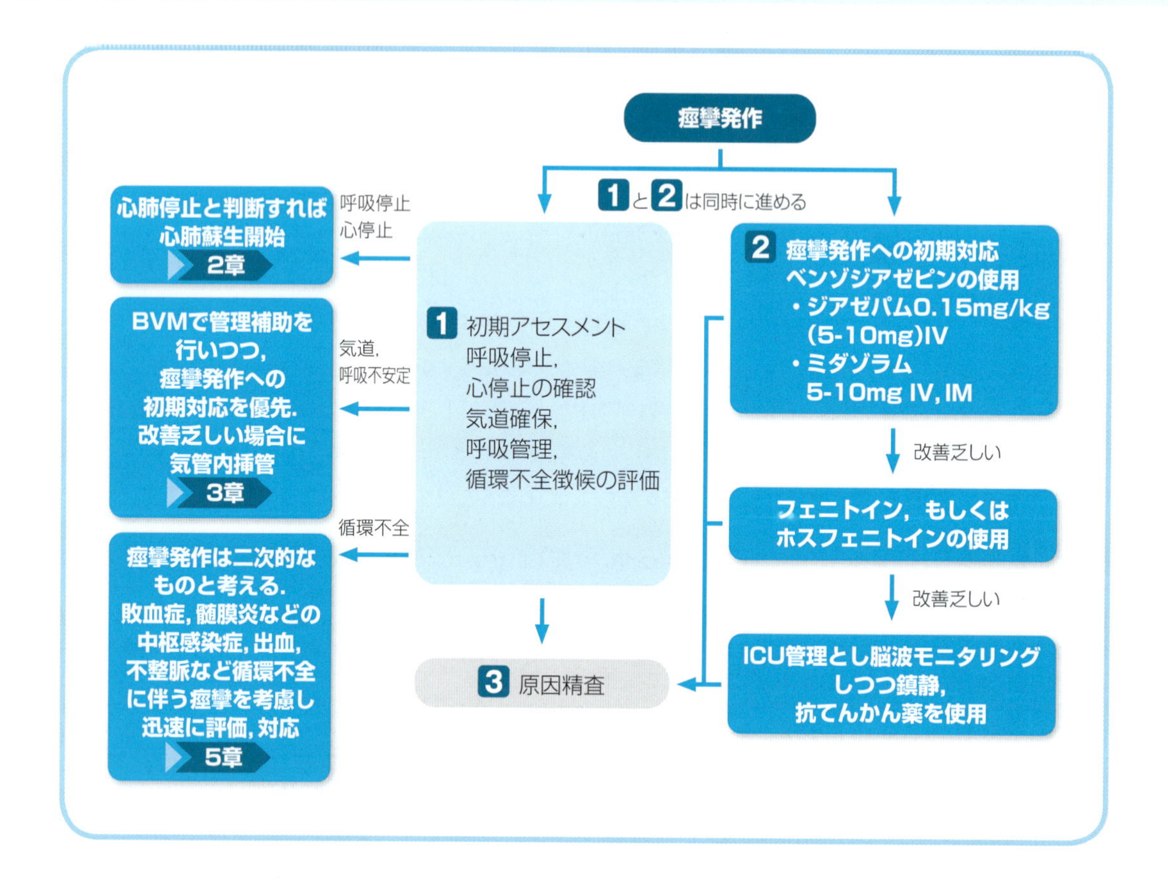

痙攣発作は中枢神経疾患によるものと考えがちですが，心停止や循環不全，呼吸不全に伴うもの，薬剤，電解質異常，代謝性疾患，感染症など様々な原因で生じます．痙攣重積発作自体に対する対応と並行して，呼吸，循環不全の評価・対応を行うことが重要です．

1 痙攣重積発作患者における初期アセスメント

・心肺停止の一症状として痙攣発作はありえる．必ずABCの評価（可能ならばモニター確認）は行う．

・気道確保，呼吸管理は酸素投与，バックバルブマスクでサポートし，痙攣重積発作に対する初期治療（ベンゾジアゼピン投与．2参照）を優先．投与後も痙攣発作を繰り返し，気道不安定の場合は気管内挿管，人工呼吸器管理を行う 3 気道不安定 / 呼吸不全．

・循環不全の評価は，下肢のMottling，CRTを重要視する．痙攣中の患者では血圧や心拍数，呼吸数からの循環不全の評価は難しい．痙攣消失後のバイタルサインの評価もまた重要.

・**循環不全徴候を認める場合は循環不全に伴う痙攣発作と考える．痙攣重積発作に対する初期対応と平行して循環不全の評価・対応を行う** 5 循環不全の評価**．敗血症や髄膜炎，出血（消化管，腹腔内），不整脈，肺血栓塞栓症，大動脈疾患（解離や動脈瘤破裂）など考慮.**

痙攣重積発作を認める患者ではベンゾジアゼピンにて痙攣を止めることだけに意識が向かいがちですが，心肺停止や呼吸不全，循環不全により痙攣を生じている可能性があります．これらを見逃すと致命的となるため，痙攣重積発作の初期対応と並行して初期アセスメントを必ず行いましょう．

2 痙攣重積発作の初期対応

ベンゾジアゼピンの使用

・**痙攣重積発作に対する初期投与はベンゾジアゼピンを使用する.**
  ► **ジアゼパム（セルシン® 注射液 5 mg, 10mg）0.15mg/kg（5−10mg）経静脈投与**
  ► **ミダゾラム（ドルミカム® 注射液10mg） 5−10mg 経静脈投与もしくは筋肉内注射**

・**投与後数分（4分程度）観察し，改善が認められない場合，再発を繰り返す場合は再投与．気道不安定ならば気管内挿管を行う.**

痙攣重積発作でまず使用する薬剤はベンゾジアゼピンです．緊急を要するため，薬剤名と投与量は覚えておきましょう．静脈ルートがあればジアゼパムを10mg（高齢者では5mg）経静脈投与，なければミダゾラムを10mg（高齢者では5mg）筋肉内注射を行います.

ベンゾジアゼピンの投与にて6−7割の患者で痙攣重積発作の消失が認められます〔*N Engl J Med. 2012;366(7):591-600*〕.

Advanced レクチャー

◆ミダゾラム筋肉内注射の効果◆

・痙攣重積患者893例を対象とし，ミダゾラム筋肉内注射群とロラゼパム経静脈投与群に割付け，痙攣の消失率，再発率，挿管率を比較したランダム化比較試験（NETT trial）では，両群ともアウトカムに有意差を認めない結果であった．痙攣重積発作改善率は73.4% vs 63.4%，12時間以内の再発率は11.4% vs 10.6%，気管内挿管率は14.1% vs 14.4%〔*N Engl J Med. 2012;366(7):591-600*〕.

フェニトイン，ホスフェニトインの使用

・ベンゾジアゼピン投与にて痙攣重積発作のコントロールがつかない場合はフェニトイン，ホスフェニトインを使用する．

►フェニトイン（アレビアチン®注250mg）18mg/kg を＜50mg/ 分の速度で投与．50kg 換算で900mg（約 3－4 A）を生理食塩水100mL に溶解して20-30分で投与すると覚える．フェニトイン内服している患者では125-250mg を 5 分程度かけて投与する．

►ホスフェニトイン（ホストイン®静注750mg）22.5mg/kg を 3 mg/kg/ 分もしくは150mg/ 分を超えない速度で投与．50kg 換算で1125mg（1.5A）を10分程度かけて投与すると覚える．フェニトイン内服している患者では 5－7.5mg/kg/ 日を 1 回または分割して 1 mg/kg/ 分または75mg/ 分の速度で投与する．

Advanced レクチャー

◆ 痙攣重積発作の初期対応でレベチラセタム経静脈投与は？ ◆

・経静脈投与可能な抗てんかん薬としてフェニトイン，ホスフェニトイン以外にレベチラセタム（イーケプラ®）もある．急性期対応に使用できるのか？

・痙攣重積患者203例を対象とし，クロナゼパム1mg 経静脈投与＋レベチラセタム2.5g 経静脈投与併用群とクロナゼパム＋プラセボ投与群に割付け比較した二重盲検ランダム化比較試験（SAMUKeppra trial）において，アウトカム（15分以内の痙攣発作消失率）は両者で有意差を認めず，スタディは中断された〔*Lancet Neurol. 2016;15(1):47-55*〕．

・痙攣重積患者150例を対象とし，ロラゼパム0.1mg/kg 経静脈投与に加えて，フェニトイン20mg/kg 併用群，バルプロ酸30mg/kg 併用群，レベチラセタム25mg/kg 併用群に割付け比較したランダム化比較試験では，3群とも痙攣発作コントロール効果は有意差を認めなかった（消失率 68% vs 68% vs 78%）．また効果不十分な場合は他の薬剤を併用することでさらに痙攣発作はコントロール可能であった〔*Epilepsy Res. 2015;114:52-8*〕．

・他の小規模スタディでもフェニトインとレベチラセタムで痙攣重積発作コントロール効果は同等の結果もある（投与量は20mg/kg，1000-4000mg）〔*J Clin Neurosci. 2015;22(6):959-63*〕〔*Epilepsy Res. 2015;114:13-22*〕．

・これよりレベチラセタムも痙攣重積治療の初期治療でフェニトインの代わりに用いても良い薬剤といえそうであるが，国内における初期投与量は「1000mg/ 日を2回に分けて投与」とあり，上記スタディと比較して明らかに投与量は足りていない．従って現時点ではフェニトインやホスフェニトインの代わりに使用できる薬剤とはいい難く，これら薬剤にさらに併用する形で用いた方がよいと考えられる．

その後の対応

ベンゾジアゼピンと他の抗てんかん薬1剤使用してもコントロールがつかない痙攣重積を難治性痙攣重積と呼び，23-43%で認められます〔*Lancet Neurol. 2011;10(10):922-30*〕．この場合ICU管理にて脳波モニタリングを行いながら$GABA_A$受容体に作用する鎮静薬（ミダゾラム，プロポフォール，バルビツール系薬剤）を高用量で使用し，他の抗てんかん薬を併用しながら治療を行います．鎮静薬の使用量は国内添付文章よりも高用量必要となることも多く（表1），専門施設，専門医に任せるべきでしょう．

表1●難治性痙攣重積における鎮静薬の投与量

薬剤	海外使用量*	国内使用量（添付文章より）
ミダゾラム（ドルミカム®）	0.2mg/kg 静注 0.2-0.6mg/kg/時で維持	0.03-0.06mg/kg 静注 0.03-0.18mg/kg/時で維持
プロポフォール（1%デュプリバン®）	2mg/kg 静注 2-5mg/kg/時で維持 (最大10mg/kg)	0.3-3.0mg/kg/時で維持
チオペンタール（ラボナール®）	1-2mg/kg 静注 1-5mg/kg/時で維持	痙攣状態で50-200mgを緩徐に静注 (2.5%溶液で2-8mL)

*Lancet Neurol. 2011;10(10):922-30.

3 痙攣重積の原因評価

痙攣重積発作では初期アセスメント，痙攣重積への対応に加えて，原因精査も重要です．中枢神経疾患ばかりに気をとられがちですが，様々な全身疾患や薬剤も原因になることは覚えておきましょう（表2）．

表2●痙攣重積発作の原因疾患

カテゴリー	原因疾患
中枢疾患	脳卒中，脳腫瘍，神経変性疾患，頭部外傷，多発性硬化症 RPLS，ADEM
炎症性	自己免疫介在性辺縁系脳炎，橋本脳症，SLE，CNS血管炎，ベーチェット病など
感染症	敗血症，髄膜炎，脳炎（ヘルペス脳炎など），脳膿瘍，HIV
代謝，内分泌	甲状腺機能亢進症，肝性脳症（急性），低Na血症，高Na血症，低Ca血症，高浸透圧高血糖症候群，浸透圧性脱髄症候群，ビタミンB_1欠乏症
薬剤，中毒	アルコール離脱，ベンゾジアゼピン離脱 覚醒剤 リチウム，テオフィリン 抗うつ薬（三環系，四環系，SSRI，SNRI） ジフェンヒドラミン 抗菌薬（βラクタム，キノロン系，マクロライド系，メトロニダゾール，イソニアジド，リファンピシン，リネゾリド），抗ウイルス薬（アシクロビル，バラシクロビル） 免疫抑制療法（シクロスポリン，タクロリムス），インターフェロン，免疫グロブリン注射，化学療法（シスプラチン，シタラビンなど） セロトニン症候群 抗てんかん薬の減量，休薬　など
その他	心肺停止，低酸素血症，高血圧性脳症，循環不全 血栓性血小板減少性紫斑病 急性間欠性ポルフィリン血症
特発性	

RPLS: reversible vasogenic subcortical edema without infarction. ADEM: acute disseminated encephalaomyelitis, SSRI: selective serotonin reuptake inhibitor, SNRI: selective norepinephrine reuptake inhibitor

Lancet Neurol. 2009;8(11):1019–30. Neurology. 2015;85(15):1332–41. Mayo Clin Proc. 2017;92(6):899–907. Lancet Neurol. 2015;14(9):914–25. より作成

Advanced レクチャー

◆ 難治性痙攣重積の原因疾患 ◆

・痙攣やてんかん発作の既往がなく，新規発症で難治性痙攣重積，かつ初期評価で原因が不明であった成人例130例の解析では，その後の精査で原因が判明したのは48.5%であった．

・判明した原因は表3の通り．ただし，脳挫傷や髄膜炎，脳膿瘍，ヘルペル脳炎，薬剤性は初期評価で判明しているため，表3には含まれていない．

表3●難治性痙攣重積の原因疾患（ヘルペス脳炎，細菌性髄膜炎，脳膿瘍，脳挫傷を除く）

原因	頻度（%）	原因	頻度（%）
自己免疫性	19	傍腫瘍性	18
抗 NMDA 受容体抗体	5	抗 NMDA 受容体抗体	7
抗 VGKC 抗体	4	抗 VGKC 抗体	2
SREAT	4	抗 Hu 抗体	2
神経ループス	3	抗 VGCC 抗体	2
抗 GAD65抗体	2	抗 CRMP5抗体	0.8
抗横紋筋抗体	0.8	抗 Ro 抗体	0.8
		血清陰性	3
感染症	8		
EBV	2	その他	
VZV	2	SESA	2
CMV	0.8	軟髄膜腫瘍	2
WNV	0.8	CJD	0.8
Mycoplasma pneumonia	2		
梅毒	0.8		
Toxoplasma gondii	0.8		

CMV: cytomegalovirus, CRMP5: collaps-ing response mediator protein 5, EBV: Epstein-Barr virus, GAD65: glutamate decarboxylase 65 kDa, SESA: sub-acute encephalopathy with seizures in alcoholic patients, SREAT: steroid-responsive encephalopathy associated with autoimmune thyroiditis, VGCC: voltage-gated calcium channel, VGKC: voltage-gated potassium channel, VZV: varicella zoster virus, WNV: West Nile virus.

Neurology. 2015;85(18):1604-13.

13

せん妄の評価，対応

せん妄は急性発症，変動性の注意力低下，見当識障害を特徴とする病態で，入院患者の6–56％で認められます．特に高齢の入院患者や術後患者，ICU管理中の患者でリスクが高く，在院日数の増加や死亡リスク，ADLの低下に関わります〔*Lancet. 2014;383(9920):911-22*〕〔*N Engl J Med. 2006;354(11):1157-65*〕．

病棟管理を行っている者として常に「せん妄ではないか」という視点を持って回診し，早期に対応することが重要です．

せん妄のリスク因子：高齢者の入院患者は基本高リスクと考える

- **認知症患者，高齢者，施設入所者，術後患者，重症患者はせん妄の高リスク群と考える．**
- **多数の薬剤を使用している患者（ポリファーマシー），アルコール依存患者，低栄養患者でもリスクは高いため注意．**
- **せん妄リスク因子（認知障害や睡眠障害，体幹抑制，視覚障害，聴覚障害，脱水，低栄養など）への対応やリスクとなる薬剤使用を避けることはせん妄発症の予防にもなる．**

せん妄のリスク因子，増悪因子を表1に示します．基本的に高齢者で基礎疾患を多く持つ患者，施設入所中の患者，術後患者は高リスクといえます．他に薬剤を多数使用している患者やアルコール依存，低栄養患者でもせん妄を生じやすいため注意が必要です．

表1●せん妄のリスク因子，増悪因子

患者の背景	患者の疾患	医療介入
高齢者（>65歳）	重症全身性疾患（感染症や敗血症）	**体幹抑制**
男性	**脱水症**	ICU管理
認知症	**便秘症**	**尿道バルーン留置**
うつ病	**頻尿や夜間尿**	**モニター管理**
せん妄の既往	**低酸素血症，高CO_2血症**	**点滴ルート留置**
視覚，聴覚障害	**疼痛**	**多数の薬剤を使用**
低栄養状態，脱水	**電解質異常**	**（抗コリン薬，オピオイド，鎮静薬）**
アルコール依存	**低血糖，高血糖**	**多数の抗精神薬使用**
経口摂取不良	慢性腎疾患，肝疾患	全身麻酔手術後
多数の基礎疾患	脳卒中，神経疾患	
	骨折，外傷	
	終末期	

太字は介入可能なリスク因子，増悪因子

N Engl J Med. 2006;354(11):1157-65.

せん妄の症状：不活発型に注意する

・せん妄は急性発症の注意力の低下，見当識障害を特徴とする病態で，変動性の経過となる.

・せん妄の精神運動症状は活発型と不活発型，混合型に分類される.

活発型では興奮症状や不眠を認め，不活発型では無気力，無為が認められる．不穏がないからといってせん妄ではないと判断してはいけない.

せん妄は注意力の低下，見当識障害を主とする病態で表2のような症状，特徴があります.

このうち精神運動症状では活発型，不活発型，混合型があり，それぞれ25%，65%，10%と不活発型が最も多く認められます〔*Indian J Med Res. 2015;142(6):655-62.*〕.

せん妄＝不穏症状というイメージで捉えられていることが多いですが，それよりも不穏を呈する活発型よりも不活発型の方が多く，この場合しばしば見逃されがちです．見逃すことで離床が遅れ，在院期間の延長や，ADL 低下に繋がるため，注意しましょう.

表2●せん妄の臨床症状

特徴，症状	詳細
発症	数時間〜数日の急性発症
経過	24時間以内の経過で増悪，軽快を繰り返す.
注意障害	集中の継続ができない．注目することができない
混乱症状	支離滅裂な会話．非論理的な考え方
意識障害	周囲への反応性が低下する
認知障害	全体的，複数の認知機能の低下
知覚障害	幻覚（30%で認める）
精神運動障害	活発型：興奮，不眠症状
	不活発型：無気力，無為
	混合型
睡眠障害	睡眠サイクルの異常，昼夜逆転
感情障害	恐怖，パラノイア，不安，抑うつ症状，いらいら，怒り，多幸感

N Engl J Med. 2006;354(11):1157-65.

せん妄の評価：3D-CAM と CAM-ICU を押さえる

・ICU 患者では ICU-CAM（図1）を用いて評価し，それ以外では3D-CAM（図2）を使用する.

図1●CAM-ICU

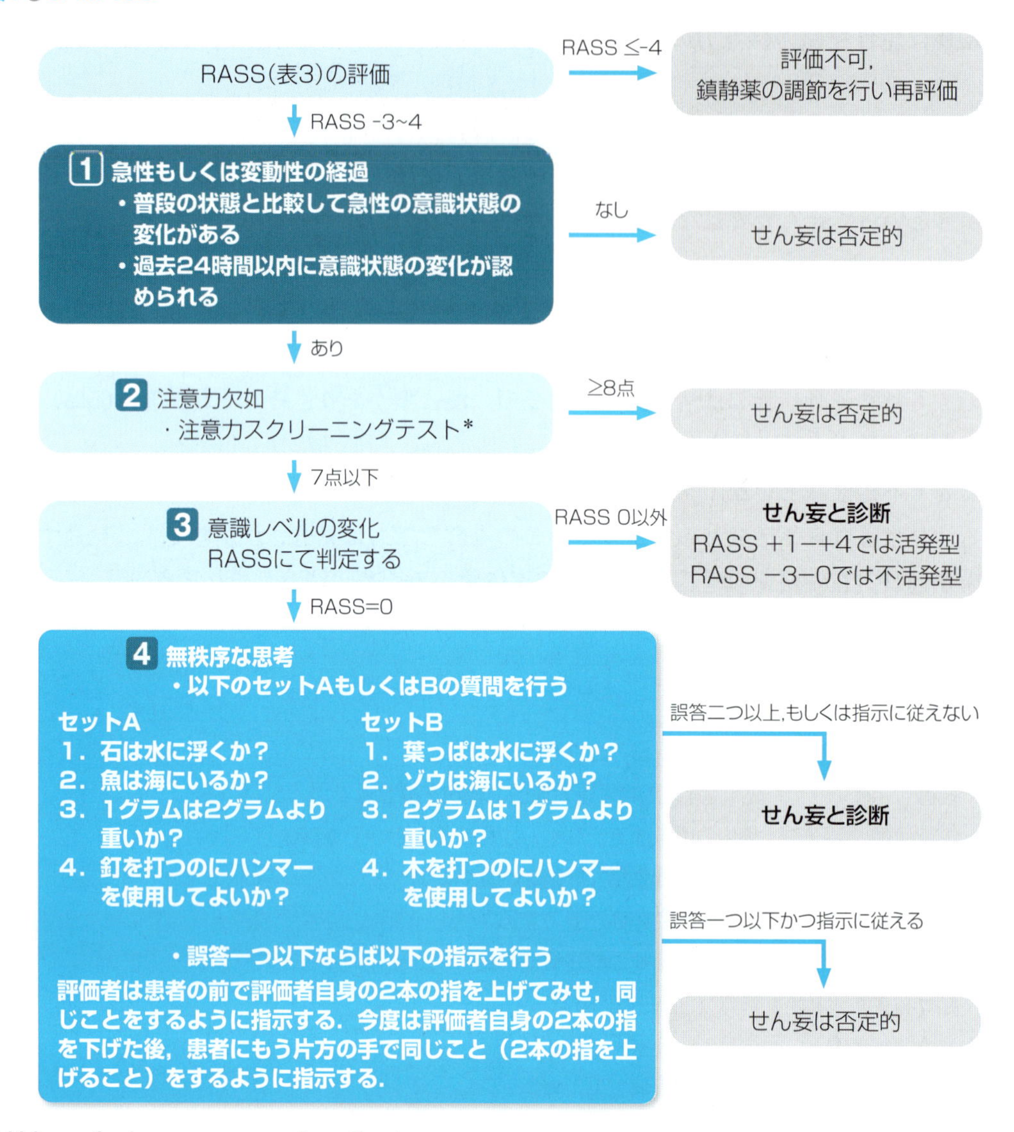

CAM: confusion assessment method
*注意力スクリーニングテストは聴覚と視覚テストがあり，どちらかが8点以上認められればせん妄は否定的と判断する．

・聴覚テストの方法：「今から私があなたに10個の数字を言います．１の数字を聞いた時に必ず私の手を握り締めてください」と患者に説明し，はっきりした声で１数字１秒の速さで10個の数字を読み上げる．例「2，3，1，4，5，1，9，3，1」
　正しく指示に従えた回数が点数（１の数字で握りしめた数，他の数字で握りしめなかった回数）
・視覚テストの方法：よく知っているものの絵10枚を使用する．先に５枚の絵を３秒ずつ見せ，この時覚えてもらうように説明する．その後見せていない５枚を加えた10枚の絵を見せて，最初に見せたものかどうかを答えてもらう．答えは首振りなどで判断し，メガネを普段使用している場合は装着してもらう．
　正しく判断できた回数が点数．
〔*http://www.icudelirium.org/docs/CAM_ICU_training_Japanese.pdf*〕

図2●3D-CAM

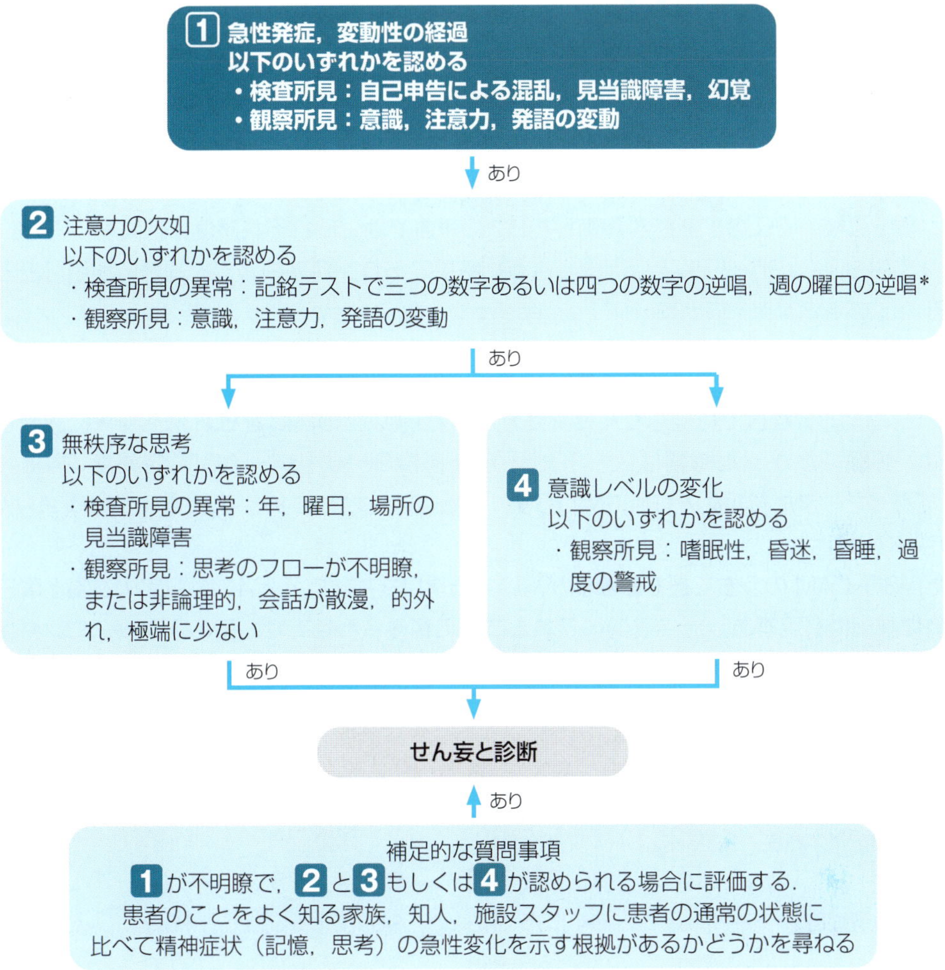

1 急性発症，変動性の経過
以下のいずれかを認める
・検査所見：自己申告による混乱，見当識障害，幻覚
・観察所見：意識，注意力，発語の変動

↓ あり

2 注意力の欠如
以下のいずれかを認める
・検査所見の異常：記銘テストで三つの数字あるいは四つの数字の逆唱，週の曜日の逆唱*
・観察所見：意識，注意力，発語の変動

↓ あり

3 無秩序な思考
以下のいずれかを認める
・検査所見の異常：年，曜日，場所の見当識障害
・観察所見：思考のフローが不明瞭，または非論理的，会話が散漫，的外れ，極端に少ない

4 意識レベルの変化
以下のいずれかを認める
・観察所見：嗜眠性，昏迷，昏睡，過度の警戒

↓ あり（3または4）

せん妄と診断

↑ あり

補足的な質問事項
1が不明瞭で，2と3もしくは4が認められる場合に評価する．
患者のことをよく知る家族，知人，施設スタッフに患者の通常の状態に比べて精神症状（記憶，思考）の急性変化を示す根拠があるかどうかを尋ねる

*原文では1年の月を逆唱する項目も入っているが，日本語だと使用しにくいため省略

〔*Ann Intern Med.* 2014;161(8):554-61.〕

表3●RASS（Richmond Agitation-Sedation Scale）

RASS			
4	好戦的，暴力的	−1	傾眠状態．呼びかけに10秒以上の開眼あり，アイコンタクト可能
3	非常に興奮状態．カテーテルなどの自己抜去	−2	軽い鎮静．呼びかけに10秒未満の開眼，アイコンタクトあり
2	興奮状態．非意図的な運動，人工呼吸器でファイティングがある	−3	中等度鎮静．呼びかけに開眼あるが，アイコンタクトなし
1	落ち着きのない不安状態．そわそわしている	−4	深い鎮静．呼びかけに無反応．身体刺激で体動もしくは開眼
0	意識清明で落ち着いている	−5	昏睡．身体刺激で反応なし

Advanced レクチャー

◆ CAM-ICU によるせん妄評価 ◆

・ICU 患者における CAM-ICU の診断能を評価したメタアナリシスでは感度81％［57-93］，特異度98％［86-100］でせん妄評価に有用であった〔*Neuropsychiatr Dis Treat. 2013;9:1359-70*〕.

・日本語版 CAM-ICU の診断能を評価した2つの報告では，それぞれ感度 / 特異度　78％ /95-97％と78-83％ /95-97％とほぼ同じような結果であり，海外の報告と同様に使用可能と考えられる〔山口医学 *2014;63(2):93-101*〕〔*Intensive Crit Care Nurs. 2015;31(3):165-70*〕.

◆ 3D-CAM によるせん妄評価 ◆

・3D-CAM は3分程度で可能なせん妄評価方法．75歳以上の高齢者201例を対象に評価した報告では，評価にかかった時間は3分［2-5］で，感度95％［84-100］，特異度 94％［90-97］であった．また認知症の有無に関わらず，評価能は良好であった〔*Ann Intern Med. 2014;161(8):554-61*〕.

・また，3D-CAM のうちで最も診断能が高い評価項目を抽出すると4つの数字の逆唱と曜日の確認が特に評価に有用であった（表4）．これら二つの組み合わせでせん妄のスクリーニングが可能であり，さらに評価時間の短縮ができるかもしれない〔*J Hosp Med. 2015;10(10):645-50*〕.

表4●3D-CAM の評価項目

項目	認知症	感度（%）	特異度（%）	LR＋	LR－
4つの数字の逆唱	なし	71［42-92］	71［62-79］	2.46	0.4
	あり	89［72-98］	61［41-78］	2.27	0.18
今日は何曜日？	なし	64［35-87］	96［91-99］	16.84	0.42
	あり	75［55-89］	75［55-89］	3.00	0.33
上記組み合わせ	なし	93［66-100］	50［42-59］	1.87	0.14
	あり	93［76-99］	39［22-59］	1.53	0.18

J Hosp Med. 2015;10(10):645-50.

せん妄の対応：せん妄の増悪因子を把握し，予防，対応を

せん妄の対応として対症療法的に薬物治療が行われることが多いですが，せん妄のリスク因子や増悪因子（表１）を評価し，介入することが重要です．それをせずに薬物による対症療法を行うと思わぬ急変を招くこともあります．

薬物療法はリスク因子，増悪因子への介入でも改善が乏しい場合，活発型せん妄で自傷や医療従事者への暴力リスクがある場合，必要な安静が保てない場合，鎮静薬やアルコール離脱症状が疑われる場合に考慮します．

せん妄の予防

・**認知障害に対する介入**―医療スタッフの名前やその日の検査，治療の予定を明確化する．時間がわかるように時計が見える環境や日光が入るような環境とする．現在の状況を議論するなど認知機能の刺激も行う．

・**睡眠障害に対する介入**―日中は覚醒するように座位を維持．夜間は騒音や睡眠を妨げる要素がないように配慮する．

・**体幹抑制や体動困難への対応**―早期リハビリを開始し，体幹抑制は最小限とする

・**視覚障害や聴覚障害への対応**―メガネや補聴器の使用．見やすいような拡大コピーをした用紙を使用するなど．

・**低栄養，脱水症への対応**―早期発見と早期対応（補液や食事）を行う．

・**他に表1にあるようなリスク因子，増悪因子が認められれば介入**を行い，発症予防を図る（不要な薬剤やデバイスの除去など）．

せん妄の対応（増悪因子への対応）

・**せん妄を認める患者ではまず初期アセスメントを行い，循環動態を評価する．循環不全や敗血症，低酸素血症などが認められる場合は早急に対応が必要** 5 循環不全の評価，9 呼吸困難，SpO_2低下，10 意識障害．

・**冷汗や振戦は基本的にせん妄では認めないため，これらを伴うせん妄では低血糖や薬物・アルコール離脱症，循環不全，呼吸不全に伴う意識障害を考慮して対応する．**

・**普段と比較し，各バイタルサインに変化がある場合も意識障害かもしれない．**

・**インスリン使用中の患者，糖尿病患者では当然のこと，これらリスクがない患者でも低血糖や高血糖の評価，対応を忘れないように行う．**

・**肝不全や腎不全では肝性脳症や尿毒症の評価も重要．**

・**疼痛や不快感に対する評価とその対応も行うべき．**

せん妄に対する薬物療法

・**上記リスク因子，増悪因子への対応でも改善が乏しい場合，自傷や医療従事者への暴力リスクがある場合，治療に必要な安静が保てない場合などに薬物治療を考慮する．**

・**使用する薬剤は表5を参照．高齢者では過鎮静リスクもあるため，少量で開始するか，分割投与を行う方が良い．**

►**ハロペリドールは静注薬があるため，経口摂取困難な患者で使用しやすい．リスペリドンは内用液製剤があり，口腔粘膜から吸収されるため，活発型せん妄出現の内服として使用しやすい．夜間にせん妄が生じる可能性が高い場合は，夕食後にオランザピンやクエチアピン，リスパダールを内服することで就寝時に効果を示す．寝前投与や出現時に使用すると翌朝まで効果が持続し，早朝の覚醒不良を引き起こす可能性があるため注意．**

・また，漫然と継続投与を行うことは避けるべきで，常にリスク因子，増悪因子への介入を平行し，薬剤継続の必要性を再考すべきである．
・アルコール離脱症が疑われる患者ではベンゾジアゼピンを使用する 15 アルコール離脱症の対応．

表5●せん妄に使用する薬剤

薬剤	投与量	備考
ハロペリドール（セレネース®）	0.5-1mg を筋注もしくは静注．必要に応じて30-60分毎に繰り返し投与を行う	静注薬（5mg）あり． 副作用は錐体外路症状，QT 延長，肝障害，悪性症候群など
オランザピン（ジプレキサ®）	2.5-5.0mg 経口投与 1日1回	筋注製剤（10mg）あり． 副作用は錐体外路症状や QT 延長，血糖異常など
リスペリドン（リスパダール®）	0.5mg 経口投与1日2回	液製剤があり，口腔粘膜から吸収される． 副作用は錐体外路症状や QT 延長など
クエチアピン（セロクエル）	12.5-25mg 経口投与1日2回	副作用は錐体外路症状や過鎮静

Emerg Med Clin North Am. 2016;34(3):649-65.

Advanced レクチャー

◆ せん妄治療に薬剤を用いた方が予後が悪いかもしれない ◆

・オーストラリアの病院，ホスピスにおいて，緩和ケア対象の患者でせん妄を発症した248例を対象とし，リスペリドン内服群，ハロペリドール内服群，プラセボ群に割付症状の経過を比較した二重盲検化ランダム比較試験では，プラセボ群で最もせん妄症状の改善が良好であった．
薬剤治療群ではせん妄症状の改善が遅く，さらに錐体外路症状が多い結果であった〔*JAMA Intern Med. 2017;177(1):34-42*〕．

14

不眠の対応

　不眠は入眠や睡眠維持の障害で，外来，入院診療に関わらず多く診察する機会がある主訴の一つです．入院患者では環境の変化や急性疾患自体による症状・疼痛，モニターや点滴ルートのストレス，薬剤などが原因となりえます．またせん妄の一症状として生じる可能性もあり，入院患者の不眠ではまずせん妄の可能性を考慮する習慣をつけましょう．

入院患者の不眠はせん妄かもしれない

- **不眠はせん妄の一症状かもしれないことを念頭におき，循環不全や低酸素，高 CO_2 血症など見逃すと致命的となる病態の可能性がないかどうか評価する．**
- **急性疾患に伴う症状・疼痛，モニターや点滴ルート，尿道カテーテル，騒音など介入可能な要因があれば積極的に介入を行うべき．**
- **不眠のリスクや増悪因子はせん妄のそれとほぼ同様であり，せん妄（p.106）の項目を参照．**

睡眠薬の選択

- **睡眠薬はベンゾジアゼピン系，非ベンゾジアゼピン系，メラトニン受容体作動薬，オレキシン受容体拮抗薬，抗うつ薬，抗精神病薬を用いる（表1）**
- **入眠障害では半減期が短い短期作用型（～6時間）を使用し，睡眠維持の障害では中期作用型（6-12時間），長期作用型（12時間～）を選択すると良い．ただし半減期が長いほど，翌朝の覚醒障害（持ちこし効果）のリスクが高くなるため注意が必要である．**
- **ベンゾジアゼピン系では短期作用～長期作用まで幅広く選択肢があり，また抗不安効果もあるため不安症状が強い患者では良い適応となる．しかしながら長期使用により肺炎や転倒，骨折，依存，離脱症状リスクが上昇するため，4週間以上の使用は避けるべきである**〔*CMAJ 2017;189:E519-29*〕.
- **非ベンゾジアゼピン系では上記離脱や依存リスク，肺炎リスクは低く，使用しやすいと言える．ただしゾルピデム（マイスリー®）では夜間の異常行動（無意識での摂食など）を呈するため注意が必要**〔*Sleep Med. 2002;3(4):323-7*〕**．また抗不安効果は弱い．**
- **鎮静効果のある抗うつ薬であるトラゾドン（レスリン®）は背景にうつ病がある患者や不安症状が強く眠れない場合に有用かもしれない．**
- **メラトニン受容体作動薬であるラメルテオン（ロゼレム®）はせん妄予防効果を示す報告がある**〔*JAMA Psychiatry. 2014;71(4):397-403*〕**.**
- **抗精神病薬はせん妄のリスク，可能性が高い患者で用いる（興奮症状や不穏により不眠となっている場合など）．**

表1●睡眠薬として用いる薬剤

クラス	薬剤	製品名	投与量（高齢者）	半減期
ベンゾジアゼピン系	ブロチゾラム	レンドルミン®	0.25mg (0.25mg)	3-6時間
	トリアゾラム	ハルシオン®	0.25-0.50mg (0.125-0.25mg)	1.5-5.5時間
	ロルメタゼパム	エバミール® ロラメット®	1-2mg (〜2mg)	8-14時間
	リルマザホン	リスミー®	1-2mg (〜2mg)	10.5時間
	エスタゾラム	ユーロジン®	1-2mg (0.5mg)	10-24時間
	フルニトラゼパム	ロヒプノール®	0.5-2mg (〜1mg)	20-30時間
	クアゼパム	ドラール®	7.5-15mg (7.5mg)	25-41時間
	フルラゼパム	ダルメートカプセル®	15-30mg (15mg)	47-100時間
非ベンゾジアゼピン系	ゾルピデム	マイスリー®	10mg (5mg)	2.5時間
	エスゾピクロン	ルネスタ®	2-3mg (1-2mg)	5-6時間
	ゾピクロン	アモバン®	2.75-7.5mg (7.5mg)	5時間
メラトニン受容体作動薬	ラメルテオン	ロゼレム®	8mg (8mg)	1-2.6時間
オレキシン受容体拮抗薬	スボレキサント	ベルソムラ®	20mg (15mg)	10時間
抗うつ薬（SSRI）	トラゾドン	レスリン® デジレル®	150-400mg (150mg)	7時間
抗精神病薬	クエチアピン	セロクエル®	25-200mg (25mg)	6時間
	オランザピン	ジプレキサ®	5-10mg (5mg)	21-54時間

Lancet. 2012;379(9821):1129-41.
N Engl J Med. 2017;376(12):1147-57. を元に作成

15

アルコール離脱症の対応

1 飲酒習慣のある入院患者では，アルコール離脱症のリスクを評価
入院後数日間は症状を評価

↓ リスク，症状を認める

2 重症度の評価（CIWA-Ar）
症状や重症度に応じて治療方針を決める

- **痙攣や振戦せん妄を伴う場合**
- **CIWA-Ar≧8点，バイタルサイン異常*がある場合**
- **CIWA-Ar＜8点，バイタルサイン異常*がない場合**

*バイタルサイン異常：収縮血圧＞150mmHg，拡張期血圧＞90mmHg，心拍数＞100回 / 分，体温＞37.7度

せん妄症状の鑑別の一つにアルコールやベンゾジアゼピン離脱症があります．離脱症はアルコール中止後数日経過してから発症することもあり，注意が必要です．リスクがある患者では入院後数日は離脱症状の有無を評価し，対応することが重要です．

1 飲酒習慣のある入院患者ではアルコール離脱症のリスクを評価．また入院後数日間は離脱症状を評価する

- 日常的な飲酒習慣のある患者における，アルコール離脱症のリスク因子は表1，2を参照．
- アルコール離脱症はアルコール摂取の減量・中断後，数時間～数日で自律神経症状（頻脈や高血圧，発汗），手指振戦，不眠，悪心嘔吐，一過性の視覚・聴覚・触覚の幻覚，精神運動興奮，不安症状，てんかん大発作の2項目以上認められ，他の疾患で説明つかない場合に診断される〔*South Med J. 2012;105(11):607-12*〕．
- アルコール中断からの時間と症状は表3を参照．初期症状としては頻脈，高血圧，軽度の振戦，不安，悪心があり，これらの症状やバイタルサインに特に注意する．
- 鑑別が必要な疾患としては甲状腺機能亢進症，抗コリン薬中毒，覚醒剤中毒，脳炎，せん妄が挙げられる．

表1●アルコール離脱症のリスク因子

アルコール離脱症の既往	90日以内にアルコールと他の鎮静薬を併用したことがある
離脱痙攣の既往	90日以内にアルコールと他の依存性薬物を併用したことがある
振戦せん妄の既往	血中エタノール濃度＞200mg/dL
禁酒プログラムへの参加歴	自律神経の興奮所見がある（頻脈，振戦，発汗，焦燥感，悪心）
失神，前失神の既往	CAGE スコア≥2点（表2）

Alcohol. 2014;48(4):375-90.
Am J Crit Care. 2013;22(5):398-406.

表2●CAGE スコア

CAGE
Cut down：アルコールを減量しようとしたことがあるか
Annoyed：周囲の人から飲みすぎを指摘されて，イライラしたことがあるか
Guilty：飲酒に対して罪悪感を感じたことがあるか
Eye opener：二日酔いに対して，朝起床時に向かい酒をしたことがあるか

アルコール依存を評価するためのスコアであり，4項目を評価する．
2項目以上で感度49-69%，特異度75-95%，LR＋3.4［1.2-10］，LR－0.66［0.54-0.81］でアルコール依存症を示唆する．
David Simel, et al: The Rational Clinical Examination: Evidence-Based Clinical Diagnosis. McGraw-Hill Professioanl. 2008.

表3●アルコール中断からの時間経過と症状（典型的症例）

時間経過	症状
8時間〜	軽度の振戦，不安，悪心 頻脈，高血圧
8時間〜数日	著明な振戦，発汗，過活動，不眠 悪夢や幻覚が認められる
12〜48時間	上記に加えて全身性痙攣が認められる
3〜5日間	振戦せん妄，焦燥感，過活動，混迷 心血管，呼吸，代謝障害が認められる

Crit Care Med. 2010;38(9 Suppl):S494-501.

2 リスク，症状があれば重症度の評価（CIWA-Ar）を行い，症状や重症度に応じて治療を決める

- アルコール離脱症の症状を認める場合は痙攣の有無，振戦せん妄の有無，CIWA-Ar（Clinical Institute Withdrawal Assessment for Alcohol scale, revised）（表4）を評価し，治療方針を決める．
- アルコール離脱患者では電解質異常やビタミンB_1欠乏のリスクが伴うため，ビタミンB_1

表4●CIWA-Ar スコア

症状	
悪心嘔吐	0：なし 1：軽度の嘔気 4：間欠的 7：頻繁
振戦	0：なし 1：振戦は目視できないが，触知可能な程度 4：上肢の伸展で中等度あり 7：伸展なくても認められる
発汗	0：発汗なし 4：前腕に水滴が認められるほど 7：発汗でびしょ濡れ
不安	0：なし 1：軽度の不安 4：中等度の不安，警戒している 7：急性のパニック状態，統合失調症様症状
感覚障害	知覚障害：チクチク，刺されるような，焼けるような痛み，痺れ，体に虫が這うような感覚 0：なし 1：極軽度の知覚障害 2：軽度の知覚障害 3：中等度の知覚障害 4：中等度～重度の幻覚 5：重度の幻覚 6：著明な幻覚 7：持続的な幻覚

症状	
興奮	0：なし 1：軽度 落ち着きがない．いつもと違う程度 4：中等度 落ち着きがない，そわそわ 7：診察中落ち着きがない，多動
見当識	0：見当識あり（日付，場所，人） 1：日付がわからない，どれかが障害 2：日付のズレが2日以内 3：日付のズレが2日以上 4：場所，人がわからない
聴覚障害	周りの音が気になる，耳障り，音で恐怖を感じる，幻聴を感じる 0：なし 1：物音が耳障り，音で驚く 2：上記が中等度にある 3：上記が高度にある 4：軽度の幻聴 5：中等度の幻聴 6：高度の幻聴 7：持続性の幻聴
視覚障害	羞明，光の色が違う，光で目が痛む，光で不安になる，幻視がある 0：なし 1：光に対して過敏 2：上記が中等度にある 3：上記が高度にある 4：軽度の幻視 5：中等度の幻視 6：高度の幻視 7：持続性の幻視
頭痛	0：なし 1：極軽度 2：軽度 3：中等度 4：やや高度 5：高度 6：非常に高度 7：著明に高度

β阻害薬使用中の患者では自律神経症状がマスクされる可能性がある点に注意.

Ind Psychiatry J. 2013;22(2):100-8.

（チアミン）の補充，電解質補正（特にマグネシウム）も忘れずに行う．チアミンは≥250mg/日を3−5日間投与する．ウェルニッケ脳症が疑われる場合は500mg/日以上を3−5日間投与，改善傾向があれば2週間継続する．他のビタミンB群（ビタミンB_6，B_{12}など）の補充も行う．

痙攣や振戦せん妄を伴う場合の治療

・アルコール離脱で痙攣が認められる場合はベンゾジアゼピンの経静脈投与を行い，痙攣を治療する 12 痙攣重積発作への対応．

・痙攣が消失した後や，振戦せん妄が認められる場合はベンゾジアゼピンの急速飽和療法を行う．RASS 0から−2を目標にジアゼパム5−20mgを5−20分毎に経静脈投与を行う（表5）．気道や呼吸が不安定ならば気管挿管も考慮すべき 3 気道不安定/呼吸不全．

・急速飽和療法を行なってもコントロール困難な振戦せん妄を難治性振戦せん妄と呼ぶ．具体的には最初の1時間でジアゼパム50mg以上，もしくは3時間で200mg以上使用してもコントロール困難な症例で定義される．この場合，アルコール離脱症以外の原因の再評価や，ベンゾジアゼピン以外の薬剤を使用する（フェノバルビタール，ハロペリドール，リスペリドン，オランザピンなど）．

・痙攣や振戦せん妄が改善すればCIWA-Ar，バイタルサインに応じた治療へ移行する．

CIWA-Ar≥8点またはバイタルサイン異常がある場合の治療

・バイタルサインは収縮期血圧＞150mmHg，拡張期血圧＞90mmHg，体温＞37.7度，心拍数＞100/分のいずれかがある場合で異常と判断する．

・CIWA-Ar≤10点を目標とし，ベンゾジアゼピンで治療を行う（表5）．ジアゼパムを使用する場合，5−20mg経口投与もしくは経静脈投与を2−4時間毎に行い，症状に応じて4，6，8，12時間毎と徐々に間隔を延長する．他薬剤も同じように使用，減量する．

CIWA-Ar＜8点かつバイタルサイン異常がない場合の治療

・この場合は治療の必要はなく，4−6時間毎の経過観察（CIWA-Arのフォロー），もしくは予防投与を考慮する．

・アルコール離脱症や軽症例に対する予防投与の適応については議論がある．ICU患者や待機的手術患者では予防投与をすることでICU滞在期間の短縮効果が期待できる〔*Alcohol Clin Exp Res. 2013;37(4):675-86*〕．また興奮やせん妄による自己抜管やカテコラミン上昇に伴う弊害を予防する利点が考えられる．予防投与による欠点はベンゾジアゼピンの使用量が増加する点，離床が遅れる点，呼吸抑制や誤嚥のリスクが上昇することが考えられる．

・小まめにフォローできる場合は予防投与の必要はない可能性が高いが，人員の問題，休日や夜間体制でそれが困難な場合は予防投与も許容される（表6）．

表5●アルコール離脱症で使用する薬剤

	投与経路	半減期	力価	予防投与*（適用外）	急速飽和†	症状に応じた投与¶
ジアゼパム（セルシン®）	経口，経静脈	20-100時間（36-200時間）	10mg	5-10mgを1日3-4回	5-20mgを5-20分毎に経静脈投与	1回あたり5-20mg
ロラゼパム（ワイパックス®）	経口	10-20時間	1mg	1mgを1日2-4回	不適	1回あたり1-4mg
クロルジアゼポキシド（コントール®，バランス®）	経口	5-30時間（36-200）	25mg	10-20mgを1日2-3回	不適	1回あたり10-20mg
ミダゾラム（ドルミカム®）	経静脈	3時間	7.5mg	不適	持続静注で調節	不適

（　）内は活性代謝物の半減期
* 予防投与の使用量は決まっていない．症状とリスク，体格，年齢で調節必要（特に高齢者では過鎮静に注意）．適用外使用となるため注意．
†目標はRASS 0から−2程度の鎮静状態．
¶CIWA-Ar ≦10点（表4）を目標とし，2-4時間毎に経口投与．達成後は4-12時間毎に徐々に延長，減量し，7-10日間かけて終了する．
〔*Ind Psychiatry J*. 2013; 22(2):100-8〕〔*Am Fam Physician*. 2013;88(9):589-95〕を参考にして作成．
ベンゾジアゼピンの力価，半減期は *"BENZODIAZEPINE EQUIVALENCY TABLE" http://www.benzo.org.uk/bzequiv.htm* を参照して作成．

・またアルコール中止後4-5日位以上経過している状況で離脱症状が軽症の場合は，増悪するリスクは低いため予防投与の必要はない．

表6●アルコール離脱症の予防を考慮する状況

予防投与を考慮すべき状況
急性疾患，重症疾患，術後管理，ICU管理の患者 振戦せん妄，離脱痙攣の既往がある患者 人員の問題，夜間や休日の体制により，頻回の症状フォローが困難な場合
予防投与が推奨されない状況
アルコール中止後4-5日経過している状況で無症状，軽症例の場合

16

胸痛

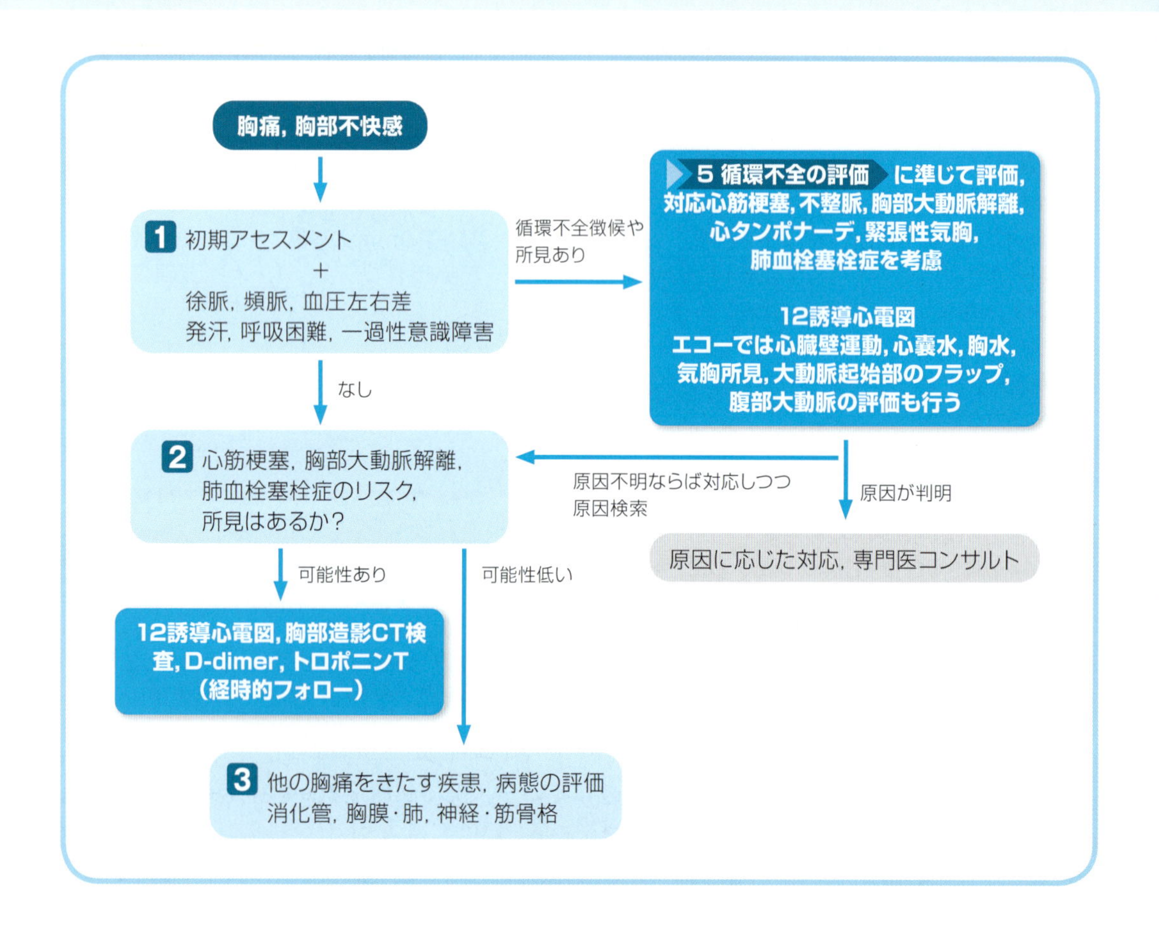

胸痛は心筋梗塞や肺血栓塞栓症，大動脈解離といった緊急対応を要する疾患の鑑別が必要であり，ストレスフルな主訴の一つです．しかしながらまず行うことは初期アセスメントであることは変わりません．

1 胸痛では循環不全徴候に注意．初期アセスメントと同時に徐脈，頻脈や発汗，血圧左右差の評価も行う癖をつける

- 胸痛を認める患者において循環不全徴候を認める場合，致命的胸痛疾患（心筋梗塞や不整脈，胸部大動脈解離，心タンポナーデ，緊張性気胸，肺血栓塞栓症）を念頭において評価する．
- 5 循環不全の評価 に準じて評価するのと平行して心臓壁運動の評価，心嚢水，胸水，気胸所見，大動脈起始部・腹部大動脈のフラップも確認する．12誘導心電図も評価する

表1●初期アセスメントからの情報と想定疾患

初期アセスメントの所見	想定疾患
一過性意識障害を伴う胸痛	胸部大動脈解離，肺血栓塞栓症
発汗，呼吸困難	心筋梗塞，胸部大動脈解離，肺血栓塞栓症
血圧左右差	胸部大動脈解離
徐脈，著明な頻脈（HR ＞150回 / 分）	不整脈，心筋梗塞
心臓壁運動低下	心筋梗塞，心筋症，心筋炎
心嚢水貯留	心タンポナーデ，胸部大動脈解離
胸水貯留	胸部大動脈瘤破裂，大動脈解離
大動脈のフラップ	胸部大動脈解離
気胸	緊張性気胸

（表1）.

・循環不全自体への対応も忘れず，対応と原因評価を並行して行うこと.

・致命的胸痛疾患が判明した場合，あるいは強く疑う場合は専門医コンサルトを行う.

Advanced レクチャー

◆初期アセスメントからの致命的胸痛の評価◆

・発汗を伴う胸痛は急性心筋梗塞に対するLR +1.3–1.4，LR −0.9，呼吸困難を伴う場合はLR +1.2［1.1–1.3］，LR −0.89［0.82–0.96］〔*JAMA. 2015;314(18):1955-65*〕. 発汗は交感神経症状として認められ，他の致死的胸痛でも認められる.

・一過性意識障害を伴う胸痛はStanford A型大動脈解離の13.6–22.9%で認められる. また肺血栓塞栓症でも22%［18–26］で失神，前失神を伴い，特に重症例で多い〔*PLoS One. 2012;7(2):e30891*〕. 肺血栓塞栓症では呼吸困難（78%［74–82］），血痰（5%［3–8］）を伴うこともある〔*PLoS One. 2012;7(2):e30891*〕. 心筋梗塞では失神は9%［6.4–12］のみであり，LR +0.55［0.39–0.76］と可能性を下げる〔*JAMA. 2015;314(18):1955-65*〕.

・胸部大動脈解離では低血圧，高血圧のいずれを認めても良い（Stanford A型では高血圧36%，低血圧27%）〔*Lancet. 2008;372(9632):55-66*〕.

◆エコーによる心臓壁運動の評価◆

・虚血性心疾患を疑う場合の心エコー評価では壁運動の評価が重要となる. 壁運動は17領域（図1）で評価し，収縮時の心筋肥厚率（［収縮時の壁厚−拡張期の壁厚］/ 拡張期の壁厚 x 100）≥ 50%ならば正常と判断する. 50%未満ならばHypokinesisと判断〔*J Cardiovasc Magn Reson. 2009;11:22*〕.

・また，領域と対応する心電図誘導，支配血管を押さえておくと理解が深まる. 心電図変化とそれ

図1●壁運動を評価する際の17領域と支配血管

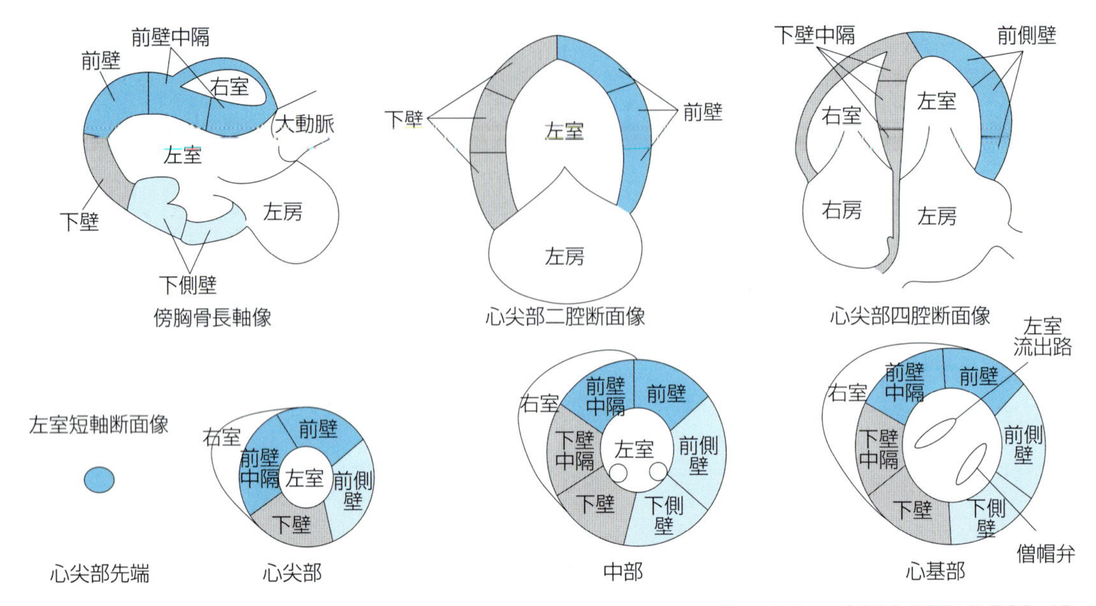

Circulation. 2002;105(4):539-42.

▭は左前下行枝，▭は右冠動脈，▭は左回旋枝
心電図誘導との対応は，V1-2：中隔，V3-4：前壁，V5-6, I, aVL：側壁，II, III, aVF：下壁

に対応する壁運動低下が認められる場合は虚血を強く疑う.

2 心筋梗塞，大動脈解離，肺血栓塞栓症のリスク，所見はあるか？

1初期アセスメント＋循環不全の評価において，心タンポナーデや緊張性気胸，不整脈は評価可能でしょう．また明らかな心筋梗塞（ST上昇を認める場合）や肺血栓塞栓症も検出可能と思います．

胸痛診療において問題となりやすいのは循環不全を伴わないような胸痛や，1で原因が判然としない胸痛の場合です．どこまで検査を行うべきか，心筋梗塞や肺塞栓症の可能性は除外できているのか，といった不安を抱えながら診療している人は多いのではないでしょうか？　このような場合，リスク因子に目を向けて評価することが重要となります．特に注目すべきは動脈硬化のリスク（高血圧，高脂血症，糖尿病，喫煙，肥満），動脈硬化性疾患（末梢動脈疾患，脳血管疾患，冠動脈疾患，大動脈瘤），急性期疾患・ストレスの有無，手術治療，不動，薬剤休薬（抗血小板薬など）の有無です（表2）.

心筋梗塞

心筋梗塞のリスク因子，所見

- **急性疾患による入院患者という時点で虚血性心疾患発症の誘因を有していると考える.**

表2●胸痛診療で意識すべき病歴，リスク因子

病歴，経過での注目点	備考
入院日，入院疾患，入院目的，手術日，手術内容	急性疾患，術後患者など，急性の身体ストレスは虚血性心疾患発症リスクとなる． 術後患者や担癌患者では肺血栓塞栓症のリスク．
使用薬剤	抗血小板薬や抗凝固薬の休薬は虚血性心疾患のリスク． NSAID やステロイド使用は虚血性心疾患のリスク． 経口避妊薬，ステロイド，抗精神病薬使用は肺血栓塞栓症のリスク．
特殊なリスク因子 デバイス	CV カテーテルは肺血栓塞栓症リスク．
既往歴	動脈硬化リスク（高血圧，高脂血症，糖尿病，喫煙，肥満）や動脈硬化性疾患（末梢動脈疾患，脳血管疾患，冠動脈疾患，大動脈瘤）は虚血性心疾患や大動脈解離・瘤のリスクとなる． 静脈血栓症既往や悪性腫瘍，自己免疫疾患では肺血栓塞栓症のリスク．

- **動脈硬化のリスク因子（糖尿病，高脂血症，高血圧，喫煙歴など）を有している患者や，動脈硬化による疾患（末梢動脈疾患や脳血管疾患，冠動脈疾患既往）を有している患者での胸痛では虚血性心疾患を念頭において評価する．**
- **病歴や身体所見では左腕や下顎に放散する痛みや，湿性ラ音を伴う胸痛では虚血性心疾患の可能性を疑う．**
- **胸膜痛や胸壁の触診で再現される疼痛では可能性は下がる．**

心筋梗塞を示唆するリスク因子，所見を表３にまとめます．虚血性心疾患の48％に発症の誘因を認める報告があり，誘因には怒りや不安といった感情，急性のストレス（地震や災害，スポーツ観戦），アルコールやコーヒー，コカインの摂取，性行為，交通事故などがあります〔*Lancet. 2011;377(9767):732-40*〕．また感染症（呼吸器感染症，尿路感染症，消化管感染症やワクチン接種）も虚血性心疾患発症のリスクを上昇させる報告もあります〔*Lancet Infect Dis. 2010;10(2):83-92*〕．

つまり急性疾患による入院患者という時点で虚血性心疾患発症の誘因を有していると考えておくべきでしょう．

表3●心筋梗塞のリスク因子，所見

リスク因子，所見		LR＋	LR－
入院疾患，環境因子，患者因子	身体，精神的ストレスがある	3.1 [2.0-4.7]	0.92 [0.88-0.96]
	男性	1.3 [1.2-1.3]	0.70 [0.64-0.77]
	喫煙者	1.1 [0.9-1.3]	0.96 [0.85-1.1]
既往歴	末梢動脈疾患	2.7 [1.5-4.8]	0.96 [0.94-0.98]
	冠動脈疾患既往	2.0 [1.4-2.6]	0.75 [0.56-0.93]
	心筋梗塞既往	1.6 [1.4-1.7]	0.88 [0.81-0.93]
	糖尿病	1.4 [1.3-1.6]	0.90 [0.86-0.94]
	脳血管疾患既往	1.4 [1.1-1.8]	0.97 [0.94-0.99]
	脂質代謝異常	1.3 [1.1-1.5]	0.85 [0.77-0.93]
	高血圧症	1.2 [1.1-1.3]	0.78 [0.72-0.85]
薬剤	抗血小板薬の中止*	RR 3.1 [1.8-5.6]	
症状，所見	両腕に放散する痛み	2.6 [1.8-3.7]	0.93 [0.89-0.96]
	左腕に放散する痛み	1.3 [1.2-1.4]	0.88 [0.81-0.96]
	右腕に放散する痛み	1.3 [0.78-2.1]	0.99 [0.96-1.0]
	以前の虚血と同様の痛み	2.2 [2.0-2.6]	0.67 [0.60-0.74]
	24時間で疼痛の性状が変化	2.0 [1.6-2.5]	0.84 [0.79-0.90]
	頸部，下顎への放散	1.5 [1.3-1.8]	0.91 [0.87-0.95]
	失神を伴う胸痛	0.55 [0.39-0.76]	1.1 [1.1-1.1]
	胸膜痛	0.35-0.61	1.1-1.2
	胸壁の触診にて疼痛が再現される	0.28 [0.14-0.54]	1.2 [1.0-1.2]
	湿性ラ音を伴う胸痛	2.0 [1.0-4.0]	0.95 [0.90-1.0]

*JAMA. 2015;314(18):1955-65. *Eur Heart J. 2006;27(22):2667-74.*

Advanced レクチャー

◆ 急性ストレスは虚血性心疾患発症の誘因となる ◆

・心筋梗塞の48%に何かしらの発症誘因があり，怒りや不安などの感情ストレス，地震や災害，スポーツ観戦などの環境ストレス，感染症や交通事故など身体的ストレスが誘因となりえる〔*Lancet. 2011;377(9767):732-40*〕.

・感染症では呼吸器感染症，尿路感染症，消化管感染症，インフルエンザ様症状と急性心筋梗塞発症との関連が認められており，特に発症1-2週間以内でリスクが高い〔*Lancet Infect Dis. 2010;10(2):83-92*〕.

・デンマークにおける股関節置換術，膝関節置換術後の患者を対象とした後ろ向きコホートでは，術後2週間は有意に急性心筋梗塞リスクを上昇させる結果であった（股関節置換術群では HR 25.5［17.1-37.9］，膝関節置換術群では HR 30.9［11.1-85.5］）〔*Arch Intern Med. 2012;172(16):1229-35*〕.

◆ 抗血小板薬中止による虚血性心疾患リスク ◆

・メタアナリシスでは，アスピリン中止により虚血性心疾患リスクは有意に上昇する（RR3.14［1.75-5.61］）．特に冠動脈ステント留置群では著明なリスク上昇を認める（RR 89.78［29.9-269.6］）〔*Eur Heart J. 2006;27(22):2667-74*〕.

・周術期におけるアスピリン中止から各血管イベントまでの期間を評価したメタアナリシスでは，急性冠動脈疾患までは8.5±3.6日，脳血管疾患は14.3±11.3日，末梢血管疾患は25.8±18.1日であり，抗血小板薬中止から急性冠動脈疾患発症までは1週間強と短いため注意する〔*J Intern Med. 2005;257(5):399-414*〕.

トロポニンTの評価

心筋梗塞の補助診断にはトロポニンが有用です．トロポニンはC, T, Iの3種類あり，このうちTとIは心筋と骨格筋で異なるため，心筋特異性トロポニンT, Iは心筋梗塞の診断に使用できます．国内では高感度トロポニンTが使用されており，初期評価におけるトロポニンT値や経時変化をフォローすることで虚血性心疾患（non-STEMI）の診断，除外に役立ちます．

- **高感度トロポニンT ≥0.052ng/mL では急性心筋梗塞を考慮する.**
- **<0.052ng/mL の場合は1-3時間後に再評価を行い，0.005-0.01ng/mL の上昇があれば急性心筋梗塞の可能性が高いと判断する.**
- **初期値<0.012-0.023ng/mL，かつ経時的フォローにおいて上昇値が0.003-0.004ng/mL 以下であれば，急性心筋梗塞は否定的と考える.**
- **上記の判断基準を満たさない場合，1-22.5％で心筋梗塞が隠れている可能性があるため，注意が必要.**

HEART スコア

心筋梗塞のリスク因子とトロポニン値からスコアを作成し，評価する方法もあります．代表的なものは HEART スコア（表4）です．

- **HEART スコアは STEMI を除いた急性の胸痛患者においてリスク因子，心電図所見，トロポニン値を用いて0-10点で評価する.**

表4●HEART スコア

評価項目		点数
病歴	強く心筋梗塞を疑う	2
	中等度疑う	1
	軽度疑う，疑わない	0
心電図	明らかな ST 低下	2
	非特異的再分極	1
	正常	0
年齢	≥65歳	2
	45-65歳	1
	≤45歳	0
リスク因子*	≥3つ以上もしくは動脈硬化性疾患あり	2
	1-2つ	1
	なし	0
トロポニン値	≥3ULN	2
	1-3ULN	1
	正常範囲	0

*リスク因子：治療中の糖尿病，喫煙（現在，最近），高血圧，高コレステロール血症，冠動脈疾患の家族歴，肥満（BMI >30）

動脈硬化性疾患：冠動脈再灌流術後，心筋梗塞，脳卒中，末梢動脈疾患

Crit Pathw Cardiol. 2010;9(3):164-9.

- **0－3 点は低リスクで，心筋梗塞リスク1.6％［1.1-2.2］，LR 0.20［0.13-0.30］**
- **4－6 点は中リスクで，心筋梗塞リスク12.5％［11.3-13.7］，4 点では LR 0.79［0.53-1.2］，5－6 点では LR 2.4［1.6-3.6］**
- **7 点以上は高リスクで心筋梗塞リスク49.4％［46.4-52.4］，LR 13［7.0-24］**

〔*Crit Pathw Cardiol. 2010;9(3):164-9*〕〔*Int J Cardiol. 2013;168(3):2153-8*〕〔*Crit Pathw Cardiol. 2013;12(3):121-6*〕〔*JAMA. 2015;314(18):1955-65*〕.

Advanced レクチャー

◆ トロポニン T 値，経時的変化による心筋梗塞の評価 ◆

・高感度トロポニン T の初期値と経時的変化（1-3時間後のフォロー）による急性心筋梗塞診断の報告を表5にまとめる.

表5●高感度トロポニンTの値と経時的変化からの急性心筋梗塞の予測

母集団	判定	基準	診断特性
胸痛を主訴にERを受診した872例を対象とした前向きコホート*	除外診断	初期<0.012 且つΔ1時間<0.003	感度 100% NPV 100%
	判定保留	上下以外	AMIは8%
	確定診断	初期≥0.052 またはΔ1時間≥0.005	特異度 92-97% PPV 69-84%
発症6時間未満の急性冠動脈疾患を疑う患者1282例を対象とした前向きコホート**	ルールアウト	初期<0.012 且つΔ1時間<0.003	感度 96.7% [93.4-98.7] NPV 99.1% [98.2-99.7]
	判定保留	上下以外	冠動脈疾患は22.5%
	ルールイン	初期≥0.052 またはΔ1時間≥0.005	特異度 96.1% [94.7-97.2] PPV 77.2% [70.4-83.0]
ERで心筋梗塞を疑われた患者群でSTEMIを除外された1665例を対象とした前向きコホート‡	ルールアウト	初期，2時間後の値<0.014 且つΔ2時間<0.004	感度 96-99.5% NPV 99.5-99.99%
	判定保留	上下以外	AMIは15%
	ルールイン	初期，2時間後の値≥0.053 もしくはΔ2時間値≥0.01	特異度 96-99% PPV 78-85%
心筋梗塞が疑われる306例を対象とした前向きコホート†	ルールアウト	初期値<0.023且つΔ3時間<0.003	感度 100% NPV 100%
	判定保留	上下以外	AMIは1%
	ルールイン	初期値≥0.108 もしくはΔ3時間≥0.007	特異度 86-88% PPV 41-54%

トロポニンTの単位はng/mL
NPV: negative predictive value. 基準を満たさない場合，急性心筋梗塞ではない可能性（%）
PPV: positive predictive value. 基準を満たす場合，急性心筋梗塞である可能性（%）
*〔*Arch Intern Med. 2012;172(16):1211-8.*〕
**〔*Ann Emerg Med. 2016;68(1):76-87.e4.*〕
‡〔*Am J Med. 2015;128(4):369-79.e4.*〕
†〔*J Am Med Dir Assoc. 2013;14(6):409-16.*〕

肺血栓塞栓症

肺血栓塞栓症のリスク因子，所見

- **急性疾患による入院，術後患者，担癌患者，自己免疫疾患患者，慢性肺疾患患者では肺血栓症のリスクが上昇する．**
- **静脈血栓症の既往がある患者は再度繰り返す可能性が高い．**
- **薬剤ではステロイド，経口避妊薬，抗精神病薬がリスクとなる．**

肺血栓塞栓症，静脈血栓症のリスク因子，所見を表6にまとめます．心筋梗塞同様，様々

表6●肺血栓塞栓症，静脈血栓症のリスク因子，所見

リスク因子，所見		RR
入院疾患，患者因子	術後患者	3.7-21.7
	心不全による入院	1.5 [1.4-1.7]
	心筋梗塞	5.9-6.0
	脳梗塞	2.0-3.0
	COPD 急性増悪	補足[‡]
	ベッド上安静，体動困難	5.7-11.1
	高齢者	1.8-14.8
	静脈血栓症の家族歴	3.3-3.4
	肥満	1.0-4.5
	喫煙歴	1.0-3.3
既往歴	静脈血栓症の既往歴	1.7-4.7
	悪性腫瘍	2.4-6.5
	自己免疫性疾患*	SIR 6.4 [6.2-6.6] *
薬剤歴	抗精神病薬使用	OR 1.3 [1.2-1.4] **
	経口避妊薬	2.2-6.9
	ステロイド	2.3 [2.2-2.5][†]
デバイス	中心静脈カテーテル	5.6-6.0

〔*Haematologica. 2003;88(12):1410-21*〕〔* *Lancet. 2012;379(9812):244-9.* 肺血栓塞栓症リスク〕〔** *BMJ. 2010;341:c4245.*〕〔[†] *JAMA Intern Med. 2013;173(9):743-52.*〕〔[‡] *Chest. 2017;151 (3): 544-54.*〕

*診断後1年以内でリスクが上昇し，特に自己免疫性溶血性貧血，円盤状ループス，免疫性血小板減少症，結節性多発動脈炎，皮膚筋炎 / 多発筋炎，SLE でリスクが高い．

[‡]明らかな誘因のない COPD 急性増悪の16.1% [8.3-25.8] に肺血栓塞栓症を認めるとの報告．

な急性期疾患，術後患者，担癌患者でリスクは上昇するため，入院中の発症例も多い疾患です．また，ステロイド，経口避妊薬，抗精神病薬でもリスクが上昇するため薬剤歴も注目すべきです．

Advanced レクチャー

◆ COPD の急性増悪の原因として肺血栓塞栓症を念頭におく ◆

・明らかな誘因のない入院が必要な COPD 急性増悪症例において肺血栓塞栓症の頻度を評価したメタアナリシスでは，16.1% [8.3-25.8] に肺血栓塞栓症が認められた．報告により頻度はばらつきが大きい (3-29%).

・血栓塞栓の部位は主肺動脈が1/3を占める．

・一方で下肢深部静脈血栓症の頻度は10% [4-19] とやや少ない〔*Chest. 2017;151(3):544-54*〕.

肺血栓塞栓症の診療スコア

肺血栓塞栓症の診療では様々な診療スコアがあります．有名なのは Well's クライテリアや Genova スコアでしょう（表7）．どの指標も同程度に有用です〔*Ann Intern Med. 2011;154(11):709-18*〕.

- **診療スコアにおいて，可能性が低く（Well's クライテリア≦4点，Revised Geneva スコア≦5点），かつ D-dimer 正常ならば肺血栓塞栓症はほぼ除外できる.**
- **上記を満たさない場合は胸部造影 CT を考慮する**〔*Ann Intern Med. 2011;154(11):709-18*〕.

表7●肺塞栓症の予測スコア

Well's クライテリア 肺塞栓症の予測	点数	revised Genova スコア 肺塞栓症の予測	点数
DVT の臨床所見あり	3点	年齢>65歳	1点
他疾患より肺塞栓症を疑う	3点	VTE の既往	3点
心拍数≧100/分	1.5点	1カ月以内の外科手術，下肢骨折の既往	2点
過去4週間以内のベッド上安静，手術歴	1.5点	活動性の悪性腫瘍	2点
VTE の既往	1.5点	片側下肢の疼痛	3点
血痰	1点	片側下肢の浮腫，把握痛	4点
悪性腫瘍，6週以内の治療歴	1点	血痰	2点
		心拍数 75-94/分	3点
		心拍数 ≧95/分	5点
高リスク（>6点）78% 中リスク（2-6点）28% 低リスク（<2点）3%		高リスク（≧11点）74% 中リスク（4-10点）28% 低リスク（≦3点）8%	

Advanced レクチャー

◆ 診療スコアと D-dimer ◆

・807例の急性肺血栓塞栓症疑い患者を対象とし，診療スコアと D-dimer を評価した報告では，診療スコアにて肺血栓塞栓症の可能性が低いと判断され，かつ D-dimer が陰性の場合，肺血栓塞栓症のリスクは0.5%のみであった（表8）〔*Ann Intern Med. 2011;154(11):709-18*〕.

表8●診療スコアと D-dimer による評価

	Well's クライテリア	Revised Geneva スコア
「可能性低い」と判断される割合	72% [69-76]	69% [65-72]
上記のうち，肺血栓塞栓症であった割合	15% [13-18]	16% [13-19]
「可能性高い」と判断される割合*	28% [25-31]	32% [28-35]
上記のうち，肺血栓塞栓症であった割合	43% [36-49]	38% [32-44]
「可能性低い」+ D-dimer 正常の割合	23% [20-26]	23% [20-26]
上記のうち，肺血栓塞栓症であった割合	0.5% [0.0-3.0]	0.5% [0.0-3.0]

*「可能性低い」は Well's クライテリアで≦4点，Revised Genova スコアで≦5点で定義．それ以外を「可能性高い」と判断．

Ann Intern Med. 2011;154(11):709-18.

・D-dimer のカットオフは0.5μg/mL であるが，50歳を超える高齢者ではカットオフを「年齢x0.01μg/mL」とした方が除外可能な患者は5-10%程度増加する〔*BMJ. 2010;340:c1475*〕〔*JAMA. 2014;311(11):1117-24*〕．

肺血栓塞栓症における心電図所見や心エコー所見

- **肺血栓塞栓症では様々な心電図変化を認めるが，どれも特異的とはいい難く，また心電図正常でも除外診断は困難（表9）．**
- **心エコーでは以下の所見が診断に有用な可能性がある；**
  - ▶ **右心室の拡大（右心室 / 左心室比≧1となる所見）：感度 50% [32-68]，特異度 98% [95-100]**
  - ▶ **McConnell 徴候（右心室自由壁の心尖部領域の壁運動が正常～亢進している一方，他の部位が低下している所見）：感度 20% [5.7-34]，特異度 100% [97-100]〔*Ann Emerg Med. 2014;63(1):16-24*〕．**
  - ▶ **60/60徴候（肺動脈弁の血流波形における tacc（流速がピークとなるまでの時間）と TR-PG を評価し，TR-PG ＜60mmHg，tacc ＜60msec となる所見）：感度 25%，特異度 94%〔*Am J Cardiol. 2002;90(5):507-11*〕．**

胸部大動脈解離

胸部大動脈解離のリスク因子，所見

急性の致死的胸痛の鑑別では胸部大動脈解離も重要な疾患です．上行大動脈を含む Stanford A 型解離では医原性，マルファン症候群，二尖弁，大動脈解離の家族歴など患者因子の関連が大きく，上行大動脈を含まない Stanford B 型解離では加齢や動脈硬化（高血圧，脂質代謝異常，糖尿病，動脈瘤など）の関与が大きくなります〔*Lancet. 2015;385(9970):*

表9●肺血栓塞栓症における心電図所見

心電図所見	全体	ショック(−)	ショック(+)	OR
陰性Tが波認められる誘導数	2.91 (2.6)	2.76 (2.6)	3.56 (2.7)	1.11 [1.02-1.21]
心房細動	20.2%	18.6%	27.2%	1.63 [0.95-2.73]
心室性期外収縮	5.2%	4.9%	6.5%	1.38 [0.48-3.37]
$S_1Q_3T_3$	32.6%	28.1%	52.7%	2.85 [1.79-4.56]
V_2-V_4で陰性T波	40.3%	37.6%	52.2%	1.81 [1.15-2.87]
IIIでST上昇	12.5%	8.8%	28.9%	4.20 [2.35-7.46]
右脚ブロック	12.6%	10.4%	22.2%	2.46 [1.34-4.42]
V_1でqR	11.3%	8.27%	24.7%	3.63 [1.97-6.61]
V_1でST上昇	23.6%	16.1%	56.7%	6.78 [4.14-11.2]
aVRでST上昇	36.2%	29.7%	64.8%	4.35 [2.70-7.10]
V_4-V_6でST上昇	29.5%	24.5%	51.6%	3.28 [2.05-6.14]
新たなST index	19.8%	15.2%	40.2%	3.73 [2.26-6.14]
V_1でfragmented QRS	9.8%	7.6%	19.6%	2.94 [1.53-5.50]

500例の急性肺塞栓症患者における心電図変化の頻度（内心原性ショック92例を含む）.
ST index: aVRでST上昇を認め，側壁誘導でST低下を認める所見
fragmented QRS: R波またはS波のノッチを認める所見

Am J Emerg Med. 2014;32(6):507-10.

800-11〕.

また胸部大動脈解離を疑うには経過，症状，所見が非常に重要で，疑うヒントとなる情報には突如発症の痛み（91%），今までで最悪の胸痛（91%），頭部や下肢，腹部への疼痛の放散，高血圧（45-100%），脈欠損（30%），拡張期雑音（32%），急性心不全合併（26%）などがあります〔*Lancet. 2008;372(9632):55-66*〕〔*JAMA. 2016;316(7):754-63*〕. これらリスク，経過，所見より作成された急性大動脈解離リスクスコアがあります.

急性大動脈解離リスクスコア（表10）

リスクスコアは既往・家族歴，疼痛の性状，所見の3項目で評価します. 1項目満たせば1点とし，0点ならば低リスク，1点では中リスク，2点以上で高リスクと判断します.

リスクスコアのみでは感度は不十分であり，大動脈解離の除外は困難です. D-dimerを組み合わせると感度は上昇します（表11）. また，後述するエコー所見（FOCUS）を組み合わせるとさらに診断能は向上します.

表10●急性大動脈解離リスクスコア

既往，家族歴	疼痛の性状	所見
マルファン症候群 大動脈解離の家族歴 既知の大動脈弁疾患 最近の大動脈に対する処置 既知の胸部大動脈瘤	胸部，背部，腹痛が以下の性状を満たす ・突然発症 ・重度の疼痛 ・避けるような疼痛	脈拍の欠損 左右の収縮期血圧差 神経局所症状＋疼痛 新規大動脈弁不全による雑音＋疼痛 低血圧，ショック

各カテゴリーを満たせば其々1点．0-3点で評価し，0点は低リスク，1点は中リスク，2点以上は高リスクと判断．

Circulation. 2011;123(20):2213-8.

表11●リスクスコア，D-dimer による大動脈解離の評価

評価	感度（%）	特異度（%）	LR＋	LR－
RS ＞0点*	91.1 [87.2-94.1]	39.8 [36.8-42.9]	1.51	0.22
RS ≥2点*	32.7 [27.3-38.4]	85.7 [83.5-87.8]	2.29	0.79
RS 0点 ＋D-dimer 陰性**	100%	30.4 [25.2-35.9]	1.44 [1.33-1.55]	0
RS ≥2点 ＋D-dimer 陰性**	97.5 [91.4-99.6]	37.1 [28.6-46.2]	1.55 [1.35-1.78]	0.07 [0.02-0.27]

RS：リスクスコア

*Eur Heart J Acute Cardiovasc Care. 2014;3(4):373-81. **Int J Cardiol. 2014;175(1): 78-82.

上行大動脈解離の心エコー所見（FOCUS）

上行大動脈解離を示唆する心エコー所見には直接的解離所見（フラップ，壁内血腫［壁厚＞5 mm］），間接所見（上行大動脈の拡張［≥ 4 cm］，大動脈弁閉鎖不全，心嚢水貯留）に注目します．これら所見をまとめてFOCUSと呼びます．FOCUSの上行大動脈解離に対するの感度，特異度は表12を参照してください．

表12●エコー所見による上行大動脈解離の評価

評価	感度（%）	特異度（%）	LR＋	LR－
直接所見あり	54 [39-68]	94 [90-97]	8.9 [5-15.7]	0.5 [0.4-0.7]
上行大動脈拡張	70 [55-82]	75 [69-81]	2.8 [2.1-3.8]	0.4 [0.3-0.6]
大動脈弁閉鎖不全	50 [35-64]	80 [75-85]	2.6 [1.7-3.8]	0.6 [0.5-0.8]
心嚢液貯留	36 [23-51]	88 [83-92]	3 [1.8-4.9]	0.7 [0.6-0.9]
FOCUS どれか1項目以上	88 [76-95]	56 [49-62]	2 [1.7-2.4]	0.2 [0.1-0.5]

Intern Emerg Med. 2014;9(6):665-70.

3 他の胸痛をきたす疾患，病態の評価

1, 2で致死的胸痛の原因を評価し，可能性が低いならば他の胸痛をきたす疾患を念頭に再評価します．この時胸痛の原因は消化管由来，胸膜・肺・縦隔由来，神経・筋骨格由来に分けると考えやすくなります（表13）．

表13●他の胸痛の原因

分類	疾患	特徴
腹腔内臓器由来	逆流性食道炎	胸やけ，食後や臥位で増悪する胸痛，胃酸逆流感
	胆石症，胆囊炎	食後2時間程度で増悪する腹痛，胸痛．右上腹部痛や背部痛も伴う． Murphy 徴候，肝叩打痛が陽性となる
胸膜・肺・縦隔由来	胸膜炎・肺炎	呼吸器症状，低酸素血症，湿性ラ音，胸膜摩擦音，胸水貯留
	気胸	咳嗽，呼吸困難 呼吸音の減弱．皮下気腫 胸部 X 線やエコーで評価可能
	縦隔気腫	咳嗽，呼吸困難，頸部痛 皮下気腫，Hammans 徴候
神経・骨格筋由来	胸椎疾患（神経根症状）	胸椎の変形，叩打痛 脊椎疾患の既往 体動で増悪
	帯状疱疹	デルマトームに沿った疼痛．疼痛が先行し，1–3日後に皮疹が出現する
	Chest wall syndrome	胸壁の触診により疼痛が再現される．Advanced レクチャー参照

Advanced レクチャー

◆ Chest wall syndrome とは ◆

・胸痛で重要なことは心血管系由来の致死的な原因の除外であるが，最も多い原因は胸壁由来の胸痛で，20.6–46.6%を占める．

・胸壁の筋骨格（脊椎を含む）由来の疼痛はその原因は多岐に渡り，また特定も難しいことから総じて“Chest wall syndrome（CWS）”と呼ばれる．原因は大きく筋骨格単独，リウマチ性疾患，非リウマチ性全身疾患に分類される（表14）〔*Aust Fam Physician. 2015;44(8):540–4*〕．

・解剖を意識した診察が重要．肋骨肋軟骨関節，胸骨，肋骨，胸椎，関節突起間関節（棘突起から2–3cm 側方），肋椎関節（棘突起から4–5cm 側方）を意識して評価する．

表14●CWS の原因疾患

筋骨格単独	リウマチ性疾患	非リウマチ性全身疾患
肋軟骨炎 Lower rib pain 症候群 胸椎，肋椎関節由来の疼痛 Mondor 病 Sternalis 症候群 疲労骨折 Tietze 症候群 剣状突起痛 特発性胸鎖関節亜脱臼	線維筋痛症 関節リウマチ 脊椎関節炎 胸鎖関節骨化過剰症 (SAPHO 症候群含む) SLE 胸壁の化膿性関節炎 再発性多発軟骨炎	骨粗鬆症による骨折 悪性腫瘍（病的骨折，骨痛） 鎌状赤血球症

Aust Fam Physician. 2015;44(8):540-4.

◆ Lower rib pain 症候群とは ◆

・別名 painful rib syndrome, slipping rib syndrome など呼び名がある．
・第1-7肋骨は肋軟骨を介して胸骨と結合しているが，第8-12肋骨は胸骨と結合していない仮肋であるため，固定性が弱い．このため，胸椎や肋軟骨結合部が脆弱となると下位肋骨の動きが変化し，周辺組織に影響し疼痛を生じる．多いのは第10肋骨である〔*Paediatr Respir Rev. 2017;22:44-46*〕．
・疼痛は軽度～中等度の間欠痛となることが多いが，一部では日常生活を阻害するほどの強い持続痛となることもある．体動や息み，側臥位，座位などで増悪を認める〔*Gut. 1993;34(7):1006-8*〕．
・身体所見では Hooking 法が重要で，肋骨下縁に指を入れ，前方に引き出すことで疼痛が再現されたり，クリックを触れる所見を評価する．

17

頭痛

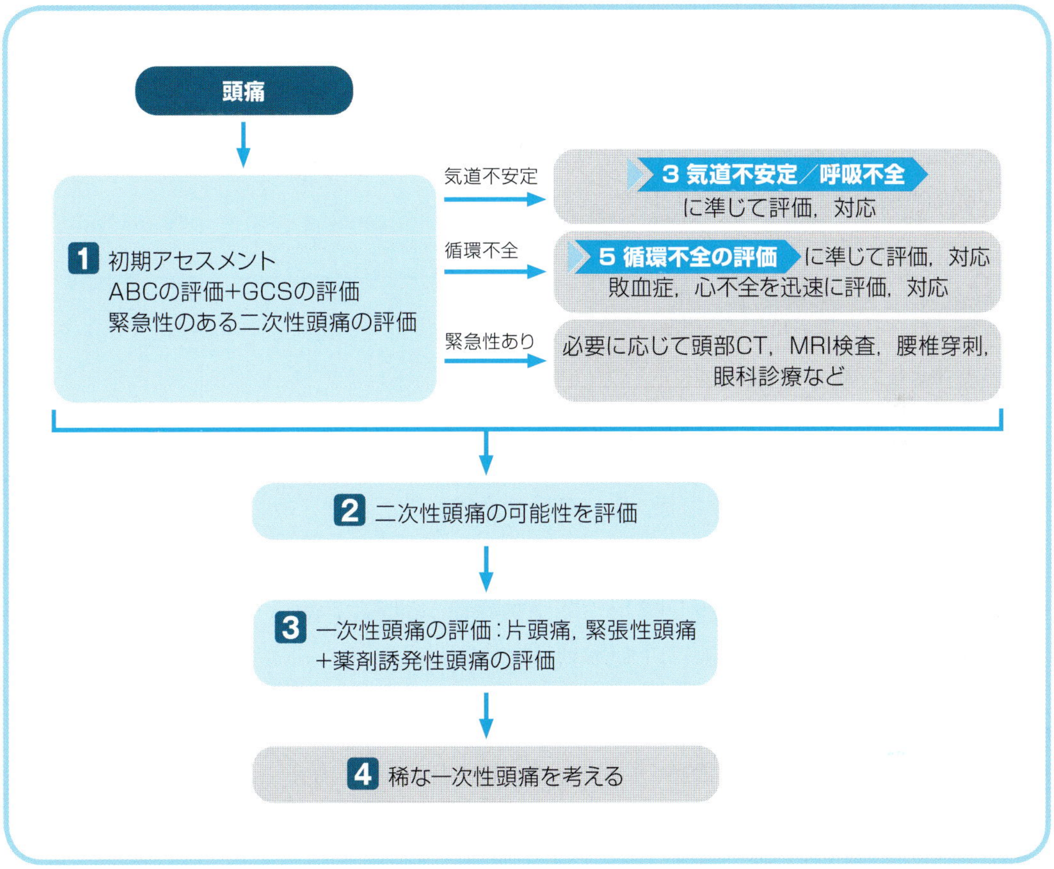

頭痛

1 初期アセスメント
ABCの評価+GCSの評価
緊急性のある二次性頭痛の評価

気道不安定 → 3 気道不安定／呼吸不全 に準じて評価，対応

循環不全 → 5 循環不全の評価 に準じて評価，対応
敗血症，心不全を迅速に評価，対応

緊急性あり → 必要に応じて頭部CT，MRI検査，腰椎穿刺，眼科診療など

2 二次性頭痛の可能性を評価

3 一次性頭痛の評価：片頭痛，緊張性頭痛
＋薬剤誘発性頭痛の評価

4 稀な一次性頭痛を考える

頭痛診療でも，初期アセスメントは重要です．特に意識障害を伴う場合は気道の評価は必須です．髄膜炎では敗血症による循環不全も合併している可能性もあります．これを忘れてCTやMRI検査を急ぐと急変を招きます．

頭痛の鑑別ではまず緊急性のある二次性頭痛の可能性を吟味し，その後二次性頭痛全般の可能性を考えます．二次性の可能性が低いと判断されれば一次性頭痛を考慮します．

1 頭痛ではまず初期アセスメント＋緊急性のある二次性頭痛を評価する

初期アセスメントでは気道不安定，敗血症，循環不全の評価と同時に，緊急性のある二次性頭痛の評価も行います．注意すべき所見と想定する疾患は以下のとおりです．

- **雷鳴頭痛―くも膜下出血，脳・頸部動脈解離，脳卒中，脳静脈洞血栓症**

・失神や意識障害，嘔吐を伴う頭痛—くも膜下出血，脳卒中
・発熱，髄膜刺激症状，循環不全を伴う頭痛—髄膜炎や下垂体卒中
・乳頭浮腫—頭蓋内圧亢進を伴う病態
・神経局所症状や意識障害，痙攣を認める場合—頭蓋内病変，脳卒中
・眼痛，視力障害，毛様充血，角膜混濁—急性緑内障発作
・高齢者（>50歳）で片側の視力障害を伴う場合—巨細胞性動脈炎

上記所見を認める場合，頭部CT，MRIによる画像評価，腰椎穿刺，眼科診察を早急に手配し，評価，対応する必要があります．

Advanced レクチャー

◆ 雷鳴頭痛をきたす疾患 ◆

・雷鳴頭痛は突然発症し，1分以内にピークに達する頭痛で定義される．
・雷鳴頭痛はくも膜下出血以外にも脳静脈洞血栓症（2–10%），脳，頸部動脈解離（〜20%），下垂体卒中，脳梗塞，高血圧緊急症，脳血管攣縮症候群など様々な疾患が原因となる〔*Lancet Neurol. 2006;5(7):621–31*〕．

◆ くも膜下出血に対する病歴，症状，所見の感度，特異度 ◆

・くも膜下出血の可能性を上げる / 下げる情報は表1を参照

◆ Warning headache（sentinel headache）には要注意 ◆

・くも膜下出血と同じような頭痛がくも膜下出血発症の数日〜数週間前（平均10.5日）に生じることがあり，これをwarning headache（またはsentinel headache）と呼ぶ〔*N Engl J Med. 2000;342(1):29–36*〕．
・くも膜下出血の11–50%程度で認められ，その半数が医療機関を受診．
・Warning headacheがあると，繰りかえす頭痛と認識してしまい，くも膜下出血を見逃すリスクとなる（OR 2.7）ため注意すべき〔*JAMA. 2004;291(7):866–9*〕．

◆ 若年者でも生じる“脳卒中”という枠組み ◆

・脳梗塞や脳出血は高血圧や動脈硬化，心房細動がリスクとなり，高齢者で多い疾患というイメージがあるが，若年者でも生じる“脳卒中”もあるため，一つの枠組みとしてイメージを固めておくと良い．
・若年者でも認められる“脳卒中”は以下のものがある．
  ▶くも膜下出血：平均発症年齢は55歳〔*Lancet Neurol. 2011;10(4):349–56*〕．
  ▶脳静脈洞血栓症：平均発症年齢は39.1歳〔*Stroke. 2017;48(3):664–670*〕．
  ▶動静脈奇形による脳出血．

表1●くも膜下出血に対する病歴，症状，所見の感度，特異度

病歴，症状	感度（%）	特異度（%）	LR＋	LR－
突発性の頭痛	58［52-64］	50［48-52］	1.3［1.1-1.7］	0.74［0.50-1.1］
ピークまで1分未満	50［34-66］	45［32-58］	0.91［0.62-1.3］	1.1［0.74-1.7］
ピークまで1-5分	24［12-39］	87［75-94］	1.8［0.77-4.1］	0.88［0.72-1.1］
ピークまで1時間未満	100［95-100］	12［9-16］	1.1［1.1-1.2］	0.06［0-0.95］
労作時に発症	29［24-34］	87［86-88］	1.7［1.4-2.1］	0.88［0.78-0.99］
過去最悪の頭痛	89［85-93］	26［25-28］	1.3［1.1-1.4］	0.24［0.02-0.36］
意識消失を伴う	16［12-20］	95［94-96］	1.9［0.72-4.9］	0.91［0.83-1.0］
傾眠を伴う	39［17-64］	82［72-90］	2.2［1.0-4.6］	0.74［0.51-1.1］
嘔吐を伴う	65［59-69］	72［71-74］	1.9［1.5-2.5］	0.52［0.45-0.61］
肩こりを伴う	33［28-38］	95［94-95］	4.1［2.2-7.6］	0.73［0.66-0.80］
意識障害	25［16-35］	91［87-93］	2.2［1.3-3.6］	0.87［0.78-0.98］
神経局所症状	31［21-41］	93［90-95］	3.3［1.9-5.5］	0.81［0.67-0.97］
項部硬直	29［24-35］	96［95-96］	6.6［4.0-11］	0.78［0.68-0.90］

Acad Emerg Med. 2016;23(9):963-1003.

- 頸部動脈解離：平均発症年齢は45.8歳〔*Lancet Neurol. 2009;8(7):668-78.*〕.
- 若年者の脳梗塞の原因：経口避妊薬，違法薬物，卵円孔開存，自己免疫性疾患（SLE，血管炎），CADASIL，MELASなど〔*Lancet Neurol. 2010;9(11):1085-96.*〕.

2 二次性頭痛の可能性を評価

一次性頭痛の診断の前には必ず二次性頭痛を考慮します．以下を満たす場合は二次性頭痛の可能性を考えて画像検査［頭部CTやMRI，MRA，MR Venography（MRV）］や精査を行います（表2）．

表2●二次性頭痛を疑う状況と関連する疾患

カテゴリー	特徴，背景疾患，随伴症状	想定する病態，疾患
新規発症の頭痛	元々ある頭痛とは異なる，新しい性状の頭痛が出現する場合	二次性頭痛の合併を考慮
	安定していた頭痛の性状が変化した場合	二次性頭痛の合併を考慮
	50歳以上で発症した頭痛	巨細胞性動脈炎（側頭動脈炎），脳腫瘍，癌性髄膜炎，緑内障発作，頸性頭痛
主に頭蓋内圧亢進による機序を示唆	体位による変動する頭痛	頭蓋内圧亢進*を示唆，低髄圧症候群を示唆
	頭痛で目が覚める場合	脳腫瘍，頭蓋内圧亢進を示唆
	運動や咳嗽，バルサルバ（息ごらえ）で増悪する頭痛	頭蓋内圧亢進*を示唆，1型キアリ奇形
	視神経乳頭浮腫を認める場合	頭蓋内圧亢進*を示唆
主に頭蓋内病変を疑う頭痛	5分以内にピークに達する頭痛	くも膜下出血，脳・頸部動脈解離，脳卒中，脳静脈洞血栓症
	神経学的所見，症状，認知機能低下を伴う頭痛	脳卒中，脳腫瘍
	外傷に関連する頭痛	外傷性頭痛，脳挫傷，硬膜下血腫など
	悪性腫瘍の既往がある場合	転移性脳腫瘍，癌性髄膜炎
	HIVの既往がある場合	脳膿瘍，結核性髄膜炎など．
主に顔面，頸部，頭部疾患による頭痛	発熱，体重減少を伴う頭痛，側頭動脈の圧痛	巨細胞性動脈炎（側頭動脈炎）
	頭痛時に眼痛や霧視，光の周囲にHaloが生じる，患側が固定された頭痛	急性・亜急性閉塞隅角緑内障
	鼻閉感，膿性鼻汁，慢性咳嗽，上顎洞，前頭洞の圧痛 患側が固定された頭痛	慢性副鼻腔炎
	顎関節の圧痛・疼痛，咀嚼による顎関節痛，開口障害，顎関節の異音，噛み合わせの異常** 患側が固定された頭痛	顎関節症
	頭皮神経の圧痛	頭皮神経痛
	上位頸椎の損傷や変性，同部位の圧痛 患側が固定された頭痛	頸性頭痛
特殊な病態を考慮	複視や眼球運動障害，視力障害を伴う頭痛	海綿静脈洞症候群
	鎮痛薬，片頭痛治療薬の使用頻度が高い	薬物乱用頭痛

J Headache Pain. 2015;17:5.，*Semin Neurol. 2010;30(1):74-81.* を参考に作成

*頭蓋内圧亢進：脳占拠性病変，癌性髄膜炎，脳静脈洞血栓症水頭症，特発性頭蓋内圧亢進症など

**開口は正常30-35mm（前歯間），噛み合わせは上部前歯が下部前歯よりも1-2mm前方となるのが正常

Advanced レクチャー

◆ 巨細胞性動脈炎（側頭動脈炎）の頭痛 ◆

・巨細胞性動脈炎の1/3が頭痛で発症し，全経過を通じて7割が頭痛を認める〔*CMAJ. 2011;183(5):E301-5*〕〔*Curr Neurol Neurosci Rep. 2015;15(6):30*〕.

・頭痛外来を受診し，巨細胞性動脈炎と診断された19例の解析では，頭痛の部位は側頭部が63.2%，後頭部が10.5%，前頭部が10.5%，びまん性が5.3%．頭痛タイプは拍動性頭痛が52.6%，非拍動性が47.4%と半々．持続性の頭痛が57.9%，発作性の頭痛が42.1%．頭痛の程度は重度が42.1%，中等度が36.8%，軽度が21.1%．巨細胞性動脈炎では様々なタイプの頭痛が認められる〔*Intern Med. 2011;50(16):1679-82*〕.

・この報告では発熱は5例，体重減少は3例，眼症状は2例のみ，顎跛行は3例のみと他に巨細胞性動脈炎を疑わせる所見の頻度は低いが，側頭動脈の圧痛を18/19で認め，側頭動脈の突出や拡大が10/19，拍動の消失・低下が8/19で認められており，高齢者における新規発症の頭痛や，増悪した頭痛では必ず側頭動脈の診察を忘れずに行うべきである．

◆ 外傷後頭痛とは ◆

・頭部外傷や軽度の脳挫傷後に頭痛を伴うことがあり，これを外傷後頭痛と呼ぶ．頭部外傷後7日以内に生じ，さらに3カ月程度で改善する急性経過，3カ月以上持続する慢性経過がある〔*Handb Clin Neurol. 2015;128:567-78*〕.

・頭痛は片頭痛様，緊張型頭痛様，群発頭痛様，頸性頭痛様など様々なタイプとなる〔*Cephalalgia. 2014;34(2):93-102*〕.

◆ 患側が固定された頭痛とは ◆

・繰り返す頭痛で，常に同側に痛みが生じるものを患側が固定された頭痛“side locked headache”と呼ぶ.

・一次性頭痛における side locked headache の割合は表3を参照．片頭痛や緊張型頭痛で side

表3●一次性頭痛における side locked headache の割合

一次性頭痛	Side locked headache の割合
片頭痛	17-31%
緊張型頭痛	4-36%
群発頭痛	69-92%
発作性片側頭痛	85-97%
SUNCT	80-88%
持続性片側頭痛	92-100%

SUNCT：short-lasting unilateral neuralgiform headache attacks

J Headache Pain. 2016 Dec;17(1):95.

locked headacheとなるのは多くても3割程度．大半が頭痛の度に左右，部位が異なる．

・Side locked headache 407例の解析では，片頭痛は14%のみで，TAC（trigeminal autonomic cephalalgia. 三叉神経・自律神経頭痛．後述）が34.7%と最多．二次性頭痛は34%を占め，頸性頭痛や顎関節障害による頭痛，三叉神経痛，ヘルペス後神経痛が原因であった．頭蓋外組織由来の頭痛ではside locked headacheとなる可能性が高い〔*J Headache Pain. 2016 Dec;17(1):95*〕．

◆ 亜急性，間欠性閉塞隅角緑内障とは ◆

・閉塞隅角緑内障といえば急性経過であることが多いが，亜急性経過や間欠的な経過の閉塞隅角緑内障もある．

・数分～数時間の間欠的な眼圧上昇を呈し，発作時は急性発作と同様に複視や頭痛，視覚症状，結膜充血が認められるものの，間欠期にはそれら所見が消失する．数年の経過で視神経障害が進行し，最終的には失明に至る．

・間欠的な頭痛，眼・視覚症状から片頭痛と誤診される例が多く，注意が必要．片頭痛と亜急性・間欠性閉塞隅角緑内障の特徴を表4にまとめる．

表4●亜急性，間欠性閉塞隅角緑内障と片頭痛の比較

症状の特徴	片頭痛	亜急性閉塞隅角緑内障
発症年齢	通常40歳未満	40歳以降 50-60歳台が好発年齢
頭痛	中等度～重度 片側性で発作時，発作毎に左右が変わることがある	中等度の頭痛 片側性が多い
眼痛	あっても良い	多い
霧視	頭痛に先立って生じる（前兆）	頭痛時に生じる
他の視覚症状	ジグザグ，フラッシュ，視野欠損	光の周囲にHaloが生じる
遠視合併頻度	一般人口と同じ	多い
悪心嘔吐	多い	あっても良い
発作の持続時間	数時間～数日	数時間
症状の寛解因子	安静，睡眠，片頭痛に対する薬剤の使用	安静，睡眠，鎮痛薬，眼圧降下薬
根治治療	なし	虹彩切除術
家族歴	多い	あっても良い
予後	頭痛によるQOL障害	視覚障害のリスク

Neurol Sci. 2010;31 Suppl 1:S103-5.，*Postgrad Med. 2006;119(3):70-3.* より作成

◆ 頸性頭痛とは〔*J Am Osteopath Assoc. 2005;105(4 Suppl 2):16S-22S*〕◆

・頸部の骨や軟部組織由来の疼痛が頭部へ放散する事で生じる頭痛を頸性頭痛と呼ぶ．上位頸髄には三叉神経核があり，下行する三叉神経と上行する上位頸髄からの線維が交わるため，頸部の痛覚

と顔面の疼痛は双方向性放散痛として生じやすい．
・頭痛は通常片側性で，頸部の運動や後頭部，後頸部の圧迫で増悪することが多い．

◆ 頭皮神経痛とは ◆

・頭皮を支配する神経が表情筋や後頸部筋群で絞扼されることで生じる神経痛．稀ながら多発性硬化症や肥厚性髄膜炎が原因となることもある．支配領域の疼痛や感覚鈍麻があり，神経部位に圧痛を認め，トリガーポイント注射で改善することが証明されれば診断される〔臨床神経 *2014;54:387-94*〕．
・代表的な神経は大後頭神経，小後頭神経，眼窩上神経，耳介側頭神経．走行とトリガーポイントの部位は図1を参照〔*Headache. 2013;53(3):437-46*〕．

図1●主な頭皮神経とその走行．トリガーポイント注射の部位．

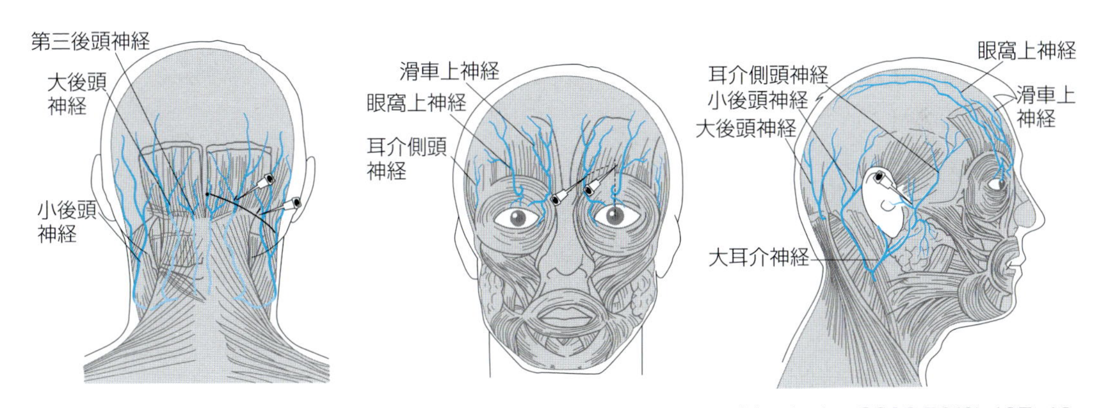

Headache. 2013;53(3):437-46.

◆ 海綿静脈洞症候群 ◆

・海綿静脈洞はトルコ鞍の両側で上眼窩裂～側頭骨錐体の内部に及ぶ一対の硬膜静脈洞．内部には外転神経，内頸動脈が通り，外側壁には動眼神経（III），滑車神経（IV），眼神経（V1），上顎神経（V2），外転神経（VI）が通過する．周囲は視神経や下垂体，副鼻腔と隣接する．
・海綿静脈洞症候群とは海綿静脈洞に障害（炎症や腫瘍，外傷など）を生じ，その結果 III，IV，VI，V1，V2の神経障害を呈する病態〔*Medicine(Baltimore). 2007;86 (5):278-81*〕．
・原因は腫瘍性（鼻咽喉癌，転移性腫瘍，リンパ腫，下垂体腺腫，髄膜腫など）や感染症（ムコール症，細菌性髄膜炎，蝶形骨洞炎など），血管性（動脈瘤，内頸動脈海綿動静脈瘻），外傷性，特発性（Tolosa-Hunt 症候群）がある〔*Arch Neurol. 1996;53(10):967-71*〕〔*Medicine(Baltimore). 2007;86(5):278-81*〕．

3 一次性頭痛の評価：片頭痛，緊張型頭痛

二次性頭痛の可能性が低い場合は一次性頭痛を考慮します．一次性頭痛で最も頻度が高いものは片頭痛と緊張型頭痛です．65歳未満で発症した頭痛の約 5 割が片頭痛，約 3 割が緊張

表5●片頭痛と緊張型頭痛の診断基準

一次性頭痛	
前兆を伴わない片頭痛	A．以下のB-Dを満たす頭痛が過去5回以上認める
	B．4-72時間持続する頭痛（無治療で）
	C．以下の2項目以上を満たす頭痛 1．片側性の頭痛 2．拍動性の頭痛 3．中等度～重度の頭痛 4．日常の活動で頭痛が増悪する / 増悪を避けるために活動をしない
	D．頭痛の間に以下の一つ以上を認める 1．悪心，嘔吐 2．羞明および聴覚過敏
前兆を伴う片頭痛	A．B-Cを満たす頭痛が過去2回以上認める
	B．以下の1項目以上で，完全に改善する前兆症状を認める 1．視覚症状 2．感覚症状 3．発語，言語症状 4．運動症状 5．脳幹症状 6．網膜症状
	C．以下の2項目以上を認める 1．一つ以上の前兆症状が5分以上かけて出現する．もしくは二つ以上の前兆症状が連続して出現する 2．其々の前兆症状が5-60分持続する 3．片側性の前兆症状が一つ以上認める 4．頭痛は前兆と同時，あるいは前兆出現後60分以内に出現
緊張性頭痛	A．B-Dを満たす頭痛を過去10回以上認める*
	B．30分～7日間持続する頭痛
	C．以下の2項目以上を認める 1．両側性の頭痛 2．圧迫される・締め付けられるような頭痛 3．軽度～中等度の頭痛 4．日常活動で増悪しない
	D．以下の2項目を認める 1．悪心，嘔吐がない 2．羞明や聴覚過敏の片方のみならば認めても良い

*希発反復性緊張性頭痛では1カ月に1日未満の頻度で，過去10回以上認めることが必要．頻発反復性緊張性頭痛では1カ月に1-14日の頻度で，過去10回以上認める（過去3カ月以上このペースで持続していることが必要）．

ICHD-3β. https://www.ichd-3.org.

型頭痛であり，両者で8割を占めます．一方で65歳以上で発症した頭痛では片頭痛は0.5–13％，緊張型頭痛は43–56％であり，片頭痛の診断には発症年齢が重要です〔*J Neurol Neurosurg Psychiatry. 1994;57(10):1255–7*〕〔*J Clin Neurol. 2016;12(4):419–25*〕．片頭痛と緊張型頭痛の診断基準は表5を参照してください．

また，片頭痛や緊張型頭痛を考慮する際には必ず鎮痛薬や片頭痛治療薬の使用歴，使用頻度を確認して薬物乱用頭痛の評価を行うことを忘れないようにしましょう．

Advanced レクチャー

◆ 薬物乱用頭痛とは ◆

・鎮痛薬やトリプタン製剤，他の頭痛で使用される薬剤の過度な使用により生じる慢性頭痛．片頭痛から移行する例が21–65％と多く，元々頭痛持ちの患者において頭痛が増悪する場合は常に鑑別が必要となる病態である〔*Med Clin North Am. 2013;97(2): 337–52*〕．

・診断基準は以下の通り；

A. 元々頭痛がある患者において，1カ月に15日以上の頭痛を認める

B. 頭痛に対して使用される薬剤を3カ月以上過度に使用している
　過度な使用とは，鎮痛薬単剤ならば1カ月に15日間以上，他の薬剤（エルゴタミンやトリプタン，オピオイドなど）や配合剤／複数薬剤の場合は1カ月に10日間以上の使用で定義

C. 他の頭痛の可能性が低い

〔*ICHD–3β. https://www.ichd-3.org*〕

4 稀な一次性頭痛を考える

TAC（trigeminal autonomic cephalalgia）

片頭痛と緊張型頭痛以外に押さえておくべき一次性頭痛にTAC（trigeminal autonomic cephalalgia）があります．TACは片側性の頭痛に同側の頭部，顔面の自律神経症状（結膜充血，流涙，鼻汁，眼瞼浮腫，前額・顔面の発汗，眼瞼下垂，縮瞳）を来す症候群であり，群発頭痛（CH），発作性片側頭痛 paroxysmal hemicranias（PH），持続性片側頭痛 hemicrania continua（HC），short-lasting unilateral neuralgiform headache attacks（SUNCT）が含まれます（表6）．

これら4疾患で最も異なる点が疼痛の持続時間や発作頻度です．SUNCTは秒単位の疼痛が高頻度で出現します．出現頻度が高い場合は持続的な疼痛として知覚されることもあります〔*Brain. 2006;129(Pt 10):2746–60*〕．発作性片側頭痛は分単位の疼痛，群発頭痛は時間単位の疼痛，持続性片側頭痛は持続的な疼痛となります．

他に群発頭痛はアルコール摂取が誘因となり，発作性片側頭痛，持続性片側頭痛はインドメタシンが著効する“インドメタシン反応性頭痛”と呼ばれており，インドメタシン25mg

表6●TACの比較

	群発頭痛	発作性片側頭痛	持続性片側頭痛	SUNCT
男女比	3：1	1：3	1：1.8	8：1
頻度	0.9%	0.02%	稀	非常に稀
発症年齢	28-30歳	20-40歳	20-30歳	20-50歳
疼痛の性状	拍動性，突き刺されるような疼痛	突き刺されるような疼痛	圧迫されるような疼痛	刺されるような疼痛
疼痛の強さ	非常に強い	強い	中等度	中等度～強い
疼痛部位	眼窩周囲	眼球，側頭部	片側性，側頭部	眼球，側頭部
疼痛の持続時間	15-120分	2-45分	持続，変動性	5-250秒
発作頻度	1-8回/日	1-40回/日	―	1回/日～30回/時
自律神経症状	多い	多い	あり	あり
他	アルコールが誘因となる	インドメタシンが著効	インドメタシンが著効	

Headache. 2013;53(9):1470-8.

1日3回投与で開始後4-7時間程度で反応を示す点も鑑別に有用でしょう〔*Curr Neurol Neurosci Rep. 2015;15(2):516*〕.

他の一次性頭痛

他にも多くの一次性頭痛がありますが，いくつか抜粋して紹介します.
〔*Neurol Clin. 2009;27(2):557-71*〕〔*Neurol Clin. 2014;32(2):433-50*〕.

・一次性穿通様頭痛

片側性の超短時間（数秒～10秒程度）のＶ1領域に限局した刺されるような疼痛で，器質的異常を認めない頭痛.

男女比は1：3で女性に多く，一般人口の1-35%で認めるが，疼痛は一過性で繰り返さないため，受診しないことが多い.

・一次性咳嗽性頭痛

咳嗽や息み，バルサルバ法で増悪する頭痛で頭蓋内病変を認めないもの.

発症年齢は55歳（範囲37-77）で，40歳未満での発症は稀.

頭蓋内圧亢進や1型キアリ奇形の鑑別が重要.

・一次性運動時頭痛

身体運動により出現する頭痛で，安静時心拍数の2倍以上の心拍数となるような運動を数秒～数時間行うことで誘発される.

頭痛は運動をやめると軽快するが，中には２日間ほど持続する例もある．
発症年齢は10–48歳と若く，男性に多い．

・性行為に伴う一次性頭痛
性行為により出現する頭痛．オーガズムでの頭痛も含まれる．
頭痛は緊張型頭痛，低髄圧症候群様の体位性頭痛，オーガズムに関連する頭痛の３タイプある．

・睡眠時頭痛
繰り返す睡眠に関連した頭痛で，非常に稀．
50歳以上で発症し（平均60歳［範囲30–83］），65％が女性例．
夜間の睡眠時に出現し，一定の期間毎に頭痛で目が覚めたりする．
頭痛の持続時間は15–180分程度．

・一次性雷鳴頭痛
突如発症で30秒程度でピークに達する急激な頭痛．くも膜下出血のような頭痛となるが，原因となる病変は認められない．
頭痛はびまん性，また後頭部に多く，悪心嘔吐も伴う．
頭痛は数時間〜数週間持続する．
20–50歳の女性に多い．

・新規発症持続性連日性頭痛
連日の寛解しない頭痛を特徴とする．
発症年齢は様々．女性で多い（男女比　1：2.5）．
ウイルス感染症が契機となることもある．
二つのサブタイプがある：治療なしで自然治癒するタイプ（自然治癒型）と治療に関わらず数年間持続するタイプ（難治・持続型）

〔*Curr Treat Options Neurol. 2016;18(6):25*〕

Advanced レクチャー

◆一次性頭痛でも頭部画像検査や精査を行うべきとき◆

・European Headache Federation consensuss より，一次性頭痛でも画像検査や血液検査など精査を行うべき状況を表7にまとめます．

表7●一次性頭痛でも精査を行うべき状況

一次性頭痛	
前兆を伴わない片頭痛	予防治療を行わない程度の頭痛ならば精査の必要はない.
	予防治療を行う場合，3種類の予防治療で効果が不十分の場合は精査を推奨．ただし神経所見や症状が認められないならば不要
	50歳以上で発症した場合や血管リスクが高い患者ではMRAや頸部血管エコーを考慮．ただし神経所見や症状が認められないならば必要性は疑問
	側頭動脈炎が疑われる場合は精査必要
前兆を伴う片頭痛	基本的にMRIによる精査を考慮すべきであるが，典型的な前兆ならば不要
	脳底型片頭痛ではMRIや，卵円孔開存の評価，脳波を考慮すべき
	50歳以上で発症した場合や血管リスクが高い患者ではMRAや頸部血管エコーを考慮．ただし典型的な前兆，頭痛ならば必要性は疑問
	片麻痺型片頭痛ではCACNA1A，ATP1A2，SCN1Aの遺伝子異常の評価を考慮する
緊張型頭痛	頻度が少ないならば精査の必要はない
	頻度が多く，予防投与を行う場合，3種類の予防治療で効果が不十分の場合は精査を考慮する
	肥満患者の場合は頭蓋内圧亢進症状の評価を行う
TAC全般	MRIによる下垂体，海綿静脈洞周辺の評価を行う
	3種類の予防投与で効果不十分の場合はさらにMRAや頸動脈，脳底動脈の評価を行う
	ホルネル徴候がある場合は肺尖部の腫瘍性病変を評価
	下垂体機能評価も難治性では考慮すべき
群発頭痛（CH）	TACと同様＋いびきが強い患者ではポリソムノグラフィーを考慮する
Paroxysmal hemicranias	TACと同様
SUNCT	V1領域の三叉神経痛との鑑別が重要
	MSに合併することがあるため，TACの評価＋頭部MRIを行う
他の一次性頭痛	基本的に頭部MRI，MRA検査，必要があればMRVにて頭蓋内病変，血管病変の評価は行っておく方が良い

J Headache Pain. 2015;17:5.

18 腹痛

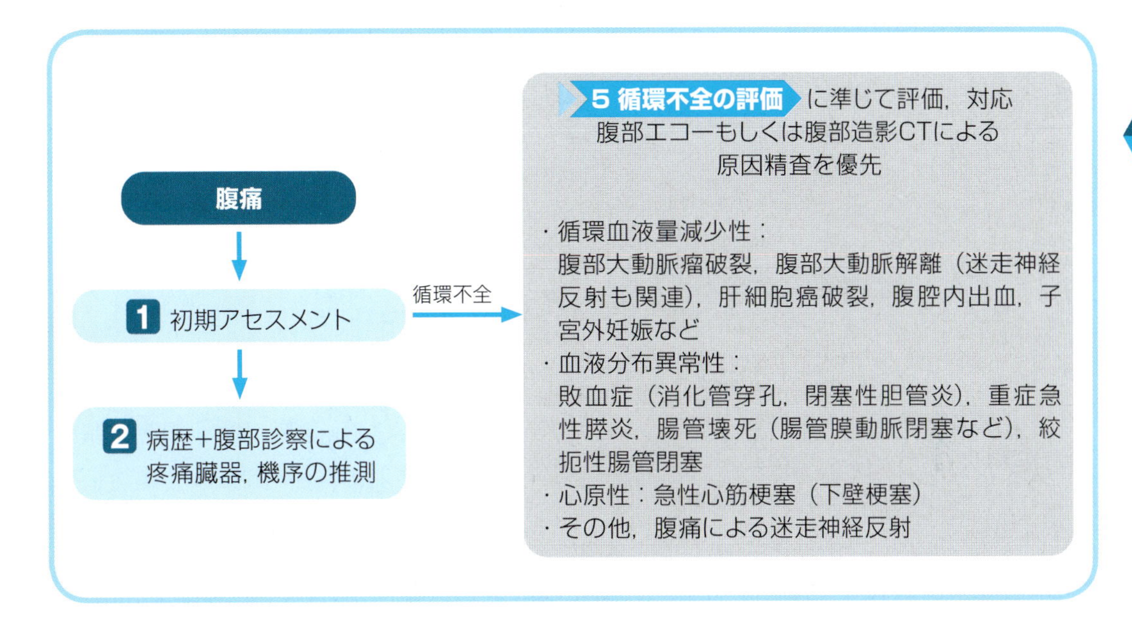

腹痛の鑑別疾患は広く，苦手とする人も多いと思います．ポイントは病歴や所見で疼痛臓器と疼痛の機序を絞ることにあります．鑑別疾患はその後に考えましょう．

1 腹痛における初期アセスメント

- 腹痛＋循環不全徴候を認める場合は，まず循環血液量減少性循環不全，血液分布異常性循環不全を考慮し，病態の把握，対応を急ぐ（表1）．
- 下肢の Mottling や下肢の CRT 延長が認められる場合，腹部大動脈瘤や腹部大動脈解離に伴う下肢虚血の可能性もある．
- 循環不全の評価において，心原性循環不全が疑われる場合，胸部症状を伴う場合は心筋梗塞（下壁梗塞）も鑑別に入れる．
- 肺，心エコーで循環不全の原因を評価する 5 循環不全の評価 とともに，腹部エコーにて腹部大動脈，腹水，腸管，肝胆道系，膵臓，腎臓を迅速に評価する．
- 腹部エコーでも原因が明らかではない場合や大動脈解離や腹腔内出血，腸管壊死が疑われる場合は腹部造影 CT 検査を行う．
- 洞性徐脈を伴う低血圧で，他に循環不全の原因となり得る病態が明らかでないならば腹痛に伴う迷走神経反射と考えて補液を行いつつ経過観察．ただし病状の変化には十分注意する．

表1●腹痛＋循環不全徴候を認める場合に考慮すべき原因

機序	疾患，病態	注目すべき所見
循環血液量減少性	腹部大動脈瘤破裂，腹部大動脈解離*	エコーによる腹水，腹部大動脈の評価 造影CT検査 初期アセスメントにおいて両下肢のMottoling，下肢CRT延長を認めることもある
	腹腔内出血 子宮外妊娠	エコーによる腹水 造影CT検査 子宮外妊娠を疑う場合は妊娠検査
	上部，下部消化管出血	吐血・黒色吐物，下血・黒色便の病歴
	重症の急性胃腸炎 トキシックショック	大量の下痢，嘔吐 水分摂取不良
血液分布異常性	敗血症（消化管穿孔，閉塞性胆管炎，結石性腎盂腎炎，腸管感染症など）	発熱，悪寒戦慄の有無． 末梢血管の拡張 エコーによる肝胆道系，腹水，腸管，腎臓の評価 腹部CT検査
	重症急性膵炎	エコーによる腹水，膵臓の評価 腹部CT検査
	トキシックショック	びまん性の紅斑，下痢，軟部組織感染症 婦人科臓器感染症
	腸管壊死（上間膜動脈閉塞など）	腹部造影CT検査
	絞扼性腸管閉塞	腹部造影CT検査
心原性	急性心筋梗塞	心窩部痛，胸痛，腕や肩への放散痛 徐脈性不整脈 心エコーによる壁運動評価，心電図変化
迷走神経反射	腹痛や嘔吐による反射	洞性徐脈，低血圧，失神

*腹部大動脈解離は循環血液減少性よりも迷走神経反射の関与が大きいが，大動脈瘤とセットで押さえておくとよいためここに記載している．

腹痛患者において循環不全徴候を認める場合は循環血液量減少性，血液分布異常性循環不全を考慮し，迅速に原因評価，対応を行います．前者では腹部大動脈瘤破裂や腹腔内出血，子宮外妊娠，消化管出血，大量の下痢など，後者では敗血症や重症急性膵炎，腸管壊死，絞扼性イレウスなどが原因として挙がります．また，心筋梗塞（下壁梗塞）が腹痛として発症することもあるため，注意が必要です．この場合は心原性循環不全となります．

これらの病態において肺，心，腹部エコーから得られる情報は多く，循環不全の評価として肺，心エコーを行う流れで腹部エコーも追加して行います．特に腹部大動脈（動脈瘤，解離所見），腹水，膵臓（膵腫大），胆道系（胆嚢腫大，総胆管拡張），腸管（腸管拡張），腎臓（水腎症）の評価は重要でしょう．

強い腹痛や嘔吐では迷走神経反射により洞性徐脈，低血圧を伴う場合があります．この場合は緊急対応の必要性は低く，補液，対症療法を行いつつ腹痛の原因を評価します．ただし病状のフォローは必要であり，改善が乏しい場合や増悪する場合は他の循環不全の可能性を考慮します．

Advanced レクチャー

◆腹痛を伴う心筋梗塞．心筋梗塞の症状パターンを押さえる◆

・米国，イギリスにおける急性心筋梗塞1,073例の症状パターンを評価した報告では，心筋梗塞の症状は大きく5つのパターンに分類される結果でした（表2）．

表2●心筋梗塞の症状パターン

パターン	頻度	主な症状（%）
1	43%	胸部症状（88%），肩，腕，手の放散痛（74%），脱力感（84%）
2	23%	胸部症状（83%），肩，腕，手の放散痛（76%）
3	17%	胸部症状（96%），肩，腕，手の放散痛（82%），悪心嘔吐（89%），発汗（87%），呼吸困難感（81%），ふらつき（77%），脱力感（95%），倦怠感（91%）
4	8%	肩，腕，手の放散痛（83%），腹痛（99%），消化不良（97%） 胸痛63%
5	6%	特に有意に多い症状はない

Nurs Res. 2007;56(2):72–81.

・腹痛や腹部不快感は心筋梗塞全体の20%で認められる症状で，腹痛や消化不良症状が主となる[パターン4]は全体の8%を占める．またこのパターンでは胸痛を伴う頻度は63%のみとなる．他に多い症状としては肩，腕，手への放散痛が83%で認められる〔*Nurs Res. 2007;56(2):72–81*〕．

2 病歴，腹部診察による疼痛臓器，機序の推測

循環不全の対応が不要な場合や，循環不全の評価，対応を行い，詳細な検査を待つ間に病歴聴取，腹部診察にて原因を推測します．

腹痛の鑑別疾患は多岐に渡り，網羅的に病歴を聴取し，鑑別するのは多大な労力と時間を要します．著者は最初に疼痛機序と疼痛臓器をある程度絞り，その上で関連する病歴聴取を行っています．後に腹部エコーや腹部CT検査を行うにしても，ある程度注目する範囲，臓器を絞ることで検査の感度は大幅に上昇します．

疼痛機序の推測

腹部の疼痛には主に二つの神経線維（Aδ線維とC線維）が関連しています．Aδ線維は腹壁や腹膜に分布し，視床に投射するためより疼痛の局在が判別しやすい特徴があります（体性痛）．C線維は臓器に分布し，脳幹に投射するため疼痛の局在が判別しにくく，疼痛部位の移動や，放散が多くなります（内臓痛）．

また，腹痛の機序は緊張性・粘膜性疼痛，炎症性疼痛，虚血・血管性疼痛，神経・筋骨格性疼痛の4つに分類して考えます（表3）．

- **緊張性・粘膜性疼痛：**腸管粘膜への刺激や，臓器が進展することで生じる疼痛でC線維が関与．腹部深部の疼痛で，局在の判断が難しく，さらに臓器の緊張を和らげようと患者が色々な体位をとろうとするのがポイント．
- **炎症性疼痛：**臓側腹膜の炎症により生じる疼痛で，初期はC線維が，その後Aδ線維が関与する．緊張性疼痛と同じく腹部深部の疼痛で，局在の判断が難しいが，炎症が増悪すると壁側腹膜に炎症が波及し，局在が明らかな体性痛となる．緊張性疼痛と異なり体動により増悪するため，患者は安静肢位，楽な姿勢を維持したがるのがポイント．
- **虚血，血管性疼痛：**頻度は低いが，最も重症，重要な疼痛．C線維とAδ線維双方が関与．突如発症の強く，持続性，増悪傾向がある疼痛となる．
- **神経・筋骨格性疼痛：**腹壁の筋，軟部組織，支配神経（腹壁皮神経や脊髄）由来の疼痛．疼痛は体動により増悪し，また腹壁に圧痛点を認めることも多い．仰臥位で頭部を軽度挙上し，腹壁の筋肉を緊張させた状態で圧痛を評価するCarnett試験は腹壁痛の診断，評価に有用な所見．腹壁の感覚を支配する脊髄神経では心窩部はT7，臍部はT10，鼠径部はL1と覚えておく．

表3●疼痛機序と関連する疾患

疼痛機序	疾患
緊張性・粘膜性疼痛	腸閉塞初期，便秘症，胃腸炎，胃食道逆流，消化性潰瘍，腎盂腎炎*，尿管結石症，胆石症，大腸炎，炎症性腸疾患
炎症性疼痛	虫垂炎，結腸憩室炎，メッケル憩室，胆嚢炎，胆管炎，膵炎，骨盤炎症疾患，消化管穿孔，回盲部炎，腹膜炎，腹膜垂炎，
虚血・血管性疼痛	絞扼性腸閉塞，腸管壊死，腸管膜動脈閉塞，腸管捻転，腹部大動脈瘤破裂，腹部動脈解離
神経・筋骨格系疼痛	帯状疱疹，神経根症状（T7—L1），腹壁皮神経絞扼症候群，筋肉内血腫

*腎盂腎炎は炎症性疼痛としても生じる

疼痛臓器の推測

疼痛臓器を推測するには腹痛の部位，随伴症状，リスク因子，そして体表解剖を意識した身体診察が有用です．

疼痛部位からの疼痛臓器の推測

局在が明らかな体性痛（A δ 線維由来）ならば障害臓器と疼痛部位は一致しますが，内臓痛（C 線維由来）では障害臓器と疼痛の局在は一致しません．この場合疼痛は関係した臓器の内臓感覚線維を受けた皮膚分節レベルに放散します（図 1）．

図 1●臓器毎の放散痛の分布

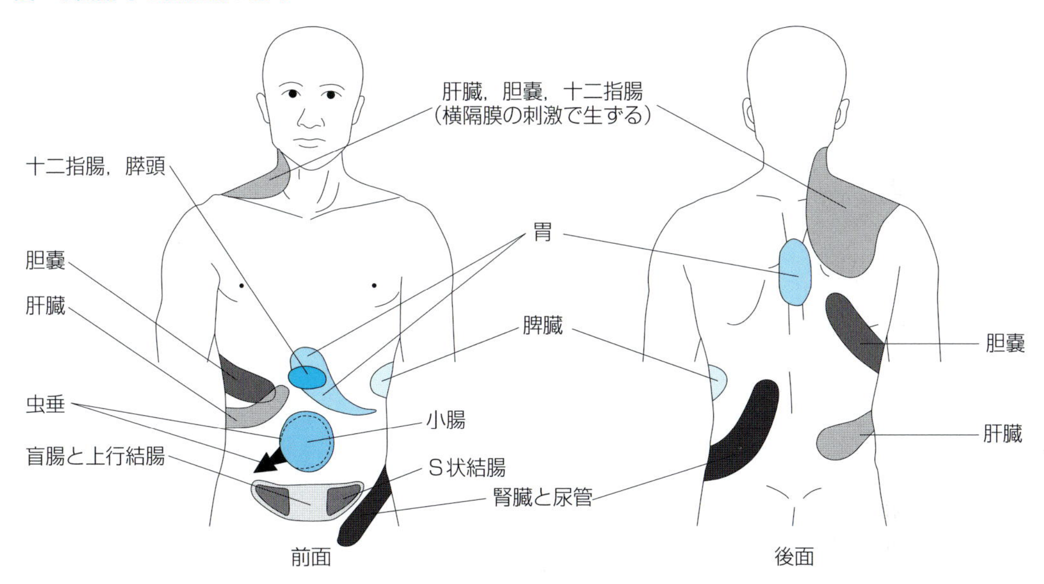

随伴症状やリスク因子からの疼痛臓器の推測

随伴症状やリスク因子と，それに関連する疼痛臓器は表 4 を参照してください．

腹部所見からの疼痛臓器の推測

疼痛臓器の推測には腹部所見が有用です．体表解剖の知識を用いて，部位とその深さを意識して，立体的に触診を行うことで疼痛臓器の推測を行います．また，診察法も触診以外に叩打痛，tapping pain を駆使し，臓器への衝撃の与え方，与える範囲を変えつつ診察することで，臓器特異的な評価ができます．

これら評価や判断には明確な基準はなく，検者の主観となります．表 5 に著者の個人的な見解ですが，腹痛患者における腹部診察とその解釈を記載します．

腹部診察は検者の経験や背景によりその精度，所見の解釈に大きなばらつきがあります．

表4●随伴症状，リスク因子と腹痛臓器

随伴症状，リスク因子	疼痛臓器
随伴症状	発熱や炎症反応高値—腹部の炎症性疾患（腹壁，腹部臓器，腹部血管［小血管〜大血管］，リンパ節など）
	多量の水様下痢—小腸
	渋り腹，粘液便—大腸
	排便や排ガス無し—腸閉塞
	食後の嘔吐，腹痛増悪—胃，食道，胆囊，動脈（腹部アンジナ）
	黒色便—上部消化管（胃・十二指腸）
	血便—上部，下部消化管
既往歴	心房細動—腸管膜動脈塞栓
	胆石症，胆囊炎，膵炎—肝胆膵疾患
	腹部手術歴—腸閉塞
	大腸憩室—憩室炎の再発
	悪性腫瘍既往—腸閉塞，腫瘍出血・破裂，血栓症
	糖尿病，高血圧，高脂血症，動脈硬化性疾患—腹部大動脈瘤，動脈解離
	免疫不全，糖尿病—感染性腸炎，好中球減少性腸炎，腹腔内膿瘍
	自己免疫性疾患—自己免疫性腸炎（ループス腸炎など），腹部血管炎（IgA血管炎や結節性動脈炎など）
使用薬剤	NSAID：胃，十二指腸病変
	セフトリアキソン：胆囊疾患
	抗菌薬：偽膜性腸炎
リスク因子	男性：精巣捻転などの精巣疾患
	女性：子宮外妊娠
	不特定多数との性行為：骨盤炎症症候群，Fitz-Hugh-Curtis 症候群
	アルコール多飲：膵炎，急性アルコール性肝炎，アルコール性ケトアシドーシス
	海外渡航歴：感染性腸炎
	ERCP 後：膵炎
	バリウム使用歴：虫垂炎，腸閉塞

感度，特異度で割り切れるものではなく，体表解剖や疼痛機序を意識しつつ診察経験を積むことでより精度の高い診察が可能となると著者は考えています．

また，腹部エコーを併用しながら診察することで体表解剖の理解や診察の精度が改善しますので，自分のスキル向上のためにも可能であれば併用すると良いでしょう．

表5●腹痛症例における腹部診察とその解釈（筆者の個人的見解）

腹痛における腹部診察所見	方法	所見の解釈
浅い Tapping pain	腹壁を直接指で軽く叩く．皮下脂肪が厚い場合は軽く圧迫（皮下脂肪を圧迫する感覚）し，その指を反対側の指で軽く叩く(Tapする)．	腹膜に限局的な衝撃を与えており，響くような疼痛があれば腹膜の炎症を示唆．
深い Tapping pain	上記方法で強めに圧迫（皮下脂肪よりも深く圧迫）して Tap する．	腹膜よりもその内部，腸管膜や臓側腹膜の炎症を考慮． 後腹膜付近まで圧迫を加えれば後腹膜臓器（膵臓や腎臓の評価も可）
肝叩打痛	右季肋部に手を置いて，その上を反対側の手で叩打する． （脾叩打痛と肝叩打痛双方を評価し，差があれば陽性と判断する）	胆嚢や肝臓に衝撃を与えており，胆嚢炎や胆石症，急性肝炎で陽性となりやすい．胆管炎では感度は低下する． さらに，右季肋部に置く手の面積を狭くし（掌から指など），叩打痛陽性の部位を絞ることで胆嚢に特異的かを評価することも可能．
脾叩打痛	左季肋部に手を置いて，その上を反対側の手で叩打する． （脾叩打痛と肝叩打痛双方を評価し，差があれば陽性と判断する）	脾臓，膵臓（膵尾部）に衝撃を与えており，膵炎や，脾梗塞，脾膿瘍などで陽性となる．
CVA 叩打痛	両側肋骨脊柱角に手を置いて，その上を反対側の手で叩打する． （左右で差がある場合に陽性と判断する）	腎臓に衝撃を与えており，腎盂腎炎や腎膿瘍，尿管結石で陽性となる．
腹部の視診	腹壁からの腸管の拡張，蠕動運動 側腹部の左右差 皮疹や水泡，発赤の確認	腹壁から腸管拡張や蠕動運動が確認できる場合は小腸閉塞を疑う． 側腹部の左右差がある場合，脊椎症（神経根症状）や帯状疱疹後神経痛の可能性を考慮． 水泡や発赤があれば帯状疱疹を考慮．
腹部触診	各臓器の位置，深さを意識しつつ，臓器別に触診する． 深さは腹壁（皮膚，脂肪，筋），腹膜，腹腔内浅部，深部（後腹膜付近）を意識して圧迫する． また，臓器の触診では複数方向から触診する（腹壁側からの圧迫＋側面からの触診［対象臓器の近傍を深く圧迫し，そのまま対象臓器方面を触診する］	各臓器の評価（体表解剖図2を参照） 筋性防御や腹壁の板状硬があれば腹膜炎を． 上記がなくても腹圧が局所的に高い場合はその部位の腸管拡張や炎症，腫瘍性病変を疑う． 圧痛があれば部位，深さから臓器を予測．
Carnett 試験	患者に頭部を上げてもらい腹壁筋を緊張させた状態で触診する．	圧痛が減弱しなければ腹壁痛を疑う．

（次ページにつづく）

腹痛における腹部診察所見	方法	所見の解釈
脊椎	T7〜L1棘突起の圧痛，叩打痛，変形を評価.	腹痛部位のデルマトームに一致する椎体の変形や圧痛があれば神経根症状を考慮.
精巣の診察	男性の下腹部痛では精巣の視診・触診も行う.	圧痛や腫脹があれば精巣捻転や精巣上体炎など.

CVA: 肋骨脊柱角

腹痛の評価で重要な体表解剖

腹部の診察において重要なのは体表解剖の知識です．体表解剖とは身体の表面から見て，どの位置，どの深さに臓器があるか，どこに血管が走っているかという知識であり，これを正確に把握しておくことが腹部診察をうまく行うコツの一つです（図2）.

図2●腹部診察で重要な体表解剖

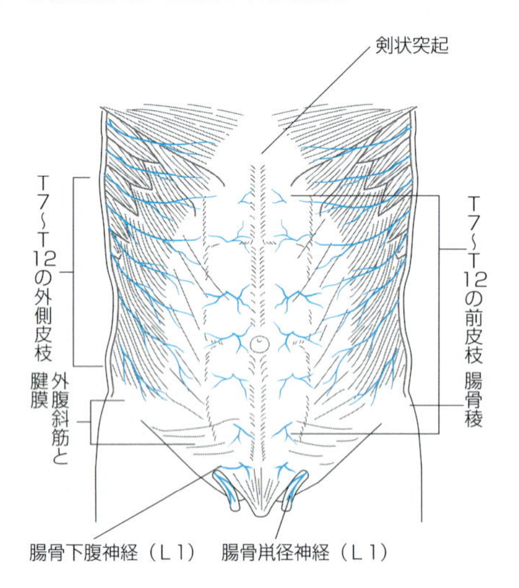

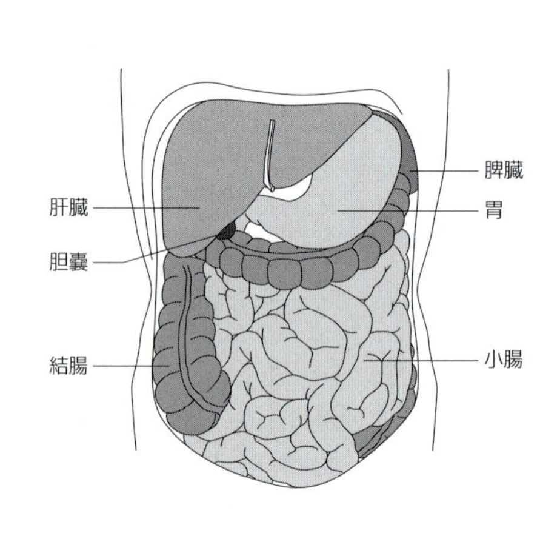

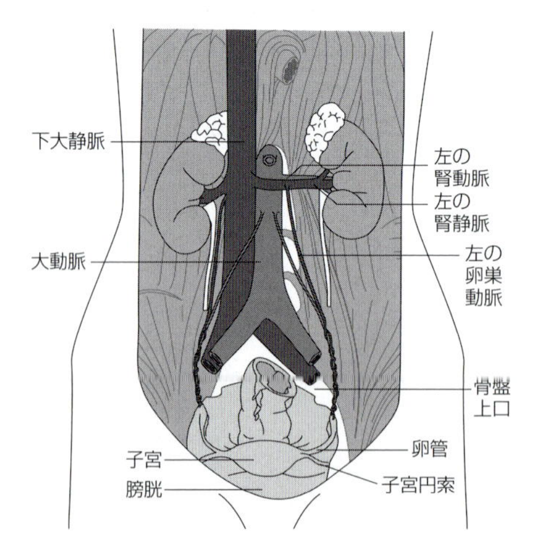

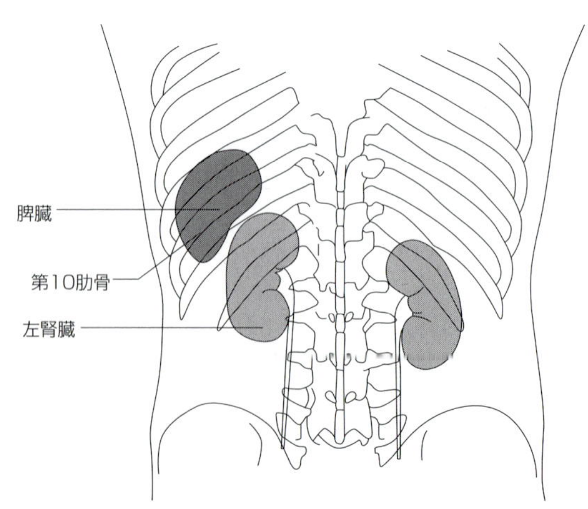

Advanced レクチャー

◆ 肝叩打痛のエビデンス ◆

・408例の患者（内急性胆嚢炎10例，胆管炎28例，肝膿瘍1例，肝嚢胞感染症1例）において肝叩打痛，Murphy 徴候，右季肋部圧痛を評価した報告では，肝胆道系感染症に対する各所見の感度，特異度は表6の通り．肝叩打痛は Murphy 徴候よりも感度が良好な所見といえる．

・また同じ報告より，疾患別の肝叩打痛の陽性率は急性胆嚢炎で100%と高く，急性胆管炎では＜50%程度と低い結果であった．非感染性の肝胆道疾患ではアルコール性肝炎での陽性率が高かった（80%）〔*Curr Gerontol Geriatr Res. 2015;2015:431638*〕．

表6●胆道系感染症に対する各所見の感度，特異度

所見	感度（%）	特異度（%）	LR＋	LR－
肝叩打痛	60［43-75］	85［81-91］	4.1［2.9-5.8］	0.47［0.32-0.69］
Murphy 徴候	30［17-47］	93［90-96］	4.4［2.4-8.1］	0.75［0.61-0.92］
右季肋部圧痛	33［19-49］	91［88-94］	3.6［2.1-6.3］	0.74［0.60-0.92］

〔*Curr Gerontol Geriatr Res. 2015;2015:431638*〕

◆ Carnett 試験 ◆

・Carnett 試験は仰臥位の状態で圧痛部位を限局的に圧迫しながら患者に腹壁を緊張させてもらい（頭部を挙上してもらう），その際の疼痛の増強を評価する評価方法．疼痛が減弱しなければ腹壁の疼痛であることが示唆される〔*J Am Board Fam Med. 2013;26(6):738-44*〕．

・腹痛を主訴に来院した130例の患者において Carnett 試験を施行した報告では，最終的に腹壁痛と判断された19例中16例で Carnett 試験が陽性であった．一方腹腔内臓器による疼痛と判断された62例中54例が Carnett 試験陰性であり，Carnett 試験は腹壁痛の評価に有用と考えられる．ただし，精神的な腹痛と判断された22例中19例が Carnett 試験陽性であった点に注意は必要〔*Intern Med. 2011;50(3):213-7*〕．

19

吐血，黒色吐物，タール便

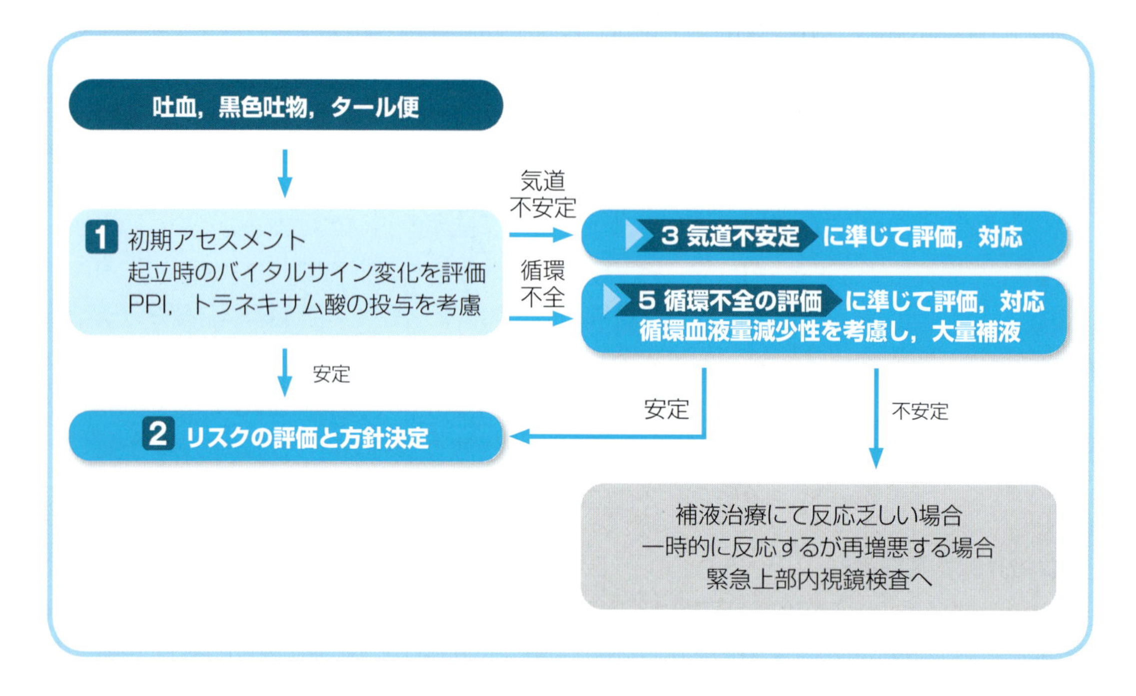

吐血や黒色吐物，タール便では当然上部消化管出血を疑います．自分自身で上部内視鏡検査を施行できたり，すぐに施行できる環境にあれば対応や診断に苦慮することは少ないと思いますが，夜間であったり，専門医不在のためすぐに施行できないこともあります．

重要なのは初期評価，対応と上部内視鏡検査のタイミングを押さえておくことです．

1 吐血，黒色吐物，タール便における初期アセスメント

吐血，黒色吐物，タール便では初期アセスメント＋起立時のバイタルサインの変化に注目

・初期アセスメントでは気道不安定性の評価・対応 3 気道不安定 / 呼吸不全，循環不全の評価・対応が特に重要 5 循環不全の評価．循環不全では循環血液量減少性に特に注意する．

・意識障害などの気道不安定性があれば上部内視鏡検査時の誤嚥リスクが上昇するため，気道確保を行うべき．

・循環不全の評価では初期アセスメントに加えて起立性のバイタルサイン変化の評価も行う．

 ► 起立時に心拍数が30回 / 分以上上昇するか，ふらつきが認められる場合，起立時のShock index（SI）≧0.8は出血による循環血液量減少を強く示唆する所見である．

・循環不全（循環血液量減少性）に対して補液負荷，蘇生治療を行い，安定すれば2上部消

化管出血のリスク評価と方針決定を行うが，反応が乏しい場合（治療開始3時間以内に収縮期血圧＞100mmHg，心拍数＜100回/分，起立性バイタルサインの変化（－）が達成できない場合）や，一度安定したが再度増悪するような場合は緊急上部消化管内視鏡の手配を行う〔*Gastrointest Endosc. 2004;60(1):1-8*〕.

Advanced レクチャー

◆出血における循環血液量減少の評価には起立時のバイタルサインに注目◆

・健常者のボランティアで評価した報告では，臥位から立位とした際，心拍数が30回/分以上増加するか，重度のふらつき症状がある場合，感度 97% [91-100]，特異度 98% [97-99] で630-1150mL の血液喪失を示唆する結果であった．450-630mL の血液喪失の場合，上記所見の感度は22% [6-48] のみ〔*JAMA. 1999;281(11):1022-9*〕.

・また，同様にボランティアにおいて450mL の献血を行い，献血前後のバイタルサインを評価した報告では，献血後の臥位から立位とした時のバイタルサインの変化が大きいのは心拍数と SI といえる（表1）〔*Am J Emerg Med. 2017;35(4):637-9*〕．特に65歳以上の高齢者では立位時の心拍数の変化は若年と比較すると軽度であり，SI で評価した方がよい．450mL の血液喪失に対する，立位時の SI カットオフ別の感度，特異度を表2に示す．

表1●450mL の献血前後のバイタルサインの変化

患者群	指標		臥位時	立位時
65歳未満	心拍数	献血前	70.5±10.4	80.2±12.3
		献血後	69.7±9.8	88.3±14.0
	収縮期血圧	献血前	127±13	122±15.1
		献血後	125±13	118±14.4
	SI	献血前	0.56±0.09	0.67±0.13
		献血後	0.56±0.09	0.76±0.16
65歳以上	心拍数	献血前	73.8±9.9	77.7±10.7
		献血後	73.8±9.9	82.9±12.5
	血圧	献血前	138±14	130±18.3
		献血後	136±17	123±18.8
	SI	献血前	0.50±0.08	0.61±0.12
		献血後	0.51±0.09	0.69±0.15

〔*Am J Emerg Med. 2017;35(4):637-9*〕

表2●450mL の血液喪失に対する SI のカットオフと感度，特異度

SI カットオフ	感度（%）	特異度（%）	LR +	LR −
≥0.5	96	9	1.1 [1.0-1.1]	0.4 [0.3-0.7]
≥0.6	84	35	1.3 [1.2-1.4]	0.5 [0.4-0.6]
≥0.7	61	61	1.6 [1.3-1.8]	0.6 [0.6-0.7]
≥0.8	36	88	2.9 [2.1-4.0]	0.7 [0.7-0.8]
≥0.9	13	97	4.1 [2.2-7.8]	0.9 [0.9-0.9]
≥1.0	6	99	4.0 [1.5-11]	1.0 [0.9-1.0]

〔*Am J Emerg Med. 2017;35(4):637-9.*〕

上部消化管出血（疑い）で使用する薬剤

・上部消化管出血を疑った場合，プロトンポンプ阻害薬（PPI）はすぐに投与する．
- ►オメプラゾール（オメプラール注®）20mg の経静脈投与を行う．
- ►上部内視鏡検査による治療の必要性，出血所見を有意に改善させる（それぞれ NNT 32, 11）〔*Cochrane Database Syst Rev. 2010;(7):CD005415*〕．
- ►海外では80mg 経静脈投与後，8 mg/ 時で72時間持続投与する方法もあり，そちらの方が再出血リスクは有意に低下する（NNT 38）〔*JAMA Intern Med. 2014;174(11):1755-62*〕．

・上部消化管出血ではトラネキサム酸の投与も考慮する．
- ►トラネキサム酸は死亡リスク低下効果や再出血リスク低下効果が期待できるが，報告により差が大きく明確な利益は不明瞭である〔*Cochrane Database Syst Rev. 2014;(11):CD006640*〕．
- ►現在数千人規模の急性上部消化管出血に対するトラネキサム酸の効果を評価するランダム化比較試験が進行中（HALT-IT）〔*Trials. 2014;15:450*〕．
- ►投与する場合は，トラネキサム酸の投与量は 4 − 8 g/ 日を 4 − 6 回に分けて投与と日本国内の投与量と比べてかなり多いため，注意が必要（日本国内では500-1000mg を 1 日 1 − 2 回）．

2 リスク評価と方針決定

・肝硬変既往や身体所見にて肝硬変が疑われる場合，胃食道静脈瘤の既往がある場合は食道静脈瘤出血として対応する．早急に専門医コンサルトし，上部消化管内視鏡を手配すべき．

・肝硬変既往や疑う所見がなければ上部消化管出血の重症度，再出血リスクを評価して上部内視鏡のタイミングを判断する．
- ►リスク評価には Clinical Rockall Score（CRS）（表 3 ）と Glasgow Blatchford Score

表3●Clinical Rockall Score

スコア	0	1	2	3
年齢	<60歳	60-79歳	≥80歳	
バイタルサイン		心拍数>100回/分	収縮期血圧<100mmHg	
併存症			虚血性心疾患 慢性心不全 その他重要な疾患 疾患	腎不全 肝不全 転移性腫瘍

Gut. 1996;38(3):316-21.

表4●Glasgow Blatchford Score

BUN (mg/dL)	点数	Hb (g/dL) ( ) 女性の数値	点数	収縮期血圧 (mmHg)	点数	その他	点数
18.2-22.3	2	12-13 (10-12)	1	100-109	1	心拍数>100回/分	1
22.4-27.9	3	10-12	3	90-99	2	黒色便 (+)	1
28.0-69	4	<10 (<10)	6	<90	3	失神 (+)	2
>70	6					肝不全 (+)	2
						心不全 (+)	2

Lancet. 2000;356(9238):1318-21.

(GBS)(表4)が有名．また，経鼻胃管による胃内容物評価も有用な情報となる．

► CRS 0点，GBS ≤ 2点で経鼻胃管から鮮血や黒色内容物が認められない場合は投薬治療のみで経過観察し，後日待機的上部内視鏡検査を行う．

► GBS 0-11点，経鼻胃管から鮮血や黒色内容物が認められる場合は24時間以内の上部内視鏡検査を行う．

► GBS ≥12点では12時間以内の緊急上部内視鏡検査を行う．

・ただし，施設や環境，個人の技量によっては迅速に上部内視鏡検査が可能なことも多く，その場合は上記に従う必要は一切ない．施設基準に準じて行うべき．

Advanced レクチャー

◆ 肝硬変患者における上部消化管出血 ◆

・肝硬変患者における上部消化管出血の60%が胃食道静脈瘤からの出血である〔*Gut. 1976;17(1):37-40*〕．また肝硬変の既往がある場合，静脈瘤出血に対するLR+は4.5-26.3と高い〔*World J Gastroenterol. 2009;15(9):1099-104*〕．

・食道静脈瘤出血では40-50%が自然に止血されるが，出血時の死亡率が15-20%と高い．また30-40%で6週間以内に再出血を認め，特に48-72時間以内が多いため，注意が必要である〔*Med*

Clin North Am. 2014;98(1):119-52〕.

・肝硬変を示唆する身体所見は表5を参照.

表5●肝硬変を示唆する身体所見

身体所見	感度（%）	特異度（%）	LR＋	LR－
テリー爪	43-44	97-98	16-22	0.57-0.58
女性化乳房	18-58	97-98	5.8-35	0.43-0.84
腹壁静脈怒張	31	98	11 [2.7-44]	0.72 [0.57-0.91]
腹水貯留	35	95	7.2 [2.9-12]	0.69 [0.59-0.78]
顔面毛細血管拡張	73-82	88-92	5.9-10	0.20-0.31
クモ状血管腫	46	89	4.3 [2.4-6.2]	0.61 [0.54-0.68]
手掌紅斑	46	91	5.0 [0.80-9.1]	0.59 [0.39-0.79]
黄疸	28	93	3.8 [2.0-7.2]	0.82 [0.77-0.88]
脾腫	34	90	3.5 [1.8-5.2]	0.74 [0.61-0.86]
肝腫大	74	69	2.4 [1.2-3.6]	0.37 [0.24-0.51]
末梢浮腫	37	90	3.0 [1.9-4.8]	0.71 [0.56-0.91]

テリー爪：爪の遠位部1-2mm が赤色から褐色に変化する所見. 近位部は白色, すりガラス状に変化する. 肝硬変や糖尿病, 慢性心不全, 甲状腺機能亢進症, 低栄養状態で認められる.

JAMA. 2012;307(8):832-42.

◆ 上部消化管出血におけるリスク評価と上部内視鏡検査のタイミング ◆

・上部消化管出血における上部内視鏡検査の施行時期は明確に決まっているわけではない. 12時間以内の施行群と12時間以降の施行群で予後（再出血, 外科手術, 死亡リスク）は変わらないが, 基本的には24時間以内には行うべきであるとされている〔*Ann Intern Med. 2010;152(2):101-13*〕.

・非静脈瘤性の上部消化管出血症例93例を対象としたランダム化比較試験において, 6時間未満施行する緊急上部内視鏡施行群と48時間未満で待機的に施行する群を比較した結果, 両者で入院期間や死亡リスク, 輸血量全て有意差を認めない結果であった〔*Gastrointest Endosc. 2004;60(1):1-8*〕. ただしこの研究では救急受診3時間以内に収縮期血圧＞100mmHg, 心拍数＜100回/分, 起立性バイタルサインの変化（－）を達成できなかった患者や肝硬変患者は除外されているため, 不安定な患者や再増悪する患者ではやはり早期に行う必要があると考えられる.

・緊急上部内視鏡を必要とする上部消化管出血に対する各リスクスコアや経鼻胃管による胃内容物の評価の感度, 特異度は表6を参照. CRS 0点や GBS ≦2点では緊急上部内視鏡を行う必要性は低い〔*JAMA. 2012;307(10):1072-9*〕.

・黒色便, コーヒー残渣様吐物, 吐血を認め上部消化管内視鏡を施行された934例の解析では, GBS ≦11点の群では上部内視鏡検査施行までの時間と死亡の因果関係は認められず, GBS ≧12点では上部内視鏡検査施行までの時間が長いほど死亡リスクが高い結果であった. 特に13時間かかった患者では死亡リスクが高い〔*Endoscopy. 2011;43(4):300-6*〕.

・他の報告では経鼻胃管よりコーヒー残渣様胃内容物，鮮血が認められた群では12時間以内に上部内視鏡検査を施行した方が輸血必要量が少なかった〔*J Clin Gastroenterol. 1996;22(4):267-71*〕.

表6●各所見の緊急内視鏡を必要とする上部消化管出血に対する感度，特異度

	感度	特異度	LR＋	LR－
CRS 0点	91% [88-95]	21% [9-34]	1.2 [0.97-1.30]	0.41 [0.12-0.70]
GBS 0点	99.6% [99.0-100]	15% [5-25]	1.2 [1.0-1.3]	0.02 [0-0.05]
GBS ≤2点	98% [95-99]	27% [11-53]	1.4 [1.1-1.8]	0.08 [0.01-0.41]
経鼻胃管より鮮血，黒色物	81% [67-89]	55% [19-87]	2.0 [1.0-4.0]	0.40 [0.20-0.81]

JAMA. 2012;307(10):1072-9.

20 下血

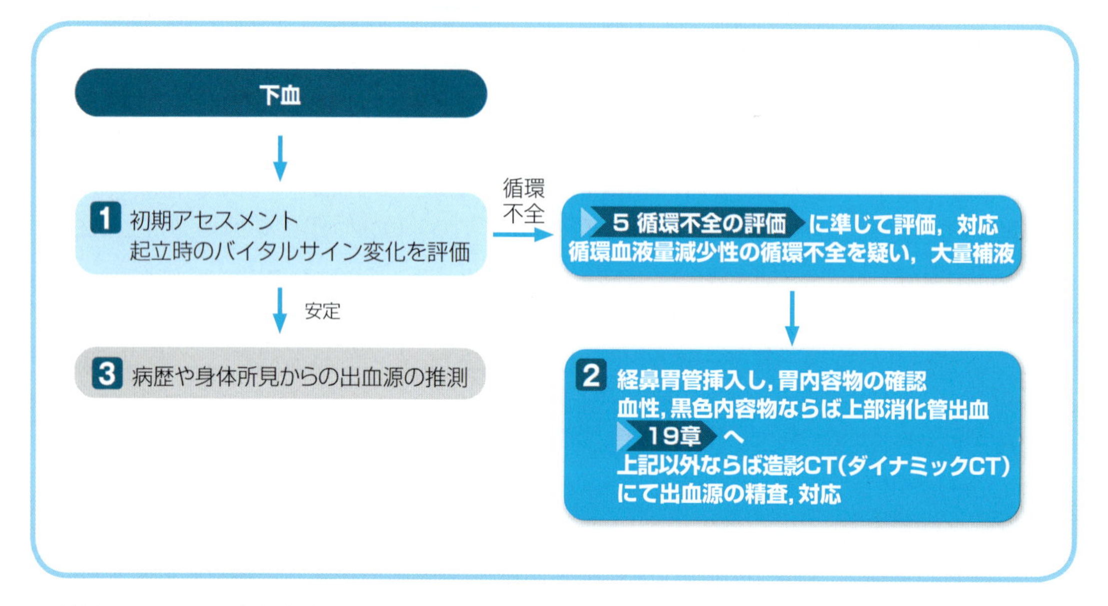

新鮮血の下血や赤褐色便では下部消化管出血を疑います．ただし上部消化管出血でも大量出血では下血をきたすため，循環不全を伴う下血では上部消化管出血も鑑別することが重要です．

また紛らわしいですが，下部消化管出血でも17％は黒色便を主訴に受診します（表1）〔*Best Pract Res Clin Gastroenterol. 2001;15(1):135-53*〕．

表1●下部消化管出血の主訴

主訴		主訴	
新鮮血の下血	68%	腹痛	12%
赤褐色便	43%	倦怠感	14%
黒色便	17%	起立性低血圧	30%
失神	10%		

〔*Best Pract Res Clin Gastroenterol. 2001;15(1):135-53*〕

1 下血における初期アセスメント

- 初期アセスメントでは循環不全の評価，対応が重要 5 循環不全の評価．循環不全では循環血液量減少性の循環不全に特に注意する．
- 循環不全の評価では初期アセスメントに加えて起立性のバイタルサイン変化の評価も行う．

起立時に心拍数が30回 / 分以上上昇するか，ふらつきが認められる場合，起立時のShock index（SI）≧0.8は出血による循環血液量減少を強く示唆する所見である 19 吐血，黒色吐物，タール便．

2 循環不全を来すような下血では上部消化管出血の可能性も考え，出血源を迅速に評価する．

・循環不全を伴う下血では，経鼻胃管を挿入し，胃内容物を評価．
 ► 血性・黒色胃内容物ならば上部消化管出血を疑い対応 19章
 ► 非血性・黒色胃内容物ならば下部消化管出血を考慮し，腹部造影CT（ダイナミックCT）を評価する．
・腹部造影CTにて活動性の出血を認めれば部位に応じて対応：
 ► 結腸病変からの活動性出血 → 緊急下部消化管内視鏡，血管造影検査・止血術
 ► 小腸からの活動性出血 → 血管造影検査・止血術
 ► 上記処置にて止血困難ならば外科手術を考慮．
・腹部造影CTにて活動性の出血を認めない場合は循環不全への対応，全身管理を継続；
 ► 循環不全徴候の改善，下血の改善が得られれば3へ
 ► 循環不全徴候や下血が持続する場合は再度造影CTや，上下部内視鏡検査を行う．

下部消化管出血は上部消化管出血と比較して循環不全を伴う頻度（19% vs 35%）や輸血が必要となる頻度（36% vs 64%）は低く，また80-85%は自然に止血するため，緊急下部内視鏡検査を必要とすることはあまりありません〔*Best Pract Res Clin Gastroenterol. 2001; 15(1):135-53*〕．従って，循環不全徴候を伴う下血を認めた場合，まずは循環不全の対応と並行して経鼻胃管挿入による上部消化管出血の評価を優先した方が良いでしょう．上部消化管出血が明らかではないならば腹部造影CT（ダイナミックCT）で出血源の評価を行います．

Advanced レクチャー

◆ 経鼻胃管や腹部造影CT（ダイナミックCT）による出血源の検査 ◆

・経鼻胃管による胃内容物の評価において，黒色胃内容物，新鮮血，胃内容物の潜血反応陽性であれば上部消化管出血の可能性は79-93%〔*Best Pract Res Clin Gastroenterol. 200115(1):135-53*〕．

・腹部造影CT（ダイナミックCT）では活動性の出血，血腫の評価が可能で，さらにCT血管造影検査では出血血管の評価も可能．造影CTでは0.5-1.0mL/分以上の出血が検出可能であり，感度は30-47%程度．CT血管造影検査ではさらに感度は高く，<0.4mL/分の出血も検出可能

〔*Best Pract Res Clin Gastroenterol. 2001;15(1):135-53*〕.

3 下血における病歴，所見からの出血源の推測

新鮮血の下血で，循環不全ではないならば98.2%が下部消化管出血であり，病歴や所見から鑑別疾患を絞ります．

特に有用な情報としては処置内容，薬剤使用歴，便秘の有無，既往歴があります．症状では下血の性状や腹痛の有無が鑑別に有用です（表2）．

Outlet bleedingと呼ばれる，排便中，もしくは排便後に鮮血が少量認められるような下血ではS状結腸～直腸病変であることが多く，直腸診を行うことを勧めます．またこのよ

表2●下血における病歴，所見からの出血源の推測

病歴，経過，所見	備考
入院日，入院疾患，入院目的，手術日，手術内容	ポリペクトミー後の出血 他全身疾患や外傷にて循環不全を伴う患者では腸管壊死，NOMI，虚血性腸炎のリスクとなる
使用薬剤	NSAID：胃潰瘍や小腸潰瘍，直腸潰瘍，憩室出血
1週間程度の経過表	便秘：虚血性腸炎，糞便潰瘍 排便習慣の変化：大腸癌
既往歴	重症大動脈弁狭窄症：小腸血管異型性（Heyde症候群） 腹部手術歴（特に血管手術）：動脈―腸管瘻 結腸癌：腫瘍出血 憩室出血，憩室炎：憩室出血 炎症性腸疾患：特に潰瘍性大腸炎では下血をきたしやすい． 血管炎（IgA血管炎，結節性動脈炎，GPA），SLE HIV既往 放射線療法施行歴：放射性腸炎
家族歴	大腸癌の家族歴：大腸癌
下血の性状	Outlet bleeding―S状結腸や直腸からの出血を示唆． 中等量の出血（コップ1杯程度）―腹痛の有無を評価（下段参照） 大量の出血―上部消化管出血，静脈瘤，動脈性出血（露出血管や動脈腸管瘻）
腹痛の有無（特に中等量出血）	腹痛あり：虚血性腸炎，炎症性腸疾患，細菌性腸炎，血管炎やループス腸炎など 腹痛なし：憩室出血，動静脈奇形，大腸癌，ポリープ，内痔核

NOMI：非閉塞性腸管虚血症，GPA：多発血管炎性肉芽腫症
〔*Mayo Clin Proc. 2017;92(5):797-804*〕〔*Dis Colon Rectum. 2008;51(2):202-6*〕を参考に作成

うな患者ではS状結腸鏡のみでの評価も有用です〔*Dis Colon Rectum. 2008;51(2):202-6*〕. Outlet bleedingは潜血がトイレットペーパーについたり，便器に付着することで気づくことがあります.

中等度の下血では腹痛の有無が鑑別に重要となります. 腹痛を伴う場合は虚血性腸炎，炎症性腸疾患，細菌性腸炎，細菌性腸炎，血管炎，ループス腸炎など炎症性疾患の可能性を考慮します. 腹痛を伴わない場合，憩室出血や動静脈奇形，大腸癌，大腸ポリープ，内痔核など考慮します.

基本的に下部消化管内視鏡検査が出血源の同定に有用ですが，下部消化管内視鏡でも原因がはっきりしない場合，小腸出血が疑われる場合は小腸内視鏡やカプセル内視鏡，核医学検査（消化管シンチグラフィ：^{99m}Tc-RBC［赤血球］，^{99m}Tc-HAS-D［人血清アルブミンジエチレントリアミン五酢酸］）が有用なこともあります.

Advanced レクチャー

◆ 下部消化管出血の原因となる代表的な疾患 ◆

憩室出血

・大腸憩室を有する患者群の3-5%で出血を合併する. NSAIDの使用は大腸憩室出血リスク因子となる（OR3.4）.

・大腸憩室出血では腹痛や腹部所見は認められず，突如発症の下血となる〔*Best Pract Res Clin Gastroenterol. 2001;15(1):135-53*〕. 大量下血は有意に右半結腸で多い（55% vs 23%）〔*Dis Colon Rectum. 1997;40(3):344-8*〕.

・90%が自然に止血されるため，状態が安定していれば保存的に加療し，待機的下部内視鏡検査を行う. 状態不安定な場合，造影CTで活動性出血がある場合は，緊急下部内視鏡検査，血管造影検査にて止血を試みる. 止血後も長期的には22-38%で再発する〔*Best Pract Res Clin Gastroenterol. 2001;15(1):135-53*〕.

・憩室出血で自然止血した患者群を対象としたランダム化比較試験において，高濃度バリウム注腸は有意に1年以内の再出血リスクを低下させている（14.8% vs 42.5%，HR 0.34［0.12-0.98］）〔*Ann Surg. 2015;261(2):269-75*〕.

血管異形成

・血管異形成は剖検例，大腸内視鏡を行った患者群の1-2%で認められ，拡張した血管と菲薄化した粘膜組織が特徴. 大量出血を来す可能性がある.

・また重度の大動脈弁狭窄症があるとvWF（von Willebrand factor）が消費され，腸管の血管異形成より繰り返し出血することがあり，この病態をHeyde症候群と呼ぶ. 大動脈弁狭窄症に対する治療により出血も改善する可能性がある〔*Age Ageing. 2009;38(3):267-70*〕.

腫瘍性

・腫瘍性の下部消化管出血は全体の2–26%を占める．悪性腫瘍によるものは21%，結腸ポリープは5–11%といわれている．

・ポリペクトミー後の出血は0.2–0.6%と少ないが，大量出血となるリスクがある．ポリープ切除術後すぐに出血が持続する急性と，ポリープ切除術後数日経過して出血する遅発性（~15日）がある．遅発性は血栓が剥がれたことによる出血と考えられている〔*Gastrointest Endosc. 1999;49(2):228–38*〕．

炎症性腸炎，感染性腸炎

・炎症性，感染性腸炎による出血は下部消化管出血全体の6–30%を占める．炎症性腸疾患，感染性腸炎，放射性腸炎，特発性潰瘍が含まれる．潰瘍性大腸炎では大量出血が認められることがあり，その場合は大腸切除の適応となる．Crohn 病では0.6–1.3%で出血が認められる．

・放射性腸炎は放射線療法後数カ月から数年後に生じる．

・慢性便秘は糞便による直腸潰瘍や，虚血性腸炎のリスクとなる〔*Gastrointest Endosc. 1999;49(2):228–38*〕．

虚血性腸炎

・虚血性腸炎は結腸への血流が不十分となることで生じる腸炎であり，大腸炎の中で最も多い疾患である〔*Dis Colon Rectum. 2007;50(2):232-8*〕．

・左側腹部～下腹部痛，同部位の圧痛と下血を伴うことが多いが，腹痛が認められない例も4割程度ある〔*Dis Colon Rectum. 2010;53(9):1287-94*〕．

・下部消化管出血患者において，虚血性腸炎の可能性を示唆する因子は＞60歳（OR 5.7），透析患者（OR 5.0），高血圧（OR 4.9），低 Alb 血症（OR 3.5），糖尿病（OR 3.4），便秘を誘発する薬剤の使用（OR 2.8）である〔*Dis Colon Rectum. 2007;50(2):232-8*〕．

・虚血性腸炎では絶食，安静，補液，腸管虚血のリスク因子・誘因への対応が基本となる．24–48時間で改善がない場合は再度画像検査を含めた評価を行う〔*Clin Colon Rectal Surg. 2012;25(4):228–35*〕．

・白血球上昇，LDH 上昇，エコーにて腸管壁の血流が認められない症例では外科手術治療が必要となる可能性が高い〔*AJR Am J Roentgenol. 2000;175(4):1151-4*〕．

急性出血性直腸潰瘍

・急性出血性直腸潰瘍は急性発症，無痛性の直腸潰瘍で大量出血を来す．日本，アジアでの報告例が多く，高齢者，寝たきり，便秘，急性疾患，NSAID 使用がリスクとなる〔*J Clin Gastroenterol. 2001;33(3):226-8*〕．

・台湾における急性大量下血の2.8%が急性出血性直腸潰瘍によるものであり，平均年齢は71.2±10.1歳．潰瘍の部位は歯状線から1–7cm 頭側，平均4.7±1.5cm の位置にある．多発潰瘍が6割程度で認められた〔*Dis Colon Rectum. 2004;47(6):895–903*〕．

Meckel 憩室

・先天性の腸管奇形の一つで，一般人口の2%で認められる．男女比は2：1．回盲弁（Bauhin弁）から61cm 以内に多い．無症候性で経過し，手術中に偶発的に発見されることが多い〔*South Med J. 2004;97(11):1038-41*〕．偶発発見例のフォローでは16%が症候性となった．症状は出血，腸閉塞，憩室炎がそれぞれ1/3程度，他には腸穿孔や腸重積，捻転などである．症候性は小児例で多いがどの年齢でも生じてよい〔*Ann Surg. 2005;241(3):529-33*〕．

・下血の原因となる Meckel 憩室では異所性胃粘膜を含むことが多く，その場合メッケルシンチ（$^{99m}TcO_4$）が評価に有用となる．81–95%で Meckel 憩室を診断可能である〔*South Med J. 2004;97(11):1038-41*〕．

痔核

・痔核は急性下部消化管出血の2–9%を占める．HIV 患者ではさらに頻度が上昇する．

その他，稀な原因

・その他，稀ながら下部消化管出血の原因となる疾患を表3に示す．

表3●その他，稀な原因

腸管血管炎	結腸静脈瘤
大動脈一腸管瘻	異所性子宮内膜症
HIV 患者（痔核，CMV 腸炎，大腸潰瘍など）	結腸の Dieulafoy 潰瘍
孤立性直腸潰瘍症候群	appendiceal orifice bleeding（虫垂開口部出血）
門脈圧亢進症性腸症	胆管，膵管出血

Gastrointest Endosc. 1999;49(2):228–38.

21

色々な消化管症状：嘔気・嘔吐，下痢，便秘，吃逆への対応

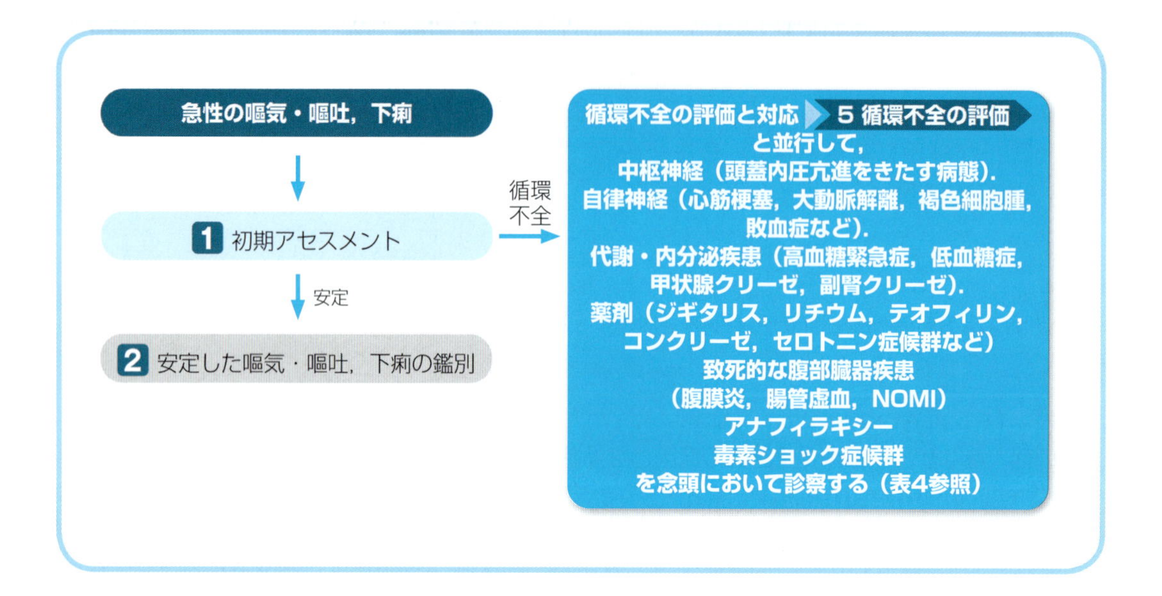

嘔気・嘔吐，下痢への対応

下痢や嘔気・嘔吐は診療する機会の多い消化管症状ですが，消化管・腹部臓器以外の異常でも出現します．致命的な重症疾患の一症状のこともあり，安易に急性胃腸炎として対応すると落とし穴に嵌ります．ことさら初期アセスメントを意識して行うことが重要です．

1 急性の嘔気・嘔吐，下痢患者に対する初期アセスメント

嘔気・嘔吐，下痢は腸管の障害以外にも，中枢神経（嘔気，嘔吐），自律神経障害，代謝・内分泌疾患，薬剤性など様々な原因があります．また，腸管障害でも胃腸炎だけではなく，腸管虚血や腸管周囲の腹部臓器からの炎症，刺激の波及も原因となります（表1）．

初期対応において循環不全徴候を伴う場合，（表1・青字）のような機序，疾患を想起します．循環不全の評価，対応 5 循環不全の評価 と並行して，これら疾患・病態の評価，鑑別を行います．

鑑別には腹痛の有無に加え，頭痛，意識障害，神経局所症状，胸痛，皮膚所見といった腹部以外の臓器障害徴候の評価が重要です．また疾患に関連する既往歴や使用薬剤の確認も行います．

表1●嘔気・嘔吐，下痢の鑑別

<table>
<tr><th></th><th>嘔気・嘔吐</th><th>下痢</th><th>循環不全（＋）時の注目ポイント</th></tr>
<tr><td>中枢神経症状</td><td>脳挫傷，頭蓋内圧亢進症，脳浮腫，脳震盪後症候群，脳腫瘍，脳卒中
片頭痛</td><td></td><td>頭部外傷歴，意識障害，神経局所症状，頭痛の合併</td></tr>
<tr><td>自律神経症状</td><td>めまい症に伴う嘔気・嘔吐
心筋梗塞，大動脈解離
褐色細胞腫，敗血症
胃不全麻痺，機能性ディスペプジア</td><td>過敏性腸症候群</td><td>胸痛，冷汗，血圧の左右差</td></tr>
<tr><td rowspan="2">代謝，内分泌</td><td>肝性脳症，尿毒症，高 Ca 血症，低 Na 血症</td><td></td><td></td></tr>
<tr><td colspan="2">高血糖緊急症，低血糖症，甲状腺機能亢進症（クリーゼ含む），副腎不全（クリーゼ含む）</td><td>糖尿病既往.
意識障害や発熱
さらに甲状腺クリーゼでは頻脈，心房細動
副腎クリーゼでは低血圧</td></tr>
<tr><td rowspan="2">薬剤性</td><td>化学療法の嘔気・嘔吐</td><td>抗菌薬関連下痢症，C. difficile 感染症</td><td></td></tr>
<tr><td colspan="2">薬物アレルギー，アナフィラキシー
コリンクリーゼ，セロトニン症候群
ジギタリス，リチウム，テオフィリン，マクロライド系抗菌薬，ST 合剤，経口血糖降下薬，免疫抑制剤，鉄剤，制酸剤，NSAID，コルヒチン，降圧薬・・・等 様々な薬剤が原因となるため，使用薬剤の副作用は常に念頭におく.</td><td>使用薬剤の確認. 呼吸症状や皮膚粘膜症状があればアナフィラキシーの可能性を考慮.
セロトニン症候群では高体温，頻脈，意識障害，腱反射亢進.
リチウム中毒では意識障害，痙攣，徐脈性不整脈.
ジギタリス中毒では不整脈，視覚障害.
テオフィリン中毒では痙攣
コリンクリーゼでは唾液分泌亢進，発熱，意識障害</td></tr>
<tr><td>腹部臓器疾患</td><td>胃食道逆流症，上腸間膜動脈症候群，急性胃腸炎，胆管炎，胆嚢炎，膵炎，虫垂炎，腹膜炎，腸閉塞，腎結石，腎盂腎炎，腸管虚血，NOMI</td><td>急性腸炎，自己免疫性腸炎，炎症性腸疾患，慢性膵炎，虚血性腸炎，腸管虚血，NOMI，吸収不良症候群，蛋白漏出性胃腸症，腹部大動脈破裂</td><td>低血圧や循環不全徴候が顕著に認められる場合，敗血症性ショック，熱中症時には腸管虚血，NOMI を考慮すべき.
腹部膨隆，血便，腹水貯留など認められる.</td></tr>
</table>

（次ページにつづく）

	嘔気・嘔吐	下痢	循環不全（+）時の注目ポイント
食事関連		カフェインやソルビトール，アルコール摂取，牛乳との関連の確認：食品に関連した下痢，乳糖不耐症 経管栄養開始後：浸透圧性の下痢	
	感染性腸炎，食物アレルギー，**アナフィラキシー**，ヒスタミン含有食品による症状など		呼吸症状や皮膚粘膜症状があればアナフィラキシーの可能性を考慮.
その他	妊娠，精神疾患	**毒素ショック症候群** ホルモン分泌腫瘍（ガストリノーマ，VIPoma，甲状腺髄様癌，神経内分泌腫瘍など）	骨，関節，軟部組織感染症や骨盤感染症など感染症において，発熱，低血圧，皮疹，大量の水様下痢が認められる場合は毒素ショック症候群の可能性を考慮.

NOMI：非閉塞性腸管膜虚血，VIPoma：vasoactive intestinel polypeptide 産生腫瘍
青字は初期アセスメントにて循環不全徴候を認める場合に考慮する疾患．最右列は循環不全徴候を認める場合に注目するポイントをまとめた.

2 安定した嘔気・嘔吐，下痢の鑑別

循環不全徴候がない場合，より詳細に病歴や経過を評価し，原因疾患の鑑別を行います．ここでも腹部臓器疾患以外の原因に注意しましょう（表1）.

鑑別で特に重要な情報は症状の経過，随伴症状，身体所見，使用薬剤，1週間程度の食事内容の確認，既往歴です.

- **下痢では経過が重要．急性経過の9割がウイルス感染による下痢症である．慢性経過（4週間以上の経過）では食事関連，薬剤性，吸収不良症候群，炎症性腸疾患，好酸球性腸炎，感染症の一部（寄生虫），内分泌疾患（甲状腺機能亢進症，副腎不全），悪性腫瘍を考慮する.**
- **嘔気・嘔吐で，頭痛やめまい，意識障害，神経局所症状を伴う場合は中枢性病変を考慮する．また末梢性めまいに伴う嘔吐や片頭痛に伴う嘔吐でも頭痛やめまいは認められる.**
- **腹部所見の評価は** 18 腹痛 **を参照．腹部症状や腹部診察異常所見が軽度であるか認められない場合は，代謝・内分泌疾患，自律神経障害，中枢神経障害など腹部臓器以外の原因を念入りに評価した方がよい.**
- **皮膚の発赤や粘膜所見を伴う嘔気・嘔吐，下痢ではアナフィラキシーやヒスタミンによる腸管浮腫，毒素ショック症候群を考慮する．致死的な疾患が含まれるため，注意すべき.**
- **頻脈，発汗，振戦など交感神経刺激症候を伴う場合や心房細動では甲状腺機能亢進症を，低血圧，低血糖，低Na血症，低活動性などあれば副腎不全を考慮する．これらは病歴や**

身体所見で除外するのは難しいため，常に念頭におくべき．同様に嘔気・嘔吐の評価において，高Ca血症も見逃しやすいため注意（不定愁訴が多く，ルーチンでCa値を評価しない施設もある）．

・薬剤は様々なものが嘔気・嘔吐，下痢の原因となると考えておく．常に薬剤性は疑い，調べる癖をつける．

　薬剤による特殊な副作用にも注意（以下例）

　►抗菌薬による C. difficile 感染症

　►ビタミンD製剤による高Ca血症

　►5-FUや抗てんかん薬（バルプロ酸）による高アンモニア血症

　►PPIやNSAIDによる顕微鏡的腸炎

　►オルメサルタン関連腸炎など

・既往歴では頭部外傷の有無や糖尿病，肝疾患，腎疾患，動脈硬化性疾患・リスク因子などが重要となる．

・特殊なリスク因子も認められれば注意．

　►海外渡航歴：渡航先に応じた感染性腸炎の病原体の評価

　►免疫不全：リステリアやCMV腸炎，クリプトスポリジウムなど

　►妊婦：リステリア

　►不特定多数との性行為，MSM（men sex with men. 男性間性交渉者）：HIV感染症，赤痢アメーバなど．

Advanced レクチャー

◆ 感染性腸炎の原因別の特徴 ◆

・感染性腸炎の原因微生物とその特徴を表2にまとめる．潜伏期間は4-5日以上に及ぶものもあるため，食事内容や感染源への曝露歴は発症前1週間程度の病歴を聴取する必要がある．

◆ 抗菌薬を投与すべき感染性腸炎〔*CMAJ. 2011;183(3):339-44*〕◆

・感染性腸炎の治療は補液，電解質補正，整腸剤による対症療法が基本で，抗菌薬投与がなくても改善する．重症例や免疫不全患者において抗菌薬投与を考慮する．抗菌薬選択は表2を参照．

・非血性下痢で渡航歴がある患者：

　症状に応じて抗菌薬投与を考慮するが，抗菌薬を使用しても症状が1-2日間短縮するのみで，副作用リスクは増加する．

・非血性下痢で渡航歴がない患者：

　過去3カ月以内の抗菌薬曝露歴や入院歴，CDI既往歴があれば，便中 *C. difficile* 毒素を評価し，陽性ならばCDIとしてメトロニダゾールもしくはバンコマイシン経口投与にて治療を行う．

　発熱を伴う中等症〜重症の下痢では抗菌薬投与を考慮する．

表2●各感染性腸炎の特徴

原因微生物	潜伏期間	感染源	症状	抗菌薬選択
ノロウイルス	24-48時間	二枚貝（牡蠣など）の生食 ヒト-ヒト感染（吐瀉物や下痢との接触，閉鎖空間内での感染）	嘔吐，下痢を認める．水様下痢．発熱は37度台が大半．2-3日で改善するが，最大7日程度はウイルスの排泄がある．	不要
ブドウ球菌	1-6時間	おにぎり，手作り弁当，仕出し （料理者の手に付着）	腹痛，嘔吐が主．嘔吐回数は他と比べて多い．発熱は認めないか，微熱程度．	不要
セレウス菌	嘔吐型0.5-6時間 下痢型8-16時間	炒飯，ピラフ，焼きそば，スパゲッティ，弁当やプリンなど	毒素型で嘔吐が主なタイプ，下痢が主なタイプがある．発熱は認めないか，微熱程度．	不要
ウェルシュ菌	9-12時間	カレーやシチュー （煮沸に耐え，50度以下で増殖可能）	腹痛，下痢が主．発熱は認めない．1-2日で改善．	不要
ETEC	24-72時間	生肉，焼肉，レバー，生乳，汚染された生野菜	腹痛，下痢が主．発熱は認めないか，微熱．2-3日で改善．	使用するならばキノロン系，ST合剤を1-3日間
EHEC	72-96時間	生野菜，魚介類	下痢，血便が主． 5-10日で寛解することが多い．溶血性尿毒症症候群を来たしえる（特に小児）．	HUS発症リスクを高くする可能性がある
腸炎ビブリオ	9-25時間	二枚貝，甲殻類の摂取（夏季）	嘔吐，下痢，腹痛，発熱．水溶性下痢となる．腸炎は自然に改善． 肝硬変やアルコール依存，糖尿病患者は菌血症のリスク． 創部感染では壊死性病変もきたす	菌血症，皮膚軟部組織感染症で使用 セフトリアキソン+キノロン系もしくはドキシサイクリン

（次ページにつづく）

原因微生物	潜伏期間	感染源	症状	抗菌薬選択
Salmonella（非チフス）	6–48時間	鶏肉，生卵，生乳，家畜，カメ，イグアナなどのペット	腹痛，下痢，発熱（38度台）が主. 5–10%で菌血症をきたす．高齢者，乳幼児，免疫不全患者は菌血症リスク. 感染性大動脈瘤の原因にもなる 症状は4–7日間持続．症状改善後も4–5週間は便中より菌体が検出される	重症例や菌血症リスクがある患者のみで使用. キノロン系，セフトリアキソンを5–7日間
Campylobacter	72–96時間	鶏肉，生乳	腹痛，下痢，発熱（38度台）が主. 症状は5–7日間持続. ギランバレー症候群のリスク.	重症例，免疫不全患者，腸管外感染患者で抗菌薬を使用. アジスロマイシンを使用
Clostridium difficine	–	院内発症の感染性腸炎，抗菌薬曝露後，CDI 既往患者の腸炎.	院内発症の腸炎で有名だが，市中感染の報告も増加している. 下痢，発熱が主な症状. 嘔吐を伴わない下痢，腸炎症状で救急を受診した患者の10%がCDI*.	メトロニダゾール，経口バンコマイシン
Listeria monocytegenes	20–31時間（10日の報告もある）	生乳，チーズ，生ハム，燻製，サラダ，料理済みの肉など（−1.5～45℃，12%の食塩濃度でも生存が可能）	悪心・嘔吐，下痢，腹痛，頭痛，筋肉痛，関節痛など. 血便は稀. 症状は1–3日持続. 妊婦や高齢者，免疫不全患者では髄膜炎や菌血症もある.	妊婦，新生児，高齢者，免疫不全患者で菌血症や髄膜炎リスクが高い患者で使用. アンピシリンを5日間投与

ETEC：毒素原性大腸菌，EHEC：腸管出血性大腸菌，CDI：Clostridium difficile infection
〔*Mandell, Douglas, and Bennet's Principles and Practice of Infectious Disease. 8th ed.*〕〔ジェネラリストのための内科診断リファレンス，上田剛士，医学書院 *2014*〕〔*Kansenshogaku Zasshi. 2005;79(11):864–70*〕を参考に作成
*〔*Ann Emerg Med. 2017;70(1):19–27.e4*〕

・血性下痢を認める患者：
　軽症例で腸管出血性大腸菌 O157の可能性*がある場合は抗菌薬投与しない.
　重症例で腸管出血性大腸菌 O157の可能性が低い場合は抗菌薬を考慮する.
・血液培養が陽性となれば抗菌薬は使用すべき．また，6カ月未満の乳児，65歳以上の高齢者，免疫不全患者，ステロイド使用中の患者，炎症性腸疾患を背景に持つ患者，人工関節や人工血管留置患者，透析患者，ヘモグロビン異常症（鎌状血球症など）において *Salmonella*（非チフス）感

染症を疑う場合は菌血症リスクが高いため，抗菌薬使用を考慮する．

＊腸管出血性大腸菌 O157の特徴は以下
血性下痢出現前1-3日間は非血性下痢が認められる
24時間で5回以上の下痢がある
腹部圧痛を認める
排便時に腹痛の増悪を認める
発症時に発熱を認めない
血液検査で顆粒球の増多を伴わない．

便秘への対応

1週間に3回未満の排便回数や排便時の力みの時間が長くなる，摘便など補助をしないと排便ができない，不完全な排便感や排便時の閉塞感を認める病態が便秘です〔*BMJ. 2009;338:b831*〕．入院患者でも多く認められる訴えの一つです．

便秘の訴えに対しては，大腸癌などの腫瘍性病変を示唆するRed flagsのチェックと器質性疾患の評価，便秘のタイプの判別とタイプに応じた治療選択を行うことが重要です．

便秘におけるRed flags

便秘におけるRed flagsを表3にまとめます．これら症状が認められた場合，下部消化管内視鏡が推奨されます〔*J Clin Gastroenterol. 2011;45(6):483-7*〕．

表3●便秘における Red flags

便線の狭小化が認められる
便潜血陽性，鉄欠乏性貧血を合併
腸管閉塞症状を伴う
50歳以上で，大腸癌検診を受けたことがない患者
最近出現した便秘症状
直腸出血を伴う
直腸脱を伴う
体重減少を伴う

〔*J Clin Gastroenterol. 2011;45(6):483-7*〕

器質的疾患による便秘症

腫瘍性病変以外に便秘症の原因となる器質的疾患として，神経疾患，代謝・内分泌疾患，薬剤性を考慮します〔*BMJ. 2009;338:b831*〕.

- **神経疾患：脳梗塞，神経変性疾患（パーキンソン病やレビー小体型認知症，多系統萎縮症など自律神経を障害する疾患），脊髄・末梢神経障害（糖尿病性神経症）など.**
- **代謝・内分泌疾患：糖尿病，甲状腺機能低下症，高Ca血症，低K血症，**
- **薬剤性：化学療法，抗コリン薬，抗ヒスタミン薬，抗うつ薬，抗精神病薬，抗てんかん薬，レボドパ，オピオイド，Caチャネル阻害薬など**

便秘のタイプと治療選択

便秘は腸管の便通過速度正常，遅延，排便障害の三つに分類します．各タイプの特徴と治療選択は表4を参照してください.

- **便通過速度正常タイプ**：腸管，大腸の便通過速度は正常だが，排便が困難な状態．過敏性腸症候群との合併も多い.
- **便通過速度遅延タイプ**：腸管蠕動が弱く，便通過速度が遅いため生じる便秘．高齢者で多い.
- **排便障害タイプ**：骨盤底，肛門括約筋の機能異常で，排便時の協調運動がうまくゆかず，排便障害が生じる．便通過速度遅延タイプとの合併も多い.

表4●便秘のタイプとその特徴

	便通過速度正常	便通過速度遅延	排便障害
便の性状	兎糞状また軟便 間欠的な便秘と下痢 粘液便もある	硬く太い 持続的に便秘 粘液便なし	硬便 一部，分割便
他の症状	便意が強い 残便感がある 腹痛，腹満感あり 胃・結腸反射強い	便意弱い 腹痛なし 胃・結腸反射弱い	便意なし 弛緩性便秘と合併 直腸内腔が異常拡大，糞便残留
患者背景	若年者 心理的要因が強く，過敏性腸症候群との合併も多い	高齢者，女性 浣腸，下剤乱用 腹壁筋力低下	度重なる便意の抑制 下痢・浣腸の乱用
治療	浸透圧性下剤 非刺激性薬物（膨張性下剤など） ガスモチン	（浸透圧性下剤） 大腸刺激性薬剤 腸管運動促進薬	新レシカルボン坐薬® 浣腸・摘便

〔ジェネラリストのための内科診断リファレンス，上田剛士，医学書院 *2014.*〕〔*BMJ. 2009;338: b831.*〕〔*J Clin Gastroenterol. 2011;45(6):483-7.*〕.

表5●便秘で使用する薬剤

タイプ	薬剤	備考
浸透圧性	酸化マグネシウム® マグコロール® D-ソルビトール®	腎不全や高齢者で高 Mg 血症リスクあり 便通過速度正常，遅延双方で使用しやすい． 腹部膨満あり
腸液分泌促進	アミティーザ® リンゼス®	小腸における腸液分泌を促進させる．過敏性腸症候群に保険適応あり
浸軟性	ベンコール®	便の軟化作用と腸管刺激作用の混合
膨張性	コロネル®，ポリフル®	過敏性腸症候群で適応 非刺激性薬物として便通過速度正常タイプで用いる
大腸刺激性	ラキソベロン® コーラック® センナル® 大黄甘草湯®	長期使用で大腸メラノーシスを生じ，耐性化をきたす
腸管運動促進	ワゴスチグミン® ベサコリン® パントシン® サイトテック® ガスモチン®	} コリンクリーゼリスク プロスタグランジン作用 5-HT4受容体アゴニスト
直腸刺激性	新レシカルボン坐剤® グリセリン浣腸®	

〔ジェネラリストのための内科診断リファレンス，上田剛士，医学書院 *2014.*〕〔*Am J Gastroenterol. 2005; 100(7):1605–15.*〕〔*J Clin Gastroenterol. 2011;45(6):483–7.*〕．

吃逆への対応

吃逆は横隔膜の痙攣，筋収縮による症状といわれています．吃逆反射の中枢は上位頸髄にあり，求心性線維は迷走神経と横隔神経の感覚枝，遠心性線維は T6–12よりでる横隔神経，迷走神経が関与しています．また，声門や呼吸補助筋への神経も関与しています〔*South Med J. 1995;88(2):175–81*〕．

吃逆自体が問題となることは少ないですが，長期間持続する，高頻度の吃逆は食事摂取量の低下や胃内容物逆流，倦怠感，不眠の原因となるため，対応が必要となります．

吃逆の原因

吃逆の原因は胃の拡張，胃の温度変化，感情ストレス，興奮，喫煙など自然に改善するものから，全身疾患に合併するものなど様々あります（表6）．

吃逆の治療

明らかな原因が認められない場合や，原因に対する治療，対応が難しい場合は非薬物治

表6●吃逆の原因

原因	疾患，病態
良性	胃拡張，胃の温度変化，ストレス，興奮，喫煙
中枢神経	延髄外側を含む病変：脳腫瘍や脳卒中，多発性硬化症，脳挫傷，てんかん発作，脳炎など
末梢神経	吃逆反射に関連する神経の圧迫や刺激：胸腔内，縦隔病変，横隔膜腫瘍，心筋梗塞，食道腫瘍，胃食道逆流，胃潰瘍，胃炎
その他	悪性腫瘍，婦人科系臓器腫瘍 電解質異常，結核，慢性腎不全
薬剤	全身麻酔後の吃逆，化学療法，ステロイド，抗パーキンソン病薬，抗精神病薬，アジスロマイシン，モルヒネ，アルコール
手技，処置	心房ペーシング，カテーテルアブレーション，中心静脈カテーテル留置，食道ステント留置，気管支鏡，気管切開など

J Neurogastroenterol Motil. 2012;18(2):123-30. South Med J. 1995;88(2):175-81.

療，薬物治療で対応します．

非薬物治療：咽頭への刺激により吃逆反射を抑制する〔*Nurs Times. 2008;104(35): 20-1*〕

- 鼻腔よりカテーテルを 8-12cm 挿入し，C 2 レベルあたりの位置で出し入れを繰り返し刺激する．
- 綿棒で軟口蓋を 1 分間マッサージする
- 2 時間毎に 5 分間，生理食塩水をネブライザーで吸入する
- 指で軽く耳孔を20秒間圧迫する
- 胃拡張がある場合は経鼻胃管で胃内容物を吸引する

薬物治療〔*Nurs Times. 2008;104(35):20-1*〕

- 筋肉内注射，経静脈投与ならば，クロルプロマジン（コントミン®注），メトクロプラミド（プリンペラン®）を用いる．
- 内服では，メトクロプラミド（プリンペラン®），ドンペリドン（ナウゼリン®），クロルプロマジン（ウインタミン®），ハロペリドール（セレネース®），バクロフェン（リオレサール®），ニフェジピン（アダラート®），ガバペンチン（ガバペン®），芍薬甘草湯を副作用に注意しつつ，単剤，もしくは併用で試す．

22

めまい・ふらつき

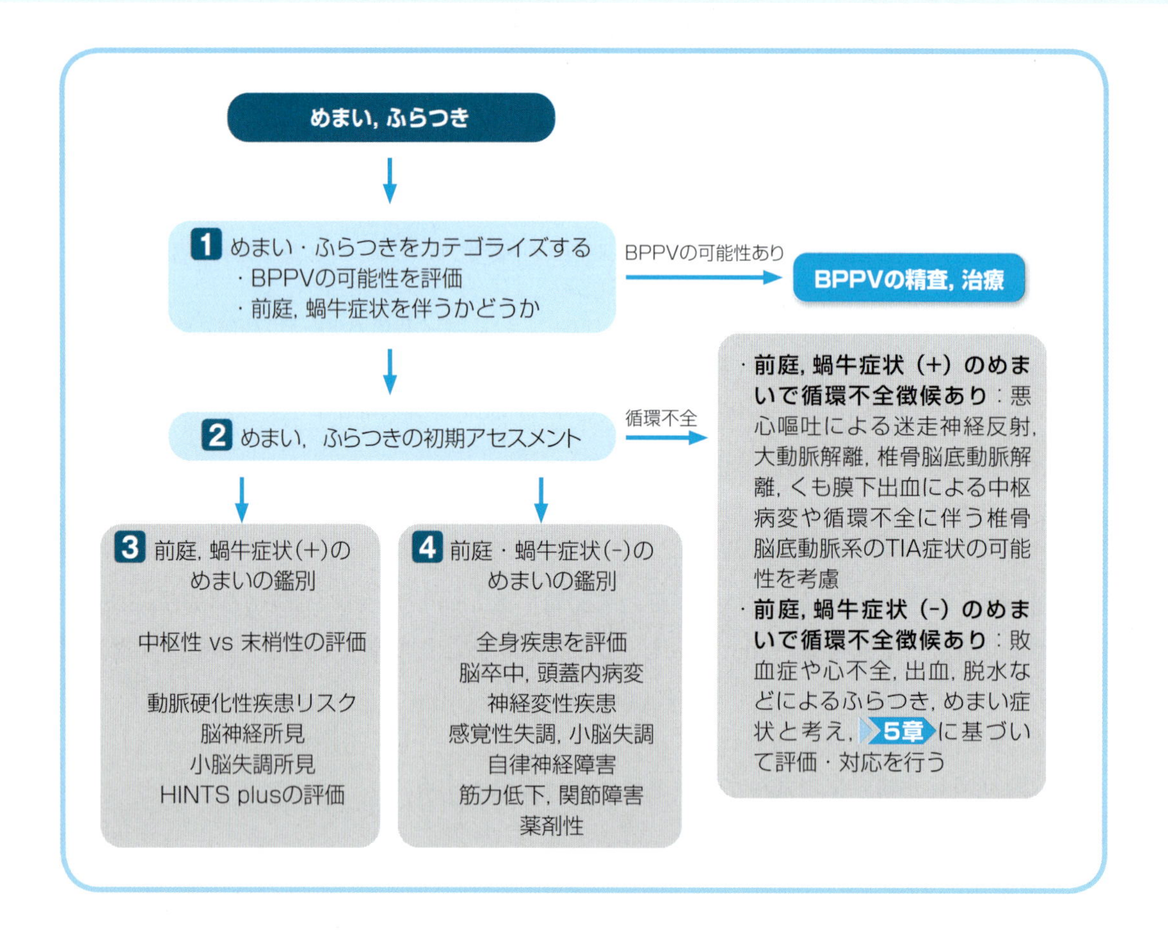

めまい・ふらつきは救急外来や一般外来で多い主訴の一つです．鑑別が多岐に渡り，苦手とする人も多いのではないでしょうか．めまい・ふらつきは先ずBPPV（benign paroxysmal positional vertigo：良性発作性頭位変換性めまい症），前庭，蝸牛症状を伴うめまい・ふらつき，それ以外に分類するとアプローチしやすくなります．

1 めまい・ふらつきのカテゴライズ

めまい・ふらつきではまずBPPVの可能性を評価します．BPPVの可能性があればさらにタイプの評価，中枢性の頭位変換性めまい（CPPV: central paroxysmal positional vertigo）の可能性を評価し，検査・治療につなげます．

BPPVの可能性が乏しい場合，前庭，蝸牛症状を伴うめまいかどうか分類し，アセスメント，鑑別をすすめると良いでしょう．

BPPVの評価

BPPVを示唆する病歴

BPPVを考慮する病歴は以下のとおりです.

- **臥位になるときにめまいが誘発，増強する**
- **間欠的なめまいで，安静時には消失する**
- **めまいの持続時間は1－2分以内**
- **難聴の増悪や耳鳴，耳閉塞感は認められない.**

このうち特に重要な情報は「臥位になるとめまいが誘発，増悪される」という点です〔*Otol Neurotol. 2011;32(2):284–90*〕〔*JAMA Otolaryngol Head Neck Surg. 2016; 142(4): 351–6*〕. 全てのめまいやふらつきは臥位から座位や立位になると増悪します．頭部への血流の低下や平行感覚を保つために前庭や小脳への情報入力，情報必要量が増加するためです．したがって，「体を起こすとめまいが強くなる，出現する」というのは当たり前で，重要なのは臥位や寝返りで増悪するという病歴になります.

Advanced レクチャー

◆ BPPVを示唆する病歴 ◆

・めまい専門施設を受診した619例の問診内容と最終診断を評価した報告におけるBPPVに関連する問診，病歴を表1にまとめる.

表1●BPPVに関連する問診・病歴

問診，病歴	OR
臥位になる時にめまいが最も強くなる	15.5［7.3-33.1］
頭の運動でめまいが最も強くなる	8.4［3.5-19.9］
前屈みでめまいが最も強くなる	4.1［1.2-13.7］
めまい発作の間欠期にはめまいを認めない	2.0［1.0-3.8］
耳痛，耳漏あり	0.2［0.1-0.6］
片側の難聴が増悪	0.2［0.1-0.6］
片側の耳鳴りがある	0.4［0.2-0.8］
男性	0.4［0.2-0.7］
20分から1時間持続する	0.1［0.0-0.4］
1時間から1日持続する	0.1［0.0-0.5］
1日から1週間持続する	0.3［0.1-0.7］

Otol Neurotol. 2011;32(2):284–90.

BPPVの誘発試験とタイプの判断

三半規管は左右にそれぞれ前，外側，後の合計6つあり，BPPVはどの半規管が障害されているかで誘発試験が異なります．押さえておくべき誘発試験はsupine roll試験とDix-Hallpike試験です．各試験での反応とBPPVのタイプは表2を参照してください．

表2●BPPVのタイプと各試験に対する反応

BPPVのタイプ	Dix-Hallpike試験	supine roll試験
右（左）後半規管	頭位を右（左）回旋し臥位（懸垂頭位）とした際に右（左）方向の上回旋性眼振を生じる 左（右）回旋時には眼振誘発なし	誘発なし
外側半規管（重力方向）	眼振誘発が認められないか，右（左）回旋し臥位とした際に右（左）方向の水平方向性眼振が認められる	臥位にて頸部を回旋させた方向と同じ向きの眼振が認められる（右なら右，左なら左向き） 眼振誘発が強い方向が患側となる
外側半規管（反重力方向）	眼振誘発が認められないか，右（左）回旋し臥位とした際に左（右）方向の水平方向性眼振が認められる	臥位にて頸部を回旋させた方向と逆向きの眼振が認められる（右なら左，左なら右向き） 眼振誘発が弱い方向が患側となる

〈Supine roll試験〉

・仰臥位の状態で頭位を右（左）方向に回旋させ，その位置で維持し，眼振誘発の有無，方向を評価する方法．外側半規管型のBPPVを評価する．

・外側半規管型のBPPVでは眼振は重力方向性（例：頸部右回旋時に右向き，左回旋時に左向き眼振），あるいは反重力方向性（例：頸部右回旋時に左向き，左回旋時に右向き眼振）に出現する．

・重力方向性，反重力方向性眼振が誘発される場合，外側半規管のBPPVを示唆する．ただし，反重力方向性の場合，外側半規管以外に中枢性病変の可能性もあるため注意する（central paroxysmal positional nystagmus: CPPN）．CPPNの場合，臥位から座位，座位から臥位への頭位変換により垂直方向性眼振が誘発されることが多いため注意して観察する〔*Neurology. 2015;84(22):2238-46*〕．

・Supine Rollテストにて眼振誘発がない場合，一方向性の場合はDix-Hallpikeテストを行う．

〈Dix-Hallpike試験〉

・座位で頭位を右（左）に回旋させた状態で仰臥位（懸垂位）へ体位変換を行う方法（図1）．後半規管のBPPVを評価する．

図1●Dix-Hallpike 試験

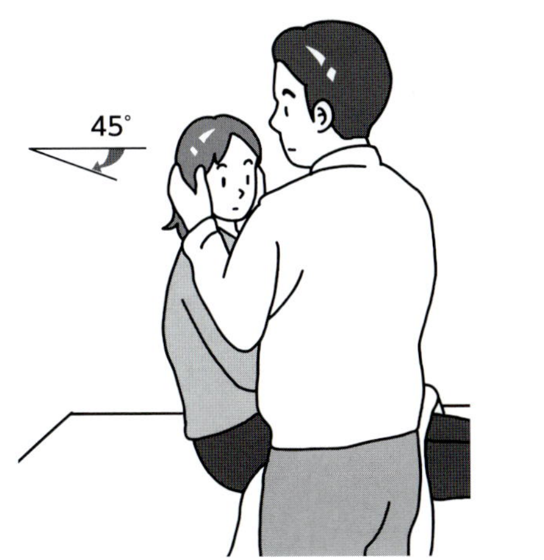

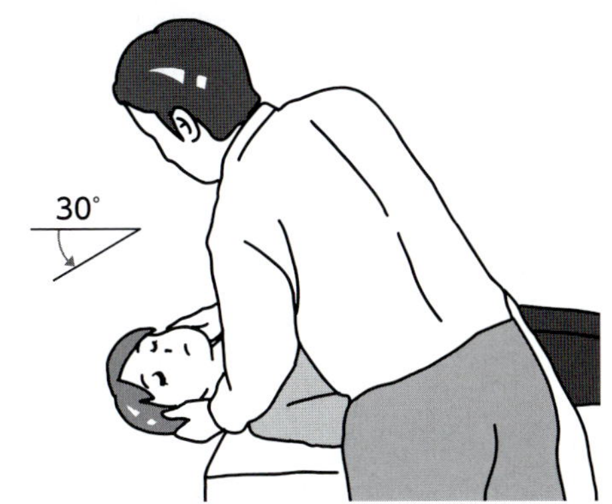

Advanced レクチャー

◆ **CPPN とは** ◆ 〔*Neurology. 2015;84(22):2238-46*〕

・CPPN は小脳虫部を含む中枢病変により，頭位変換に関連して一過性のめまい，眼振が認められる病態．

・CPPN の眼振は以下の3パターンが認められる．
　Supine roll テストにより反重力方向の眼振．
　座位→仰臥位で下方向性眼振．
　仰臥位→座位で上方向性眼振．
　座位，臥位の体位変換に伴う垂直方向性眼振はほぼ全例で認められる所見．

・原因は脳梗塞が約半数を占める．他には出血，腫瘍性病変，抗てんかん薬，多系統萎縮症で報告がある．

BPPV タイプ別の治療

BPPV はタイプによりその治療方法も異なります．後半規管の BPPV では Epley 法が有効であり，水平半規管の BPPV では Gufoni 法が有効です．

〈後半規管の BPPV の治療：Epley 法〉〔*J Clin Neurol. 2010;6(2):51-63*〕

・患側の後半規管を1周させるイメージで行う．
1．患側方向へ Dix-Hallpike テストを行い30秒ほど保持（図2：1－2）．
2．その後反対側に90度頭位を回旋し30秒保持（図2：3）．
3．さらに健側側臥位となり，90度回旋し，30秒保持．その後座位へ（図2：4－5）．

図2●Epley 法

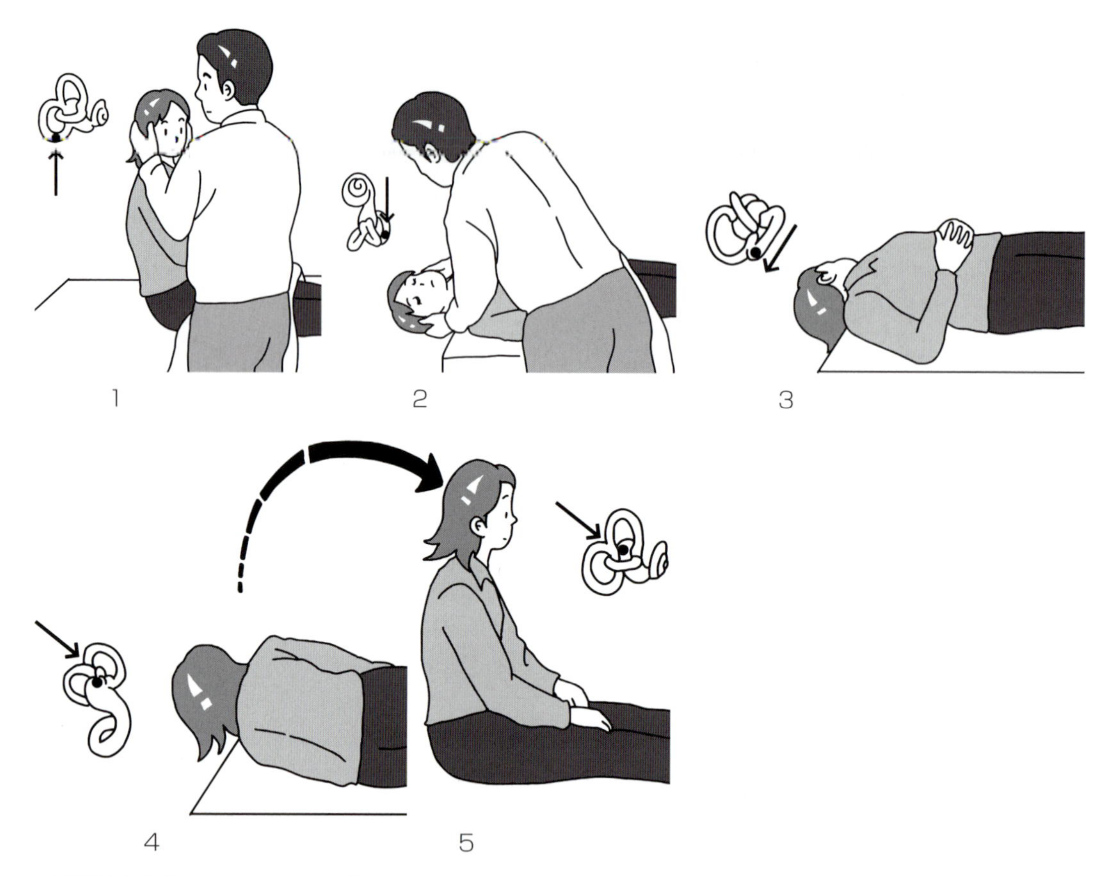

〈外側半規管の BPPV の治療：Gufoni 法〉

・重力方向の眼振パターンの場合は健側へ，反重力方向の眼振パターンは患側へ行う．つまり眼振誘発が弱い方向へ行う（図３）．

1．座位の状態から上記に準じた方向へ側臥位となり，1分間保持．

2．その後重力方向パターンでは地面側，反重力方向パターンでは天井側に45–60度頭位を回旋させ，2分間保持．

3．頭位はそのまま維持し，座位へ戻る．

・外側半規管の BPPV に対する Gufoni 法の効果は，重力方向パターンの場合61％，反重力方向パターンの場合は73％で Gufoni 法施行後1時間以内に改善が認められる〔*Neurology. 2012;78(3):159–66*〕〔*Neurology. 2012;79(7):700–7*〕．

前庭，内耳症状の評価

・めまい・ふらつきとともに眼振，難聴，耳鳴，耳閉塞感の出現，増悪が認められれば前庭，蝸牛症状（＋）のめまいと判断．

・上記を認めない場合は前庭，蝸牛症状（−）のめまいと判断し，鑑別を進める．

図3●Gufoni 法（重力方向への眼振パターンの場合）

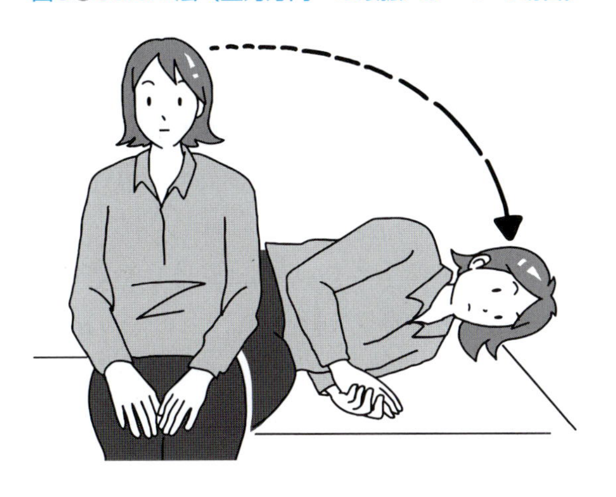
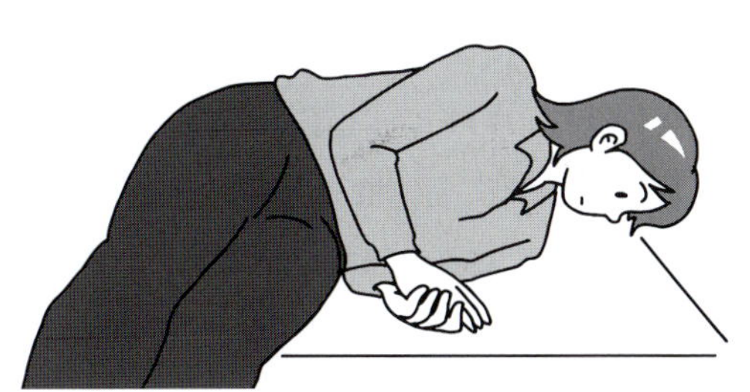

めまい・ふらつきを考える際は前庭，蝸牛症状を伴うかどうかで分類するとアプローチしやすくなります．前庭，蝸牛症状は眼振，難聴，耳鳴，耳閉塞感で判断します．

「回転性めまい」も前庭症状の一つですが，めまいの患者ではしばしば症状の表現方法が変わるため，信頼性に欠ける可能性があります〔*Mayo Clin Proc. 2007;82(11):1329-40*〕．眼振の有無で判断した方が良いでしょう．

蝸牛症状は難聴，耳鳴，耳閉塞感を評価しますが，新規出現のみではなく，元々ある症状の増悪にも注目します．高齢者で元々難聴がある患者では，しばしば難聴の増悪が見落とされています．普段よりも聞こえが悪くなっているかを家族や介護者，本人に確認し，また経過フォロー中も難聴の変動に気をつけることが重要です．

2 めまい，ふらつきの初期アセスメント

- **前庭，蝸牛症状（＋）のめまいで循環不全徴候が認められる場合，大動脈解離，椎骨脳底動脈解離，くも膜下出血，髄膜炎などによる急性の中枢病変や循環不全に伴う椎骨脳底動脈系の TIA 症状の可能性を考える．もしくは嘔気，嘔吐に伴う迷走神経反射の可能性もある．循環不全の評価，対応と同時に頭部 CT 検査，MRI 検査を考慮する．**
- **前庭，蝸牛症状（－）のめまいで循環不全徴候が認められる場合，敗血症や心不全，循環血液量減少性循環不全など全身疾患によるめまい・ふらつき症状と考え，循環不全の評価，原因精査，対応を優先．めまい・ふらつき以外の症状にも注目する．**

3 前庭，蝸牛症状を伴うめまい，ふらつきの鑑別

前庭，蝸牛症状を伴うめまいでは，内耳，前庭神経，脳幹（延髄，橋，小脳）が関連する病態を考えます．特に末梢性（前庭神経炎やメニエール病など）と中枢性（脳卒中，多発性硬化症，脳腫瘍など）疾患の鑑別は重要で，これらの鑑別には動脈硬化リスクの評価，脳神

経所見の評価，HINTS plus の評価が有用です．

中枢性 vs 末梢性の判断

- **動脈硬化のリスク因子（喫煙，高血圧，糖尿病，脂質代謝異常症），動脈硬化性疾患の既往（末梢動脈疾患，脳血管疾患，虚血性心疾患など），心房細動既往があれば中枢性のめまいを考えるべき．**
- **突如発症のめまいや頭痛・頸部痛を伴うめまい，吃逆を伴うめまい，元々めまいや蝸牛症状の既往がなく，最近1年以内に繰り返している場合も中枢性を疑う．**
- **身体所見では脳幹所見（眼球運動障害，複視，嚥下障害，構音障害），小脳所見（測定障害，体幹失調），ホルネル徴候（縮瞳，眼瞼下垂，眼裂の狭小，顔面患側の発汗低下），そしてHINTS plusが重要．**
  - ►**脳幹所見，小脳所見，ホルネル徴候が認められれば当然中枢性疾患を考える．**
  - ►**HINTS plus（後述）で中枢性が示唆される場合も中枢性疾患の精査を行う．**
- **中枢性のめまいを疑う場合，可能ならば脳幹部の2－3 mmスライスのMRIで評価する．また初期のMRIで脳梗塞像を認めない場合も48-72時間あけて再評価する．**

Advanced レクチャー

◆ めまいの訴えは変化する ◆

・めまいを主訴とする872例において，初期の問診と再度病歴聴取した時の症状表現の一致性を評価した報告では，52%は初期と2回目で症状表現が変化した（表3）．初期に回転性めまいを訴えた患者では70%で訴えが変化し，回転性めまい以外を訴えた患者では0-10.3%が回転性めまいという表現に変化している〔*Mayo Clin Proc. 2007;82 (11):1329-40*〕．

表3●初期問診と2回目の問診時の症状の一致性

		2回目の問診					
		V	F	U	D	L	C
初回の問診	回転性めまい（V）	30%	15%	10%	20%	20%	5%
	気が遠くなる様な（F）	10.3%	53.8%	12.8%	5.1%	10.3%	7.7%
	不安定感（U）	3.4%	10.3%	56.9%	6.9%	15.5%	6.9%
	ふらつく（D）	2.9%	8.7%	10.1%	33.3%	36.2%	8.7%
	頭がフラフラ（L）	1.2%	12.9%	9.4%	17.6%	54.1%	4.7%
	困惑，混乱（C）	0%	9.1%	9.1%	12.1%	21.2%	48.5%

〔*Mayo Clin Proc. 2007;82(11):1329-40.*〕

HINTS plus

HINTS plusとはベッドサイドHIT（bedside-head impulse test: bHIT），方向交代性眼振（nystagmus），斜偏倚（skew deviation）の3項目（HINTS）に加えて，難聴の有無を評価する方法です．どれか一つでも異常であればHINTS plus陽性と判断し，中枢性病変の評価を行います．

〈bHITの評価方法（変法）〉〔*Neurology. 2008;70(24 Pt 2):2378-85*〕

HITは頭位眼球反射を評価する方法です．ベッドサイドで評価するbHITと装置を用いて客観的に記録，解析するビデオHIT（vHIT）があります．ここではbHITについて解説します．

1．患者は座位で，検者は患者の正面に立つ．

2．患者の顔面を両手で保持し，20度程度，右（左）に回旋させる．

3．その状態で患者に検者の鼻を見続けてもらうように指示し，素早く頭位を正中に戻す．

・頭位を戻した際，患者の目線がずれずに鼻を見続けていることができれば頭位眼球反射は正常と判断できる．

►頭位眼球反射が正常＝前庭神経機能は正常であり，めまいの原因は中枢の可能性が示唆される→これをbHITの中枢パターンと表現する．

►頭位眼球反射が異常＝前庭神経機能が低下しており，めまいの原因は前庭神経，前庭にあると考えられる → これをbHITの末梢パターンと表現する．

・前庭神経炎の場合，患側方向に頸部を回旋させた際にbHITの末梢パターンを生じる．反対側では中枢パターンとなるため，左右差を確認することも重要である．

・内耳梗塞（前下小脳動脈から分岐する内耳動脈の閉塞を伴う）ではbHITは末梢パターンとなる．従ってAICA梗塞ではbHITは信頼性に欠ける．その場合難聴を伴うため，難聴の評価も重要（HINTS plusに難聴が含まれる理由）．

・bHITが末梢パターンとなる末梢性めまいは主に前庭神経炎．BPPVやメニエール病の評価には向かないため注意．

斜偏倚の評価方法

斜偏倚は両側眼位が偏倚する所見のことを意味します．中枢からの眼位調節のための信号入力に左右差が生じ，眼球の位置が左右で異なるものと説明されます．眼球位置のずれを補正しようとして頭位を傾けることもあります．

1．患者の正面に立ち，患者に検者の鼻を見続けてもらうように指示する．

2．検者の手で患者の片方の眼を覆い，その後素早く覆った手を退け，反対側の眼を覆う．

3．退けた瞬間の眼位を評価し，偏倚しているかどうか，退けた後に正中に戻る運動を評

価する．両側で行う．

眼位のずれは注視により補正されてしまうため，片眼ずつ手で覆い，注視による補正を解除することが必要となります．覆った手を退ける瞬間にその眼位と正中に戻る運動を評価するのがポイントです．フレンツェル眼鏡があればより容易に評価は可能となります．

Advanced レクチャー

◆急性の前庭，蝸牛症状を伴うめまい症における中枢性 vs 末梢性の判断◆

・めまいを主訴に救急外来を受診した473例の解析では，脳梗塞によるめまいの可能性をあげる情報として，高齢，冠動脈疾患既往，脂質代謝異常症，高血圧症，継足歩行の異常があげられた（表4）〔*Mayo Clin Proc. 2014;89(2):173-80*〕．

表4●めまい患者における脳梗塞リスク

因子	OR
年齢（1歳毎）	1.04［1.00-1.07］
冠動脈疾患既往	3.33［1.06-10.5］
脂質代謝異常症	3.62［1.24-10.6］
高血圧症	4.91［1.46-16.5］
継足歩行異常	3.13［1.10-8.89］

Mayo Clin Proc. 2014;89(2):173-80.

・延髄外側梗塞51例中，7例（14%）に吃逆が認められた報告もあり，難治性の吃逆を伴うめまいでも中枢性病変を考慮した方が良い〔*J Neurol Neurosurg Psychiatry. 2005;76(1):95-8*〕．

◆前庭，蝸牛症状を伴うめまいにおける MRI◆

・前庭，蝸牛症状を伴うめまいで MRI を評価した190例（このうち105例で脳梗塞と診断）の解析では，初期の MRI の感度は小梗塞（<10mm）群で47%，大梗塞群（>10mm）で92%であった．その一方で HINTS plus を用いて評価した場合，小梗塞群で感度100%，大梗塞群で感度99%と見逃しは有意に少ない（表5）〔*Neurology. 2014;83(2):169-73*〕．

表5●前庭，蝸牛症状を伴うめまいにおける MRI, HINTS plus の偽陰性率

	小梗塞（<10mm）	大梗塞（>10mm）
初期の MRI	53.3%	7.8%
初期の HINTS	6.7%	3.3%
初期の HINTS plus	0%	1.1%

Neurology. 2014;83(2):169-73.

◆ HINTS plus の脳梗塞に対する診断特性 ◆

・急性の前庭，蝸牛症状を伴うめまいで受診した患者群における，HINTS plus の脳梗塞に対する診断特性を表6にまとめる．PICA（後下小脳動脈）梗塞，SCA（上小脳動脈）梗塞に対しては bHIT の感度は良好といえるが，AICA（前下小脳動脈）梗塞の診断では感度は低下する．これは AICA から内耳動脈が分岐し，AICA 梗塞ではしばしば内耳梗塞も伴うためと説明できる．内耳梗

表6●急性の前庭，蝸牛症状を伴うめまいで受診した患者群における，HINTS plus の脳梗塞に対する診断特性

	感度	特異度	LR（＋）	LR（－）
bHIT 中枢パターン	85% [79-91]	95% [90-100]	18.39 [6.08-55.64]	0.16 [0.11-0.23]
PICA，SCA 梗塞	99% [96-100]	—	—	0.01 [0.00-0.10]
AICA 梗塞	62% [35-88]	—	—	0.40 [0.20-0.80]
方向交代制眼振	38% [32-44]	92% [86-98]	4.51 [2.18-9.34]	0.68 [0.60-0.76]
斜偏倚	30% [22-39]	98% [95-100]	19.66 [2.76-140.15]	0.71 [0.63-0.80]
HINTS *	97% [92-99]	99% [93-100]	63.9 [9.1-446]	0.03 [0.01-0.09]
HINTS plus *	99% [96-100]	97% [90-100]	33.7 [8.4-128]	0.01 [0.00-0.06]

PICA：後下小脳動脈，AICA：前下小脳動脈，SCA：上小脳動脈

*CMAJ. 2011;183(9):E571-92. * Acad Emerg Med. 2013;20(10):986-96.*

表7●各めまい症における HIT 末梢パターンの割合

疾患	発症からの期間（n）	vHIT（%）	bHIT（%）
前庭神経炎	発症5日以内（29）	26（89.7%）	27（93.1%）
	6日以降（30）	20（66.7%）	19（63.3%）
BPPV	発症5日以内（7）	2（28.6%）	3（42.8%）
	6日以降（28）	7（25%）	5（17.9%）
メニエール病	発症5日以内（7）	2（28.6%）	2（28.6%）
	6日以降（19）	5（26.3%）	1（5.3%）
前庭片頭痛	発症5日以内（2）	0	0
	6日以降（16）	2（12.5%）	0
中枢性疾患	発症5日以内（3）	1	0
	6日以降（2）	0	0

Eur Arch Otorhinolaryngol. 2014;271(3):463-72.

塞では難聴など蝸牛症状を伴うため，HINTS plus に難聴が含まれている．

◆ 他の末梢性めまいで bHIT はどのような結果となるか？ ◆

・めまいを認める患者でかつカロリック試験で異常であった172例において，bHIT と vHIT を行った報告では各疾患の HIT 末梢パターンとなる率は表7のようであった〔*Eur Arch Otorhinolaryngol. 2014;271(3):463-72*〕．

・他には，vHIT 末梢パターン率は前庭神経炎で94.2%，聴神経腫瘍で61.3%，メニエール病で54.5%との報告〔*Auris Nasus Larynx. 2013;40(4):348-51*〕や，前庭片頭痛患者の36.7%で末梢パターンとなる報告〔*Arq Neuropsiquiatr. 2016;74 (1):22-8*〕もある．また，bHIT は vHIT よりも末梢パターンが出現しにくい〔*Eur Arch Otorhinolaryngol. 2017;274(3):1215-22*〕．

・これらのデータより，bHIT は前庭神経炎で末梢性パターンとなるが，他の末梢性めまい症では中枢性パターンとなりやすいといえる．

前庭，蝸牛症状を伴うめまい・ふらつきの鑑別

前庭，蝸牛症状を伴うめまい・ふらつきを呈する主な疾患を表8にまとめます．前述の動脈硬化リスク，発症様式，頭痛・頸部痛，神経所見，HINTS plus に加えて，繰り返しているかどうかも鑑別疾患を考える際に重要な情報です．また忘れがちですが，めまいを呈する薬剤の評価も重要です（4 表9参照）．

4 前庭，蝸牛症状を伴わないめまい・ふらつきの鑑別

前庭，蝸牛症状を伴わないめまい・ふらつきでは，先ず全身疾患に伴う症状の可能性を考えます．具体的には敗血症（肺炎や尿路感染症など），脱水・出血，心筋梗塞，心不全，不整脈，電解質異常（高・低 Na 血症，低 K 血症），内分泌疾患（甲状腺機能異常や副腎不全，低血糖症，高血糖緊急症）などが挙げられます．他に診断のヒントとなる病歴，症状や所見がないかをしっかりと評価，確認し検査につなげます．

これら全身疾患の可能性が低い場合，表8で挙げたような前庭・蝸牛症状を伴うめまい・ふらつきの原因疾患や神経変性疾患（パーキンソン症候群，多系統萎縮症），深部感覚障害（ビタミン B1，B12欠乏，銅欠乏，脊髄癆，アルコール性，糖尿病性神経障害など），中枢神経障害（正常圧水頭症，脳腫瘍），筋・骨格・関節障害，薬剤性（表9）の可能性を検討します．

表8●前庭，蝸牛症状を伴うめまい・ふらつきを程する主な疾患

	めまいの発症，経過	めまいの再発	難聴	bHIT パターン	コメント
BPPV	頭位変換で発作的に出現 数秒～数分	＋	－	中枢	Dix-Hallpike 試験や supine roll 試験により誘発
前庭神経炎	急性発症 数日持続	－	－ 蝸牛炎合併では＋	末梢 （9割以上）	bHIT は高感度で末梢性パターン
メニエール病	急性発症 20分-24時間持続	＋ 高齢になれば頻度低下	＋ 低音性．進行すると全音域で低下	中枢＞末梢	Tumarkin 発作と呼ばれる転倒発作もある． 評価のタイミングにより眼振の向きが変化 両側性も2-47％で認められる
前庭片頭痛	急性発症 数分-数日持続	＋	± 耳鳴，耳閉塞感，難聴は1-3割程度で認める	中枢	女性例が多い（5：1） 片頭痛の既往あり（前兆を伴わないタイプで多い）．
突発性難聴	急性発症 めまいは短時間のみ	－ （5％で再発する報告もあり）	＋ 全音域で高度低下	不明	難聴が主症状．一過性のめまい・ふらつきは28-57％で合併．
聴神経腫瘍	慢性経過のふらつきや，急性経過のめまいあり． めまいは数分-数時間	＋	＋	不明．双方ありえる	突発性難聴様の症状を呈する患者の2-5％で聴神経腫瘍を認める． 慢性経過が多いが，発作的な症状もありえる．
PICA 梗塞	突如発症． TIA では短時間	＋（TIA 症状として，1年以内にあり）	－	中枢 前庭神経核梗塞では末梢性（稀）	動脈硬化リスクが関連 高齢者で多い
AICA 梗塞	突如発症． TIA では短時間	＋（TIA 症状として，1年以内にあり）	＋ 内耳梗塞合併時	双方ある 内耳梗塞合併時は末梢	動脈硬化リスクが関連 高齢者で多い

〔*Am J Otol.* 1996;17(6):883-92〕〔*Handb Clin Neurol.* 2016;137:257-77〕〔*Eur Arch Otorhinolaryngol.* 2014;271(3):463-72〕〔*Acta Otolaryngol.* 2010;130(6):644-51〕〔*Lancet Neurol.* 2013;12(7):706-15〕〔*Lancet.* 2010;375(9721):1203-11〕〔*Eur Arch Otorhinolaryngol.* 2015;272(4):839-42〕〔*Medicine (Baltimore).* 2016;95(17):e3557.〕〔*Otol Neurotol.* 2004;25(3):245-9.〕参考に作成

表9●めまい・ふらつきを呈する薬剤

機序	薬剤の種類
鎮静作用	睡眠薬，ベンゾジアゼピン系薬剤，三環系抗うつ薬，抗精神病薬
前庭機能抑制	抗ヒスタミン薬，ベンゾジアゼピン系薬剤，抗コリン薬
耳毒性	アミノグリコシド，抗リウマチ薬
小脳毒性	抗てんかん薬，ベンゾジアゼピン系薬剤，リチウム，メトロニダゾール，ブロムワレリル尿素（ナロンエース®，ウット®）
起立性低血圧	利尿薬，血管拡張薬（硝酸薬，ジギタリスやα阻害薬など），降圧薬，ジギタリス，SGLT-2阻害薬，三環系抗うつ薬，コリンエステラーゼ阻害薬（ジスチグミン，ベタネコール），抗パーキンソン薬，抗凝固薬・抗血小板薬（出血による）
低血糖	血糖降下薬，β阻害薬
その他	シロスタゾール

SGLT-2: sodium-glucose cotransporter-2

Am Fam Physician. 2017;95(3):154-62. Continuum(Minneap Minn). 2012;18(5 Neuro-otology):1086-101. を参考に作成

23 四肢の疼痛，しびれ

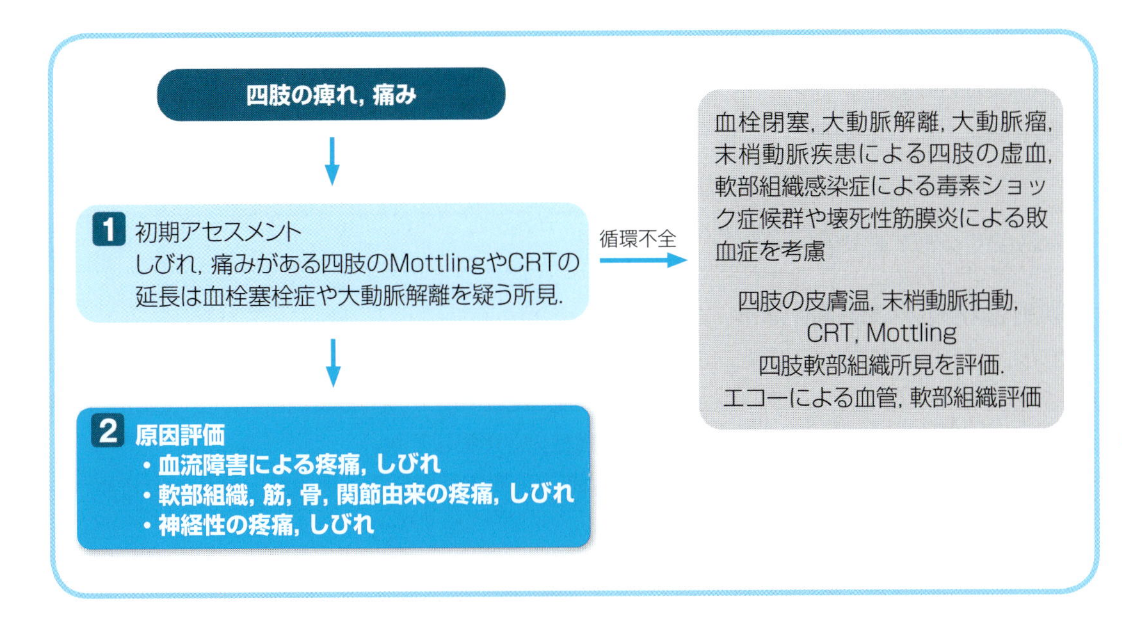

四肢の疼痛やしびれは一般外来や救急外来，入院中の患者でしばしば認められる訴えの一つです．「疼痛」からは筋骨格系，「しびれ」からは神経障害によるものを考えがちですが，血流障害でも疼痛やしびれは生じます．血流障害ではしばしば緊急対応が必要となる疾患も含まれているため，注意しましょう．

1 四肢の疼痛，しびれにおける初期アセスメント

- **四肢の疼痛，しびれでは，血圧の左右差の評価や，下肢だけではなく上肢でも Mottling，CRT の評価を行う．**
- **血圧の左右差や患肢のみの Mottling，CRT 延長を認める場合，血管閉塞や大動脈解離による虚血を疑う．橈骨動脈や足背動脈，膝窩動脈，大腿動脈の拍動の評価，エコーによる血流，大動脈の評価を追加して行うべき．**
- **全身の循環不全が認められる場合，重症軟部組織感染症（壊死性筋膜炎や軟部組織感染症による毒素ショック症候群など）を考慮すべき．評価には四肢の皮膚所見や軟部組織のエコー検査が迅速かつ有用．**

四肢の疼痛やしびれを訴え，かつ循環不全を伴う内科的な病態というのは多くはありません．感染症ならば壊死性筋膜炎や軟部組織感染症に伴う毒素ショック症候群が挙げられま

す．それ以外に血流障害というカテゴリーも重要です．大動脈解離による末梢血流の低下・途絶，血栓塞栓症による下肢虚血が挙げられ，しばしば緊急対応が必要となるため，念頭に置いておく必要があります．

血流の低下により患肢のCRTの延長，Mottlingの出現，測定血圧の低下が認められるため，四肢の疼痛やしびれではこれら所見を1カ所のみではなく，複数カ所で評価し，比較することが重要です．

疑えばエコーによる血管，血流の評価，軟部組織の評価が鑑別に有用です．

Advanced レクチャー

◆ 壊死性筋膜炎の身体所見 ◆

・壊死性筋膜炎の初期では浅筋膜に細菌感染を生じ，筋膜に沿って拡大する．その後周囲血管の血栓性閉塞や皮下組織へ炎症が波及し，皮膚所見を生じるため，初期では皮膚所見がない部位で圧痛があることがポイントとなる．また，疼痛も蜂窩織炎と比較して強い．

・中期になり水疱形成，硬結が生じ，晩期には血泡，皮膚知覚低下，握雪感，壊死が生じる（表1）〔*Curr Opin Infect Dis. 2005;18(2):101-6*〕．

表1●壊死性筋膜炎の経過

早期	中期	晩期
発赤，腫脹，熱感 皮膚所見よりも広範囲の圧痛が認められる	水疱形成 皮膚の波動 皮膚の硬結	血性水疱形成 皮膚知覚低下 握雪感 皮膚壊死（黒色変化，壊疽）

Curr Opin Infect Dis. 2005;18(2):101-6.

◆ 壊死性筋膜炎のエコー所見 ◆

・壊死性筋膜炎では健側と比較して，患側の筋組織表層に4mm以上の低エコー領域が認められる所見が特徴的で，感度88%［64-99］，特異度93%［82-99］で壊死性筋膜炎を示唆する〔*Acad Emerg Med. 2002;9(12):1448-51*〕．

・成人で皮下組織が多い場合，皮下組織の浮腫により筋膜の描出が困難な場合はエコーによる評価はあきらめて，MRIや造影CTで評価した方が良い〔*Joint Bone Spine. 2013;80(2):146-54*〕．

・また，エコーでは皮下膿瘍の評価も可能．単房性，多房性の低エコー領域として描出され〔*N Engl J Med. 2014;370(11):1039-47*〕，蜂窩織炎と皮下膿瘍の鑑別において，身体所見は感度86%，特異度70%である一方，エコーの併用では感度98%，特異度88%と良好〔*Acad Emerg Med. 2005;12(7):601-6*〕．

2 四肢の疼痛，しびれの原因評価

四肢の疼痛やしびれは血流障害（虚血，うっ血），筋骨格系，神経障害（多発神経症，単神経炎，神経根症状，脊髄障害）に分けて考えます（表2）．原因は一つとは限らず，合併している可能性は常に考慮すべきでしょう．

表2●四肢の疼痛，しびれの鑑別疾患

機序	症状	病歴，所見	原因疾患
血流障害（虚血）	しびれ感 下肢痛 血管性間欠性跛行 こむら返り	動脈硬化リスク* 皮膚温の低下，CRT延長，Mottlingの出現，末梢動脈拍動の低下，血管雑音	大動脈解離， 腹部大動脈瘤， 下肢動脈血栓症（心房細動） 末梢動脈疾患 胸郭出口症候群‖ 膝窩動脈絞扼症候群§
血流障害（うっ血）	下肢浮腫，疼痛 潰瘍形成 夜間のこむら返り むずむず脚症候群	下肢浮腫，色素沈着，下肢静脈瘤，表在静脈の拡張 下肢のうっ血	慢性静脈不全 深部静脈血栓症 肢端紅痛症（血管拡張による）
筋骨格系	運動時痛， 筋の把握痛 脱力	皮膚発赤，腫脹，水疱形成，筋把握痛，関節腫脹，関節可動域制限	軟部組織感染症，筋痛症，筋炎，関節炎（結晶誘発性，化膿性），骨炎，骨腫瘍など 薬剤性（スタチン）
多発神経障害	しびれ感，チクチク感がつま先や指先から上行性に広がる non-length-dependentでは近位部（上肢や体幹，頭部）も早期に障害される	触覚，温痛覚が靴下・手袋型に低下． つま先の背屈障害 アキレス腱反射の低下	糖尿病性神経症，慢性腎疾患，アルコール性神経症，シェーグレン症候群，SLE，MGUS，POEMS症候群，CIDP，ギランバレー症候群，ビタミンB12，E，B6，B1欠乏，サルコイドーシス，アミロイドーシス，ファブリー病，薬剤性†，特発性
単神経炎	しびれ感，チクチク感が単一の末梢神経領域に沿って分布	触覚，温痛覚の末梢神経領域に沿った低下． 神経支配に応じた筋力低下	血管炎（ANCA関連血管炎，結節性動脈炎，過敏性血管炎など）， 絞扼性神経障害
神経根障害	しびれ感，チクチク感がデルマトームに沿って分布	感覚低下は少ない（支配領域がオーバーラップしているため）． 筋節に沿った筋力低下 デルマトームに沿った反射低下	頸椎症，腰椎椎間板ヘルニア，脊椎圧迫骨折，悪性腫瘍の脊椎転移

（次ページにつづく）

機序	症状	病歴，所見	原因疾患
脊髄障害	感覚，運動障害 尿閉 痙性麻痺 神経性間欠性跛行	体幹レベルでの感覚障害，脊髄交差所見‡，膀胱直腸障害 深部腱反射亢進	脊髄損傷 硬膜外膿瘍 脊髄梗塞 脱髄性疾患（多発性硬化症，視神経脊髄炎） 腰部脊柱管狭窄症 馬尾炎，横断性脊髄炎 後索障害（ビタミンB12，E欠乏，銅欠乏，梅毒，HIV）など

＊高血圧，高脂血症，糖尿病，喫煙，高齢者

†化学療法（ビンクリスチン，シスプラチン，タキソール，ボルテゾミブ），アミオダロン，フェニトイン，メトロニダゾール，ヒドララジン，イソニアジド，コルヒチン

‡片側の錐体路症状と対側の脊髄視床路症状

§膝窩動脈絞扼症候群：若年の特にアスリートで認められる下肢虚血．膝窩で動脈と周囲筋組織が干渉し，下肢血流が低下する病態．

∥胸郭出口症候群は動脈性，静脈性，神経性がある．

MGUS: monoclonal gammopathy of undermined significance. POEMS: polyneuropathy, organomegaly, endocrineopathy, M-protein, skin changes.

〔*JAMA. 2015;314(20):2172-81*〕〔*Neurology. 2010;75(18 Suppl 1):S2-8*〕〔*Neurology. 2013;80(12):e120-6.*〕〔*Neurology. 2011;76(7 Suppl 2):S6-13.*〕を参考に作成

血流障害による疼痛，しびれの評価

血流障害は虚血とうっ血がある．

虚血による疼痛，しびれ

- 末梢動脈疾患や四肢動脈の血栓塞栓症，大動脈解離による四肢の虚血，胸郭出口症候群や膝窩動脈絞扼症候群といった絞扼性血流障害が挙げられる．
- 動脈硬化リスク（高血圧，高脂血症，糖尿病，喫煙，高齢者）や心房細動がある患者の急性発症の四肢痛，しびれでは大動脈解離や下肢動脈血栓症を考慮すべき．
- 身体所見では皮膚冷感，皮膚色調変化，末梢動脈雑音，末梢動脈拍動低下，血管性間欠性跛行が重要．末梢動脈拍動は1カ所だけではなく，複数部位で評価した方が良い（例：足背動脈だけではなく，膝窩動脈や後脛骨動脈も．側副血行路があると部分的に拍動が欠落するため）．
- 四肢の血流低下を疑えば血圧の左右差や心，血管エコー，CT血管造影検査，MR血管造影検査を行い評価する．

Advanced レクチャー

◆ 血管性間欠性跛行と神経性間欠性跛行 ◆

・間欠性跛行は姿勢や歩行により下肢に疼痛を生じる症状であり，末梢動脈疾患や腰部脊柱管狭窄症で認められる症状．前者を血管性間欠性跛行，後者を神経性間欠性跛行と呼ぶ．

・両者の鑑別点は，血管性間欠性跛行では歩行により下腿の疼痛が出現，増悪し，歩行をやめると改善する一方，神経性間欠性跛行では立位のみで大腿部の疼痛が出現，増悪し，前傾姿勢で改善する点である（表3）〔*Spine J. 2013;13(12):1826-34*〕．

表3●間欠性跛行の鑑別に有用な情報

神経性間欠性跛行を示唆する情報

	感度（%）	特異度（%）	LR＋	LR－
立位で疼痛誘発	97 [81-100]	70 [47-86]	3.2 [1.7-5.9]	0.04 [0.01-0.34]
座位で疼痛改善	83 [65-94]	78 [56-92]	3.8 [1.7-8.5]	0.21 [0.08-0.44]
Shopping cart sign 陽性	80 [61-92]	52 [31-73]	1.7 [1.1-2.7]	0.38 [0.17-0.85]
疼痛部位が膝よりも上位	80 [61-92]	65 [43-83]	2.3 [1.3-4.1]	0.31 [0.14-0.66]
上記全て	57 [38-74]	96 [76-100]	13.0 [1.9-91]	0.45 [0.30-0.68]

Shopping cart sign：買い物カートに肘をついて，前傾姿勢で押す

血管性間欠性跛行を示唆する情報

	感度（%）	特異度（%）	LR＋	LR－
立位で軽減する	78 [56-92]	90 [72-97]	7.8 [2.6-23]	0.24 [0.11-0.53]
疼痛部位が下腿	78 [56-92]	73 [54-87]	2.9 [1.6-5.5]	0.30 [0.13-0.66]
上記全て	65 [43-83]	97 [81-100]	20.0 [2.8-140]	0.36 [0.21-0.63]

Spine J. 2013;13(12):1826-34.

◆ 血栓塞栓症の発症パターン ◆

・四肢の血栓塞栓症は突如発症というイメージがあるが，1週間以上かけて徐々に増悪する緩徐進行パターンもあるため注意が必要．

・例えば，膝窩動脈塞栓症患者60例の解析では，1週間以内に急速に増悪し，下肢虚血症状，所見を呈する急速進行例が68%，1週間以上かけて徐々に増悪する例が32%であった．医原性の塞

栓症を除くと，急速進行例と緩徐進行例の割合はほぼ同等といえる．
・緩徐進行群における症状の経過期間は中央値30日間［7-120］．
・症状も両群で異なり，急速進行例では安静時痛や急性虚血症状（感覚，運動障害，筋障害）が多く，緩徐進行例では間欠跛行や安静時痛，足先の壊死が認められる〔*Ann Surg. 1991;214(1):50-5*〕．

うっ血による疼痛，しびれ

・慢性静脈不全（下肢静脈瘤）や深部静脈血栓症，肢端紅痛症*といった疾患が挙げられる．
　*肢端紅痛症はうっ血よりも血管拡張が主な病態であるが，便宜上ここに分類している．
・慢性静脈不全では浮腫や表在静脈の拡張，静脈瘤，色素沈着，増悪すればうっ滞性皮膚炎や潰瘍形成が認められる．肢端紅痛症では四肢末端の紅潮と疼痛，皮膚温の上昇，灼熱感などが認められる．
・下肢静脈エコーが評価に有用．

Advanced レクチャー

◆ 肢端紅痛症 ◆

・上下肢末梢の灼熱感，発赤，皮膚温の上昇を認める疾患．特に夜間に出現，増悪する例が多い．55％が下肢のみ症状が認められる．特発性と続発性があり，特発性では末梢神経のNaチャネルをコードする遺伝子異常（SCN9A遺伝子変異）が関与し，神経性疼痛をきたすことがわかっている．続発性では血液疾患（真性多血症，本態性血小板増多症，慢性骨髄性白血病など），膠原病（SLE，関節リウマチ），薬剤性，感染症，腫瘍性などが報告されている〔*J Intern Med. 1997;242(3):191-7*〕〔*Orphanet J Rare Dis. 2015;10:127*〕．

筋骨格系の疼痛，しびれの評価

・筋痛や筋炎，筋膜炎，軟部組織感染症，関節炎，関節症，骨炎，骨腫瘍などが含まれる．
・筋，骨格由来の疼痛では荷重や運動で増悪する疼痛となり，軟部組織感染症（蜂窩織炎や壊死性筋膜炎）では皮膚の発赤，腫脹，水疱形成，圧痛などが認められる．大体が皮膚所見や腫脹，関節腫脹，関節可動域の低下など局所所見や関節，軟部組織エコーから判明するが，骨病変は身体所見やエコーでは分かりにくい．レントゲンやCT，MRIの評価が必要となる．

神経障害による疼痛，しびれの評価

神経障害は症状や所見の分布から多発神経障害，単神経炎，神経根／脊髄障害に分類します．

多発神経障害

・多発神経障害は length-dependent polyneuropathy と呼ばれる，長い神経（主に下肢）の末端部より徐々に障害されるパターンと non-length-dependent にさらに分類される．

・Length-dependent では疼痛やしびれが靴下−手袋型と呼ばれる手足の末端（特に下肢）から上行性に分布，進行するパターンとなる．原因疾患は表2を参照．

・Non-length-dependent では，上記に加えて早期に上肢や体幹，頭部の神経症状が出現する．ギランバレー症候群や CIDP，シェーグレン症候群，血管炎に伴う神経障害，免疫に関連する神経障害でこのパターンとなりえる．

単神経炎

・単一の神経支配領域の感覚障害，運動障害を呈する．複数合併すると多発単神経炎と呼ばれる．血管炎（ANCA 関連血管炎や結節性多発動脈炎，過敏性血管炎［HIV, HBV, HCV, CMV, HZV, 薬剤性など］）や絞扼性神経障害が原因となる．

・障害を受けやすい神経とそれによる症状は表4を参照．

神経根 / 脊髄障害

・デルマトーム，筋節に沿った感覚障害，筋力低下が認められる（表5，図2）．また，膀胱直腸障害や体幹レベルでの感覚障害，深部腱反射亢進，痙性麻痺，脊髄交差所見，神経性間欠跛行，歩行失調を認めた場合は脊髄障害を疑う．原因疾患は表2を参照．

表4●多発単神経炎で障害を受けやすい神経とその症状

神経	症状
正中神経	低位麻痺：手関節付近での障害（手根管症候群）．母指球筋の萎縮，母指対立運動障害，掌の橈側，母指，示指，中指と環指の橈側半分の知覚障害（図） 高位麻痺：上記に加えて，前腕回内障害，手関節，母指と示指の屈曲困難．
尺骨神経	小指球筋萎縮，骨間筋萎縮，中・末節屈曲位，指内外転障害．手掌手背尺側の感覚障害（図）
橈骨神経	回外運動障害，手関節・手指伸展障害，手根・指屈曲位．上腕前腕の背側，手背橈側の感覚障害（図）
総腓骨神経	下腿外側の感覚障害，足関節背屈障害（鶏歩）
脛骨神経	踵部の感覚障害，足関節底屈，内反障害（外反鉤足）
深腓骨神経	第一趾と第二趾の趾間部，甲部に限局した感覚障害

図1●正中神経，尺骨神経，橈骨神経の知覚

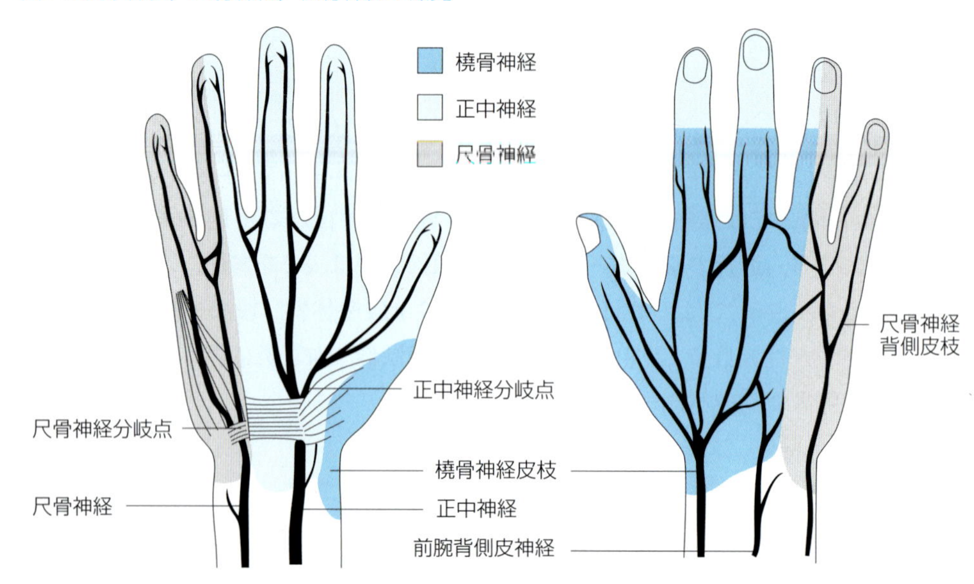

図2●デルマトーム

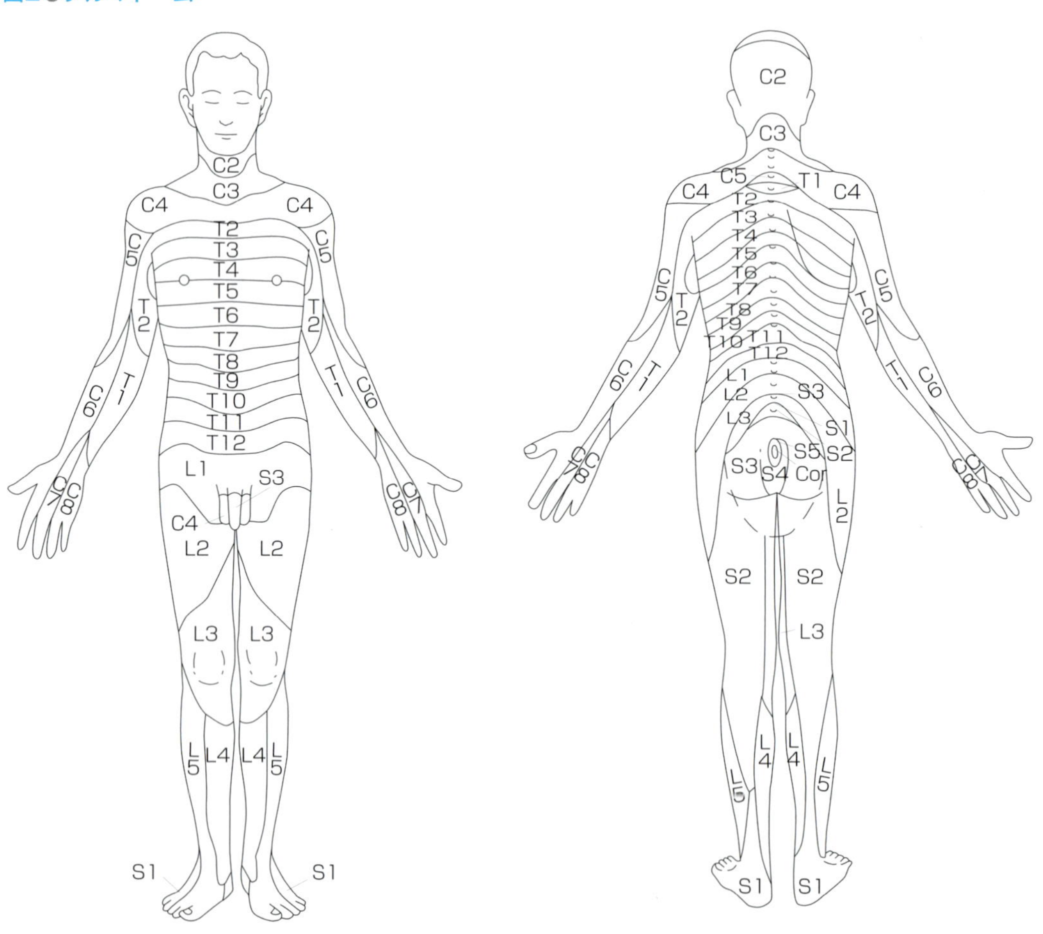

表5●主な筋節

脊椎レベル	支配筋肉	運動
C4	横隔膜	
C5	三角筋，棘上筋 上腕二頭筋	肩関節外転 肘関節屈曲 上腕二頭筋反射
C6	腕橈骨筋 長，短橈側手根伸筋	肘関節屈曲 手関節背屈 腕橈骨筋反射
C7	上腕三頭筋 橈側手根屈筋 総指伸筋	肘関節伸展 手関節掌屈 指伸展
C8	浅指屈筋，深指屈筋，虫様筋	指屈曲
T1	背側骨間筋，小指外転筋 掌側骨間筋	指外転 指内転
L2	腸腰筋	股関節屈曲
L3	大体四頭筋 長，短内転筋，大内転筋	膝関節伸展 股関節内転
L4	前脛骨筋	足背屈，足内反 膝蓋腱反射
L5	長母趾伸筋 長趾伸筋 中臀筋	母趾背屈 足趾背屈 股関節外転
S1	腓腹筋，ヒラメ筋，長母趾屈筋， 長趾屈筋，後脛骨筋 長，短腓骨筋 大殿筋	足底屈 足外反 股関節伸展 アキレス腱反射

24 浮腫

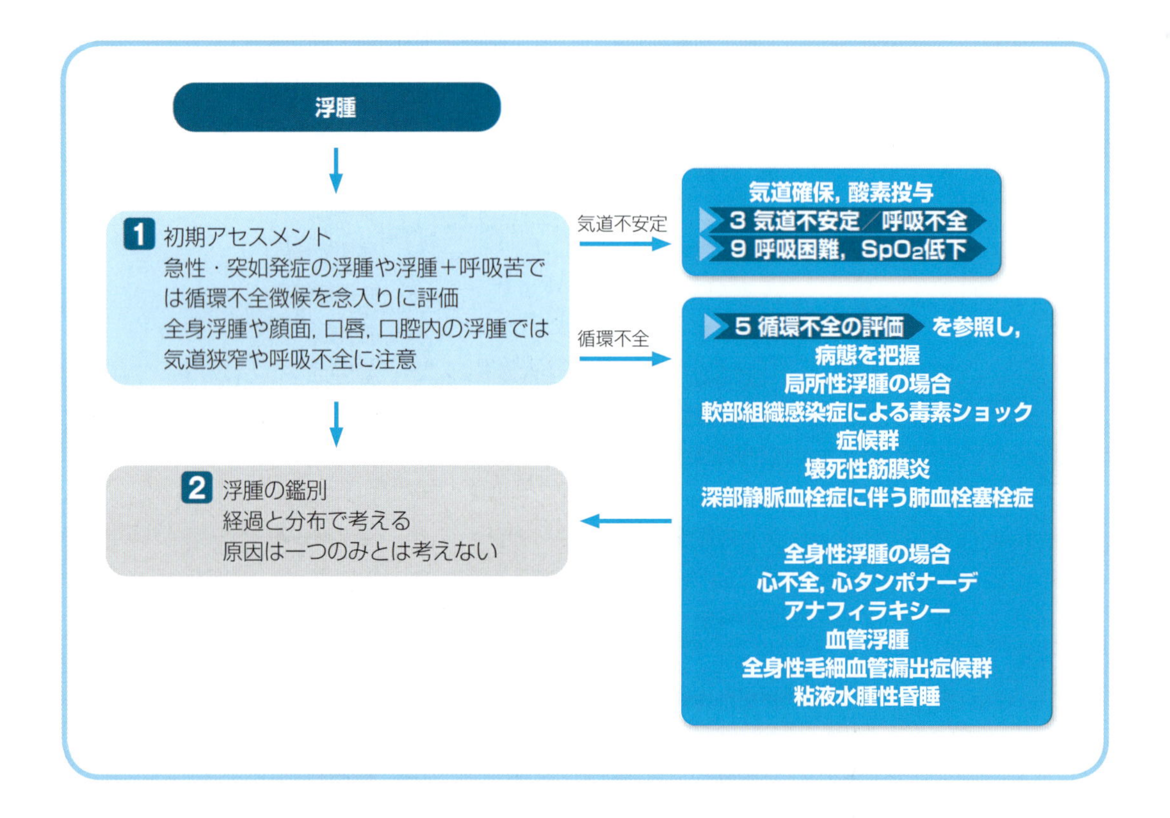

浮腫を認める患者で緊急性を要する病態は顔面や喉頭浮腫による気道狭窄や心不全増悪，アナフィラキシー，全身性毛細血管漏出症候群，軟部組織感染症などが挙げられます．特に急性・突如発症の浮腫や呼吸苦を伴う浮腫では要注意です．

1 浮腫における初期アセスメント

- 急性・突如発症の浮腫や呼吸苦を伴う浮腫では念入りに初期アセスメントを行う．また診療中に繰り返し初期アセスメントを確認することも重要．
- 全身性浮腫，顔面や口唇，口腔内の浮腫を認める場合は気道狭窄や呼吸不全に注意する．気道不安定ならば迅速に対応 3 気道不安定 / 呼吸不全．
- 循環不全徴候を認める場合，身体所見やエコーにより循環不全の機序を迅速に評価し，対応する．循環不全分類と原因疾患は表1を参照．
- 慢性経過の浮腫で循環不全徴候を認める場合は心不全や腎不全による溢水によるものや，浮腫をきたすような全身疾患に他の要素が合併したと考える（例：肝硬変に食道静脈瘤破裂や敗血症を合併，ネフローゼ症候群に敗血症を合併など）．

表1●浮腫患者における循環不全の機序と原因疾患

循環不全の分類	全身性浮腫	局所性浮腫
循環血液量減少性（hypovolemic）	—	—
血液分布異常性（distributive）	アナフィラキシー，血管浮腫，敗血症，全身性毛細血管漏出症候群	軟部組織感染症による毒素ショック症候群，壊死性筋膜炎
心原性（cardiogenic）	心不全，腎不全（溢水） 粘液水腫性昏睡*	
心外閉塞・拘束性（obstructive）	心タンポナーデ	肺血栓塞栓症（浮腫は深部静脈血栓症に由来する）

*心原性以外にも血液分布異常性などの要素もあり

2 浮腫の鑑別

浮腫の鑑別は経過（急性・突如発症，慢性）と分布（全身性，局所片側性，局所両側性）で考えます．また浮腫は様々な要因が重なって生じることも少なくありません（例：静脈不全＋心不全，リンパ浮腫＋うっ滞性皮膚炎や蜂窩織炎，心不全＋薬剤性浮腫など）．一つの原因が判明してもそこでアセスメントを止めず，他の原因やリスクがないか探すことが重要です．特に高齢者の心不全や肺高血圧症は見逃しやすいため要注意です．

全身性浮腫の鑑別

全身性浮腫では血管静水圧の上昇，血漿膠質浸透圧の低下，毛細血管透過性の上昇，その他で考えます．それぞれの機序と所見のポイント，代表疾患を表2，3にまとめます．

急性経過（72時間以内に発症，増悪）や突如発症ではアナフィラキシーや血管浮腫，全身性毛細血管漏出症候群のような血管透過性の亢進による機序や，心不全や腎不全の急性増悪を考慮します．72時間以上経過している慢性例では血管静水圧の上昇，血漿膠質浸透圧の低下など考慮します．鑑別にはまず血管内ボリューム評価が有用であり，身体所見，エコーにて迅速に評価できるようになると良いでしょう．

- **急性経過の浮腫では血管透過性の亢進や心不全，腎不全の急性増悪を考慮する．内頸静脈拍動高，手背静脈の拡張所見，心雑音や過剰心音，エコーによるIVC，心機能の評価を行い** 5 循環不全の評価**，両者の鑑別を迅速に行い対応する．**
- **安定した慢性経過（72時間以上経過）の浮腫でも，まず血管内ボリュームの評価を行う** 5章**．心不全や肺高血圧症の疑いがあれば心エコーや胸部X線，心電図，BNPを評価．**

・検査では血算，アルブミン，蛋白，肝機能検査（AST，ALT，T-bil，ALP，γ-GTP，LDH），腎機能（BUN，Cr），甲状腺機能（TSH，FT4，FT3），尿検査を必要に応じて行う．
・肝疾患の既往や肝硬変を疑う所見（表2注釈，p.160も参照）にも注目．
・薬剤の評価も重要（表3）
・原因は一つのみとは限らず，特に高齢者では複数原因により浮腫が生じている可能性を常に考慮すべきである．

表2●全身性浮腫の鑑別

機序	所見のポイント	疾患
血管静水圧の上昇	浮腫は圧痕性となる 内頸静脈拍動高の亢進 手背静脈の拡張所見 心雑音や過剰心音 エコーによるIVCや心機能の評価 5章 BNP高値 経過は慢性＋急性増悪	心疾患：心不全，拘束性心筋症，収縮性心外膜炎，肺高血圧症，睡眠時無呼吸症候群，三尖弁疾患， 腎疾患：腎不全 その他：ナトリウム負荷，アルドステロン症，妊娠，月経前の浮腫
血漿膠質浸透圧の低下	浮腫は圧痕性となる 血管静水圧上昇の所見を認めない 皮膚の菲薄化 低アルブミン血症，慢性下痢，蛋白尿，肝硬変所見*など 経過は慢性経過が主	吸収不良症候群，ネフローゼ症候群，肝硬変，低栄養，ビタミンB1欠乏
毛細血管透過性の亢進	浮腫は非圧痕性となる 慢性経過では圧痕性 血管静水圧上昇の所見を認めない 末梢血管の拡張，紅斑 突如発症が多い 慢性経過の血管透過性亢進を呈する疾患も稀ながらある	急性，突如発症： アナフィラキシー，熱傷 全身性毛細血管漏出症候群 血管浮腫 慢性経過： POEMS症候群，TAFRO症候群
その他	甲状腺機能低下症では非圧痕性浮腫	粘液水腫，甲状腺機能低下症，薬剤性（表3）

POEMS: polyneuropathy, organomegaly, endocrinopathy, M-protein, skin change.
TAFRO: thrombocyteopenia, anasarca, myelofibrosis, renal failure, organomegaly
*肝硬変の所見：テリー爪（ネフローゼでもあり），女性化乳房，腹壁静脈怒張，体毛の減少，顔面毛細血管拡張，手掌紅斑，くも状血管腫，黄疸，脾腫，肝腫大など

JAMA. 2012;307(8):832-42.

表3●浮腫の原因となる薬剤

薬剤クラス	薬剤
抗うつ薬	MAO 阻害薬，トラゾドン
降圧薬	カルシウムチャネル阻害薬，β阻害薬，ヒドララジン，クロニジン，メチルドパ
ホルモン剤	ステロイド，アンドロゲン，エストロゲン，プロゲステロン，テストステロン
化学療法，免疫抑制薬	シクロホスファミド，シクロスポリン，Ara-C,
サイトカイン	G-CSF，インターフェロンα，インターロイキン2, 4
他	プレガバリン，ガバペンチン，ドパミンアゴニストアシクロビル，NSAID，甘草

G-CSF: granulocyte colony-stimulating factor, Ara-C: cytosine arabinoseide

Am J Med. 2002;113(7):580-6. Am Fam Physician. 2013;88(2):102-10.

Advanced レクチャー

◆ 見逃しがちな心不全や肺高血圧症 ◆

・両側下腿浮腫を主訴に米国の家庭医療クリニックを受診した58例の初診時の診断と検査後の最終診断を比較した報告〔*Am J Med. 1998;105(3):192-7*〕では，心不全（収縮不全，拡張不全，弁膜症，不整脈）は18%から最終39%，肺高血圧症は4%から42%と初診時の印象よりも大きく増加した．また複数原因を有する例が多い結果であった．心不全と診断された例は全例45歳以上であり，中年～高齢者における両側下腿浮腫や全身浮腫では心不全，肺高血圧症を見逃さないようにすることが重要である．

表4●両側下腿浮腫の初診時と検査後の最終診断

	初診時	最終診断*
心不全	18%	39%
静脈不全	71%	22%
ネフローゼ症候群	13%	2%
リンパ浮腫	2%	2%
肺高血圧症，肺性心	4%	42%（ボーダーラインの肺高血圧も含む）
低アルブミン血症	2%	2%
薬剤性（NSAID，ステロイド）	4%	15%
睡眠時無呼吸症候群	2%	0
肥満	2%	0
不明，その他	7%	**

*検査で判明した原因をカウント．複数原因の合併あり，合計100%を超える．

**特発性27%，IVC 閉塞2%など．

Am J Med. 1998;105(3):192-7.

局所性浮腫の鑑別

上肢，下肢，顔面といった部分的な浮腫では局所性浮腫と判断します．限局性の浮腫ではさらに片側性，両側性に分けると原因疾患を考えやすくなります．

両側下肢の浮腫はしばしば全身性浮腫との鑑別が難しいことがあります．全身性浮腫の初期症状として，重力に依存した両側下肢の浮腫を呈することがありますが，この場合殿部や背部の浮腫の有無が鑑別のポイントとなり，これらの部位にも浮腫を認める場合は全身性と考えます．特に寝たきりの患者で有用な所見と言えます．

限局性浮腫における分布とその鑑別疾患を表5にまとめます．主に血管静水圧の上昇と毛細血管透過性の亢進（炎症性疾患）が原因となります．両側下腿浮腫では表2の全身性浮腫の鑑別疾患も考慮する必要があります．

表5●限局性浮腫の鑑別

浮腫の部位	片側性	両側性
顔面	・血管静水圧の上昇：上大静脈症候群． ・毛細血管透過性の亢進：アナフィラキシー，血管浮腫，顔面蜂窩織炎，副鼻腔炎，群発頭痛，TAC（片側の眼瞼浮腫となる）	
上肢	・血管静水圧の上昇：胸郭出口症候群，上肢の深部静脈血栓症（Pajet-Schroetter 症候群），上大静脈症候群，頻回の血圧測定や拘束具による血液うっ滞 ・毛細血管透過性の亢進：蜂窩織炎，肘・手関節炎 ・その他：リンパ浮腫．	・血管静水圧の上昇：身体拘束具による血流うっ滞． ・毛細血管透過性の亢進：RS3PE，関節リウマチなど膠原病．
下肢	・血管静水圧の上昇：慢性静脈不全（早期），深部静脈血栓症，骨盤内腫瘍による静脈圧迫 ・毛細血管透過性の亢進：蜂窩織炎，膝，足関節炎，複合性局所疼痛症候群 ・その他：Baker 嚢胞破裂，腓腹筋の内側頭断裂，コンパートメント症候群，リンパ浮腫，下肢の腫瘍性病変，下肢手術術後，放射線療法後	表2で挙げられる疾患，病態 ・血管静水圧の上昇：慢性静脈不全（晩期），骨盤内腫瘍による静脈圧迫 ・毛細血管透過性の亢進：好酸球性浮腫 ・その他：特発性浮腫，脂肪性浮腫，リンパ浮腫．

TAC: trigeminal autonomyc cephalalgia. 17 頭痛

J Am Board Fam Med. 2006;19(2):148-60. Am Fam Physician. 2013;88(2):102-10.

Advanced レクチャー

◆ 慢性静脈不全の症状，所見 ◆

・慢性静脈不全の受診時の症状で多いものは静脈瘤（42%），下肢痛（35%），下肢の腫脹（18%），血栓形成（7%），美容的問題（6%）である〔*J Vasc Surg. 2008;48(2):394-9*〕．

・これら以外に皮膚の変化や色素沈着，むずむず脚症候群，潰瘍形成で受診する例もある．潰瘍や皮膚炎，色素沈着は下腿の下1/3で生じることが多い〔*N Engl J Med. 2009;360(22):2319-27*〕.

◆下肢深部静脈血栓症（DVT）の症状，所見◆

・下肢 DVT では診療スコアによる評価が有用．有名なのは Well' クライテリアである（表6）.

・それ以外にリスク因子の評価も重要（表7）.

・中リスク以上では下肢静脈エコーを行う.

・低リスクで D ダイマーが陰性ならばほぼ除外可能となる．D ダイマーが陽性ならば下肢静脈エコーを評価する．D ダイマーは下肢 DVT に対する感度＞95%，特異度 40%程度であり，除外に有用．低リスク群で D ダイマー陰性であれば陰性的中率 99%〔*JAMA. 2006;295(2):199-207*〕.

表6●下肢深部静脈血栓症を予測する Well's クライテリア

Well's クライテリア	点数
活動性の悪性腫瘍	1点
下肢の麻痺，ギプス固定歴	1点
3日以上のベッド上安静	1点
もしくは4週以内の大手術歴	
深部静脈分布域の局所性圧痛	1点
下肢全体の腫脹	1点
ふくらはぎの腫脹	1点
圧痕性浮腫	1点
表在側副静脈が認められる	1点
他の疾患が考えられる	−2点

リスクと検査前確率	
高リスク（≥3点）	53%
中リスク（1-2点）	17%
低リスク（≤0点）	5.0%

JAMA. 2003;290(21):2849-58.

表7●静脈血栓塞栓症のリスク因子

リスク因子		
病歴より	薬剤歴	既往歴
高齢者，VTE 家族歴，既往歴，肥満，喫煙歴，妊婦，長時間の座位	抗精神病薬，経口避妊薬，ホルモン補充療法，ステロイド	手術歴＊，体動困難な状態，慢性心不全，心筋梗塞，脳梗塞，悪性腫瘍，炎症性腸疾患，関節リウマチ，他の自己免疫性疾患，抗リン脂質抗体症候群，中心静脈ルート，凝固阻害因子欠損（AT III，プロテイン C, S 欠損）

＊手術は術後2-4週でピーク．1年程度までリスクは上昇する〔*BMJ. 2009;339:b4583*〕.
〔*JAMA. 2012;308(13):1350-6*〕〔*Haematologica. 2003;88(12):1410-21*〕〔*Lancet. 2012;379(9812):244-9*〕〔*Am J Med. 2008;121(6):458-63*〕

◆ 上肢の深部静脈血栓症 ◆

〔*N Engl J Med. 2011;364(9):861-9*〕〔*J Thorac Imaging. 2010;25(1):W1-3*〕〔*Circulation. 2002;106(14):1874-80*〕

・上肢の DVT は主に腋窩静脈，鎖骨下静脈の血栓症で，全 DVT の2–4%程度と稀な疾患．主には中心静脈カテーテルやペースメーカー留置が原因となる二次性が多く，血管内皮障害による血栓症（Paget-Schroetter 症候群）や胸郭出口症候群，特発性といった原発性が20%．

・Paget-Schroetter 症候群は上肢の運動や肢位により血管内皮障害をきたし，血栓症を呈する．運動はバレーボールや野球，重量挙げ，ボート，テニスなど．肩関節の過外転，過伸展，外旋が関連している．

・悪性腫瘍の関連もある．

血管浮腫の鑑別

血管浮腫は皮下組織の血管透過性亢進による浮腫で，非圧痕性，左右非対称性，非重力依存性の浮腫となります．眼周囲や口唇，舌，四肢，腸管に起こりやすく，気道閉塞や腹痛，下痢，腸閉塞など消化管症状を呈する事もあります．喉頭浮腫は致命的となるため，初期アセスメントにおけるアナフィラキシー反応や気道の評価は重要です〔*Acad Emerg Med. 2014;21(4):469-84*〕．

血管浮腫ではじんま疹の有無で大きくヒスタミン関連，非ヒスタミン関連性に分類され，この分類は鑑別を進める際に有用です（表８）．

- **血管浮腫ではまず致命的なアナフィラキシー反応，喉頭浮腫の評価を優先．異常があれば迅速に対応を．**
- **鑑別はじんま疹を伴うかどうかが重要．じんま疹（＋）ではヒスタミン関連の血管浮腫を，じんま疹（−）では非ヒスタミン関連（ブラジキニン，先天性疾患）の血管浮腫を考慮する．**

ヒスタミン関連性じんま疹（主にじんま疹を伴う血管浮腫）

じんま疹を伴う血管浮腫では，ヒスタミン関連性を考えます．この場合食事や薬剤，洗剤，化粧品などの使用歴，環境の変化を詳細に聴取し，症状との関連性を評価します．魚類やスパイス，豚肉の摂取後に出現している場合はヒスタミン不耐症の可能性もあります（Advanced レクチャーを参照）．

上記が否定でききならば，物理的じんま疹やコリン性じんま疹の評価を行います．これも病歴が非常に重要となります．

表8●血管浮腫の鑑別

ヒスタミン関連性 (主にじんま疹を伴う)	備考
アナフィラキシー反応	皮膚，粘膜，消化管，呼吸器，循環器（血圧低下），中枢神経障害（意識障害）など多臓器障害を呈する
アレルギー反応	食物，薬剤，洗剤，化粧品などに対するアレルギー反応 ヒスタミン不耐症
薬剤性	NSAID やアスピリンで多い じんま疹を伴わないこともあり
物理的じんま疹	皮膚描記症，遅発性圧じんま疹，振動性じんま疹，寒冷じんま疹，温熱じんま疹，日光じんま疹
他のじんま疹	コリン性じんま疹，特発性じんま疹

非ヒスタミン関連性 (主にじんま疹を伴わない)	備考
遺伝性血管浮腫	発症年齢は2-13歳と若年 家族歴が75% で陽性
薬剤性	ACE 阻害薬で多い
後天性血管浮腫	MGUS や B 細胞リンパ増殖性疾患，リンパ網内系悪性腫瘍，SLE などの自己免疫疾患で合併する．
好酸球性血管浮腫	繰り返すタイプ（1-2割）と繰り返さないタイプ（8-9割）がある． じんま疹は1/3から半数程度で認めることがある．
特発性血管浮腫	明らかな原因を認めない場合

〔*Int J Emerg Med. 2017;10(1):15*〕〔*Acad Emerg Med. 2014;21(4):469-84*〕〔*Crit Care Med. 2017;45(4):725-5*〕〔*Immunol Allergy Clin North Am. 2014;34(1):73-88*〕を参考に作成

非ヒスタミン関連性じんま疹（主にじんま疹を伴わない血管浮腫）

じんま疹を伴わない血管浮腫では，遺伝性血管浮腫や後天性血管浮腫，ACE 阻害薬に関連する血管浮腫，好酸球性血管浮腫（1/3 から半数程度でじんま疹を伴う．Advanced レクチャー参照）を考えます．ヒスタミン関連性でもじんま疹を伴わない場合もあり，アレルギーの評価は重要です．

後天性血管浮腫では血液腫瘍，自己免疫疾患（主に SLE）が原因となります．遺伝性血管浮腫や好酸球性血管浮腫は Advanced レクチャーを参照してください．

Advanced レクチャー

◆ ヒスタミン不耐症とは ◆

〔*Am J Clin Nutr. 2007;85(5):1185-96*〕

・日常的に摂取する様々な食物にはヒスタミンが含有されている，特に含有量が多い食品は魚介類，甲殻類，豚肉，スパイス，柑橘系フルーツなど．
・これら摂取されたヒスタミンはアミンオキシダーゼにより迅速に分解されるが，この酵素が欠乏，欠損している患者ではヒスタミン中毒症状を呈する．この病態をヒスタミン不耐症と呼ぶ．
・一般人口の1% がヒスタミン不耐症であり，主に中年以降で症状が出現する．
・診断は経口ヒスタミン負荷試験やヒスタミンプリック試験を用いる．

◆ 遺伝性血管浮腫 ◆

〔*Lancet. 2012;379(9814):474-81*〕〔*Medicine (Baltimore). 1992;71(4):206-15*〕
・C1インヒビター遺伝子の異常により，C1インヒビターが欠損あるいは機能異常が生じ，その結果ブラジキニンが上昇し血管浮腫を生じる病態．3タイプある（表9）．
・10歳未満での発症が多く，20歳までに85% が発症している．30歳以降での発症は1% 程度と稀．
・血管浮腫は精神的，身体的なストレスや月経に付随して生じることが多い．発作頻度は年1回程度〜月1回以上と様々．浮腫は24時間程度かけて増悪し，2-3日かけて消退する経過となる．
・血液検査では発作時に C3正常，C4低下が認められるが，補体低下は後天性血管浮腫（SLE や血液腫瘍）でも認められるため注意が必要．C1インヒビター活性の検査は保険適応あるが，C1インヒビターの定量検査は保険適応外となるため注意．

表9●遺伝性血管浮腫の特徴

タイプ	頻度	病態	検査所見
I 型	85%	C1インヒビターの分泌，活性が低下	C3正常，C4低下 C1インヒビターは活性，蛋白量ともに低下 C1q は正常
II 型	15%	C1インヒビターの活性のみ低下	C3正常，C4低下 C1インヒビターは活性のみ低下 C1q は正常
III 型	国内からの報告例なし	C1インヒビターは正常． 女性のみ生じる	上記以上は認めない

Lancet. 2012;379(9814):474-81.

◆ 好酸球性血管浮腫 ◆

・好酸球増多を伴う血管浮腫を好酸球性血管浮腫と呼び，繰り返すタイプ（1-2割）と繰り返さないタイプ（8-9割）がある．アジア人より多く報告されている〔*Dermatology. 1998;197(4):321-5*〕〔*Allergy Asthma Immunol Res. 2014;6(4):362-5*〕
・繰り返すタイプ（episodic angioedema with eosinophilia: EAE）では，IgM や IgE の上昇も認められる．他の臓器障害は認めず，認める場合は好酸球増多症候群と判断される．治療は PSL 10mg/ 日程度の低用量ステロイドが著効する．

・繰り返さないタイプ（non-episodic angioedema with eosinophilia: NEAE）は20-40歳台の女性に多く，男性例の報告はほぼない．報告例も大半が日本や韓国などアジア諸国からのみ．季節性も強く69% が秋頃発症している．EAE と異なり，IgM の上昇は稀．1/3から半数程度でじんま疹を伴う．通常無治療で1-2カ月で改善することが多い〔*Clin Rheumatol. 2006;25(3):422-5*〕．

◆ ACE 阻害薬による血管浮腫 ◆

・ACE 阻害薬によるブラジキニン分解抑制が血管浮腫の原因となる．頻度は0.20% 程度と少ないが，薬剤性血管浮腫では最も多い原因薬剤である〔*J Clin Hypertens 2017. PMID: 28994183*〕．
・ACE 阻害薬による血管浮腫のリスクを増大させる因子は表10を参照

表10●ACE 阻害薬による血管浮腫リスクを増大させる因子

リスク因子	OR
現在の喫煙歴	2.49［2.24-3.92］
過去の喫煙歴	1.47［1.089-1.99］
女性	1.49［1.16-1.91］
季節性アレルギー	1.52［1.12-2.06］
DPP-4阻害薬の併用 *	9.29［1.22-70.7］

Immunol Allergy Clin North Am. 2006;26(4):725-37.
**Hypertension. 2009;54(3):516-23.*

25 アナフィラキシーへの対応

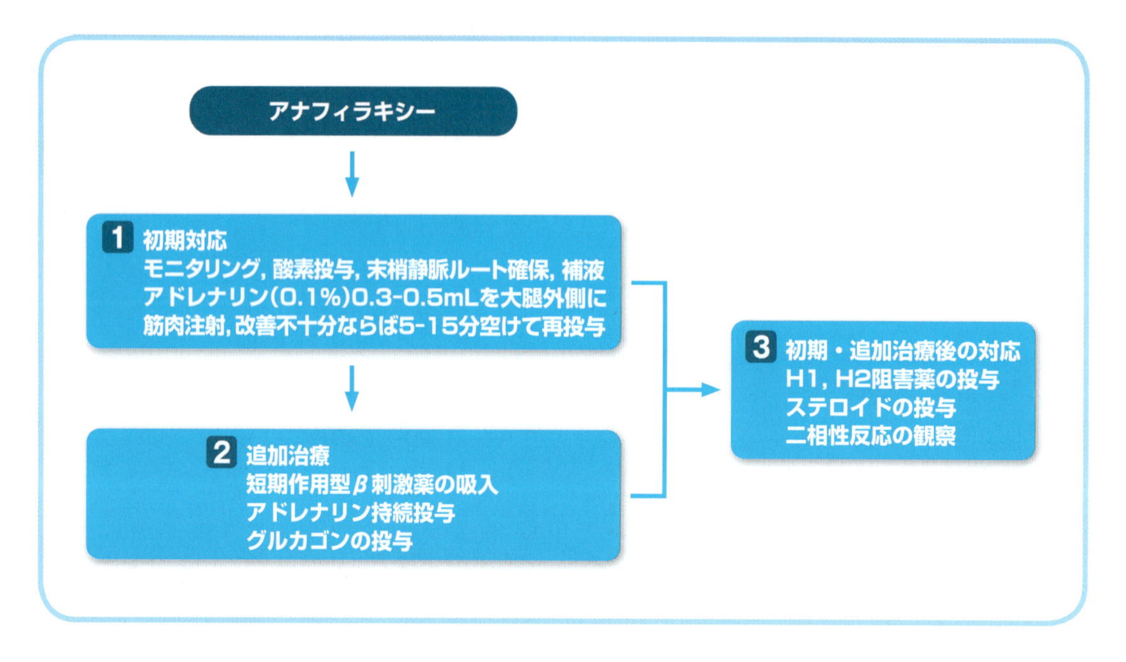

食事摂取や薬剤投与後，虫刺傷後に急激に皮疹や呼吸器症状，血圧低下などを認める場合はアナフィラキシーを考慮し，迅速に対応する必要があります．使用薬剤や投与量は覚えておくか，すぐに調べられるようにしておくと良いでしょう．

1 アナフィラキシーの初期対応

- **アナフィラキシーを疑う患者では安静臥位とし，モニタリング，末梢静脈ルート確保，必要があれば酸素投与を行う．急激に状態が増悪し，血圧低下や呼吸不全，意識障害が出現する可能性があるため注意．**
- **0.1%アドレナリン（アドレナリン注0.1%．1 mg/1 mL）0.3–0.5mL を大腿外側に筋肉注射を行う．小児では0.01mg/kg，最大0.3mg 投与する．改善が不十分な場合は 5–15分開けて 1 回まで再投与可能．**
- **血圧低下や循環不全徴候があれば補液負荷を並行して行う．**
- **気道狭窄症状がある場合，アドレナリン投与を優先し，改善乏しい場合は気管挿管や輪状甲状靭帯穿刺 / 切開など気道確保を行う．**

アナフィラキシーを疑う患者は安静臥位とし，モニタリングが必須です．急速に状態が悪化し，低血圧や意識障害，気道不安定となる可能性もあるため，バイタルサインが安定しても油断はできません．治療はアドレナリンの筋肉注射で，大腿外側部に筋注を行います．大腿外側部でなければいけませんのでしっかりと投与部位と量を覚えておきましょう．アドレナリン筋肉注射でも効果が不十分な場合，再度同量を投与可能です．複数回アドレナリンが必要となる症例は16–36%あり，投与後の状態，バイタルサインの評価，フォローは重要です〔*Am J Med. 2014;127(1 Suppl):S6–11*〕．

Advanced レクチャー

◆アナフィラキシーとは◆

・アナフィラキシーという状態に統一された定義はなく，致命的なアレルギー反応やアレルギーによる複数臓器の障害をアナフィラキシーと呼ぶことが多い．

・アナフィラキシーの症状やパターンを表1，2にまとめる．

表1●アナフィラキシーの症状

皮膚/粘膜症状（80–90%）	呼吸症状（70%）	心血管症状（45%）	消化器症状（45%）	中枢神経症状（15%）
じんま疹，血管浮腫，紅潮，瘙痒感	鼻汁，結膜浮腫，いびき，吸気性喘鳴，発声困難，呼吸苦，気管攣縮，喘鳴，PEF低下，低酸素血症	胸痛，頻脈，徐脈，低血圧，不整脈，心停止，Kounis症候群	腹痛，悪心・嘔吐，下痢	危機感，意識障害，昏迷，めまい，頭痛，失神

（ ）内は頻度

J Emerg Med. 2014;47(2):182-7.

表2●アナフィラキシーのパターン

アレルゲンが不明 急性経過の皮膚/粘膜の症状が認められ，さらに以下の一つ以上を満たす	アレルゲンの可能性があるものへの曝露があり，以下の項目から二つ以上を満たす	既知のアレルゲンへの曝露があり，さらに以下を満たす
呼吸症状 血圧低下，それに起因する症状（失神，失禁など）	皮膚/粘膜症状 呼吸症状 血圧低下，それに起因する症状 持続性の消化器症状	急性の血圧低下 （収縮期血圧<90mmHgか，基礎値から>30%の低下）

Am J Med. 2014;127(1 Suppl):S6-11.

◆アドレナリン筋肉注射の部位◆

・アナフィラキシーにおけるアドレナリン投与では，迅速に吸収され，血中濃度を上げる必要があるが，経静脈投与では副作用が強く，心血管イベントリスクや過剰投与のリスクが上昇するため，筋肉注射を用いる〔*J Allergy Clin Immunol Pract. 2015;3(1):76-80*〕．

・筋肉注射における吸収速度は筋肉の血流に比例するため，大腿のような大きい筋肉では吸収率が良好．アドレナリン0.3mgを大腿，上腕に筋注，皮下注し，血中濃度を比較した報告では，大腿への筋注が最も迅速に血中濃度が上昇し，その後高濃度で維持できたのに対して，上腕の筋注，皮下注では共に血中濃度は低いままであった〔*J Allergy Clin Immunol. 2001;108(5):871-3*〕．ちなみにアドレナリンの筋注で，アドレナリンの過剰投与となるリスク，心血管イベント発症リスクとなるのは0–1.3%と非常に稀（経静脈投与では10–13.3%）〔*J Allergy Clin Immunol Pract. 2015;3(1):76-80*〕．

2 アナフィラキシーの追加治療

アドレナリンの筋肉注射を2回施行しても循環，呼吸症状の改善が乏しい場合はアドレナリンやグルカゴンの静脈内持続投与を行います．呼吸症状のみ残存している場合は短期作用型β刺激薬の吸入も選択肢となります．

ここまで治療を必要とする患者は多くはないため，投与量を把握している人は少ないかと思います．うる覚えで対応するのも危険なため，一々調べつつ対応した方がよいでしょう．

・アドレナリン持続投与の方法： 42 ICUで使用される薬剤

0.02μg/kg/分で開始し，血圧，脈拍数をモニタリングしつつ調節．最大0.2μg/kg/分まで増量可．

アドレナリン注1mg3Aを生理食塩水47mLに混注し3mg/50mL溶液を作製し，1mL/時より開始．最大10mL/時まで増量可と覚えておく．

・グルカゴンの使用方法：

グルカゴン1–5mg（小児では20–30μg/kg，最大1mg）を5分間かけて経静脈投与し，その後5–15μg/分で持続投与する．

もしくは，グルカゴン注射用1mg1Vを静脈投与し，その後1Vを生理食塩水10mLに希釈し，3–9mL/時で持続投与する方法もある．

・短期作用型β刺激薬吸入：

サルブタモール（ベネトリン吸入液®0.5%）0.5mL（小児では0.1–0.3mL）を吸入機を用いて吸入する（生理食塩水で3mL程度に希釈し，ネブライザーを使用する）．

3 初期・追加治療後の対応

初期治療にて状態が安定化した患者や追加治療を行った患者では抗ヒスタミン薬やステロイドの投与を行い，二相性反応を考慮して経過観察を行います．

・H_1阻害薬はジフェンヒドラミン（レスタミン®），クロルフェニラミン（ポララミン®）の経静脈投与を用いる．

・H_2阻害薬はファモチジン（ガスター®），ラニチジン（ザンタック®），シメチジン（タガメット®），ロキサチジン（アルタット®）を用いる．H_1阻害薬とH_2阻害薬の併用で皮疹は早期改善するため，皮疹や瘙痒感が強い患者では用いてもよいかもしれない〔*Ann Emerg Med. 2000;36(5):462-8*〕．ただし保険適応に注意する．
・ステロイドはメチルプレドニゾロン1－2 mg/kgの静脈投与，もしくは同等量のステロイド経静脈投与を行う．プレドニゾロン1 mg/kgの内服（最大50mg/日）も有用．
・二相性反応は4－12時間以内に生じることが多いため，アナフィラキシーを生じた患者では原則1泊入院，1日程度の経過観察を行う．

Advanced レクチャー

◆ 二相性反応とは ◆

・アナフィラキシー症状改善後，数時間から7日以内に再度アレルギー反応が出現する病態を二相性反応と呼ぶ．90%が初期反応改善後，4-12時間以内に生じるが，症例報告では72時間後の発症症例も報告されている〔*Immunol Allergy Clin North Am. 2007;27(2):309-26*〕．
・コホート研究では，アナフィラキシーの0.4-4.5%で二相性反応が生じている．また，二相性反応のリスク因子は同定されていない〔*Allergy. 2014;69(6):791-7*〕〔*Ann Emerg Med. 2014;63(6):736-44.e2*〕．
・二相性反応は初期反応の重症度によらず，1/3がより軽症，1/3が同程度，1/3がより重症となる〔*CMAJ. 2003;169(4):307-11*〕．
・ステロイドの使用，アドレナリンの使用が二相性反応の抑制効果があるとの意見もあるが，証明されていない．

26

頭部外傷

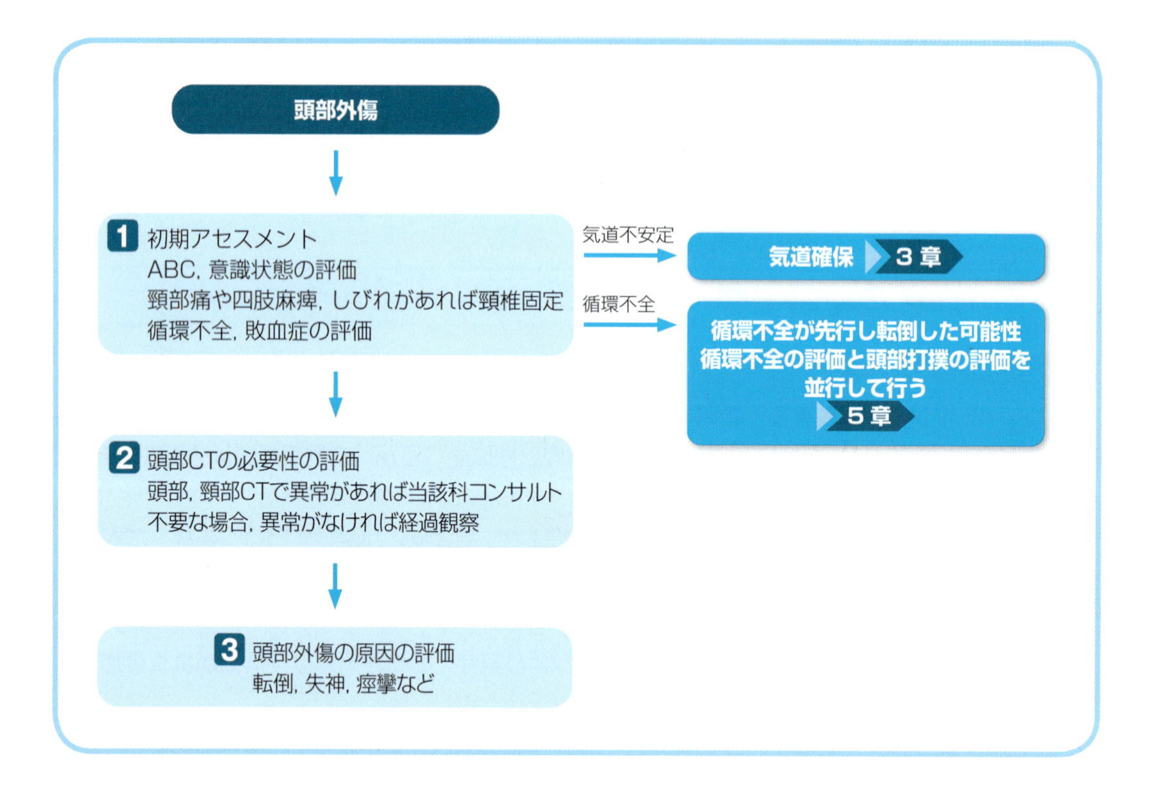

外科救急を診ない内科医でも，自分の持ち患者や当直で「内科の患者さんが転倒して頭を打ちました」というコールを受けることは少なくないと思います．頭部外傷においてどのように対応するか，頭部CTの適応を知っておくことは重要です．

また，忘れがちなのが「転倒」に対するアセスメントです．高齢者における転倒は頭部外傷や骨折リスクになり，また背景に治療や対応可能な病態が隠されている可能性があります．

1 頭部外傷の初期アセスメント

- **頭部外傷患者ではABCの評価，意識の確認に加えて頸部痛や四肢のしびれ，麻痺の評価も重要．**
- **気道不安定があれば気道確保** 3 気道不安定／呼吸不全**．その際は頸部を愛護的に扱い，頸椎固定を行いつつ対応する必要がある．気管挿管困難例と認識し，人員を集めてビデオ喉頭鏡などを用いた方が良い．**
- **頸部痛や四肢のしびれ，麻痺症状がある場合も頸椎固定を行う．**

- **循環不全徴候を伴う場合，「循環不全により転倒した」と考え，頭部外傷の評価と並行して循環不全の評価・対応を行う** **6 徐脈，頻脈への対応****．**
- **循環不全を伴わなくても，発熱や低酸素血症のみでも転倒の原因になる．初期アセスメントにおいて発熱や低酸素血症など異常を認めた場合も頭部外傷の評価と並行して原因精査を進める．**

転倒，頭部外傷では頭のことばかりに気が取られそうですが，転倒の背景に循環不全や敗血症，発熱，低酸素血症などが隠れていることがあります．初期アセスメントにおいてこれら所見が得られる場合，頭部外傷と背景疾患の双方の評価，対応を進めてゆかねばなりません．

2 頭部CTの必要性を判断する

頭部外傷患者における頭部CTは以下の患者で推奨されます．

- **診察時にGCS ≦13**
- **受傷後2時間以内にGCS 15まで改善しない患者**
- **頭蓋骨骨折が疑われる患者**

図1●頭蓋骨骨折所見の例

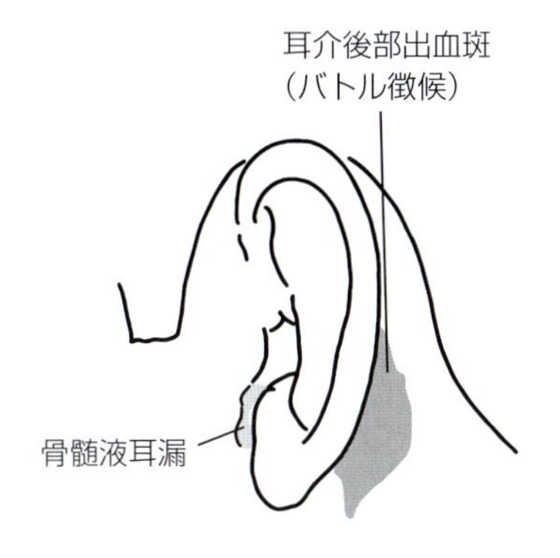

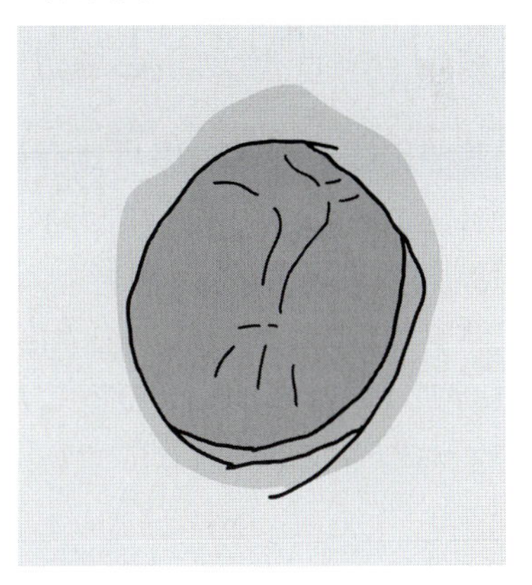

眼窩周囲出血斑（パンダの目徴候）

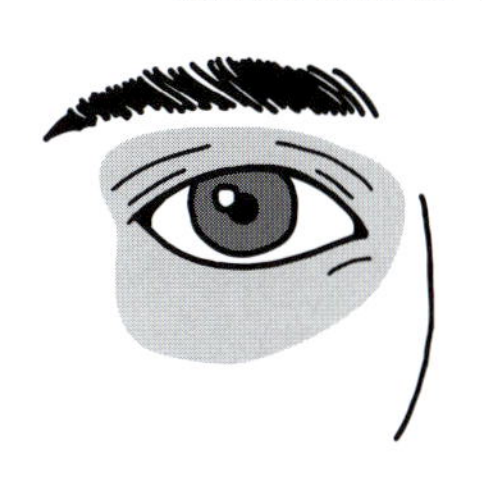

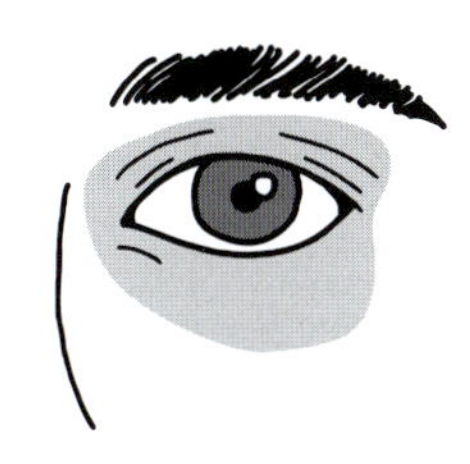

・頭蓋骨骨折所見がある患者（パンダの目徴候，バトル徴候，鼓室内出血，髄液漏）（図１）
・神経局所症状，外傷後痙攣，前向性健忘を認める患者
・１回以上の嘔吐がある患者
・抗凝固薬を使用している患者
・60歳以上
・危険な外傷機序（１m・階段５段以上からの転落，高エネルギー外傷）
（NICE ガイドライン2014．https://www.nice.org.uk/guidance/cg176　2017年７月に参照）
〔*JAMA. 2015;314(24):2672-81*〕

Advanced レクチャー

◆ 軽症頭部外傷における重度の頭蓋内損傷を示唆する病歴，所見 ◆

・成人例の軽症頭部外傷例（GCS13-15）を対象とし，重度の頭蓋内損傷を示唆する病歴・所見を評価したメタアナリシスでは，外傷後の嘔吐，外傷後の痙攣，前向性健忘，頭蓋骨骨折所見（パンダの目徴候，バトル徴候，鼓室内出血（図1）），GCS13，神経局所症状が有意なリスクであった（表1）〔*JAMA. 2015;314(24):2672-81*〕.

◆ 高齢者の頭部外傷では所見がなくても注意が必要 ◆

・65歳以上の軽症頭部外傷で頭部 CT を評価した133例の解析では，このうち19例（14.3%）で頭蓋内損傷が認められた．さらに19例中4例（全体の3%）は GCS15で，神経局所症候を認めず，アルコールや抗凝固薬の使用もしていない患者であり，高齢者の頭部外傷では明らかな所見がなくても注意した方が良い〔*J Emerg Med. 2003;24(2):157-62*〕.

◆ 抗凝固薬使用中の患者でのリスク ◆

・軽症頭部外傷（GCS14-15で平地レベルでの転倒，さらに神経局所症状や頭蓋骨骨折所見を認めない患者群）で救急を受診した患者で，さらに経口抗凝固薬を使用していた225例の解析では，15例（6.7%）で頭蓋内損傷が認められた．特にワーファリン使用患者でリスクが高い結果であった（ワーファリン群で10.2% vs DOAC 群で2.8%）．DOAC: direct oral anti-coagulant.
〔*Am J Emerg Med 2017;35(9):1317-9.*〕

表1●軽症頭部外傷における重度の頭蓋内損傷を示唆する病歴，所見

リスク，症状，所見	感度（%）	特異度（%）	LR+	LR −
危険な外傷機序*	39 [27-53]	82 [77-85]	2.1 [1.5-2.9]	0.75 [0.61-0.92]
60歳以上	34 [24-46]	84 [73-92]	2.2 [1.6-3.2]	0.78 [0.70-0.85]
凝固障害あり	4.9 [1-27]	98 [92-99]	2.2 [1.0-4.2]	0.97 [0.79-1.0]
嘔吐あり	18 [14-22]	92 [91-94]	2.3 [1.8-2.8]	0.89 [0.85-093]
悪心あり	19-29	85-86	1.4-1.9	0.84-0.94
外傷後痙攣	3.1 [1.4-6.8]	99 [98-99]	2.5 [1.3-4.3]	0.98 [0.95-0.99]
前向性健忘	27 [7.4-63]	73 [62-82]	2.2 [1.6-3.1]	0.75 [0.64-0.88]
頭痛	50 [39-60]	60 [47-73]	1.2 [1.0-1.5]	0.84 [0.73-0.94]
頭蓋骨骨折**	16 [3-52]	99 [98.7-99.2]	16 [3.1-59]	0.85 [0.48-0.98]
初期のGCSが13	15 [12-18]	97 [96-98]	4.9 [2.8-8.5]	0.88 [0.84-0.93]
初期のGCSが14	34 [25-43]	92 [86-97]	4.2 [0.85-7.6]	0.71 [0.60-0.83]
受傷後2時間以内のGCSが＜15	45 [20-74]	87 [57-97]	3.5 [1.6-7.6]	0.63 [0.45-0.89]
神経局所症状	4.8-17	91-99	1.9-7.0	0.91-0.96

*1m，階段5段上の高さからの転落，車外脱出など
**開放骨折，頭蓋骨変形，骨折を示唆する所見（パンダの目徴候，バトル徴候，鼓室内出血）含む
JAMA. 2015;314(24):2672-81.

3 転倒のアセスメント

頭部外傷のみならず，股関節頸部骨折や腰椎圧迫骨折の患者ではその受傷機序，転倒時の様子，原因や転倒リスクの評価を忘れずに行うことが重要です．転倒との鑑別が必要な疾患や病態には失神，てんかん発作 10 意識障害，11 一過性意識消失，12 痙攣重積発作への対応 があり，特に高齢者の軽症頭部外傷の75%が転倒，20%が失神により生じた報告もあります〔*J Emerg Med. 2003;24(2):157-62*〕．

転倒では転倒の機序とリスク因子を明らかにし，治療や除去可能な転倒リスク因子，疾患をチェックします（表2）．背景疾患やリスク因子は神経疾患（錐体外路，小脳，前庭機

能，自律神経，深部感覚，運動障害），筋骨格系疾患（筋，関節），代謝・内分泌疾患，薬剤に分けて考えます．早期に発見できれば治療可能な正常圧水頭症やビタミンB_1，B_{12}欠乏，薬剤は介入しやすいポイントといえます．疾患だけではなく，生活環境や夜間頻尿，視力障害，せん妄評価も忘れがちなポイントです．

表2●転倒のリスク因子

転倒のリスク因子	病態，疾患
病歴，患者因子	転倒の既往
神経疾患	病態： 姿勢反射障害，小脳失調，前庭機能低下，深部感覚障害，自律神経障害（起立不耐症），運動障害・麻痺 疾患例： 認知症，脳卒中，神経変性疾患（パーキンソン病，レビー小体型認知症，多系統萎縮症，進行性核上麻痺），正常圧水頭症，筋萎縮性側索硬化症，ウェルニッケ脳症，ビタミンB_{12}欠乏症，末梢神経障害
筋骨格系疾患	機序： 筋力低下，関節の疼痛，可動域制限による転倒 疾患例： リウマチ性疾患，変形性膝関節症，結晶性関節炎
代謝，内分泌	糖尿病（神経障害），副腎不全（起立性低血圧），甲状腺機能異常（ふらつきなど）
薬剤*	降圧薬，利尿薬，鎮静薬，抗精神病薬，抗うつ薬，ベンゾジアゼピン，抗てんかん薬，麻薬，NSAID，アルコールなど．22 めまい，表9（p.190）
その他	視力障害，せん妄 環境（手すりがない，狭い環境，障害物が多いなど） 夜間頻尿や口渇感による夜間の徘徊

Rev Lat Am Enfermagem. 2017;25:e2754. **Arch Intern Med. 2009;169(21):1952-60.* を参考に作成．

高血糖緊急症への対応（糖尿病性ケトアシドーシス，高浸透圧高血糖症候群）

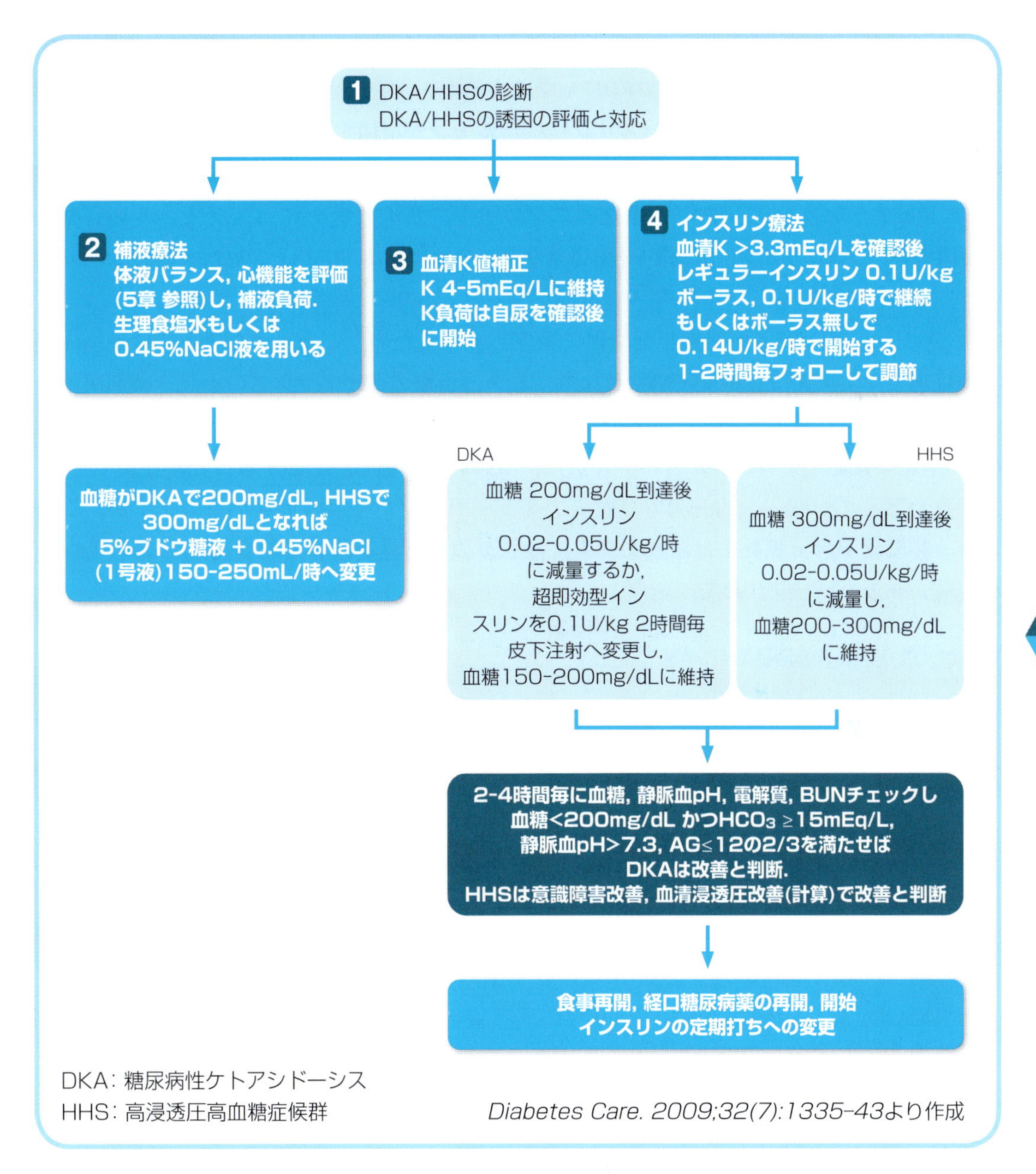

糖尿病性ケトアシドーシス（DKA）や高浸透圧高血糖症候群（HHS）への対応は，誘因や原因の評価・対応，補液療法，血清 K の補正，インスリン療法の四本柱で成り立ちます．全てを同時並行で行います．

DKA/HHSでは慎重なモニタリング，頻回の動脈や静脈血ガス分析検査の評価，補液や薬剤の投与量，投与速度の調節が必要であるため，原則ICUで管理する方が良いでしょう．

1 DKA/HHSの診断，誘因の評価と対応

- **DKA/HHSの診断基準は表1を参照．実際両者のオーバーラップも多い．また，SGLT-2阻害薬を使用している患者でのDKAでは血糖が正常範囲のことも多いため注意．**
- **DKA/HHSの誘因として，インスリン拮抗ホルモンが増加する病態（感染症，心筋梗塞，脳梗塞，膵炎，心因性ストレス，妊娠，外傷，脱水），インスリン自体が欠乏する状態（アドヒアランス不良，膵炎），薬剤（ステロイド，サイアザイド，Caチャネル阻害薬，β阻害薬，フェニトイン，SGLT-2阻害薬など）を評価する〔*CMAJ. 2003;168(7):859-66*〕．**

DKA/HHSの20–25％が感染症を誘因に発症しているため，このような患者では感染症の評価は重要です．他に心筋梗塞や急激なストレス，治療アドヒアランスの不良，薬剤が誘因となり，DKAで誘因を認めないものは2-10％程度のみです〔*CMAJ. 2003;168(7):859-66*〕．病歴の確認をしっかりと行い，背景にある誘因を評価し，対応することが重要です．

注意点として，DKAの20–30％で血清アミラーゼやリパーゼの上昇を認めますが，この場合，膵酵素上昇＝膵炎とは限りません．症状や画像所見を踏まえて考えましょう〔*Am J Gastroenterol. 2000;95(10):2795-800*〕．

表1●DKA/HHSの診断基準

	軽症DKA	中等症DKA	重症DKA	HHS
血糖	＞250mg/dL	＞250mg/dL	＞250mg/dL	＞600mg/dL
動脈血pH	7.25–7.30	7.00–7.24	＜7.00	＞7.30
HCO_3（mEq/L）	15–18	10–15	＜10	＞18
尿中ケトン体	陽性	陽性	陽性	正常～軽度上昇
血清ケトン体	陽性	陽性	陽性	正常～軽度上昇
有効血清浸透圧*	さまざま	さまざま	さまざま	＞320mOsm/kg
アニオンギャップ	＞10	＞12	＞12	さまざま
意識状態	清明	清明/混濁	昏迷/昏睡	昏迷/昏睡

*有効血清浸透圧＝2［Na（mEq/L）］＋Glu（mg/dL）/18

Diabetes Care. 2009;32(7):1335-43.

2 補液療法〔*Diabetes Care. 2009;32(7):1335-43*〕

初期補液

- **DKA/HHSではまずエコーによる体液バランス，心機能の評価を迅速に行い** 5章 循環不全の評価**，補液量，速度を決める．エコーがすぐにできない場合は内頸静脈拍**

高，手背静脈の拡張所見を評価，フォローしつつ，生理食塩水を負荷する．
- 心機能が保たれている場合，IVC 虚脱や呼吸性変動が保たれている場合，内頸静脈や手背静脈の虚脱がある場合は生理食塩水 1 -1. 5L を 1 時間程度で負荷する．血清 Na 値が正常～高値の場合は0. 45% NaCl 液を使用しても良い．
- 心機能低下がある場合は IVC 所見や内頸静脈拍動高，手背静脈所見を慎重にフォローしながら生理食塩水もしくは0. 45% NaCl 液を負荷する．IVC 拡張（＞20mm）や呼吸性変動の消失（＜15%）では補液を積極的には行わない．心不全の治療を行う．

フォローと追加補液

- 初期輸液負荷後，再度エコーや所見で体液バランスを評価する．脱水所見が残存している場合は生理食塩水（血清 Na が低値の場合）もしくは0. 45% NaCl 液（血清 Na が正常～高値の場合）を 250-500mL/ 時で脱水所見が改善するまで継続する．
- 補液治療やインスリン治療により血糖値が DKA で 200mg/dL，HHS で 300mg/dL となれば，5 %ブドウ糖液と0. 45% NaCl の混合（1 号液で代用）150-250mL/ 時に変更し，脱水所見が改善するまで継続．
- 溢水にならないように，補液負荷中は 500-1000mL 負荷毎に体液バランスの評価を行う．

DKA/HHS 患者は基本的に高度脱水の状態と考えます．バイタルサインが安定しても，明らかに軽症である場合以外は脱水と考えて補液負荷を行います．補液負荷前後には可能ならばエコーを用いて体液バランスの評価，心機能の評価を行い，500-1000mL 負荷毎にフォローするようにしましょう．

補液負荷に用いる輸液は，血清 Na が低値ならば生理食塩水を，正常～高値ならば0. 45% NaCl 液を用います．また生理食塩水の代わりに乳酸リンゲル液を用いることで，より早期のアシドーシス補正が可能となります．

Advanced レクチャー

◆ DKA/HHS 治療における生理食塩水と乳酸リンゲル液の違い ◆

・DKA 患者57例を対象として，乳酸リンゲル液を用いた補液負荷群と生理食塩水を用いた補液負荷群を比較した二重盲検化比較試験では，動脈血 pH は両群で有意差はないものの，乳酸リンゲル液群で早く（120分ほど）改善が認められる傾向があった．また血糖値は有意に生理食塩水群で110分ほど早く改善が認められた．電解質や腎機能の変化については両者で有意差は認めない結果であった〔*QJM. 2012;105(4):337-43*〕.

・このスタディでは予定されていたサンプルサイズに到達していない問題点があり，今後の追試にも注目したい．

3 血清 K 値の補正〔*Diabetes Care. 2009;32(7):1335-43*〕

- **血清 K 値は 4－5 mEq/L を維持するように調節する.**
- **補液負荷にて自尿が認められれば血清 K 値の補正を開始する. ただし, 致命的な低 K 血症では補正を優先する** 30章.
- **血清 K 値<3.3mEq/L ではインスリン投与を開始しない, もしくは中止して K 補正を優先する. 補正速度は 20–30mEq/ 時の速度で KCl を投与する.**
- **血清 K 値 3.3–5.2mEq/L ではメインの補液 1 L あたり KCl 20–30mEq を混注して持続投与を行う.**
- **血清 K 値>5.2mEq/L では K 投与を中止し, フォローする.**
- **血清 K 値の補正中, フォロー中はインスリン療法における血糖評価やアシドーシスの評価と同時に動脈血もしくは静脈血ガス分析検査で 1－2 時間毎にチェックする.**

アシドーシスでは血清 K 値は上昇しますが, 治療前の DKA 患者の5.4% [1.2–15.4] で低 K 血症を認める報告があります〔*Am J Emerg Med. 2012;30(3):481–4*〕. DKA/HHS に対する補液負荷やインスリン投与ではさらに血清 K 値を低下させ, 呼吸筋麻痺や不整脈リスクが上昇するため, 血清 K 値の評価や補正は重要です. 特にインスリン治療開始後 1－2 時間は K 値が低下しやすいため注意しましょう〔*QJM. 2012;105(4):337–43*〕.

4 インスリン療法〔*Diabetes Care. 2009;32(7):1335-43*〕

初期投与

- **インスリン療法は血清 K 値>3.3mEq/L を確認してから投与を開始する.**
- **レギュラーインスリン（例：ノボリン R 注® 100U/mL）を用いる. 0.5mL を生理食塩水 49.5mL に混注し, 50U/50mL 溶液を作成. 以下のいずれかの投与方法, 速度で持続投与を行う. どちらでも効果は同等.**
  - ►**0.1U/kg 経静脈投与後, 0.1U/kg/ 時で持続経静脈投与を行う**
  - ►**0.14U/kg/ 時で持続経静脈投与を行う.**

〔*Diabetes Care. 2008;31(11):2081–5*〕

フォローと投与量の調節

- **インスリン開始後は 1 時間毎に血糖フォローを行う.**
- **インスリン投与後 1 時間で10%の血糖低下が認められない場合は0.14U/kg の経静脈投与を追加.**
- **血糖降下速度 50–75mg/dL/ 時を維持するようにインスリン持続投与量を調節する.**
- **血糖値が DKA で 200mg/dL, HHS で 300mg/dL となれば, 補液負荷を 5 %ブドウ糖液と0.45% NaCl の混合（1 号液で代用）150–250mL/ 時に変更し, インスリン投与量を**

0.02–0.05U/kg/ 時に減量，もしくは超即効型インスリンアナログを 0.1U/kg 2 時間毎皮下注射に変更する．

・血糖の降下とともに有効血漿浸透圧が低下し，脳浮腫を呈する可能性がある．血漿浸透圧（2〈[Na] ＋ [K]〉＋［血糖値 /18］＋［BUN/2.8］）の変化が最小限となるように補液，インスリン調節を行うことが重要．また，補正中の意識障害や頭痛，嘔気・嘔吐といった頭蓋内圧亢進症状には注意．

DKA/HHS 改善の確認と通常治療への移行

・DKA で血糖値＜200mg/dL，HHS で＜300mg/dL となった後は 2－4 時間ごとに BUN，電解質，動脈血もしくは静脈血 pH，血糖値をフォローする．

・DKA では血糖値＜200mg/dL かつ HCO_3≥15mEq/L，静脈血 pH ＞7.3，アニオンギャップ≤12の 3 項目中 2 項目を満たせば改善，HHS では血糖値＜200mg/dL かつ意識障害改善，計算血清浸透圧正常化が認められれば改善と判断する．

・改善後は経口摂取を再開し，経口血糖降下薬の再開，インスリン定期打ちへの変更を行う．インスリン投与方法変更時の血糖上昇を避けるため，定期打ちを始めて最初の 1－2 時間は持続投与も併用する．

・DKA/HHS のフォローでは血清 P の変動にも注意が必要．DKA の初期では94.7%が高 P 血症（＞4 mg/dL）を認めるが，治療とともに細胞内に取り込まれ，血清 P は低下する〔*Am J Med. 1985;79(5):571-6*〕．治療中に低 P 血症となる可能性がある．血清 P ＜ 1 mg/dL で心不全や貧血，呼吸抑制が認められる場合，補正が推奨される〔*Diabetes Care. 2009;32(7):1335-43*〕．補正方法はメインの輸液にリン酸 2 カリウム 20–30mEq 混注する，もしくは 31章．

Advanced レクチャー

◆ アシドーシスの補正は必要か ◆

・DKA において，重度の代謝性アシドーシス（pH ＜7.15–7.20）を認める場合，重炭酸 Na による補正が必要かどうかは議論がある．

・pH ≥6.9では，重炭酸 Na を投与しても血糖コントロールの改善効果は認めず，さらに重炭酸 Na による血清 K 低下リスクや脳浮腫リスク，ケトン体消失遅延リスクがあるため，不要と考えた方がよい〔*Front Endocrinol (Lausanne). 2017;8:106*〕．

・pH ＜6.9では前向きのランダム化比較試験はない．ADA コンセンサスガイドラインでは重炭酸 Na100mEq/ 時と KCl20mEq/ 時を2時間もしくは pH ＞7.0達成まで継続するよう推奨している〔*Diabetes Care. 2009;32(7):1335-43.*〕が，あくまでもエキスパートオピニオンである．

・実際は補液やインスリン治療への反応や，アシドーシスによる血行動態破綻，意識障害，腎障害など考慮し，適応を判断する必要がある．

28

入院患者の血糖コントロール

入院患者の目標血糖値

・ICU 患者における目標血糖値は140–180mg/dL.

・非 ICU 患者における目標血糖値は空腹時血糖＜140mg/dL，随時血糖＜180mg/dL.

Advanced レクチャー

◆ ICU 患者における目標血糖値 ◆

・ICU 患者6104例を対象とし，目標血糖値80–110mg/dL とする群 vs140–180mg/dL とする群で予後を比較したランダム化比較試験（NICE-SUGAR スタディ）では低血糖リスク，90日死亡リスクは有意に140–180mg/dL 群で低い結果であった〔*N Engl J Med. 2009;360(13):1283–97*〕．また，その後の解析にて，中等度，重度の低血糖発作が死亡リスク上昇因子となることが判明し，低血糖が生じないようにコントロールすることが重要とされている〔*N Engl J Med. 2012;367(12):1108–18*〕.

・目標血糖値を180–200mg/dL とする群 vs ＜150mg/dL とする群で比較したメタアナリシスでは，外科 ICU 患者でのみ＜150mg/dL とした方が菌血症や敗血症リスクが低い結果もあり，外科 ICU 患者では低い目標血糖値とした方が良いかもしれない〔*JAMA. 2008;300(8):933–44*〕.

ICU 患者における血糖コントロール方法

・ICU 患者ではインスリン R の持続投与で血糖をコントロールする（表 1）.

非 ICU 患者における血糖コントロール方法

・非 ICU 患者ではインスリンの皮下注射で血糖コントロールを行う.

・基本的にスライディングスケール・インスリン療法（SSI）単独での血糖コントロールは行わず，持続型インスリンアナログ製剤と超速攻型インスリンアナログ製剤を組み合わせた Basal-bolus レジメン，もしくは Basal-plus レジメンを用いる．どちらも血糖コントロール効果は同等であり，低血糖リスクも変わらない〔*Diabetes Care. 2013;36(8):2169–74*〕.

・急性期患者では経口血糖降下薬は中止し，インスリンで管理する．ビグアナイドやαグルコシダーゼ阻害薬，DPP-4 阻害薬などは経口摂取が可能ならば併用しても良い.

表1●ICU 患者における血糖コントロールプロトコール

評　価	結　果	対　応
ICU 入室時の血糖評価	血糖＞220mg/dL	インスリン2-4U/ 時で開始
	血糖180-220mg/dL	インスリン1-2U/ 時で開始
	血糖140-180mg/dL	インスリン1U/ 時で開始 or 経過観察
	血糖＜140mg/dL	インスリン使用しない，4時間毎に血糖評価へ
血糖目標値まで1-2時間毎に血糖評価	血糖＞180mg/dL	インスリン1-2U/ 時増量*
	血糖140-180mg/dL	インスリン変更なし*→4時間毎に血糖評価へ
	血糖＜140mg/dL	インスリン0.1-0.5U/ 時減量→4時間毎に血糖評価へ
血糖4時間毎の評価	血糖＜140mg/dL	インスリン0.1-0.5U/ 時減量
	血糖140-180維持	インスリン変更なし
	血糖 急激に低下	投与量を半量とし，より頻回に血糖評価
低血糖時	血糖60-80mg/dL	インスリン減量し，1時間後再検査
	血糖40-60mg/dL	インスリン中止，ブドウ糖10g 投与し，1時間以内に再検査
	血糖＜40mg/dL	インスリン中止，ブドウ糖10g 経静脈投与し，1時間以内に再検査

*急激な低下があればインスリンを減量，もしくは維持としてフォローする

Crit Care Med. 2006;34(9 Suppl):S291-300. を参考に改変

Basal-bolus レジメン

〔*Diabetes Care.* 2007;30(9):2181-6〕

- **経口血糖降下薬は中止．**
- **使用インスリンは持続型インスリンアナログ製剤（グラルギン［ランタス®］など）と超即効型インスリンアナログ（グルリジン［アピドラ®］など）**
- **血糖測定は毎食前と眠前の 4 回測定**
- **1 日のインスリン量を表 2 に基づき決定する．**
- **1 日量の半量をグラルギンとして 1 日 1 回投与．もう半量をグルリジンとして毎食直前に 3 回に分けて投与する．経口摂取が困難な患者ではグラルギンのみ投与する．**
- **上記に加えて，食前血糖値＞140mg/dL の場合はスライディングスケール（表 3）の②に基づいて追加でグルリジンを増量する．これは経口摂取困難な患者でも行う．**
- **また，食前血糖値＞140mg/dL の場合，翌日からのグラルギンも20％増量する．＜70mg/dL の場合は翌日からのグラルギンは20％減量する．**

表2●インスリン1日量

患者タイプ	1日量
1型糖尿病で痩せている患者*	0.2U/kg/日
2型糖尿病の既往なく，軽度肥満患者や血糖140-200mg/dL の患者*	0.3U/kg/日
2型糖尿病患者，肥満患者で血糖値140-200mg/dL **	0.4U/kg/日
2型糖尿病患者，肥満患者，ステロイド使用中の患者で血糖値201-400mg/dL* **	0.5U/kg/日
70歳以上の高齢者†	0.3U/kg/日
Cr2-3mg/dL の腎不全†	0.3U/kg/日
Cr >3mg/dL†	適応外，要注意

*〔*Diabetes Care. 2007;30(9):2181-6*〕
**〔*Pol Arch Med Wewn. 2009;119(12):801-9*〕
†〔*Diabetes Care. 2013;36(8):2169-74*〕

表3●スライディングスケール

食前血糖値（mg/dL）	①	②	③
141-180	2	4	6
181-220	4	6	8
221-260	6	8	10
261-300	8	10	12
301-350	10	12	14
351-400	12	14	16
>400	14	16	18

基本的に②を用いる．耐糖能障害が強い場合は③，インスリン感受性が高い場合は①を用いる．

Diabetes Care. 2007;30(9):2181-6.

Basal-plus レジメン

〔*Diabetes Care. 2013;36(8):2169-74*〕.

- 上記 Basal-bolus レジメンにおけるグラルギンを 1 日 1 回投与し，追加分泌分のグルリジンは使用せず，スライディングスケールを併用する．
- 1 型糖尿病では適応しないように注意
- 経口血糖降下薬は中止．
- 使用インスリンは持続型インスリンアナログ製剤（グラルギン［ランタス®］など）と超即効型インスリンアナログ（グルリジン［アピドラ®］など）
- 血糖測定は毎食前と眠前の 4 回測定
- 1 日のインスリン量を表 2 に基づき決定する．

・１日量の半量をグラルギンとして１日１回投与.
・グラルギンに加えて，食前血糖値に対応したスライディングスケール（表３）に基づいてグルリジンを投与する.
・食前血糖値＞140mg/dL では翌日からのグラルギンを20％増量し，＜70mg/dL では20％減量する.

29

低 Na 血症の対応

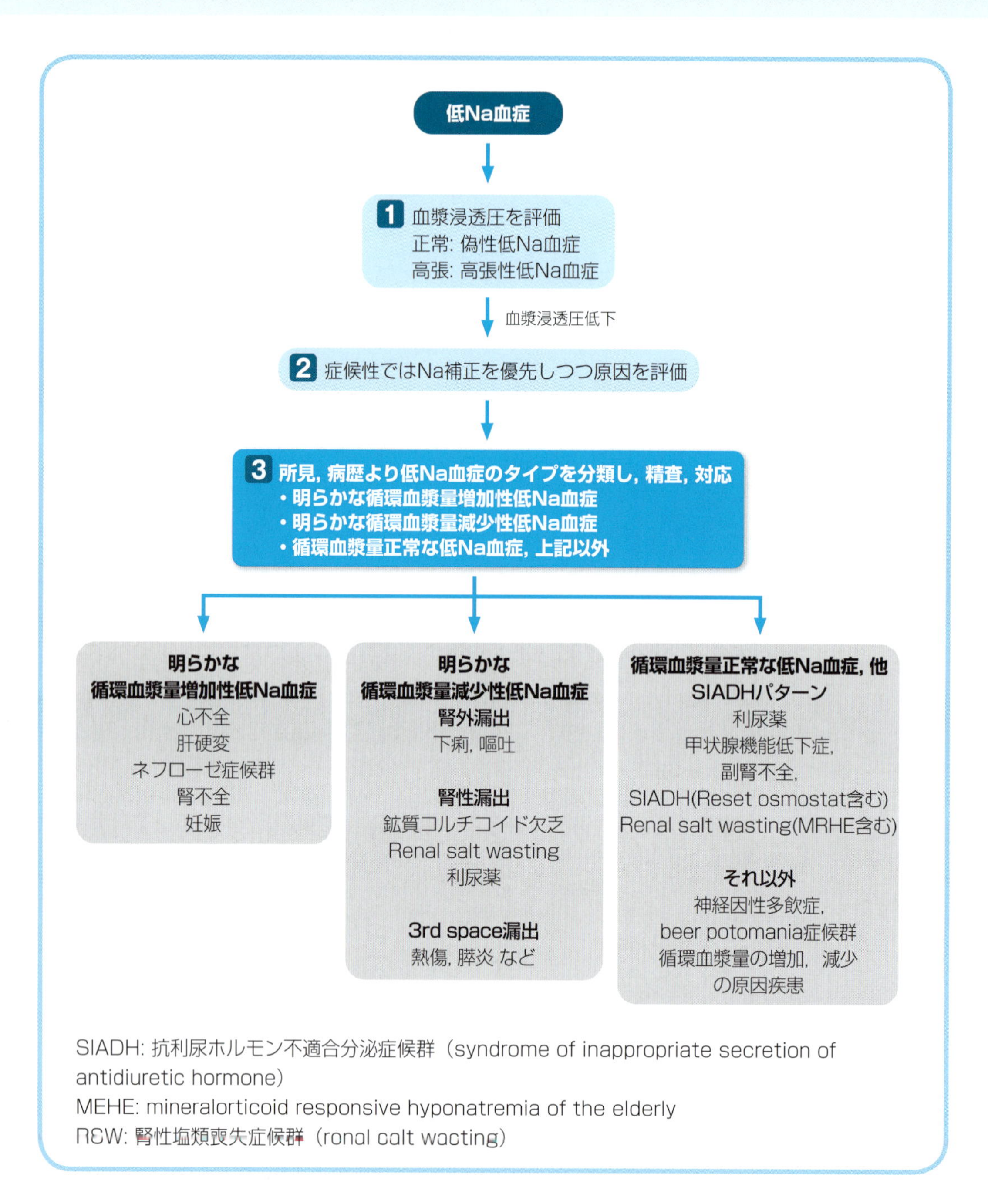

SIADH: 抗利尿ホルモン不適合分泌症候群（syndrome of inappropriate secretion of antidiuretic hormone）
MEHE: mineralorticoid responsive hyponatremia of the elderly
RSW: 腎性塩類喪失症候群（renal salt wasting）

Na濃度の異常は常に体内のNa量と細胞外液量とのバランスで考えます．体内のNa量が少ない，多いのではなく，低Na血症は水が相対的に多い状態，高Na血症は水が相対的に欠乏している状態と考えます．

低Na血症の診療では，まず血漿浸透圧を評価し，偽性，高張性低Na血症の除外を行います．低Na血症に伴う症状が強い場合はNa補正を行いつつ病態の把握を，症状が軽度のみもしくは認められない場合は病態，原因疾患の評価を優先して行います．

1 偽性，高張性低Na血症の評価

- **低Na血症では血漿浸透圧の評価を行う．**
- **血漿浸透圧が上昇している場合，高張性低Na血症と呼び，高浸透圧性利尿薬や高血糖（血糖値100mg/dL上昇毎にNa 2mEq/L低下）に伴う代償性のNa濃度低下と考える．原疾患への対応が優先される．**
- **血漿浸透圧が正常範囲の場合，偽性低Na血症と呼び，著明な高蛋白血症（多発性骨髄腫），高中性脂肪血症で生じ，測定原理による見かけ上の変化である．**
- **血漿浸透圧が低下している低Na血症において，以下の補正や精査を行う．**

2 症候性低Na血症における早期のNa補正

〔Eur J Endocrinol. 2014;170(3):G1-47〕〔N Engl J Med. 2015;372(1):55-65〕〔Am J Med. 2013;126(10 Suppl 1):S1-42〕

- **低Na血症に起因する症状（悪心・嘔吐，頭痛，意識変容，意識障害［GCS≦8］，痙攣）で緊急を要する場合は低Na血症の補正を優先する．**
- **補正は3％NaCl液100-150mLを20分で経静脈投与する．投与後Na値を評価し，4-6mEq/L上昇するまで繰り返す．3％NaCl液は5％ブドウ糖液100mLより10mL捨てて，10％NaClを30mL加えて作製する．**
- **症状改善，血清Na 8mEq/Lの上昇（浸透圧性脱髄疾患リスク（表1）がある場合は6mEq/L），血清Na＞130mEq/Lのいずれかを達成した場合補正を終了．**

表1●浸透圧性脱髄疾患リスク因子

血清Na濃度≦105mEq/L
低K血症合併
アルコール中毒
低栄養
高度肝障害

Am J Med. 2013;126(10 Suppl 1):S1-42.

Advanced レクチャー

◆デスモプレシンを併用したNa補正方法◆

・Na補正において，3% NaCl液のみで補正すると尿量を考慮していないため，Naが上昇しすぎるリスクがある．デスモプレシンを併用することで自由水の利尿が抑制され，より正確に補正可能となる〔*Am J Kidney Dis. 2013;61(4):571-8*〕．

・デスモプレシン 1-2μgを6-8時間毎に経静脈投与＋3% NaCl液を次の補正式に基づいて投与〔*J Am Soc Nephrol. 2012;23(7):1140-8*〕

補正式は［1L投与あたりのΔNa］＝（513－血清Na）/（TBW＋1）．

TBWは体重x 0.6（小児），x 0.55（男性），x 0.5（女性）で計算する．

たとえばNa 110mEq/Lの60kgの女性ではデスモプレシン1-2μgと3%食塩水 100mL投与で1.3mEq/L上昇するため，77mL/時で投与する計算となる．

・3% NaCl液以外の補液を使用する場合の補正式（1L投与でのNa上昇値）は以下．表2も参照．

$\Delta Na = ([Na^{+} + K^{+}]_{補液} - [Na^{+}]_{血清}) / (TBW + 1)$

表2●補液の種類とデスモプレシン併用時における血清Na上昇量の例

補液	$[Na^{+}K^{+}]_{補液}$	Na110mEq，60kgの女性での1L投与後のNa変動値
3% NaCl液	513	＋13mEq/L
生理食塩水（0.9%食塩水）	154	＋1.4mEq/L
生理食塩水＋KCl 30mEq	184	＋2.4mEq/L
乳酸リンゲル	135	＋0.8mEq/L
0.45%食塩水	77	－1.1mEq/L
5%ブドウ糖液	0	－3.5mEq/L

〔*J Am Soc Nephrol. 2012;23(7):1140-8*〕

3 所見，病歴より低Na血症のタイプを分類し，精査，対応

緊急のNa補正の必要が乏しい場合，補正にて症状が軽快すれば低Na血症の病態を評価し，原因精査と対応を行います．病態は「明らかな循環血漿量増加性低Na血症」「明らかな循環血漿量減少性低Na血症」「循環血漿量正常な低Na血症，その他」の三つに分類します．

- **下腿浮腫や腹水，胸水，心不全徴候** 5章**，短期的な体重増加が認められれば「明らかな循環血漿量増加性低Na血症」と判断．**
- **水分摂取や食事摂取低下の病歴，短期的な体重減少，腋窩での発汗低下，粘膜や皮膚の乾燥所見が明確ならば「明らかな循環血漿量減少性低Na血症」と判断**

・上記以外ならば「循環血漿量正常な低 Na 血症，他」と判断し，軽度の循環血漿量増加性，循環血漿量減少性低 Na 血症と循環血漿量正常な低 Na 血症が含まれる．

Advanced レクチャー

◆低 Na 血症の分類◆

・低 Na 血症は細胞外液量と Na 量のバランスの異常であり，必ずしも Na 量が少ないわけではない．細胞外液量で循環血漿量増加性，循環血漿量減少性，循環血漿量正常な低 Na 血症に分類される（図1）

・低 Na 血症の鑑別では，まずどのタイプに分類されるかを病歴や身体所見で評価することが重要であるが，軽度の循環血漿量増加性，循環血漿量減少性低 Na 血症と循環血漿量正常な低 Na 血症の鑑別は難しく（特に循環血漿量減少性），しばしば出発点を間違えることがある．従って，明らかな循環血漿量増加，循環血漿量減少所見があればそのように判断して良いが，所見が明らかではない場合や認めても軽度の場合は「循環血漿量正常な低 Na 血症，他」と分類し，軽度の循環血漿量増加性，循環血漿量減少性低 Na 血症が隠れている可能性も念頭に置くべきである．

図1●低 Na 血症のタイプ

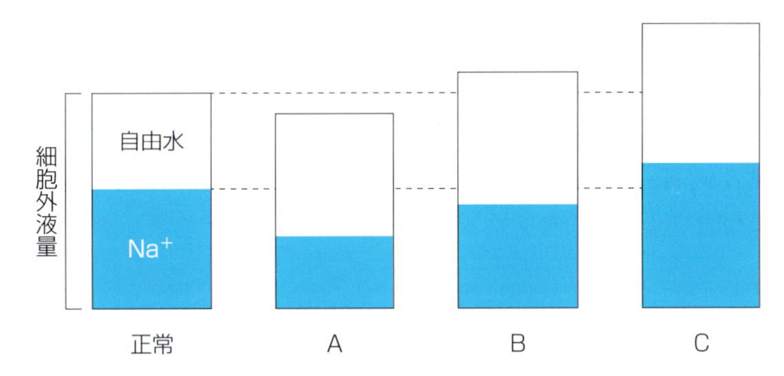

A：循環血漿量減少性低 Na 血症　B：循環血漿量正常な低 Na 血症
C：循環血漿量増加性低 Na 血症

明らかな循環血漿量増加性低 Na 血症の鑑別と対応

循環血漿量増加性低 Na 血症は体内の Na 量と自由水双方の増加が認められる病態です．肝硬変，心不全，ネフローゼ症候群などが原因となり，これらの疾患では細胞外液量は増加している一方，有効循環血液量は低下しており，レニン-アンギオテンシン-アルドステロン系（R-A-A）が亢進し，その結果腎臓における Na 再吸収の亢進，ADH 分泌の増加，アクアポリン 2 の増加が生じ，自由水再吸収が亢進しています．

- **循環血漿量増加性低 Na 血症では肝硬変，心不全，ネフローゼ症候群，腎不全を考慮.**
- **R-A-A 系の亢進に対しては，塩分制限，ACE 阻害薬，ARB，スピロノラクトンが効果的.**
- **自由水再吸収亢進に対しては，ループ利尿薬，バプタンの使用が効果的．ループ利尿薬を使用する場合はスピロノラクトンとの併用が良い.**

明らかな循環血漿量減少性低 Na 血症の鑑別と対応

循環血漿量減少性低 Na 血症は体内の Na 量の低下と自由水の低下が認められる病態です．喪失は腎外性喪失（下痢や嘔吐），腎性漏出（鉱質コルチコイド欠乏，Renal salt wasting（RSW），利尿薬），サードスペースへの漏出（熱傷や膵炎）があります．

- **循環血漿量減少性低 Na 血症では腎外性喪失（下痢や嘔吐），腎性漏出（鉱質コルチコイド欠乏，Renal salt wasting，利尿薬），サードスペースへの漏出（熱傷や膵炎）を考慮.**
- **腎性漏出の鑑別には尿中 Na 濃度が有用．尿中 Na 濃度＞30mEq/L では腎性漏出を疑う〔*Eur J Endocrinol. 2014;170(3):G1-47*〕.**
- **対応は漏出した Na，自由水の補充であり，細胞外液の補液と原因治療が重要．Renal salt wasting では Na の補充以外に鉱質コルチコイド（フロリネフ®）投与も有効である.**

循環血漿量正常な低 Na 血症，他の鑑別と対応

循環血漿量正常な低 Na 血症は体内の Na 量は正常であり，自由水の増加が認められる病態です．この病態では「SIADH パターン」とそれ以外で分けて考えます．

- **循環血漿量正常な低 Na 血症，他では尿浸透圧，尿中 Na 濃度，FEUA*を評価.**
  *FEUA（%）＝［尿 UA］/［血清 UA］×［血清 Cr］/［尿 Cr］×100
- **尿浸透圧＞100mOsm/kg（尿比重≧1.005で代用もあり），尿中 Na 濃度＞30mEq/L では「SIADH パターン」と判断.**

SIADH パターンの場合

- **SIADH パターンを呈する低 Na 血症の原因と鑑別点を表 3 にまとめる.**
- **甲状腺機能や副腎機能の評価や利尿薬使用歴の確認は SIADH 診断のためにも重要.**
- **FEUA は利尿薬使用中患者の SIADH の診断，SIADH と RSW との鑑別に有用．利尿薬使用中でも FEUA ＞12％ならば感度86％，特異度100％で SIADH と判断可能〔*J Clin Endocrinol Metab. 2008;93(8):2991-7*〕．また，SIADH と RSW は双方とも FEUA ＞11％となるが，血清 Na 補正後（補正方法は問わない），SIADH は FEUA が正常化（＜11％）する一方で，RSW は亢進したまま（＞11％）となる〔*J Clin Med. 2014;3(4):1373-85*〕.**

表3●SIADHパターンとなる低Na血症

原因疾患	鑑別点
甲状腺機能低下症	TSH，FT4の評価
副腎不全	ACTH，コルチゾールの評価， ACTH負荷試験． アジソン病ではFEUA <4%となる
利尿薬（サイアザイド系）	薬剤使用歴の確認 FEUA <11%となる．
SIADH	甲状腺機能低下症，副腎不全，利尿薬による低Na血症の除外が必要． FEUA >11%となり，Na補正後はFEUA正常化（<11%）となるのが重要． 水制限に反応を認める点も重要． 治療は水制限．
Renal salt wasting（MRHE含む*）	Hypovolemic hyponatremiaとなるが，軽症例（MRHE）ではSIADHと鑑別がつかない． FEUA >11%となり，Na補正後もFEUA >11%のまま．また水制限に反応を認めず，脱水や低Na血症が増悪する点がSIADHとの鑑別点**． Naや自由水補充，もしくは鉱質コルチコイド（フロリネフ®）投与が治療．

*厳密にはRSWとMRHEは異なる病態といわれているが，臨床的に分ける意義は乏しいため，ここでは同じ疾患として扱っている．
**腎障害があるとFEUAは亢進するため，血清Cr ≥1.5mg/dLでは判断できない．
〔*J Clin Med. 2014;3(4):1373-85.*〕〔*Endocrinol Metab Clin North Am. 2003;32(2):459-81*〕〔*J Clin Endocrinol Metab. 2008;93(8):2991-7*〕を元に作成

SIADHパターン以外の場合〔*Eur J Endocrinol. 2014;170(3): G1-47*〕

- **尿浸透圧≤100mOsm/kgでは心因性多飲症，beer potomania症候群(注)，塩分摂取の低下を考慮する．心因性多飲症は統合失調症や精神発達遅滞，発達障害の患者で多く，そのような病歴にも注意する〔*Eur Psychiatry. 2000;15(5):306-11*〕．**
- **尿中Na濃度<30mOsm/kgでは循環血漿量増加性低Na血症，循環血漿量減少性低Na血症における腎外性漏出を考慮する．**

（注）beer potomania症候群：大量のアルコール摂取（4-5L以上）を行い，さらに食事などで塩分摂取を行わない場合，腎臓の希釈能力を超えた自由水が体内に貯留する．これにより希釈性の低Na血症が生じる〔*JAAPA. 2014;27(4):23-9*〕．ビールだけではなく，高齢者など自分で食事が準備できない，摂れない患者，神経因性食思不振症などで意図的に食事を摂らない患者でも同様の病態を生じ得る．食事内容がお茶とパン程度となることから，tea and toast症候群と呼ばれる．

Advanced レクチャー

◆Na 補正において，デスモプレシンを使うタイミング◆

・多くの症例は Na と水分の調節で管理することが可能であるが，それだけでは管理が困難な場合，二つの奥の手を覚えておくと良い．奥の手であって，ルーチンに使用する必要はない薬剤であることは強調しておく．

・デスモプレシンは自由水の利尿を抑制することで，急激な血清 Na 上昇を防ぐために，もしくは補正中に急激な Na 上昇が認められた場合に再度 Na 値を低下させるために使用する．

・循環血漿量減少性低 Na 血症では血管内脱水による ADH 分泌亢進と血清浸透圧低下による ADH 分泌抑制の双方があり，補液により脱水が改善すると，血清浸透圧低下による ADH 分泌の抑制が優位となり，自由水利尿が亢進し，急激な血清 Na 上昇リスクが高くなる．したがって補正には生理食塩水を用いた方がよいが，3%食塩水を用いる際はデスモプレシンの併用がより好ましいといえる〔*Am J Med Sci. 2014;348(5):432-9*〕．

・血中バソプレシン濃度5-6pg/mL 以上では効果は頭打ちとなるため，すでに尿浸透圧が高い場合はデスモプレシン投与の意義はない可能性が高い〔*Am J Med Sci. 2014;348(5):432-9*〕．

◆Na 補正において，バプタンを使うタイミング◆

・バプタンはデスモプレシンとは反対に ADH を抑制する作用があり，血中 ADH 濃度が高い低 Na 血症では効果が期待できる．具体的には SIADH と循環血漿量増加性低 Na 血症（肝硬変，心不全）で，通常の治療でも管理困難な場合によい適応となる．

・ADH がすでに抑制されている循環血漿量減少性低 Na 血症では効果は期待できないどころか急激な Na 上昇のリスクとなるため注意が必要〔*Am J Med Sci. 2014;348(5):432-9*〕．

・3%食塩水による補正とバプタン投与による補正を比較した研究では，3%食塩水の方が早期に補正ができ，バプタンはより緩徐に Na が上昇する結果であった．症候性で早期に補正が必要な場合は3%食塩水の方が向いており，無症候性や慢性経過でより緩徐に補正したい場合はバプタンが向いていると考えられる．しかしながら急速な上昇リスクはあり，利尿薬や水分制限，生理食塩水による Na 負荷でも管理できない場合に用いると考えておく〔*J Res Pharm Pract. 2014;3(1):34-6*〕．

◆SIADH の原因◆

・ADH は血漿浸透圧が上昇すると分泌され，血漿浸透圧＜280mOsm/kg，血清 Na＜135mEq/L では通常分泌されない〔*J Clin Endocrinol Metab. 2011;96(4):1046-52*〕．血漿浸透圧＜280mOsm/kg，血清 Na＜135mEq/L でも ADH が分泌され，自由水が増加する病態を抗利尿ホルモン不適合分泌症候群（syndrome of inappropriate secretion of antidiuretic hormone: SIADH）と呼ぶ．

・SIADH には4つのタイプがある〔*Endocrinol Metab Clin North Am. 2001;30(3):671-94*〕．

A タイプ：血漿浸透圧と関係なく ADH 分泌が亢進しているタイプ（30%）

B タイプ：下垂体茎から緩徐に ADH が漏出し続けるタイプ（30%）

C タイプ：ADH 分泌閾値が血漿浸透圧の低い値で設定されているタイプ．別名 reset osmostat（30%）

D タイプ：原因が不明（10%）

・SIADH はさまざまな疾患，薬剤が原因となり，SIADH と判断した際は背景疾患，原因の評価が重要．治療可能なものは対応していく．原因は表4を参照．

表4●SIADH の原因

大分類	小分類
悪性腫瘍	
中枢神経疾患	髄膜炎，脳症，脳膿瘍，脳梗塞，外傷，術後，変性疾患
肺疾患	肺炎，肺気腫，結核，アスペルギルス症，COPD など
その他	低栄養，HIV（カリニ肺炎，中枢神経感染症など）
薬剤性	アセトアミノフェン，NSAID，オピオイド 抗うつ薬：三環系抗うつ薬，ベンラファキシン 抗てんかん薬：カルバマゼピン 抗精神病薬：バルビツレート，ブロモクリプチン，フェノチアジン系 抗菌薬：シプロフロキサシン，ST 合剤 SU 剤：クロルプロパミド，トルブタミド 抗癌薬：シクロホスファミド，ビンクリスチン，ビンブラスチン 利尿薬：インダパミド，ループ利尿薬，サイアザイド系利尿薬 その他：アミオダロン，IVIG，ニコチン，PPI，テオフィリン

JAAPA. 2014;27(4):23-9.

◆腎性塩類喪失症候群（RSW）とは◆

・RSW は腎臓における Na 再吸収機構が障害され，常に Na 排泄が亢進している病態である．頭蓋内病変が原因となることも多いため，cerebral salt wasting とも呼ばれるが，総じて renal salt wasting と呼ぶ．

・腎臓からの Na 喪失により体液量は減少．その結果 ADH 分泌，レニン，アルドステロン分泌が亢進する〔*J Clin Med. 2014;3(4):1373-85*〕．循環血漿量減少性低 Na 血症となるが，軽症例では身体所見では判断がつかず，循環血漿量正常な低 Na 血症となる．この場合 SIADH に類似した病態となり，鑑別に苦慮することが多い．鑑別方法は表3を参照．

・MRHE は高齢者における腎臓での Na 再吸収の低下，R-A-A 系への反応性の低下が原因となり，RSW と同様の病態を生じる．加齢の影響で R-A-A 系，特にレニンの分泌障害も生じる〔*Medicine (Baltimore). 2017;96(27):e7154*〕．MRHE と RSW は障害部位などが厳密には異なるらしいが，臨床現場で分ける必要性は乏しく，軽症の RSW と考えておくとよい．

高 Na 血症

高 Na 血症も低 Na 血症と同様，体内 Na 量と細胞外液量のバランスで考えます．原因の大半が循環血漿量減少性高 Na 血症であり，稀な原因として尿崩症や塩分摂取過多があります（表５）．

表5●高 Na 血症の分類と原因疾患

パターン	疾患
循環血漿量正常な高 Na 血症	飲水困難，軽度の脱水症，尿崩症
循環血漿量減少性高 Na 血症	（自由水の腎外排泄）発汗，熱傷，皮膚疾患，下痢，嘔吐 （自由水の腎排泄）高血糖，利尿薬，尿閉後利尿 （3rd space 漏出）膵炎，イレウス
循環血漿量増加性高 Na 血症	補液（医原性），海水の溺水 大量の塩分摂取（自殺企図）

〔*J Crit Care. 2013;28(2):216.e11-20*〕

・**循環血漿量増加性高 Na 血症：大量の塩分摂取による機序で，医原性や海水の溺水，自殺企図による塩分摂取（醤油摂取）などが原因となる．急性経過の場合は５％ブドウ糖液の大量負荷とループ利尿薬投与が基本治療となる．高度の高 Na 血症で大量に５％ブドウ糖液を付加する場合，血糖に注意する必要がある．高血糖となった場合は高血糖による浸透圧利尿が生じ，補正がうまく行かないことがある．**

・**循環血漿量減少性高 Na 血症：自由水と Na が排泄されることで生じる病態．高度な脱水を伴うことが多いため，細胞外液や0.45％ NaCl 溶液による脱水補正を優先して行う．脱水補正後，利尿がつき始めた状態でさらに高 Na 血症が認められた場合は５％ブドウ糖液や維持液（３号液）による Na 補正を行う．**

・**循環血漿量正常な高 Na 血症：自由水の減少による高 Na 血症であり，５％ブドウ糖液により補正する．尿崩症の可能性があるため，病歴で疑わしければ尿量測定・評価を行う．**

高 Na 血症の補正速度〔*N Engl J Med. 2015;372(1):55-65*〕

・**1－2 日間の経過の高 Na 血症では 2 mEq/L/ 時の速度で補正を行う**
・**2 日以上経過した高 Na 血症では0.3mEq/L/ 時，24時間あたり10mEq/L を上限として緩徐に補正を行う**
・**補正速度の予測には補正式 $\Delta Na = ([Na^{+} + K^{+}]_{補液} - [Na^{+}]_{血清}) / (TBW + 1)$ を使用する．５％ブドウ糖液１L を使用した場合 $\Delta Na = [Na^{+}]_{血清} / (TBW + 1)$ 低下する**

計算となるが，尿中排泄を考慮していない計算式であり，適宜採血にてNa値を確認すべきである．

・高Na血症では血漿浸透圧が高いため，ADH分泌は亢進しており，自由水利尿は抑制されていると考える．しかしながら5％ブドウ糖液の大量補液により高血糖状態となると，浸透圧利尿がかかるために自由水の喪失が生じることがある．

30

K 濃度異常

K 濃度異常では K 濃度補正と原因評価を並行して行います．K 濃度異常の原因を考える際は K 摂取，分布，排泄の三つに注目します（表 1，2）．

K の摂取，排泄

・K の90％は腎排泄であり，そのうち85–90％が遠位尿細管で再吸収される．尿中からの排泄は 5 mEq/L まで希釈可能である．また便より10mEq/ 日排泄され，1 日に排泄される K 量は最低で15mEq となる．それ以上の希釈はできないため，1 日の K 摂取量が＜15mEq の場合は低 K 血症となる．

・K の排泄に影響する因子は血清 K 値，アルドステロン，集合管に到達する Na，H_2O 量であり，血清 K 値が高い場合，集合管に到達する Na，H_2O 量が多い場合は Na–K–ATPase が活性化され，尿中への K 排泄が亢進する．アルドステロン作用が亢進すると遠位尿細管における Na–K 交換が増加し，尿中への K 排泄が増加する〔*Am J Kidney Dis. 2012;60(3):492–7*〕．

K の分布

・K の分布は細胞の崩壊，Na–K–ATPase 関連，酸塩基平衡，浸透圧が関与する．

・細胞崩壊により K は血中へ移行し，血清 K は上昇．

表 1 ● K 濃度調節に関連する因子

	機序	血清 K 低下	血清 K 上昇
K 摂取	経口摂取，補液	摂取不足	K 含有食品
K 分布	細胞崩壊，Na–K–ATPase，酸塩基平衡，浸透圧	代謝性アルカローシス，高浸透圧，低 K 性周期性四肢麻痺	代謝性アシドーシス 細胞崩壊（腫瘍崩壊，横紋筋融解），溶血，巨大な血腫，高 K 性周期性四肢麻痺
K 排泄	腎排泄，腎外排泄	下痢，発汗，熱傷，高アルドステロン血症（原発性，二次性） アルドステロン以外の鉱質コルチコイド過剰（フルドロコルチゾン，プレドニゾロン投与，クッシング病など）尿細管性アシドーシス 低 Mg 血症，Barter 症候群，Gitelman 症候群，Liddle 症候群	腎不全（eGFR ＜ 15mL/ 分），間質性腎炎，尿路閉塞，アミロイドーシス，慢性腎盂腎炎，循環血液量減少（腎不全合併例），偽性低アルドステロン症，糖尿病性腎症，アジソン病など

〔*BMJ. 2009;339:b4114*〕〔*Hippokratia. 2012;16(4):294–302.*〕

- Na-K-ATPase はインスリン，β_2刺激作用で活動性が上昇し，細胞外から細胞内へ K は移動．血清 K は低下．
- 酸塩基平衡では，アシドーシスの場合 K は細胞外へ移動，アルカローシスの場合は細胞内へ移動する．高浸透圧状態では K が細胞内へ移動．

〔*Am J Kidney Dis. 2012;60(3):492-7*〕

表2●K 異常に関連する薬剤

機序	低 K 血症に関連	高 K 血症に関連
摂取		K 製剤，ハーブ類，輸血
分布	インスリン，β_2刺激薬，バリウム中毒，クロロキン	β阻害薬，ジゴキシン，高浸透圧性利尿薬，ST 合剤，サクシニルコリン
排泄	ステロイド，グリチルリチン（甘草），ループ利尿薬，サイアザイド，アセタゾラミド，下剤	ACE 阻害薬，アンジオテンシン II 受容体拮抗薬，スピロノラクトン，エプレレノン，NSAID，ヘパリン，シクロスポリン，タクロリムス，ケトコナゾール，フルコナゾール，イトラコナゾール，ST 合剤，ペンタミジン

〔*BMJ. 2009;339:b4114*〕〔*Hippokratia. 2012;16(4):294-302.*〕

低 K 血症

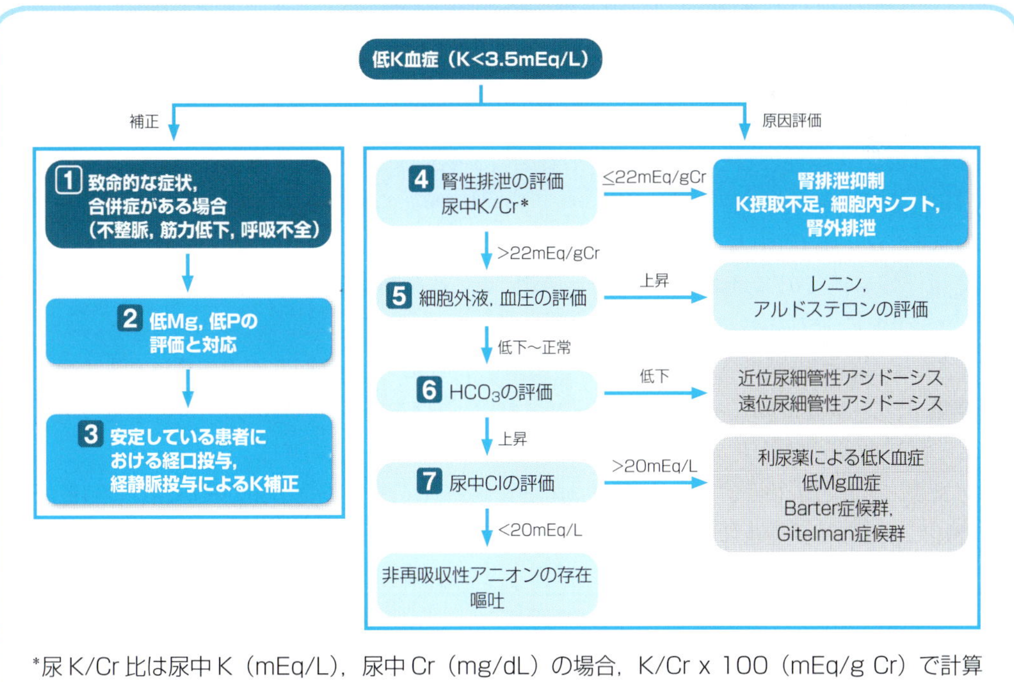

*尿 K/Cr 比は尿中 K（mEq/L），尿中 Cr（mg/dL）の場合，K/Cr x 100（mEq/g Cr）で計算される．
〔*Am J Kidney Dis. 2010;56(6):1184-90*〕〔*Arch Intern Med. 2004;164(14):1561-6*〕〔*Am J Kidney Dis. 2012;60(3):492-7*〕を参考に作成

● 低 K 血症の補正〔*Am J Kidney Dis. 2012;60(3):492-7*〕

1 致命的な症状，合併症がある場合の補正

・低 K 血症で致死的不整脈（心室性頻拍，Torsades de pointes,）や筋力低下，呼吸不全が認められる場合，早急に K 補正が必要．

・この場合，中心静脈カテーテル留置を行い，塩化カリウム 5 -10mEq/L を15–20分で投与し，改善するまで繰り返す．

・塩化カリウム注の添付文書の記載とは異なるが，中心静脈ルートからならば K 濃度100–200mEq/L 程度の輸液で，1時間あたり40mEq 程度の補充を行っても合併症リスクは低く，安全に投与可能とする報告が多い（Advanced レクチャー参照）．

Advanced レクチャー

◆ 経静脈投与による K 補正の濃度，速度は ◆

・塩化カリウム注の添付文書には，投与時の濃度は40mEq/L まで，投与速度は20mEq/ 時まで，1日100mEq までとの記載がある．末梢ルートからの投与では静脈炎や血管痛のリスクがあるため，この濃度，速度を守る必要があるが，心不全で補液負荷ができない場合，重度の低 K 血症で早期に補正が必要な場合は上記濃度，速度では不十分となる．この場合，経口からの補充を併用するか，中心静脈カテーテルを留置し，より高濃度，早い速度で投与する必要がある．

・ICU 管理中の低 K 血症を伴う成人患者48例を対象とした前向きコホート研究において，塩化カリウム20mEq/100mL 溶液，30mEq/100mL 溶液，40mEq/100mL 溶液を中心静脈カテーテルより1時間で投与しても血行動態の不安定化や不整脈の報告は認められなかった〔*Crit Care Med. 1991;19(5):694-9*〕．

・ICU において，塩化カリウム20mEq/100mL 溶液を1時間で投与する方法を495回使用した経験では，投与前後の K 上昇値は0.25mEq/L で，致命的な副作用は認められなかった〔*Arch Intern Med. 1990;150(3):613-7*〕．

・他にもいくつか報告があり，どの報告でも20mEq/100mL を1時間で投与する方法は安全であると結論づけている〔*J Clin Pharmacol. 1994;34(11):1077-82*〕〔*Zhongguo Wei Zhong Bing Ji Jiu Yi Xue. 2008;20(7):416-8*〕．

・添付文書には記載されている方法ではないため，各施設の基準に従う方が良いが，投与量が不十分なために患者に不利益となるのは避けるべきと著者は考える．

2 低 Mg 血症，低 P 血症がある場合は並行して補正する

・低 K 血症では低 Mg 血症，低 P 血症も評価し，必要があれば補正する．補正については 31 その他の電解質補正．

・低 Mg 血症が合併している場合，尿中 K 排泄が亢進するため，K を補充しても反応しにくい．したがって Mg 欠乏も同時に補う必要がある．
・低 P 血症が合併している場合，塩化カリウム製剤ではなくリン酸二カリウムを用いて補正するとよい．

3 安定している患者における経口，経静脈投与による K 補正方法

・経口摂取可能で血清 K ＞2.5mEq/L ならば経口投与で補充する．K40-120mEq/ 日を 2-4 回に分けて投与．
▶経口薬剤は塩化カリウム製剤（スローケー®，K.C.L. エリキシル®），L-アスパラギン酸カリウム（アスパラ® カリウム）があり，どの薬剤にどの程度 K が含有されているかはしっかりと押さえておく（表３）．添付文書上，最も多く投与可能なのは K.C.L. エリキシル® であるが，水で10倍希釈する必要があるため，１日に１L ほど飲む必要がある．経口で補いきれない場合は補液を併用するほうがよい．
・経口摂取が困難な場合では経静脈投与で補正する，血清 K ＜2.5mEq/L では経静脈投与と経口投与の併用で補正を行う．K 濃度 20-40mEq/L（生理食塩水や５％ブドウ糖液 500mL に塩化カリウム 20mEq 混注）で 10mEq/ 時程度の速度であれば末梢ルートから投与可能である．それよりも高濃度となる場合は末梢ルートでは血管炎のリスクとなるため，中心静脈ルートの確保が推奨される．速度は 20mEq/ 時を超えないように注意する．
▶経静脈ルートからの K 補正では 60mEq 投与毎か，４時間毎の K 値フォローが推奨される．

表3●各薬剤の K 含有量

薬剤	K 含有量	1日投与量	1日 K 量（最大）	注意
スローケー®	8mEq/ 錠	2錠	16mEq	経管からの投与不可
K.C.L. エリキシル®	1.34mEq/mL	20-100mL	134mEq	水で10-20倍希釈して投与する必要あり．
アスパラ® カリウム錠	1.8mEq/ 錠	最大10錠	18mEq	
アスパラ® カリウム散	2.9mEq/g	最大6g	17.4mEq	
グルコン酸 K 錠	2.5-5.0mEq/ 錠	10mEq/ 日相当	10mEq	
グルコン酸 K 細粒	4mEq/g	10mEq/ 日相当	10mEq	

● 低K血症の原因評価

4 腎性排泄の評価：尿中K/Crを評価する

〔*Arch Intern Med. 2004;164(14):1561-6*〕

・尿中K/Cr ≦22mEq/g Crでは Kの腎排泄が抑制されていると判断する．この場合，K摂取量の低下，分布異常，腎外排泄の増加（表1，2を参照）によるものを考える．

・尿中K/Cr ＞22mEq/g Crでは Kの腎排泄が亢進していると判断し，5へすすむ．

・尿中K/Cr（mEq/g Cr）は K（mEq/L）/ Cr（mg/dL）× 1/100で計算される．

5 細胞外液，血圧の評価

・細胞外液量の増加（浮腫など），高血圧があればレニン，アルドステロンを評価する．

- ►レニン，アルドステロンが亢進：腎血管狭窄，レニン分泌腫瘍を考慮
- ►レニンが抑制，アルドステロンが亢進：副腎腺腫，副腎過形成，原発性アルドステロン症を考慮．
- ►レニン，アルドステロンが抑制：クッシング病，11β-ヒドロキシラーゼ欠損症，17α-ヒドロキシラーゼ欠損症，Liddle症候群，偽性アルドステロン症（グリチルリチン中毒），フルドロコルチゾンやプレドニゾロンによるものを考慮．
- ►細胞外液量が低下～正常，血圧上昇がない場合，上記診断の可能性が低い場合は6へ．

6 代謝性アシドーシスの評価：HCO_3の評価

・動脈血ガス分析において，非AG開大性代謝性アシドーシス（HCO_3低下）が認められれば近位尿細管アシドーシス，遠位尿細管アシドーシスを考慮する．

・HCO_3が上昇している場合，7へ

7 尿中Cl値の評価

・尿中Clが低下（＜20mEq/L）している場合は非再吸収性アニオンの存在，嘔吐による低K血症を考慮．

・尿中Clが上昇（＞20mEq/L）している場合はループ利尿薬，サイアザイド系利尿薬の使用，低Mg血症，Barter症候群，Gitelman症候群を考慮する

高 K 血症

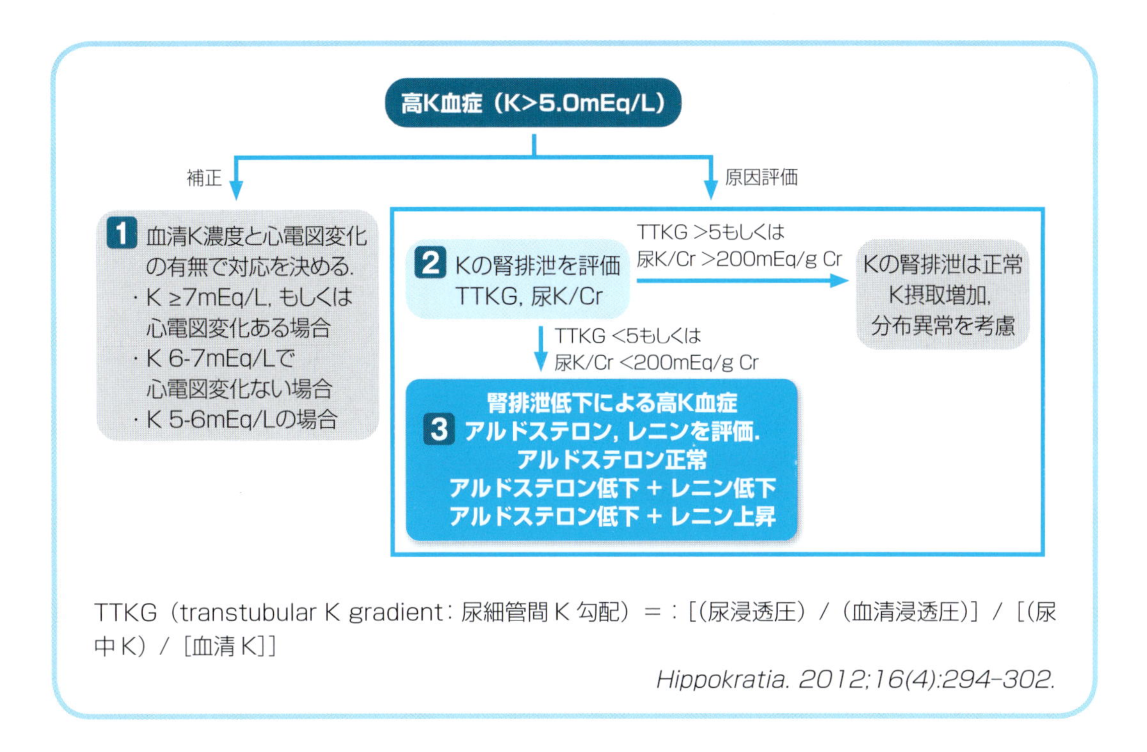

TTKG（transtubular K gradient：尿細管間 K 勾配）＝：[(尿浸透圧) / (血清浸透圧)] / [(尿中 K) / [血清 K]]

Hippokratia. 2012;16(4):294-302.

● 高 K 血症の補正

1 血清 K 濃度，心電図変化の有無で対応を決める

・高 K 血症の患者，特に血清 K >6.0mEq/L の患者では12誘導心電図を評価する．

・血清 K >7.0mEq/L や，血清 K >6.0mEq/L かつ心電図変化（テント状 T 波，P 波の消失，QRS の開大，サイン波，徐脈，心室頻拍）がある場合，8.5％グルコン酸 Ca 10mL を 5 分間かけて経静脈投与する．グルコン酸 Ca には細胞膜安定化作用があり，不整脈予防効果が期待できる．効果は20-30分間しか持続しないため，心電図モニタリングを併用し，再度心電図変化が出現した場合や30分経過した場合は再投与する．この間に他の治療（表 4）を行い血清 K 値を低下させる．

・血清 K 6-7 mEq/L で心電図変化がない場合や，上記においてグルコン酸 Ca を投与した患者では，表 4 にある血清 K 濃度を低下させる治療を行う．腎不全患者ではフロセミドの効果は期待できない．早期に低下させたい場合は透析を選択する．

・血清 K 5-6 mEq/L では緊急に K 値を低下させる必要性は乏しく，高 K 血症のリスクとなる薬剤の中止，原疾患の治療，K 含有食品摂取を避けることで対応する．それでも改善が乏しい場合はフロセミドやポリスチレンスルホン酸（ケイキサレート®，カリメー

表4●血清K濃度を低下させる治療

機序	治療（薬剤）	方法	効果発現までの時間	持続時間	副作用
細胞内シフト	グルコース・インスリン（GI）療法	50%ブドウ糖液（20mL）3Aレギュラーインスリン10U混注し緩徐に経静脈投与	20分	4-6時間	20%で低血糖あり
	SABA吸入	ベネトリン® 吸入液0.5% 4mLをネブライザーを用いて吸入	30分	2時間	頻脈
排泄促進	フロセミド	40-80mg経静脈投与	15分	2-3時間	脱水
	ポリスチレンスルホン酸	ケイキサレート®，カリメート®，アーガメイト®15-30gを2-3回に分けて投与（便秘予防にD-ソルビトールを同量併用）	2時間以上	4-6時間	腸管壊死
	透析		すぐ	3時間	準備に時間がかかる

SABA：短時間作用性β_2刺激薬

〔*Crit Care Med. 2008;36(12):3246-51*〕〔*PLoS One. 2016;11(5):e0154963*〕

ト®，アーガメイト®）を使用する．

● 高K血症の原因評価〔*Hippokratia. 2012;16(4):294-302*〕

2 Kの腎排泄を評価する

- **Kの腎排泄はTTKG，尿K/Crで評価する．**
- **高K血症の患者において，TTKG＞5もしくは尿K/Cr＞200mEq/g CrはKの腎排泄能は正常と判断する．この場合K摂取増加，分布異常による高K血症を考慮する（表1，2）**
- **TTKG＜5もしくは尿K/Cr＜200mEq/gCrは腎排泄低下による高K血症を考慮する（3へ）**
- **病歴よりKの過剰摂取が考えにくい場合2は省略可．**

Kの腎排泄の評価ではTTKGや尿K/Crを使用することが多いですが，高K血症においてこれらの正確性を担保する報告はあまりありません．健常者のTTKGは5.0±0.7，健常者に50mEqのKを負荷した2時間後のTTKGは13.1±3.8という報告はありますが，TTKGの多くは低K血症患者を対象とした報告です〔*J Nephrol. 2000;13(2):120-5*〕〔*Am J*

Kidney Dis. 1990;15(4):309-15〕. また，TTKGを提唱したHalperin自身が2011年の論文において，TTKG算出の理論が間違っていたことを申告しており，あくまでも参考程度と考えた方が良いかもしれません〔*Curr Opin Nephrol Hypertens. 2011;20(5):547-54.*〕.

実臨床では医原性や一部の多量のK含有食品の過剰摂取（バナナ，ドリアン，やさしお®*）以外にはK摂取過剰となることはなく，このような病歴がなければ**2**を飛ばして**3**の評価を行うことも許容されます.

*やさしお®：味の素より発売されているNa量を半分に減らした塩. Naを減らした代わりにK，Mgが含有されており，1gあたりK 7mEq含有されている.

3 腎排泄低下による高K血症ではアルドステロン，レニンを評価

- **アルドステロン正常では，腎不全（eGFR ＜15mL/分），間質性腎炎，尿路閉塞，アミロイドーシス，慢性腎盂腎炎，有効循環血液量の減少，偽性低アルドステロン症，薬剤性（スピロノラクトン，エプレレノン，ST合剤，ペンタミジン）によるものを考慮.**
- **アルドステロン低下，レニン低下では糖尿病性腎症，尿路閉塞，加齢性変化，薬剤性（NSAID，シクロスポリン，アリスキレン）を考慮.**
- **アルドステロン低下，レニン上昇ではアジソン病，先天性21-ヒドロキシラーゼ欠損症，先天性低アルドステロン症，薬剤性（ACE阻害薬，アンジオテンシンII受容体拮抗薬，ヘパリン）によるものを考慮する.**

31 その他の電解質補正（Mg, Ca, P）

低 Mg の補正

・血清 Mg 濃度≥1 mg/dL では経口補充を行う．

・血清 Mg 濃度＜1 mg/dL で不整脈がない場合は硫酸マグネシウム水和物として1－2 g/時で3－6時間投与．その後半量で3－4時間継続する．

►マグネゾール®3－6 A，もしくは硫酸マグネシウム注射液3－5 A を5％ブドウ糖液もしくは生理食塩水に混注して6時間で投与すると覚える（表1）．

・血清 Mg 濃度＜1 mg/dL で不整脈，Torsades de pointes が認められる場合は1－2 g を30–60秒で経静脈投与．必要があれば5－15分毎に繰り返す．

►マグネゾール®1 A もしくは硫酸マグネシウム注射液1 A を30–60秒で投与すると覚える（表1）．

►その後，180–600mg/時で継続する．

表1●Mg 製剤（点滴）

薬剤	Mg 量 /1A
硫酸マグネシウム注射液（20mL）	250mg，20mEq
硫酸マグネシウム（マグネゾール®）	200mg（硫酸マグネシウム水和物2g）

低 Ca 血症の補正

・症候性の低 Ca 血症（テタニー，麻痺，低血圧，痙攣，徐脈，QT 延長など）や補正 Ca 濃度＜7.6mg/dL では迅速な Ca 補正を行う（表2）．

・低 Mg 血症を伴っている場合は Mg の補正も平行して行う．Mg は PTH 分泌や効果発現に関わるため，Mg 補正を行わないと Ca 値も上昇しにくい．

・Ca 製剤にはグルコン酸カルシウム水和物と塩化カルシウムがある．Ca 含有量，使用方法は表2を参照．

表2●Ca 製剤（点滴）

薬剤	Ca 量（mg）/1A	使用方法
グルコン酸カルシウム水和物（カルチコール® 注射液8.5%10mL）	78.5mg	・（迅速な補正）2A を生食100mL に混注して10-20分で投与 ・（通常の補正）生食500mL に6A 混注して6-8時間で持続投与
塩化カルシウム（塩化カルシウム® 注20mEq シリンジ）	400mg	・（迅速な補正）1/2-1/4A を5%ブドウ糖液100mL に混注して10-20分で投与 ・（通常の補正）1A を5%ブドウ糖液500mL に混注して6-8時間程度で投与

低 P 血症の補正

・**血清 P 濃度＜1.0mg/dL，もしくは心不全や呼吸筋筋力低下，急性呼吸不全，横紋筋融解症などの症状がある場合は経静脈投与にて補正する（表3，4）．**

・**血清 P 濃度＞1.0mg/dL で症状がない場合は経口補充を行う．**

► **経口補充ではホスリボン® 配合顆粒（1包100mg）が使用可能で，20-40mg/kg/ 日，最大 3000mg/ 日を使用する（表3）．**

表3●P 製剤

薬剤	リン量 /1A
リン酸二カリウム20mL	310mg，10mmol，（K20mEq）
リン酸ナトリウム20mL	310mg，10mmol，（Na15mEq）
ホスリボン® 配合顆粒（経口）	1包あたり100mg，3.2mmol

表4●血清 P 濃度と補正速度

血清リン濃度（mg/dL）	ICU での投与速度	一般病棟
＜1	0.6mmol/kg/6時間	0.64mmol/kg/24-72時間
1-1.7	0.4mmol/kg/6時間	0.32mmol/kg/24-72時間
1.8-2.2	0.2mmol/kg/6時間	0.16mmol/kg/24-72時間

〔*Am J Kidney Dis. 2012;60(4):655-61*〕

32

動脈血ガス分析の評価

1 動脈血pHを評価

- $pH < 7.38$ → アシデミア
- $pH > 7.42$ → アルカレミア

↓

2 呼吸性，代謝性の評価

アシデミア
$HCO_3 < 22$mEq/L
→ 代謝性アシドーシス
$PaCO_2 > 42$mmHg
→ 呼吸性アシドーシス

アルカレミア
$HCO_3 > 26$mEq/L
→ 代謝性アルカローシス
$PaCO_2 > 38$mmHg
→ 呼吸性アルカローシス

↓

3 代償の評価（表1）

メインの病態		代償変化
代謝性アシドーシス		HCO_3Δ1低下→ CO_2Δ1.3 低下
代謝性アルカローシス		HCO_3Δ1上昇→ CO_2Δ0.7 上昇
呼吸性アシドーシス	急性	$PaCO_2$Δ1上昇→ HCO_3Δ0.1 上昇
	慢性	$PaCO_2$Δ1上昇→ HCO_3Δ0.4 上昇
呼吸性アルカローシス	急性	$PaCO_2$Δ1低下→ HCO_3Δ0.2 低下
	慢性	$PaCO_2$Δ1低下→ HCO_3Δ0.4 低下

↓

4 各酸塩基平衡障害に応じた評価

代謝性アシドーシスではAGを計算
代謝性アルカローシスでは尿中Clを評価
呼吸性アシドーシス，アルカローシスの場合はA-aDO_2を評価

*N Engl J Med. 2014;371(15):1434-45*を参考に作成

1 動脈血 pH を評価する

・pH <7.38であればアシデミア，pH >7.42であればアルカレミアと評価

2 呼吸性，代謝性の評価

・アシデミアの場合

　HCO_3＜22mEq/L →代謝性アシドーシス

　$PaCO_2$＞42mmHg →呼吸性アシドーシス

・アルカレミアの場合

　HCO_3＞26mEq/L →代謝性アルカローシス

　$PaCO_2$＜38mmHg →呼吸性アルカローシス

3 代償の評価

・各酸塩基平衡障害の代償性変化は表1を参照．

・代謝性アシドーシス，アルカローシスでは呼吸性代償，つまり$PaCO_2$の変化が，呼吸性アシドーシス，アルカローシスでは代謝性代償，つまりHCO_3の変化が想定された代償範囲内（表1で計算した値に近いかどうか）かどうか確認する．

・代償範囲内ならば2で評価した酸塩基平衡障害単独と判断する．代償範囲よりも$PaCO_2$が上昇している場合は呼吸性アシドーシス，$PaCO_2$が低下している場合は呼吸性アルカローシス，HCO_3が上昇している場合は代謝性アルカローシス，HCO_3が低下している場合は代謝性アシドーシスが合併していると判断．

・合併している場合はそれぞれの酸塩基平衡障害でアセスメントを行う．

4 各病態に応じた評価

代謝性アシドーシスの場合

・アニオンギャップ（AG）=[Na]−[Cl]−[HCO_3]を計算し，さらに血清 Alb 値で補正する．

・補正 AG ＝ AG ＋2.5（4 − Alb(g/dL)）

・補正 AG >12で AG 開大性代謝性アシドーシスと評価する．

AG 開大性代謝性アシドーシスの場合

AG 開大性代謝性アシドーシスの原因疾患は表2を参照してください．AG 開大性代謝性アシドーシスでは，複数の不揮発酸の関与がある可能性，代謝性アルカローシスや，AG 非開大性代謝性アシドーシスが合併している可能性があり，それぞれを評価することが必要です．また，浸透圧ギャップを計算することで原因が絞れる場合があります．

・Δ AGを計算し，代謝性アルカローシスやAG非開大性アシドーシス合併の有無を評価する
  - ► Δ AG = AG −12で計算する．
  - ► ケトアシドーシスの場合，HCO_3 + Δ AG ＞29では代謝性アルカローシスの合併を，HCO_3 + Δ AG ＜19ではAG非開大性代謝性アシドーシスの合併を考慮する
  - ► 乳酸アシドーシスの場合，HCO_3 +0.6× Δ AG ＞29では代謝性アルカローシスの合併を，HCO_3 +0.6× Δ AG ＜19ではAG非開大性代謝性アシドーシスの合併を考慮する〔*N Engl J Med. 2014;371(15):1434-45*〕.

・乳酸値，ケトン体を評価し，他の不揮発性酸の関与がないかどうかを検討．
  - ► 乳酸値9.1mg/dL（1 mmol/L）あたりAG 1，ケトン体1000μmol/LあたりAG 1開大する．
  - ► 乳酸アシドーシス，もしくはケトアシドーシスを疑った際は乳酸値，ケトン値でAGを補正し，補正後AG＞12であれば他の不揮発性酸の関与があると判断する〔*BMC Emerg Med. 2008;8:18*〕.

・浸透圧ギャップの評価（血清浸透圧の測定値－計算値）
  - ► 計算値＝２×[Na]＋[Glu(mg/dL)/18]＋[BUN(mg/dL)/2.8]
  - ► 血清浸透圧の測定値－計算値＞10mOsm/kgで浸透圧ギャップありと判断する．
  - ► 浸透圧ギャップが認められるAG開大性アシドーシスではアルコール中毒（メタノール，エチレングリコール，ジエチレングリコール，プロピレングリコール），イソプロパノール中毒，サリチル酸中毒などの中毒を考慮する〔*Am J Kidney Dis. 2011;58(3):480-4*〕.

表2●AG開大性代謝性アシドーシスの原因

乳酸アシドーシス
ケトアシドーシス
急性腎不全
慢性腎不全
メタノール，エチレングリコール，ジエチレングリコール，プロピレングリコール中毒
サリチル酸中毒

Am J Kidney Dis. 2014;64(4):653-7.

AG非開大性代謝性アシドーシスの場合

・尿AGを評価する：尿AG＝[尿Na]＋[尿K]－[尿Cl]，尿pH＞6.5では尿AG＝[尿Na]＋[尿K]－[尿Cl]－[尿HCO_3]で計算する．
  - ► AG非開大性代謝性アシドーシスでは血液中Cl，尿中Clが上昇しているため，通常尿AGは陰性（0未満）となる．遠位尿細管性アシドーシス患者ではCl再吸収が増加す

るため，尿 AG は陽性（0 以上）となる〔*N Engl J Med. 1988;318(10):594-9*〕.

- 尿 AG 陰性の場合の原因疾患：下痢，NaCl 補液，近位尿細管性アシドーシス
- 尿 AG 陽性の場合の原因疾患：遠位尿細管性アシドーシス（1 型，4 型），近位尿細管性アシドーシス
  - ► 血清 K 低下，尿 pH ＞5.5→ 1 型遠位尿細管性アシドーシス
  - ► 血清 K 上昇，尿 pH ＞5.5→ 4 型遠位尿細管性アシドーシス

〔*N Engl J Med. 2014;371(15):1434-45*〕

代謝性アルカローシスの場合

代謝性アルカローシスのパターンは，血清 Cl の低下，レニン-アンジオテンシン-アルドステロン系（R-A-A 系）の亢進，高 Ca 血症によるものの三つあります（表 3）．血中 Cl が Na よりも低下することで HCO_3が上昇し，アルカローシスとなります．尿中 Cl 値が原因評価に重要です．

表3●代謝性アルカローシスの原因

低 Cl を伴うもの	K 低下，R-A-A 系の亢進	高 Ca 血症	その他
胃液の喪失 Cl 利尿：サイアザイド 下痢：絨毛腺腫， 先天性 Cl 下痢症 高 CO_2血症後 Cl 摂取の低下 （離乳食など） 胃膀胱形成術 （胃の一部で膀胱を拡張） 嚢胞性線維症 （汗中の Cl 濃度上昇）	原発性アルドステロン症 鉱質コルチコイド過剰 （先天性，薬剤性， Liddle 症候群） 続発性アルドステロン症（ステロイド過剰， 重度高血圧，悪性腫瘍） Bartter 症候群， Gitelman 症候群 下剤の濫用	悪性腫瘍 milk-alkali 症候群	カリベニシリン，アモキシシリン，ペニシリンの投与（非吸収性陰イオン負荷による H^+喪失） 炭酸水素ナトリウム投与 飢餓からの復帰 低 Alb 血症

- 尿中 Cl ＜10-25mEq/L であれば，腎臓以外で Cl 喪失が生じていると考える→嘔吐，胃管，下痢．
- 尿中 Cl ＞20-40mEq/L であれば，腎からの Cl 喪失を考慮する→ R-A-A 系の亢進，ステロイド，Liddle 症候群，Bartter 症候群，利尿薬（サイアザイド），低 Mg 血症．この場合，さらに尿中 K 値，低 K 血症合併の有無，高血圧合併の有無が鑑別に有用である．
  - ► 尿中 K ＞30mEq/L，高血圧，低 K 血症→ステロイド過剰，鉱質コルチコイド過剰．
  - ► 尿中 K ＞30mEq/L，血圧正常→ Gitelman 症候群（尿 Ca 低値），Bartter 症候群（尿 Ca 高値）．

〔*N Engl J Med. 2014;371(15):1434-45*〕〔*Lancet. 1998;352(9126):474-9*〕

呼吸性アシドーシス，アルカローシスの場合

低換気による $PaCO_2$上昇で呼吸性アシドーシス，過換気に伴う $PaCO_2$低下で呼吸性アルカローシスが生じます．ガス交換障害合併の評価も重要で，$A\text{-}aDO_2$を計算することで評価します．

・**$A\text{-}aDO_2$の評価：平地，room air にて $A\text{-}aDO_2 = 150 - PaO_2 - 1.25 \times PaCO_2$で計算**

► **$A\text{-}aDO_2 \leq 10$mmHg（高齢者では≦20）では正常範囲．**

► **$A\text{-}aDO_2 > 10$mmHg（高齢者では≧20）ではガス交換障害の合併あり．**

〔*N Engl J Med. 2014;371(15):1434-45*〕

Advanced レクチャー

◆ 尿細管性アシドーシス（RTA）について ◆

・尿細管性アシドーシス（renal tubular acidosis: RTA）は，腎臓の尿酸性化の障害による代謝性アシドーシスである．AG 非開大性代謝性アシドーシスとなる．

・AG 非開大性代謝性アシドーシスを来すのは尿細管性アシドーシスと下痢，薬剤性のみ〔*J R Soc Med. 2001;94(5):221-5*〕．

・RTA は1-4型に分類される．1，2，4型 RTA の原因を表4に示す．

・1型 RTA：遠位尿細管性アシドーシス（最多）．細かなタイプは表5を参照：集合管における H イオンの排泄障害による．フロセミド投与下でも尿 pH ＜5.5を達成できない．

・2型 RTA：近位尿細管性アシドーシス（稀）：近位尿細管での HCO_3再吸収障害とアンモニア産生の低下による．フロセミド投与による尿の酸性化は保たれる（尿 pH ＜5.5となる）．重炭酸ナトリウムを投与し，尿 pH ＞6.5とした時に血清 HCO_3＜22であれば2型 RTA と診断可能．

・3型 RTA：1，2型の混合型で未熟な尿細管によるもの（乳児例で多い）．

・4型 RTA：アルドステロン作用の低下による RTA．1型＋高 K 血症：アルドステロン作用の低下により遠位尿細管での K 排泄，H イオン排泄が低下し，高 K 血症，アシドーシスを来す．尿 pH ＜5.5となる．

〔*J R Soc Med. 2001;94(5):221-5*〕〔*Lancet. 1998;352(9126):474-9*〕

表4● 1型，2型，4型 RTA の原因疾患

	遠位 RTA（1型）	近位 RTA（2型）	4型 RTA
先天性	Ehlers-Danlos 病 Wilson 病 Marfan 症候群 sickle cell disease	Wilson 病 シスチン症 チロシン血症 フルクトース不耐症 糖原病1型 Lowe 症候群 ガラクトース血症 Fanconi 症候群	（アルドステロン耐性） スピロノラクトン，ST 合剤，ペンタミジン （レニン低下） NSAID，β阻害薬，シクロスポリン 糖尿病 間質性腎炎 アミロイドーシス M 蛋白血症
後天性	SLE 慢性活動性肝炎 Sjögren 症候群 原発性胆汁性肝硬変 甲状腺炎，血管炎 リチウム中毒 トルエン中毒 アムホテリシン B 使用	重金属中毒 テトラサイクリン イホスファミド 炭酸脱水素酵素阻害薬 多発性骨髄腫	（アルドステロン低下） Addison 病 重症疾患 ACE 阻害薬，ARB ヘパリン，ケトコナゾール

Dimens Crit Care Nurs. 2010;29(3):112-9.
South Med J. 2000;93(11):1042-52.

表5● 1型 RTA（遠位尿細管性アシドーシス）の分類

機序	尿中 pH	尿中 pH フロセミド投与あり	血清 K	フロセミド投与後尿中 K	尿中 pCO_2	備考
正常	<5.3	<5.3	→	正常	>65	
透過性低下	>5.5	>5.5	↓	正常	>65	アムホテリシン B 投与後など．集合管での H^+ 透過性の低下
分泌低下	>5.5	>5.5	↓	正常	<50	type 2 carbonic anhydrase deficiency，AE1 protein mutations，集合管 proton-transporting ATPase 欠損，集合管での H^+ 分泌の低下，代わりに K の分泌が亢進し，低 K を来す
電位低下	>5.5	>5.5	→ or ↑	低下	<50	尿路閉塞，SLE，間質性腎炎，アミロライド投与後で認められる集合管の電位低下
不完全型 RTA	NA	>5.5	→ or ↓	正常	<50	HCO_3 は正常を示す

NA:not available

Lancet. 1998;352(9126):474-9.

33

貧血のアセスメント

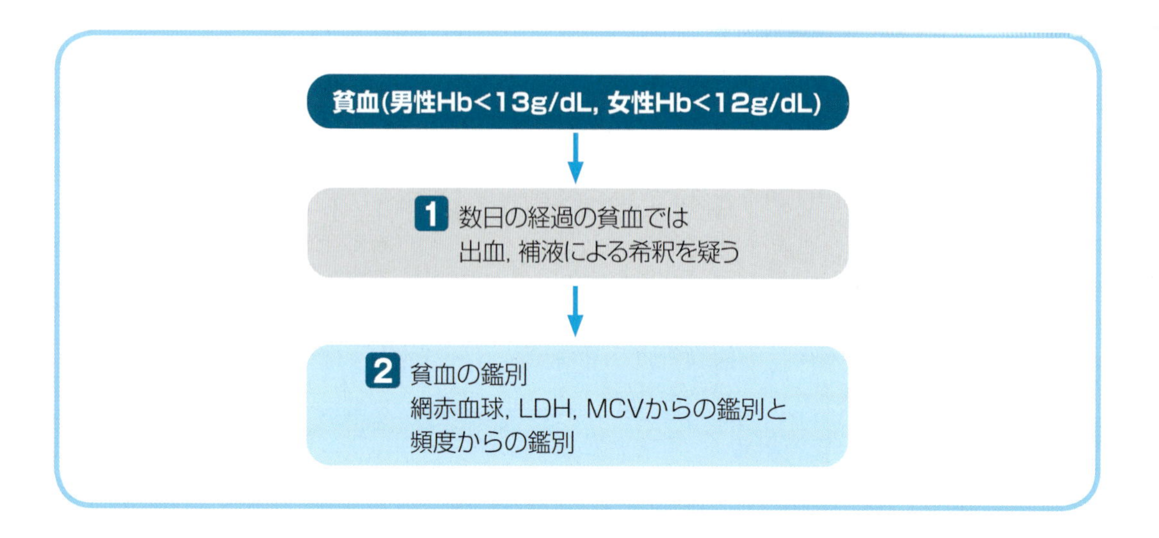

貧血は男性で Hb <13g/dL，女性で Hb <12g/dL で定義されます．65歳以上の高齢者では約 10%，85歳以上では 20%以上で貧血を認めます〔*Blood. 2004;104(8):2263-8*〕．入院患者でも貧血を認める患者は多く，素通りせず適切にアセスメントできるようになりましょう．

1 数日の経過で増悪する貧血は出血もしくは補液に伴う希釈を疑う

- **数日の経過で進行する貧血では，MCV や網赤血球数に関わらず，まず出血を疑うべき．外傷歴，局所の腫脹，黒色便，便潜血，黒色吐物の病歴，頻脈，循環不全徴候，BUN/Cr 解離（上部消化管出血）の評価を．**
- **入院患者では補液に伴う希釈や体位性の偽性貧血の可能性もある．**

まず鉄則として，数日で進行する貧血を見た際は否定されるまでは出血を疑います．入院患者では補液に伴う血液の希釈や体位性の偽性貧血の可能性もあります．まずは出血を評価し，可能性が低ければ経過観察しつつ Hb の変動を評価するのもよいでしょう．

急性経過の貧血において網赤血球数は鑑別に有用ではありません．出血による貧血で網赤血球の増加が認められるまで 1 週間程度かかります〔*J Trauma. 2009;67(1):121-4*〕．

Advanced レクチャー

◆ 出血後の網赤血球数の変化 ◆

・外傷で入院となった241例のHbと網赤血球を評価した報告では，Hb値は入院時12.2±2.4g/dLから入院3日後には10.9±2.1g/dLまで低下した．一方，網赤血球は入院時1.6±1.1%から，6日目に2.8±1.8%，13日目に3.8±2.1%と1-2週間かけて上昇した〔*J Trauma. 2009;67(1):121-4*〕.

◆ 体位性の偽性貧血 ◆ 〔*Mayo Clin Proc. 2005;80(5):611-4.*〕

・ヒトは立位と臥位で血漿量が異なる．臥位から立位になると静水圧が上昇し，間質へ水が移行し，血液が濃縮する．
・28名の健常人で，臥位と立位時の血漿量を評価した報告では，立位後30分における血漿量は6.25%減少（417±137mL）し，ヘマトクリット（Ht）は37.7±2.8%から41.8±3.2% に上昇を認めた（Absolute difference 4.1±1.3%，p <0.001）．
・この変化は立位後すぐに出現し，20分でプラトーに達する．
・普段の血液検査を外来で行っている患者が入院後に臥位のまま採血されることで普段のHb，Htよりも低値となる可能性がある．

2 貧血の鑑別

網赤血球，LDH，MCVからの鑑別

貧血の原因は骨髄の赤血球産生能（RPIや網赤血球で評価），溶血所見の有無（LDHで代用），MCVからアセスメントします（表1）．

・赤血球産生能は網赤血球（絶対数：正常範囲5-15万/μL），もしくはRPI（reticulocyte producing index）を用いて評価する．

RPI ＝［補正網赤血球数］/［網赤血球成熟時間］
＝［網赤血球数(%)］×［Ht(%)/45］/［網赤血球寿命］*で計算される．
***［網赤血球寿命］＝3.25－［Ht(%)×0.05］.**

►RPI＜2では骨髄における赤血球の産生低下を示唆し，＞2では産生亢進を示唆する．

・LDHが肝酵素やCPKと関係なく上昇している場合は血管内溶血の可能性を考慮する．ただし間質性肺炎や血液腫瘍でも上昇するため，解釈には注意．溶血の指標で最も有用な検査はハプトグロビンで，ハプトグロビン＜25mg/dLでは感度83%，特異度96%で溶血の存在を示唆する〔*JAMA. 1980;243(19):1909-11*〕．しかしながら検査結果判明まで2-4日間かかる．

・MCV＜80fLでは小球性貧血，80-100fLでは正球性貧血，＞100fLでは大球性貧血と評

表1●RPI，LDH，MCV による貧血の原因評価

	RPI >2，網赤血球数>10万 /μL		RPI <2，網赤血球数<5万 /μL	
	LDH 上昇	LDH 正常	LDH 上昇	LDH 正常
著明な小球性 MCV < 75				鉄欠乏性貧血　サラセミア 鉄芽球性貧血
小〜大球性 MCV75 -115	溶血性貧血（自己免疫性，球状赤血球症，楕円赤血球症，鎌状赤血球症，G6PD），微小血管内溶血，薬剤性	出血性貧血 肝障害（脾機能亢進）	骨髄貪食症候群　巨赤芽球性貧血　（ビタミンB_{12}，葉酸欠乏） 発作性血色素性尿症	腎不全，慢性疾患由来，薬剤性，感染症，内分泌疾患，自己免疫性，MDS，再生不良性貧血，鉛中毒，銅欠乏，出血性貧血（急性）
著明な大球性 MCV > 115			巨赤芽球性貧血（ビタミンB_{12}，葉酸欠乏）	

Emerg Med Clin North Am. 2014;32(3):613-28. を参考に作成

価するが，さまざまな疾患でMCV75-115fL 程度の小球性〜大球性貧血を呈する可能性があるため実臨床では著明な小球性（MCV <75fl），著明な大球性（MCV >115fl），それ以外で分類した方が考えやすい．著明な小球性では鉄欠乏性貧血，サラセミアを考慮し，著明な大球性では巨赤芽球性貧血を考慮する．

頻度からの鑑別

貧血の鑑別方法として，原因頻度からの鑑別を進める方法もあります．貧血の原因として最も多いのが栄養障害によるものです．65歳以上の高齢者の貧血では鉄欠乏，ビタミンB_{12}欠乏，葉酸欠乏によるものが1/3，慢性炎症，腎性貧血が1/3，その他（サラセミアや球状赤血球症，溶血性貧血，血液悪性腫瘍，骨髄異形成症候群など）が1/3を占めます〔*Blood. 2004;104(8):2263-8*〕．若年女性の貧血ではそのほとんどが月経による鉄欠乏性貧血です．まずは多い原因を評価し，それで診断がつかない場合に前述の網赤血球，LDH，MCV からの鑑別を行うのも良い方法です．

- **若年女性の貧血では鉄欠乏性貧血を疑い，フェリチンの評価を．**
  - ▶**フェリチン<20ng/mL では鉄欠乏性貧血と判断し，鉄剤の補充を開始．慢性炎症が合併している場合はフェリチン<100ng/mL ならば鉄剤を補充してみる価値はある〔*N Engl J Med. 2014;371(14):1324-31*〕〔*Am J Hematol. 2011;86(11):923-7*〕．**
- **高齢者の貧血では鉄欠乏，ビタミンB_{12}欠乏，葉酸欠乏を疑う．**

► 鉄欠乏については上記参照．ビタミンB_{12}，葉酸欠乏では血液中のビタミンB_{12}，葉酸値を評価する．大球性貧血に加えて，ビタミンB_{12}<200pg/mL，葉酸<3ng/mLならばビタミンB_{12}欠乏，葉酸欠乏と診断可能〔*QJM. 2009;102(1):17-28*〕．ただし，血液中の値は体内のビタミンB_{12}，葉酸量を反映しない可能性があり，正常範囲でも除外が困難．この場合ホモシステインの評価が有用だが検査結果が得られるまで1-2週間かかる．

・貧血以外に白血球減少や血小板減少が認められる場合は，ビタミンB_{12}欠乏，自己免疫機序の血球減少，骨髄疾患（骨髄異型性症候群，再生不良性貧血，発作性結色素性尿症，骨髄線維症）の可能性を考慮し，直接クームス試験や病歴・身体所見，抗核抗体による自己免疫疾患（特にSLEや関節リウマチ）のスクリーニング，骨髄穿刺・生検を考慮する．

Advanced レクチャー

◆ビタミンB_{12}欠乏や葉酸欠乏の評価におけるホモシステイン，メチルマロン酸◆

・葉酸から合成されるメチルテトラヒドロ葉酸がホモシステインと反応し，メチオニンとテトラヒドロ葉酸に代謝される．その代謝酵素としてビタミンB_{12}が関わるため，葉酸欠乏，ビタミンB_{12}欠乏ではホモシステインが使用されず上昇する．ホモシステイン>13-21μmol/LならばビタミンB_{12}欠乏，もしくは葉酸欠乏を疑う〔*N Engl J Med. 2013;368(2):149-60*〕〔*QJM. 2009;102(1):17-28*〕．

・メチルマロン酸はヒドロラーゼによりメチルマロニルCoAに代謝され，その後ビタミンB_{12}によりスクシニルCoAと代謝されるため，ビタミンB_{12}欠乏では大元であるメチルマロン酸が上昇する（>400nmol/L）〔*N Engl J Med. 2013;368(2):149-60*〕．一方で葉酸欠乏ではメチルマロン酸は上昇しないため，両者の鑑別に有用であるが，日本国内では検査できない．

・レボドパ投与中，家族性高ホモシステイン血症ではホモシステイン上昇し，腎不全ではホモシステイン，メチルマロン酸双方が上昇するため注意が必要〔*Am Fam Physician. 2011;83(12):1425-30*〕．メチルマロン酸，ホモシステイン値に影響する因子は表2参照．

表2●メチルマロン酸，ホモシステイン値に影響する因子

影響因子	メチルマロン酸	ホモシステイン
上昇	腎不全，血液濃縮，MMCoAムターゼ欠乏症，他のMMA関連酵素欠損，乳児，妊婦	腎不全，血液濃縮，甲状腺機能低下症，白血病，乾癬，アルコール依存症，薬剤（イソニアジド，ナイアシン，レボドパ，利尿薬，コレスチラミン），ホモシスチン尿症，MTHFR欠損症，高齢者，男性，カフェイン摂取
低下	抗菌薬投与による腸内細菌叢の減少	薬剤（エストロゲン，タモキシフェン，スタチン）

MMCoA: メチルマロニルCoA，MMA: メチルマロン酸，MTHFR: メチレンテトラヒドロ葉酸還元酵素

Handb Clin Neurol. 2014;120:915-26.

◆ ビタミン B_{12}欠乏や葉酸欠乏の原因 ◆

・アルコールは葉酸の吸収を低下させるため，葉酸欠乏の87%は慢性アルコール中毒患者である．それ以外は栄養不良が9%〔*Am J Med. 1994;96(3):239-46*〕．

・ビタミン B_{12}欠乏の原因と頻度は表3を参照．高齢者では food-cobalamin malabsorption（FCM）と悪性貧血が大半を占める．ビタミン B_{12}は1日に吸収される量が1-5μg であり，体内には1-5mg 貯蔵されている．したがって欠乏までには数年かかるため，短期間の摂取量低下では原因にはならない．

・FCM とは胃酸分泌障害や膵液の分泌障害により食物や小腸の輸送タンパクに結合したビタミン B_{12}を分離できない状態．ビタミン B_{12}の吸収能自体は保たれている．高齢者のビタミン B_{12}欠乏の原因では最も多い．胃酸や膵液分泌障害が原因であり，長期間の制酸剤使用，萎縮性胃炎（ピロリ菌感染は問わない），ビグアナイド内服によるものが多い．他には慢性アルコール摂取，慢性膵炎，胃縫縮術，Sjögren 症候群，全身性硬化症が原因となる〔*QJM. 2009;102(1):17-28*〕．

・悪性貧血は自己免疫機序による慢性胃炎が原因で内因子が欠乏する病態．診断年齢は75歳［32-95］であり，高齢者で多い疾患である．また甲状腺疾患や自己免疫性疾患，自己免疫性血小板減少症，胸腺腫など免疫に関連する疾患との合併が7%で認められる〔*Medicine (Baltimore). 2006;85(3):129-38*〕．悪性貧血に対する検査では，内因子抗体は感度50%，特異度＞98%，抗胃壁細胞抗体は感度＞90%，特異度50%で悪性貧血を示唆するが，双方とも保険適応外検査となる（内因子抗体は2万円程度，抗胃壁細胞抗体は4000円程度）．他の検査では高ガストリン血症があれば感度＞80%，特異度＜50%で悪性貧血を示唆する．また，内視鏡にて胃体部を中心とした萎縮性胃炎があり，ピロリ菌陰性ならば自己免疫性胃炎（A 型胃炎）を疑う*〔*CMAJ. 2004;171(3):251-9*〕．Schilling test は^{57}Co ビタミン B_{12}を手配する必要があり，一般病院ではハードルが高い検査である．

＊参考：自己免疫性胃炎（A 型胃炎）では胃体部を中心とした萎縮性胃炎で，幽門部は保たれるか軽度のみ．ピロリ菌による胃炎では前庭部から胃体部に進展する萎縮性胃炎となる．A 型胃炎は抗胃壁細胞抗体陽性の胃炎で定義され，ビタミン B_{12}，鉄欠乏のリスクとなる．

表3●高齢者のビタミン B_{12}欠乏の原因（平均70歳台）

原因	頻度
food-cobalamin malabsorption	53%
悪性貧血	33%
ビタミン B_{12}の摂取量低下	2%
術後吸収低下	1%
原因不明	11%

〔*QJM. 2009;102(1):17-28*〕

34 輸血閾値

赤血球輸血

・出血性ショック患者では輸血を行う.
・血行動態が安定している重症患者では Hb <7.0g/dL で輸血を考慮する.
・活動性の出血が持続しており，今後 Hb <7.0g/dL となるリスクが高い場合も輸血を考慮する.

Advanced レクチャー

◆ 赤血球輸血開始の Hb ◆

・輸血を Hb7–9g/dL で行う群と9–11g/dL で行う群を比較したメタアナリシスでは，両者で全死亡リスク（RR 0.86［0.74–1.01］），心筋梗塞リスク（RR 1.28［0.66–2.49］）は有意差を認めなかった. これは外傷や急性出血，周術期，重症患者どの群でも有意差は認められない〔*BMJ. 2015;350:h1354*〕.

・輸血量と感染症リスクを比較したメタアナリシスでは，輸血閾値を低く（Hb7–9g/dL）で設定し，輸血量を少なくした方が重大な感染症リスクは少なくなる結果（RR0.88［0.78–0.99］）〔*JAMA. 2014;311(13):1317–26*〕

・ただし，65歳以上の高齢者における輸血閾値を比較したメタアナリシスでは，輸血閾値が低い群（Hb7–9g/dL）で有意に死亡リスクが上昇した（30日死亡 RR 1.36［1.05–1.74］）〔*Lancet Haematol. 2017;4(10):e465-e474*〕.

・以上から赤血球輸血は Hb<7.0g/dL で行うべきであるが，高齢者ではやや甘めに輸血閾値を設定するのも許容される.

◆ 出血による貧血では鉄剤投与を行うのも手 ◆

・500mL の献血を行った成人215例を対象とし，鉄剤経口内服群 vs 非投与群に割付け Hb の改善を比較した非盲検化ランダム比較試験では，初期のフェリチン値に関わらず鉄剤投与群で有意に Hb 改善までの期間が短かった〔*JAMA. 2015;313(6):575–83*〕.

・待機手術を予定している成人で，術後 Hb7–12g/dL，かつフェリチン値100ng/mL 未満を満たす201例を対象とし，カルボキシマルトース鉄15mg/kg 投与群 vs 非投与群に割付け比較した非盲検化ランダム比較試験では，術後4週における Hb 値は有意に鉄剤投与群で高く（AD 0.78g/dL［0.38–1.19］），輸血必要例も減少した（RR 0.10［0.01–0.85］）〔*Lancet Haematol. 2016;3(9):e415–25*〕.

・胃切除後5–7日目における Hb が7.0–10g/dL である454例を対象とし，カルボキシマルトース鉄500〜1000mg 静注群 vs 生理食塩水静注群に割付け比較したランダム化比較試験では，12週後のHb 2g/dL 以上の上昇もしくはHb11g/dL 以上達成率は有意に鉄投与群で良好（AD 38.2%［33.6–42.8］）であった〔*JAMA. 2017;317(20):2097–2104*〕.

血小板輸血

- **入院患者で治療由来（化学療法や放射線療法）の骨髄抑制による血小板低下の場合，出血予防として血小板1万 /μL 未満で血小板輸血を行う*.**
- **CV カテーテル留置，骨髄穿刺，生検，抜歯など侵襲性が比較的低い処置を行う場合は血小板2万 /μL 未満で血小板輸血を行う*.**
- **腰椎穿刺では血小板5万 /μL 未満で血小板輸血を行う*.**
- **侵襲性の高い処置（手術治療など）では血小板5万 /μL 未満で血小板輸血を行う*.**
- **出血リスクが高い硬膜外麻酔などでは血小板10万 /μL 以上あった方がよいといわれている.**

* AABB（American Association of Blood Banks）の血小板輸血ガイドラインより〔*Ann Intern Med. 2015;162(3):205–13*〕.

Advanced レクチャー

◆ 血小板輸血の閾値 ◆

・血小板輸血の閾値，タイミングについてはエビデンスが不十分な部分が多い．これら推奨の大半がエキスパートオピニオンによるものである.

・化学療法中の急性骨髄性白血病患者と血液腫瘍で造血幹細胞移植を予定している患者396例を対象とし，出血時のみに血小板輸血を行う群 vs 血小板＜1万 /μL で輸血を行う群（予防的輸血群）に割付け比較した非盲検化ランダム比較試験では，予防的輸血群で有意に出血リスクは軽減する（42% vs19%）ものの，死亡リスクや赤血球輸血リスクは両者で有意差を認めない結果であった〔*Lancet. 2012;380(9850):1309–16*〕.

・血液腫瘍患者600例を対象とし，血小板＜1万 /μL で輸血を行う群（予防的輸血群）vs 行わない群に割付け比較した非盲検化ランダム比較試験では，予防的輸血群で有意に出血リスクは軽減する（AD8.4%［1.7–15.2］）〔*N Engl J Med. 2013;368(19):1771–80*〕.

・血液腫瘍や造血幹細胞移植患者における血小板輸血閾値を1万 /μL，2万 /μL，3万 /μL で比較したメタアナリシスでは，1万 /μL 未満で輸血を行っても他の群と比較して出血リスクを上昇させなかった〔*Cochrane Database Syst Rev. 2015;(11):CD010983*〕.

・これらの結果より，予防的に血小板輸血を行う場合は血小板＜1万 /μL で考慮すればよく，侵襲性のある処置を行う場合や出血を伴う場合は適宜輸血を考慮する対応でよいと考えられる.

35

血小板減少のアセスメント

亜急性～慢性経過の血小板減少で比較的病状が安定

急性疾患に伴う血小板減少
急性経過の血小板減少

↓

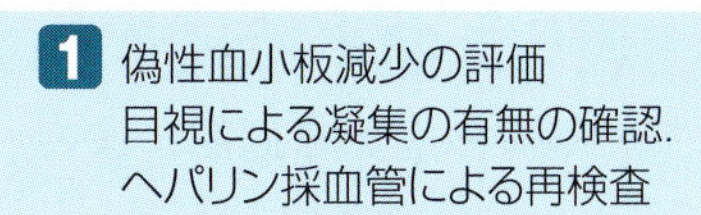

1 偽性血小板減少の評価
目視による凝集の有無の確認.
ヘパリン採血管による再検査

↓ 凝集なし，血小板減少持続

2 DIC，TMA，HITの可能性を評価

↓ 可能性低い

3 血小板減少を呈する重要な感染症
(SFTS，リケッチア，レプトスピラ
(Weil病))
薬剤性血小板減少
ウイルス感染に伴う一過性の
血小板減少の可能性を評価

↓ 可能性低い，
経過観察でも改善しない

4 見逃すと致命的な原因を検討
血球貪食症候群，TAFRO症候群

↓ 可能性低い

5 亜急性～慢性経過の血小板減少の鑑別

肝臓，門脈疾患，
栄養障害(ビタミンB_{12}欠乏，葉酸欠乏)，
自己免疫疾患,血液，骨髄疾患,感染症,薬剤性,
その他(慢性DIC，巨大血小板症)

DIC：播種性血管内凝固症候群
TMA：血栓性微小血管障害症（thrombotic microangiopathy）．微小血管内の血栓症による臓器障害，溶血性貧血，血小板減少を特徴する疾患群である．TTP（血栓性血小板減少性紫斑病）や HUS（溶血性尿毒症症候群），非典型 HUS，悪性高血圧や妊娠関連 TMA などが含まれる
HIT：ヘパリン起因性血小板減少症
SFTS：Severe Fever with Thrombocytopenia Syndrome

血小板減少は血小板数＜15万/μL，もしくは基礎値から50％以上の減少で定義されます．10万/μL前後の血小板減少は比較的多く遭遇する検査異常と思いますが，しばしばスルーされています．しっかりとアセスメントすることで，思わぬ疾患にめぐり合うこともあります（例：健康診断で数年間血小板数が10万前後であった中年女性が非特異的な下腿の皮疹で受診→精査の結果SLEだった，など）．

血小板減少のアセスメントは急性疾患に伴うもの，急性経過の血小板減少（1～4＋5）と，亜急性～慢性で経過するもの（5）とで分けるとアセスメントしやすくなります．

1 急性に出現した血小板減少では偽性血小板減少を除外する

・末梢血スメアで凝集の有無を確認．また，ヘパリン採血管を用いて再検査する．

自動血球計数装置では，凝集した血小板をカウントしないため，血小板が凝集していると実際の値よりも低く算定されます．血小板凝集の要因としては採血に時間がかかりシリンジ内で凝血した場合や，組織液が混入することでフィブリンに血小板が巻き込まれる場合，採血管に入っている抗凝固薬のEDTAにより凝集が生じる場合があります．

末梢血スメアでの血小板凝集の確認や，ヘパリン採血管を用いて再検査することで偽性血小板減少を除外することができます．

2 急性疾患に伴う血小板減少，急性経過（数日の経過）の血小板減少では，まずDIC，TMA，HITの可能性を評価する

DICとTMAの評価

・DIC，TMA双方とも破砕赤血球やLDH上昇といった血管内溶血所見が認められる．

・敗血症や重症疾患に伴う血小板減少ではDICを考慮する．DICでは原疾患の治療，全身管理が優先される．

・敗血症の可能性が低く，中枢神経症状（頭痛や痙攣，神経局所症状，意識障害）や腎障害が目立つ場合はTMAの可能性を考慮する．TMAでは発熱は25％程度と少ない．TMAでは特異的治療が有効なものもあるため，疑うことが重要（TTPに対する血漿交換など）．

・DICはTTPやHUSと比較して，凝固障害（PT，aPTT異常）が目立ち，血小板減少は軽度となる点が鑑別に有用（Advancedレクチャー参照）．

・血便や腸炎のエピソードがある場合はShiga毒素性のTMA（HUS）を疑う．

・拡張期血圧が＞130mmHgとなるような場合は悪性高血圧に伴うTMAを考慮．この場合降圧治療が優先される．

・他にTMAのリスクとなるものは妊娠や悪性腫瘍，自己免疫疾患，薬剤がある〔*N Engl J Med. 2014;371(7):654-66*〕．

・稀ながら重症熱性血小板減少症候群（SFTS）やリケッチア感染症もDICやTMA様の

血小板減少と全身症状を呈することを覚えておいた方がよい．

DIC と TMA は双方とも血小板減少と破砕赤血球を伴う微小血管内溶血を呈する病態です．敗血症や重症疾患に伴う血小板減少では DIC を疑いますが，両者の鑑別が困難なこともあります．

DIC と TTP，HUS の鑑別には血小板数と凝固機能（PT，aPTT）に注目します．TTP，HUS では血小板減少が高度となり，凝固障害は軽度であることが多く，一方で DIC では凝固障害が高度となります〔*Am J Clin Pathol. 2010;133(3):460–5*〕．

血液データ以外には血便や腸炎のエピソード，著明な高血圧，妊婦，悪性腫瘍の病歴，薬剤歴が TMA の評価に有用です．

Advanced レクチャー

◆ TTP，HUS と DIC の比較 ◆

・27例の TTP，HUS 患者と51例の DIC 患者のデータを比較した報告では，両者の血液検査所見は表1のようになった．Hb や LDH，D-dimer は有意差を認めず，TTP，HUS では血小板数が有意に低く，PT-INR や APTT は有意に延長が少ない結果であった．

・この結果から，TTP，HUS と DIC の鑑別において，血小板数＜2万は感度59%，特異度86%で，PT 時間延長が5秒未満ならば感度93%，特異度57%で TTP，HUS を示唆する結果であった（双方あわせると感度52%，特異度92%）〔*Am J Clin Pathol. 2010;133(3):460–5*〕．

表1●TTP，HUS と DIC 患者の血液検査データ

血液検査	TTP，HUS	DIC	P 値
Hb（g/L）	9.0±1.8	9.3±2.0	0.440
血小板数（万 /μL）	3.3±3.2	6.5±3.7	＜0.001
D-dimer（μg/mL）	4.4±4.6	6.3±6.3	0.187
PT-INR	1.2±0.3	2.0±0.7	＜0.001
APTT（秒）	34.1±15.8	48.5±27.6	0.015
LDH（U/L）	1447±833	1654±1823	0.657

Am J Clin Pathol. 2010;133(3):460–5.

◆ TMA の原因となる薬剤や悪性腫瘍 ◆

・TMA の原因となる薬剤を表2に，原因となる悪性腫瘍を表3にまとめる．

表2●TMA の原因となる薬剤

化学療法	免疫抑制剤	抗血小板薬
マイトマイシン C，5-フルオロウラシル，シタラビン，シスプラチン，ダウノルビシン，**ゲムシタビン**，ヒドロキシウレア	**シクロスポリン，タクロリムス**	**チクロピジン**，**クロピドグレル**，ジピリダモール
抗菌薬	H_2阻害薬	ホルモン剤
アンピシリン，クラリスロマイシン，ペニシラミン，メトロニダゾール，ペニシリン，リファンピシン，ST 合剤	シメチジン，ファモチジン	エストラジオール，エストロゲン，ダナゾールなど **経口避妊薬**
インターフェロン	NSAID	ワクチン
INF-α，INF-α-2b，INF-β	ジクロフェナク，ピロキシカム	HBV，インフルエンザ，MMR ワクチン，TDaP ワクチン
その他		
キニジン，シンバスタチン，アルベンダゾール，コカイン，ヘロイン，毛染め液，バラシクロビル		

太字は50例以上の報告がある薬剤.

Curr Opin Hematol. 2001;8(5):286-93. Am J Kidney Dis. 2013;61(2):289-99.

表3●TMA の原因となる悪性腫瘍

原発巣			
胃癌	44例	腹腔内腫瘍	10例
乳癌	36例	泌尿生殖器	3例
前立腺癌	23例	内分泌腫瘍	6例
肺癌	16例	他	4例
原発不明癌	12例	リンパ腫	14例

悪性腫瘍性 TMA 168例の解析.
内分泌腫瘍では褐色細胞腫が3例.

Medicine (Baltimore). 2012;91(4):195-205.

HIT（2型）の評価

- 急性疾患に伴う血小板減少，急性経過の血小板減少ではヘパリン使用歴は必ず確認する．薬剤としての使用のみならず，末梢静脈ルートや中心静脈ルート，動脈ラインのヘパリンロックも原因になる．
- HIT の評価にはまず4T スコア（表4）でスクリーニングを行う．
  - ▶ 4T スコア 0-3 点ならば HIT 除外．評価できない項目がある場合は HIT 抗体を評価する．

► 4－5 点ならば HIT 抗体を評価．

► 6－8 点では HIT として対応し，HIT 抗体を評価する．

・HIT 抗体の結果がでるまで 4－6 日程度かかるため，結果を待つ間，HEP スコア（表５）を評価して対応するのも手．HEP スコア≥5 点ならば HIT として対応し，HIT 抗体結果を待つ．

・HIT 抗体（PF 4－ヘパリン複合体抗体）は検査法とカットオフに注意．ラテックス凝集法では陰性（<1.0U/mL）ならば HIT は除外可能．強陽性（≥4.00U/mL）ならば HIT と診断可．化学発光免疫測定法（CLIA）では陽性（≥1.0U/mL）ならば診断可能である〔*Thromb Res. 2013;131(3):e85-90*〕．

・4T スコア≥6 点，HEP スコア≥5 点，HIT 抗体陽性のいずれかを満たせば HIT として対応．ヘパリン投与を中止し，アルガトロバンを開始．0.7μg/kg/ 分で開始し，APTT を1.5－3 倍の範囲で調節する．肝機能障害がある場合は 0.2μg/kg/ 分で開始する．血小板数>15万 /μL となった時点でワーファリンを開始，5 日間併用し，PT-INR が 2－3 となってからアルガトロバンを中止する〔*N Engl J Med. 2013;368(8):737-44*〕．

表4●4T スコア

評価項目	2点	1点	0点
急性の血小板減少	>50%の減少があり，且つ最低値が≥2万 /μL	30-50％の低下あり．もしくは最低値が1-1.9万 /μL	<30%の低下あり．もしくは最低値が≤1万 /μL
発症タイミング	ヘパリン曝露後5-10日で発症．以前に曝露歴がある場合，曝露後1日で発症	ヘパリン曝露後>10日経過して発症．もしくは曝露歴が不明	ヘパリン曝露後4日以内での発症．もしくはヘパリン曝露なし
血栓症	ヘパリンボーラス投与後に新規血栓症やアナフィラクトイド反応あり	進行性，再発性の血栓症あり	なし
他の血小板減少の原因あり	なし	可能性あり	確実にあり

0-3点は低リスク，4-5点が中リスク，6-8点が高リスク

Curr Hematol Rep. 2003;2(2):148-57.

HIT（ヘパリン起因性血小板減少症）はヘパリン使用開始後 5 日以内に生じる非免疫性の血小板凝集による 1 型と，使用開始後 5－12日で生じる免疫性の血小板減少である 2 型があります．1 型はまず問題とならないため，ここでは 2 型を主に扱います〔*World J Crit Care Med. 2015;4(3):202-12*〕．

HIT 2 型ではヘパリンと血小板第 4 因子（PF 4）が結合した複合体に対する自己抗体（IgG）が産生されます．複合体―IgG 結合体が血小板と単球に交差反応を示し，血小板凝集

表5●HEP スコア

評価項目		点数
血小板の減少（最高値～最低値で評価）	＜30%減少	−1
	30 50%減少	1
	＞50%減少	3
血小板減少のタイミング	通常発症型	
	ヘパリン曝露後＜4日	−2
	ヘパリン曝露後4日	2
	ヘパリン曝露後5-10日	3
	ヘパリン曝露後11-14日	2
	ヘパリン曝露後＞14日	−1
	急速発症型（100日以内にヘパリン曝露歴あり）	
	ヘパリン曝露後＜48時間	2
	ヘパリン曝露後＞48時間	−1
血小板の最低値	≦2万 /μL	−2
	＞2万 /μL	2
血栓症	通常発症型	
	投与開始後4日以降の新規血栓症	3
	すでに存在していた血栓症の増悪	2
	急速発症型	
	投与開始後の新規血栓症	3
	すでに存在していた血栓症の増悪	2
皮膚壊死	皮下注射部位の皮膚壊死	3
急性全身反応	大量投与時の急性全身性反応	2
出血	出血，点状出血，広範囲な皮下出血	−1
他の血小板減少の原因	慢性血小板減少疾患の存在	−1
	血小板減少を来す薬剤の新規開始	−2
	重症感染症	−2
	重症 DIC*	−2
	動脈内留置デバイス（IABP，ECMO など）	−2
	96時間以内の人工心肺の使用	−1
	他に明らかな原因がない	3

*フィブリノーゲン＜100mg/dL，D-dimer＞5.0μg/mL

J Thromb Haemost. 2010;8(12):2642-50.

（血栓傾向，血小板減少）と単球による血管内皮障害が生じます〔*N Engl J Med. 2015;373(3):252-61*〕.

HIT の評価には 4 T スコアでスクリーニングを行い，疑わしければ HIT 抗体（PF 4−ヘパリン複合体抗体）の評価を行います．HIT 抗体の評価にはラテックス凝集法や化学発光免疫測定法（CLIA），酵素免疫法（ELISA）があり，海外では主に ELISA が使用されていますが，国内でコマーシャルベースで可能なのはラテックス凝集法と CLIA のみとなります．ラテックス凝集法は BML，SRL，LSI メディエンスで実施しており，CLIA は BML のみで実施しています（2017年 7 月調べ）．

Advanced レクチャー

◆4T スコア，HEP スコアの HIT に対する感度，特異度◆

・メタアナリシスでは，4T スコア≥4点は感度99％［86-100］，特異度54％［43-66］で HIT を示唆する〔*Blood. 2012;120(20):4160-7*〕．4T スコアが4点未満であれば HIT はほぼ否定可能．

・同じ母集団で4T スコアと HEP スコアを評価した報告では，それぞれのスコアのカットオフ，感度，特異度は表6の通り．HEP スコア≥5点では LR＋7.4と強く HIT を示唆する結果であった〔*J Thromb Haemost. 2010;8(12):2642-50*〕．HIT 抗体は結果が判明するまで4-6日程度かかるため，4T スコアで中等度リスクの場合，HEP スコアを併用することで，その間の対応を決める手助けとなる．

表6●4T スコア，HEP スコアの感度，特異度

スコア	カットオフ	感度（%）	特異度（%）	LR＋	LR－
4T スコア	4	100 [56-100]	44 [29-60]	1.8 [1.4-2.3]	0
	5	43 [12-80]	79 [64-89]	2.1 [0.7-5.8]	0.72 [0.38-1.39]
HEP スコア	2	100 [56-100]	60 [45-75]	2.5 [1.8-3.7]	0
	5	86 [42-99]	88 [74-96]	7.4 [3.1-17.7]	0.16 [0.03-1.00]

〔*J Thromb Haemost. 2010;8(12):2642-50*〕

◆HIT 抗体検査法別の感度，特異度（表7）◆

表7●HIT 抗体検査法別の感度，特異度

検査法	カットオフ	感度（%）	特異度（%）
ラテックス凝集法	1.0U/mL	100［83.2-100］	75.6［66.1-86.4］
	3.85U/mL	95［75.1-99.9］	98.9［94.5-99.9］
CLIA	1.0U/mL	96.2［86.7-99.5］	96.5［93.8-97.8］

Thromb Res. 2013;131(3):e85-90.

3 血小板減少を呈する重要な感染症，ヘパリン以外の薬剤性血小板減少や，ウイルス感染症による一過性の減少の可能性を評価

・血小板減少を呈する重大な感染症にはSFTS，リケッチア，レプトスピラ（Weil病）が挙げられる．

►SFTS：SFTSウイルスによる感染症．マダニを介して媒介され，潜伏期間は5-9日間．症状はインフルエンザ様症状と消化管症状を呈し，特異的な症状や所見は認めない．血液検査では白血球減少，血小板減少，AST，ALT，LDH上昇（肝細胞障害パターンではない）を認める．マダニの曝露歴（家畜や野性動物，ペットとの曝露，野山や草むらに行くことなどがリスク）があり上記症状，所見が認められれば疑う〔*Lancet Infect Dis.2014;14(8):763-72*〕〔*Medicine(Baltimore).2016;95(52):e5708*〕．

►リケッチア：日本で見られるリケッチアは日本紅斑熱（マダニが媒介），ツツガムシ病（ツツガムシが媒介），Q熱（ペットや家畜，野性動物の排泄物や分泌物のエアゾルより感染）の3種類．

日本紅斑熱やツツガムシ病では間欠的な発熱，インフルエンザ様症状，全身性の皮疹（5-10mm程度の境界不明瞭な紅斑．手掌の皮疹は日本紅斑熱に認められ，ツツガムシ病には認められない．3-4日で点状出血に変化し，7-10日でピーク，14日程度で消退する）が認められる．マダニによる刺傷も認められる．血液検査では血小板減少，AST，ALT上昇を認める〔*Ann N Y Acad Sci.2006;1078:60-73*〕．

►レプトスピラ症：病原性レプトスピラによる感染症．保菌動物（主にネズミ）の尿から経皮感染するため，発展途上国や農作業従事者での感染が多い．雨期や洪水後のアウトブレイクもある．また季節性もあり，秋〜冬にかけて多い〔*Curr Opin Infect Dis.2005;18(5):376-86*〕〔*QJM.2012;105(12):1151-62*〕．

60-70%は無症候であるが，黄疸，腎不全，出血を呈するWeil病や肺胞出血を呈する重症例もある．急性の腎障害，血小板減少では一見HUSに類似する病態となるが，溶血では説明できないビリルビンの上昇や眼球結膜充血所見はWeil病を疑うヒントとなる〔*Am J Emerg Med.2013;31(2):441.e5-9*〕．ペニシリン系，第三世代セフェムが有効であるが，治療後に一過性増悪（Jarish-Herxheimer反応）を呈することがあるため注意〔*QJM. 2012; 105(12):1151-62*〕．

・ヘパリン以外の薬剤性血小板減少の原因薬剤は表8を参照．血小板が減少し始めた時期を遡り，その近辺で開始された薬剤全てを評価する．被疑薬があれば中止し，フォローする．

・感冒症状が先行する場合，ウイルス感染症による一過性の血小板減少の可能性もある．重症感がなく病状が安定していればフォローし，血小板の動態を見るのも良い．

表8●ヘパリン以外の薬剤性血小板減少の原因薬剤

分類	原因薬剤
抗てんかん薬	カルバマゼピン，フェノバルビタール，フェニトイン，バルプロ酸
抗精神病薬	クロルプロマジン，ハロペリドール，ジアゼパム，
解熱鎮痛薬	アセトアミノフェン，アスピリン，NSAID
抗菌薬，抗ウイルス薬	βラクタム系，セファロスポリン系，キノロン系，クラリ
抗真菌薬，抗寄生虫薬	スロマイシン，リネゾリド，バンコマイシン，ST合剤，ペニシラミン，アルベンダゾール，アムホテリシンB，フルコナゾール，イトラコナゾール，エタンブトール，イソニアジド，ピラジナミド，リファンピン，アシクロビル，イナジナビル
抗不整脈薬	アミオダロン，ジゴキシン
抗血小板薬	クロピドグレル
降圧薬	カプトプリル，サイアザイド系，メチルドパ
高脂血症	スタチン
制酸剤	H2阻害薬
ホルモン剤	ダナゾール，プレドニゾロン
その他	MMRワクチン，タモキシフェン

Hosp Pract (1995). 2010;38(2):19-28.

4 見逃すと致命的となる血小板減少の原因を評価する

急性経過の血小板減少で，1～3の可能性が乏しく，経過観察でも改善しない場合は5亜急性～慢性経過の血小板減少の鑑別に入りますが，その前に見逃すと致命的になる疾患，病態もチェックしておきましょう．

- **血球貪食症候群：汎血球減少，LDH・フェリチン・TG上昇，発熱，肝脾腫，リンパ節腫大で疑う**〔*Medicine (Baltimore). 2014;93(2):100-5*〕．
- **TAFRO症候群：発熱，漿膜炎（胸膜炎，腹膜炎），腎障害，ALP上昇，LDH低下～正常，軽度の末梢リンパ節腫大，臓器腫大で疑う**〔*Am J Hematol. 2016;91(2):220-6*〕．

5 亜急性～慢性経過の血小板減少の鑑別

亜急性～慢性経過の血小板減少では肝臓・門脈疾患，ビタミンB_{12}・葉酸欠乏，自己免疫性疾患，血液・骨髄疾患，感染症，薬剤（表8）を考慮します（表9）．

- **病歴，所見では肝硬変や門脈圧亢進の身体所見** p.160参照 **の評価や，自己免疫疾患を示唆する所見，病歴の確認が重要．**
- **血小板減少の家族歴や幼小児より血小板数が低いならば先天性巨大血小板症の可能性もあ**

表9●亜急性〜慢性経過の血小板減少の原因

カテゴリー	疾患	備考
肝臓・門脈疾患	肝硬変，門脈圧亢進症	肝硬変の身体所見（p.160参照）
栄養障害	ビタミン B_{12}欠乏，葉酸欠乏	巨赤芽球性貧血や末梢神経障害の合併．評価は33章貧血参照
自己免疫性疾患	SLE，抗リン脂質抗体症候群，シェーグレン症候群，甲状腺疾患，CVID，自己免疫性血小板減少症（ITP）	皮膚・粘膜障害，外分泌腺障害，関節炎，漿膜炎，間質性肺炎，肺高血圧症，溶血性貧血，白血球減少，甲状腺機能異常の合併 自己抗体の評価． ITP は基本除外診断．
血液・骨髄疾患	血球貪食症候群，骨髄線維症，骨髄異型性症候群，再生不良性貧血，発作性夜間血色素性尿症，リンパ増殖性疾患，慢性リンパ球性白血病，悪性腫瘍の骨髄転移	骨髄機能不全では MPV（平均血小板容積）の低下が認められる． 破壊亢進ならば MPV は上昇する． 他の血球減少の合併，高齢者では骨髄穿刺・生検を推奨．
感染症	HIV，ピロリ感染，HCV，CMV，VZV，パルボウイルス感染症，他	
薬剤性	慢性アルコール中毒，表8参照	
その他	慢性 DIC	弁膜症術後や人工血管置換術後の遷延性溶血
	巨大血小板症	先天性．巨大血小板がカウントされず，実際よりも低値で算出される

CVID: common variable immune deficiency
J Thromb Haemost. 2012;10(10):1988-98. Autoimmun Rev. 2014;13(4-5):577-83. を参考に作成

り，末梢血スメアでの血小板サイズの確認と白血球封入体を確認する（May-Hegglin 異常や Sebastian 症候群，Fechtner 症候群で認める）

・高齢者やリスクがある患者ではビタミン B_{12}欠乏，葉酸欠乏の評価を行う．リスクや評価方法は 33 貧血のアセスメント を参照．
・複数血球の減少があり，自己免疫疾患やビタミン B_{12}欠乏，葉酸欠乏の可能性が低い場合，MPV（平均血小板容積）が低く，骨髄抑制が疑われる場合，高齢者の場合は骨髄穿刺・生検を行う．
・血小板減少単独で，他の原因が明らかではない場合，自己免疫性血小板減少症（ITP）と診断する．

Advanced レクチャー

◆ MPV，PDW の意義 ◆

・MPV（mean platelet volume: 平均血小板容積）は血小板容積の平均値．PDW（platelet distribution width: 血小板分布幅）は血小板容積がどの程度の範囲で分布しているかを示す値．

・骨髄で産生された新しい血小板は MPV が大きく，時間が経つにつれ小さくなる．従って血小板寿命の短縮では大きい血小板が増加するため，MPV は上昇，一方で骨髄抑制による血小板減少の場合は MPV が低下する．

・MPV ≥8.2–8.3fL では血小板寿命の短縮による血小板減少を疑う〔*Int J Lab Hematol. 2010;32(5):498–505*〕〔*Int J Lab Hematol. 2008;30(3):214–9*〕〔*Clin Lab Haematol. 2005 ;27(6): 370–3*〕

・ITP と骨髄抑制による血小板減少症例の解析では，MPV ＞9fL，PDW ＞15fL はそれぞれ感度100%，特異度100%で ITP を示唆する結果であった〔*Acta Haematol. 2008;119(3):173–7*〕．

・ただし，先天性巨大血小板症ではさらに MPV は増加するため注意が必要．ITP と先天性巨大血小板症の比較において，MPV ＞12.4fL は感度83% [66–93]，特異度 89% [78–96] で先天性巨大血小板症を示唆する結果であった〔*J Thromb Haemost. 2009;7(12):2131–6*〕．

◆ 先天性巨大血小板症とは ◆

〔*Jan J Pediatr Hematol Oncol 2012:49 (3):382–6*〕〔*Blood Rev. 2006;20(2):111–21*〕

・先天性の巨大血小板と血小板減少を呈する疾患群．様々な遺伝子異常が判明している（表10）．2–3割は孤発性．

・稀と思われていたが，ITP と誤診されている症例も認められており，実際の頻度は少なくとも1/10万人以上と推測されている．

・血小板減少は伴うが，巨大血小板はさらに測定機器でカウントされないため，実際の血小板数よりも低値となる．

・末梢血目視による血小板の大きさの評価では，血小板は通常直径1–3μm．赤血球が8μm 程度であるため，赤血球の半分未満の大きさが正常と考える．赤血球の半分〜同程度の大きさの場合大型血小板（4–8μm）と呼び，赤血球を超える大きさの血小板を巨大血小板（＞8μm）と呼ぶ．ITP でも大型血小板は認められるが，大半は正常血小板となる．先天性巨大血小板症では大半が大型〜巨大血小板となる〔*Blood. 2004;103(2):390–8*〕．

表10●先天性巨大血小板症の原因となる疾患，遺伝子異常

疾患	遺伝形式	遺伝子	特徴
MYH9異常症 May-Hegglin 異常 Sebastian 症候群 Fechtner 症候群 Epstein 症候群	AD	MYH9	白血球封入体や Alport 症状を呈する*
Bernard-Soulier 症候群	AR	GP1BA，GP1BB，GP9	リストセチン凝集欠如
DiGeorge 症候群	AD	22q11.2 del（GP1BB）	隣接遺伝子症候群 甲状腺，副甲状腺の低形成，心奇形，口蓋裂，精神発達遅滞
2B 型 von Willebrand 病	AD	VWF	リストセチン凝集亢進
GPIIb/IIIa 異常症	AD	ITGA2B，ITGB3	恒常的活性型 GPIIb/IIIa 受容体
X 連鎖性大型血小板減少症	X	GATA1	赤血球造血異常を合併 βサラセミアを伴うこともある
Paris-Trousseau/ Jacobsen 症候群	AD	11q23del（FLI1）	隣接遺伝子症候群 成長，精神発達遅滞，巨大α顆粒
Gray platelet 症候群	AR	NBEAL2	低染性（灰色）血小板
β1tubulin 異常症	AD	TUBBI	
脳室周囲異所性灰白質	X	FLNA	

AD：常染色体優性遺伝，AR：常染色体劣性遺伝，X：X 連鎖性

*May-Hegglin 異常は巨大血小板，血小板減少，明瞭で大型の好中球封入体（Döhle 小体）が認められる．Sebastian 症候群は封入体の形状が異なり，不明瞭で小さい．高齢者の症例では Alport 症状（難聴，腎炎，白内障）を伴うこともある．Fechtner 症候群は不明瞭で小さい好中球封入体と Alport 症状を伴う．Epstein 症候群は封入体を伴わず，Alport 症状を伴う．

〔*Jan J Pediatr Hematol Oncol 2012:49(3):382–6*〕〔*Blood Rev. 2006;20(2):111–21*〕

36

肝酵素上昇（AST，ALT）のアセスメント

肝酵素上昇（AST, ALT）

↓

1 AST/ALTと肝機能を反映する検査項目
（T-Bil, PT-INR, 血糖, アルブミン, アンモニア）の評価
AST/ALT ≦2では肝細胞障害
AST/ALT ＞2で他の肝機能障害を示唆する異常があれば肝細胞障害+α
AST/ALT ＞2で他の肝機能障害を示唆する異常がなければ肝臓以外の原因（溶血や筋障害）によるもの

↓ 肝細胞障害がある

2 AST，ALT，CPK，LDH のバランスを評価（表１）

CPK	LDH と AST	他	診断	備考
正常～軽度上昇	LDH＜AST		肝細胞障害	AST，ALT＞1000U/L では、急性ウイルス肝炎，薬剤性肝障害，中毒性肝障害，低酸素性肝炎を考える 低酸素性肝炎では LDH＞AST となる
	LDH＜AST	AST/ALT＞2	アルコール性肝炎	AST は300-400U/L を超えない
	LDH＞AST	LDH＞CPK	低酸素性肝炎	AST/ALT は ＜2となる 循環不全や心不全，肺高血圧が原因となる 循環不全徴候の一つと捉える
高度上昇	LDH＞AST	LDH＜CPK	横紋筋融解症や心筋虚血，心筋炎の合併	AST/ALT は ＞2となる CK-MB や心原性酵素，心電図が鑑別に有用．

＊上記には限界があるため，病歴も当然重要

肝酵素上昇は救急外来での血液検査や，入院患者のフォロー検査において認められることが多い所見です．肝酵素上昇 ＝ 肝障害や横紋筋融解症，溶血による上昇だけではなく，循環不全や心不全のサインの一つのことがあります．

1 AST/ALT と肝機能を反映する検査項目（T-Bil，PT-INR，血糖，アルブミン，アンモニア）を評価する

- **AST/ALT≦2では肝細胞障害**
- **AST/ALT>2で他の肝機能障害を示唆する異常があれば肝細胞障害に加えて他の要素があると考える．**
- **AST/ALT>2で他の肝機能障害を示唆する異常がなければ肝臓以外の原因．溶血やCPK上昇によるものと考える．**

肝細胞には門脈側か，肝静脈側かで異なるものの，平均してAST/ALT 1.5-2の比率で酵素が存在しています．またASTの半減期は18時間，ALTは48時間であるため（Advancedレクチャー参照），急性の肝細胞障害の場合，まずAST/ALT＝1.5-2のバランスで肝酵素が上昇し，その48時間後にはASTとALTが逆転するような動態となります．このことを覚えておくと，AST，ALT上昇を認めた場合，肝細胞障害らしいか，らしくないかを直感で判断できるようになります．

一部例外がありますが，その場合肝機能を反映する検査項目を評価することで肝細胞障害を拾い上げます．具体的にはT-Bil，PT-INR，血糖値，アルブミン，アンモニアになります．血小板はDIC（播種性血管内凝固症候群）で容易に低下するため，著者は参考程度としています．DICの場合PT-INRも亢進しますが，肝障害では最も半減期の短いVII因子が早期に欠乏し，PT-INR延長，APTT正常となるため，その点を考慮して評価します（Advancedレクチャー参照）．一つのデータに固執するのではなく，複数の検査結果で肝機能を評価することが重要です．

2 肝細胞障害がある場合，AST，ALT，CPK，LDHのバランスに注目する（表1）

- **CPKが正常～軽度上昇で，LDH<ASTならば肝細胞障害と判断する．**
  - ►**AST，ALT>1000U/Lとなる場合，急性ウイルス性肝炎，薬剤性肝障害，中毒性肝障害，低酸素性肝炎（この場合LDH>ASTとなる）を考慮する．**
  - ►**AST/ALT>2ではアルコール性肝炎を考慮．アルコール性肝炎の場合はALTは300-400U/Lを超えない**〔*Am J Gastroenterol. 1999;94(4):1018-22*〕〔*N Engl J Med. 2009;360(26):2758-69*〕．**さらにγGTP/ALP>5もアルコール性肝炎を示唆する**〔*Wallach J. (2007) Interpretation of diagnostic test 8th ed. Lippincott Williams & Wilkins*〕．
- **CPKが正常～軽度上昇，LDH>AST，かつLDH>CPKでは低酸素性肝炎を考慮**〔*Medicine (Baltimore). 2003;82(6):392-406*〕．**背景に敗血症や心不全，肺高血圧症，循環不全が認められればさらに疑いは強くなる．また，循環不全徴候の一つとして捉える．**
- **CPKが高度上昇し，LDH>AST，かつLDH<CPKでは横紋筋融解症や心筋虚血，心筋**

炎の合併を考慮する．CK-MB や心筋逸脱酵素，12誘導心電図の評価を行うべき
37 CPK 上昇時のアセスメント**．**

- **これら酵素バランスによる評価も有用ではあるが，やはり病歴や所見をおろそかにはしない．必ず病歴や所見との整合性を意識しつつ原因検索を行う．**

肝細胞障害が疑われれば，AST，ALT，CPK，LDH の値に注目し，原因を推測します．肝臓に含まれる LDH は LDH-5 であり，半減期が 9 時間と最も短い点が特長的です．AST，ALT よりも半減期が短いため，肝細胞障害では LDH は AST や ALT を上回ることはありえません（Advanced レクチャー参照）．蛇足ですが，LDH-1，2 が最も半減期が長いため，溶血や心筋梗塞で上昇した LDH はなかなか下がりにくく，肝障害で上昇した LDH はすぐ下がるという感覚も重要です．

LDH＞AST となる肝細胞障害は低酸素性肝炎と横紋筋融解や心筋虚血，心筋炎を合併した肝細胞障害を考慮します．両者の鑑別には AST/ALT，LDH と CPK のバランス，CK-MB，心筋逸脱酵素（トロポニン T），12誘導心電図が有用です（表 1 参照）．

酵素から原因を絞ることは重要ですが，病歴や所見を踏まえて整合性，妥当性を考えながら行うことが重要です．

Advanced レクチャー

◆各酵素の分布，半減期のまとめ（表2-4）◆

表2●各酵素の分布，半減期

酵素	分布	半減期
AST	心筋，肝，骨格筋≫腎，膵臓，赤血球	18時間
ALT	肝臓≫腎，心筋，骨格筋	48時間
γ-GTP	胆管，小管，近位尿細管，脳，前立腺，膵臓	7-10日
ALP	胆管上皮，骨，胎盤，小腸，腫瘍性	7-10日，アルコール摂取で≧28日に延長

Wallach. J. op.cit.

表3●ALP のアイソザイム

ALP	臓器	%
ALP-1	肝臓	0-2
ALP-2	肝臓	22-63
ALP-3	骨	31-71
ALP-4	胎盤	
ALP-5	小腸	0-20

Wallach. J. op.cit.

表4●LDH のアイソザイム

LDH	半減期	心臓	肝臓	腎臓	大脳	骨格筋	肺	脾臓	赤血球	皮膚
LDH-1	79時間	60%	0.2%	28%	28%	3%	10%	5%	40%	0%
LDH-2	75時間	30%	0.8%	34%	34%	4%	18%	15%	30%	0%
LDH-3	31時間	5%	1%	21%	19%	8%	28%	31%	15%	4%
LDH-4	15時間	3%	4%	11%	16%	9%	23%	31%	10%	17%
LDH-5	9時間	2%	94%	6%	5%	76%	21%	18%	5%	79%

〔*Wallach. J. op.cit*〕

◆凝固因子の半減期（表5）◆

表5●凝固因子の半減期

凝固因子		半減期	凝固因子		半減期
I	Fibrinogen	4-6日	IX		18-24時間
II	Prothrombin	3-4日	X	Stuart-Prower	1-2日
V	Proaccelerin	15-20時間	XI		2-3日
VII	Proconvertin	1.5-5時間	XII	Hageman	40-60時間
VIII	Antihemophiliac	8-12時間	XIII	Fibrin-Stabilizing	4.5-7時間

〔*Jacques Wallach. (2007) Interpretation of diagnostic test 8th edition. Lippincott Williams & Wilkins*〕

◆低酸素性肝炎とは◆

・低酸素性肝炎は肝臓への酸素供給が低下することで生じる肝障害であり，虚血肝やショック肝などさまざまな呼び方がある．ここでは低酸素性肝炎で統一する．

・急性肝不全の原因の4.4%を占め〔*Dig Dis Sci. 2012;57(3):777-85*〕，入院患者の0.3%，ICU患者の1-2%で認められる〔*Mayo Clin Proc. 2006;81(9):1232-6*〕．

・急激な循環不全（うっ血性心不全，肺塞栓，心筋梗塞），呼吸不全が原因となる．また，基礎に慢性心不全や肝うっ血がある患者では肝細胞がより容易に低酸素環境下に晒されるため，軽度な低酸素血症や循環不全で肝障害が誘発されることがある〔*Clin Liver Dis. 2011;15(1):1-20*〕．

・低酸素性肝炎と他の急性肝炎は臨床所見で鑑別することは難しい．低酸素性肝炎では約半数で肝圧痛が認められ，肝性脳症も認められる（ただしこれは原疾患による意識障害の可能性もある）〔*Medicine (Baltimore). 2003;82(6):392-406*〕〔*Dig Dis Sci. 2012;57 (3):777-85*〕．

・肝酵素上昇パターンと経過から判断することが重要となる．

◆低酸素性肝炎の血液検査所見◆

・低酸素，低血圧，低心拍出量の患者において，ALT>3,000IU/L，AST>ALT，ALT<LDHを満たす患者では低酸素性肝炎と診断可能である．ALT>3,000IU/Lとなる病態の52%が低酸素性肝炎，13%が中毒，薬剤性肝障害，7%が急性ウイルス性肝炎〔*Clin Liver Dis. 2011;15(1):1-*

20〕である．

・急性ウイルス性肝炎，アセトアミノフェン中毒，低酸素性肝炎患者における AST，ALT/LDH を評価した報告では，低酸素性肝炎では AST，ALT/LDH＜1となり，ALT/LDH＞1.5はウイルス性肝炎を感度94％，特異度84％で示唆する所見となる結果であった（表5）〔*J Clin Gastroenterol. 1994;19(2):118-21*〕．

表5●急性肝障害における AST/LDH，ALT/LDH（IU/L で計算）

	急性ウイルス性肝炎	hypoxic hepatitis	アセトアミノフェン中毒
ALT/LDH	4.65［1.0-11.1］	0.87［0.17-2.89］	1.46［0.11-8.26］
AST/LDH	2.47［0.11-7.53］	0.81［0.24-1.71］	1.46［0.11-7.34］

・低酸素性肝炎では，肝酵素上昇ピーク時は LDH＞AST＞ALT となり，原因が改善すれば翌日には肝酵素は著明に改善が認められ，その際は ALT＞AST ≥ LDH となる〔*Medicine (Baltimore). 2003;82(6):392-406*〕．評価の時期により酵素のバランスが変化することに注意すべきである．

・T-Bil も軽度上昇する．T-Bil は AST，ALT が低下し始めたころに上昇し始め，しばらく上昇が持続する．大半の症例が T-Bil5mg/dL までの上昇であり，＞5mg/dL となるのは16％，＞10mg/dL となるのは3.5%のみである〔*Medicine (Baltimore). 2003;82 (6):392-406*〕．

37

CPK上昇時のアセスメント

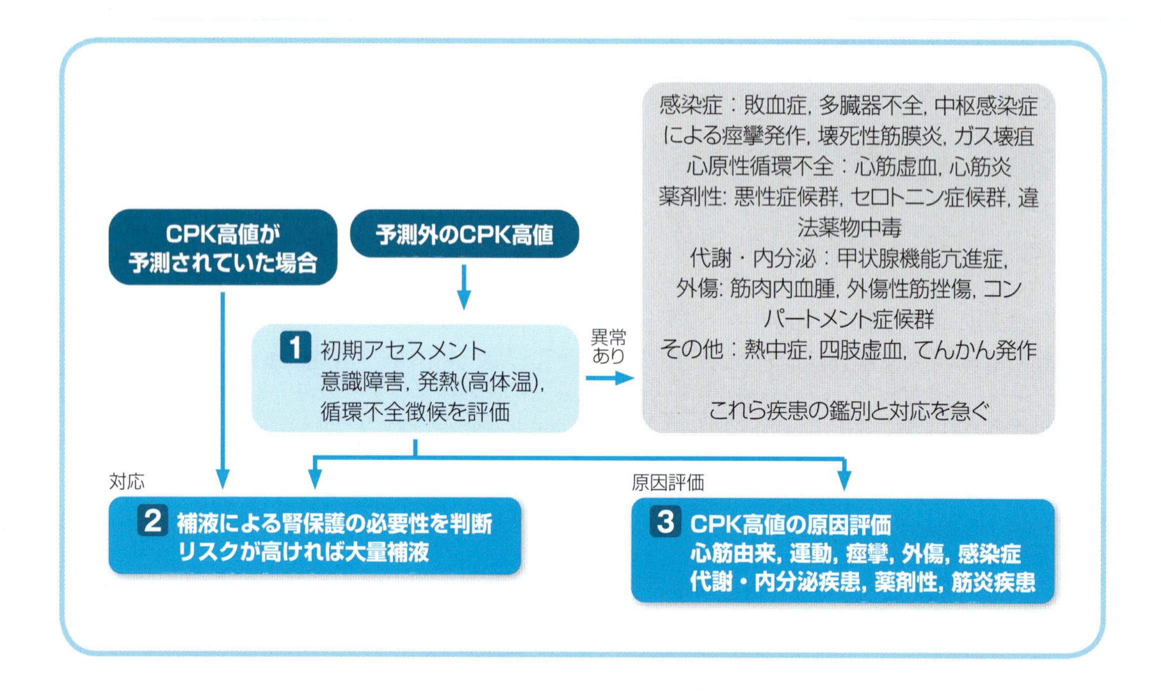

紹介を除き，「CPK高値」を主訴として来院する患者はおりません．ほとんどが診療中に血液検査にて発見されるケース，定期検査にて上昇が認められたケースであると思います．

痙攣後や外傷後でCPK高値が予測されている場合は原疾患への対応と，横紋筋融解症による腎不全リスクを評価し，補液負荷を行うことが重要です（2）．偶発的，予測していない状況でCPK高値が認められた場合，まず初期アセスメントにて意識障害，発熱，循環不全徴候の評価を行います（1）．

1 予測外のCPK高値における初期アセスメント

- CPK高値では意識障害，発熱（高体温），循環不全徴候に注目．循環不全の所見としてCPK高値となることがありえる．意識障害，発熱（高体温），循環不全を伴う場合の鑑別疾患は表1を参照．
- 心筋由来のCPK上昇（CK-MB）も常に念頭におく．胸痛や呼吸苦を認める場合は特に注意が必要．CK-MBやトロポニンの評価，12誘導心電図を評価する．

表1●意識障害，発熱（高体温），循環不全を伴うCPK上昇の鑑別疾患

カテゴリー	疾患	特徴，評価のポイント
感染症	敗血症，中枢感染症による痙攣発作，壊死性筋膜炎，ガス壊疽	血液分布異常性循環不全となる． 壊死性筋膜炎やガス壊疽では局所の疼痛や皮膚所見を． 意識障害があれば痙攣発作合併の可能性も考慮する．
心疾患	心筋虚血，心筋炎	心原性，心外閉塞・拘束性循環不全となる． 胸痛，呼吸苦，不整脈の合併． 心電図，CK-MBの評価（>10%），トロポニンの評価が有用．
薬剤性	悪性症候群，セロトニン症候群，違法薬物中毒（覚醒剤など），アルコール離脱症	高体温（>40度），頻脈，高血圧，筋強直，振戦，発汗，意識障害など． 原因薬剤の使用歴，中断歴，投与量の変更*
代謝，内分泌	甲状腺機能亢進症（クリーゼ）	発熱，頻脈，心房細動，意識障害，消化管症状（嘔気，嘔吐，下痢，黄疸） 心不全症状もあり．
外傷性	筋血腫，外傷性筋挫傷，コンパートメント症候群	外傷歴，局所の疼痛，所見
その他	熱中症，四肢虚血，てんかん発作	熱中症：高体温，病歴からの判断 四肢虚血：局所の疼痛，皮膚温の低下，チアノーゼやMottling所見．23 四肢の疼痛，しびれ てんかん発作：意識障害や痙攣の目撃12 痙攣重積発作への対応

*セロトニン症候群に関連する薬剤：［開始，増量，過量服薬］モノアミン酸化酵素阻害薬，SNRI，SSRI，三環系抗うつ薬，オピオイド，デキストロメトルファン（メジコン®），トリプタン製剤，カルバマゼピン，バルプロ酸，覚醒剤（アンフェタミンなど），制吐薬（ドロペリドール，メトクロプラミド，オンダンセトロン）など
悪性症候群に関連する薬剤：［中止，減量］レボドパ，ドパミンアゴニスト，アマンタジン．［過量服薬］三環系抗うつ薬，アンフェタミン，リチウムなど．［開始，導入］抗精神病薬，非定型抗精神病薬，制吐薬（メトクロプラミド，ドロペリドール，プロクロペラジン），プロメタジン

2 横紋筋融解症による腎不全リスクの評価と対応

腎不全，死亡リスクの評価

- **横紋筋融解症の定義は定まっていないが，一般的にCPK >1000-2000U/Lで定義されることが多い（心筋虚血や心筋炎は除外される）．**
- **横紋筋融解症における腎不全（透析導入），死亡リスクを評価にはリスクスコアが有用（表2）．スコア≦5点ならば腎不全，死亡リスクは<10%，6～11点では10-50%，>11点では>50%となる〔*JAMA Intern Med. 2013;173(19):1821-8*〕．**

表2●横紋筋融解症における腎不全，死亡リスクを評価するスコア

リスク		点数
年齢	51～70歳	1.5
	71～80歳	2.5
	81歳～	3
性別	女性	1
初期Cr値	1.4～2.2mg/dL	1.5
	2.3mg/dL～	3
初期Ca値	<7.5mg/dL	2
初期CPK値	>40,000U/L	2
横紋筋融解症の原因	痙攣，失神，運動，スタチン，筋炎以外の原因	3
初期P値	4.0～5.4mg/dL	1.5
	5.5mg/dL～	3
初期 HCO_3値	<19mEq/L	2

〔*JAMA Intern Med*. 2013;173(19):1821-8〕

横紋筋融解症に対する補液負荷

〔*Clin Biochem*. 2017;50(12):656-62〕

- 横紋筋融解症では腎不全の予防のために補液負荷を行う．また筋崩壊に伴いKやPの放出，Caの沈着による低下も認められるため，電解質補正も重要．
- 補液は尿量が3 mL/kg/時，200-300ml/時となるように補液負荷を行う．大量に補液するため，エコーによるIVC，心機能の評価は必須．心機能低下が疑わしい場合は補液負荷中も頻回にフォローを行い，フロセミドの併用も考慮する．利尿薬の使用自体に腎不全予防効果は認めない．
- 使用する補液は細胞外液（生理食塩水や乳酸リンゲル）でよいが，1号液（生理食塩水と5％TZの混合）500mlあたり重炭酸ナトリウム20mEq（メイロン®8.4% 20mL）程度混注したものを用いることで，尿pHを6.5程度に，動脈血pHを<7.50に維持可能で，さらにNa負荷も少なく済む利点がある．

Advanced レクチャー

◆横紋筋融解症における腎不全，死亡リスク因子◆

・CPK >5,000U/Lとなった入院患者2371例を対象とし，腎不全（透析導入），死亡リスクを評価した後ろ向き解析では，関連する因子は年齢，女性，初期のCr値，Ca値，P値，CPK値，HCO_3値，横紋筋融解症の原因であった．横紋筋融解症の原因では熱傷や外傷，外科手術後，悪性症候群，敗血症，コンパートメント症候群，心停止後では特にリスクが高い．この因子によりスコ

アを作成したのが表2である〔*JAMA Intern Med. 2013;173(19):1821-8*〕.

・CPK >2,000U/L で加療した522例の解析では，腎不全と関連する因子は年齢，初期 Ca 値（低いほどリスク），初期動脈血 pH（アシドーシスがリスク）であった．この報告では CPK 値はリスク因子とはならなかった〔*Intern Med J. 2015;45(11):1173-8*〕.

3 CPK 高値の原因精査

CPK 高値の原因では筋肉の直接障害（外傷，虚血，炎症），全身疾患（代謝・内分泌疾患，敗血症），薬剤，筋運動，その他に分類して考えます（表3）.

表3●CPK 高値原因

カテゴリー	疾患
外傷性	外傷，熱傷，感電，長時間同じ姿勢による筋挫滅．
虚血性	血管傷害，圧迫による阻血，コンパートメント症候群
炎症性	自己免疫性筋炎，壊死性筋炎，ウイルス性筋炎， 壊死性筋膜炎，ガス壊疽
代謝・内分泌疾患	低 Na 血症，低 K 血症，低 P 血症，糖尿病性ケトアシドーシス，甲状腺機能異常
感染症	敗血症や菌血症に伴うもの（Advanced レクチャー参照）
薬剤性，毒素性	抗精神病薬，抗うつ薬，リチウム，ベンゾジアゼピン，プロポフォール，バルビツレート，抗ヒスタミン アムホテリシン B，アザチオプリン，ステロイド，マクロライド，アセトアミノフェン，ペンタミジン，ペニシラミン，サクシニルコリン，テオフィリン，サイアザイド，ST 合剤，スタチン，フィブラート アルコール，メタノール，カフェイン，覚醒剤，コカイン
筋運動	スポーツ，マラソン，ウェイトリフティング， 痙攣，喘息発作
その他	遺伝性筋代謝疾患，低体温症，熱中症，マクロ CPK 血症

〔*Medicine (Baltimore). 2005;84(6):377-85*〕〔*Clin Biochem. 2017;50(12):656-62*〕

Advanced レクチャー

◆ 感染症による横紋筋融解症 ◆

・感染症では細菌による筋への直接浸潤，細菌が産生する毒素による筋障害が生じ，横紋筋融解症を合併することがある．

・感染症に伴う横紋筋融解症60例の解析では，最も多い原因菌はレジオネラ，*Francisella tularensis*（野兎病の起因菌），肺炎球菌，サルモネラ，黄色ブドウ球菌，腸内細菌群であった．肺炎球菌や黄色ブドウ球菌，サルモネラは筋への直接浸潤が原因で，他は毒素による筋障害が原因とされた〔*Am J Med Sci. 2003;326(2):79-88*〕.

・ICU 患者において，感染症で血液培養が陽性となった491例中，横紋筋融解症を認め，かつ他の横紋筋融解症の原因を認めなかったのは35例（7.1%）であった．この35例における原因菌は黄色ブドウ球菌が25.7%，表皮ブドウ球菌が5.7%，肺炎球菌が14.2%，腸球菌が22.8%，緑膿菌が20%，大腸菌 8.5%，肺炎桿菌が2.8%〔*Intensive Care Med. 1999;25(5):469-74*〕.

・他の報告からも，黄色ブドウ球菌，肺炎球菌，緑膿菌，大腸菌，肺炎桿菌菌血症に伴う報告が多い〔*PLoS One. 2009;4(9):e7182*〕〔*Intern Med J. 2015;45(11):1173-8*〕.

・敗血症や菌血症で横紋筋融解症を合併することを覚えておくことは重要である.

◆ 筋運動後の CPK の動態 ◆

・痙攣後やマラソンなどの運動後，どのように CPK が動くかを知っておくことは重要.

・15名の健常人ボランティアが1時間のウェイトリフティングをしたのちに各筋逸脱酵素をフォローした報告では，CPK は運動の3-4日後にピークを迎え，正常化するのは10-12日後であった〔*Br J Clin Pharmacol. 2008;65(2):253-9*〕.

・これより，外来で CPK 上昇を見つけた場合，運動についての病歴は1週間程度遡り聴取する必要がある.

◆ マクロ CPK 血症 ◆

・異常な高分子型の酵素により，血液検査で CPK が高値となる病態．マクロ CPK 血症では免疫グロブリンと結合し，高分子を形成する1型と酵素によるオリゴマー複合体形成を生じる2型がある〔*J Clin Chem Clin Biochem. 1990;28(2):65-81*〕.

・マクロ CPK 血症1型は CK-BB と IgG，IgA との複合体が多く，輸血ドナーの0.23-0.61%で認められる．平均年齢は56.4歳±24.6であるが，1-90歳までと幅広い．CPK は55-5505U/L まで上昇するが，約6割が正常上限となる．CPK アイソザイム（電気泳動）では MB と MM の間にバンドが認められる〔*Biochim Biophys Acta. 2015;1854(6):658-67*〕.

・マクロ CPK 血症2型はミトコンドリア CPK による CPK 上昇．頻度は0.5-2.6%で性別，年齢に関係なく認める．CPK は178.5U/L（範囲44-432），8-9割は CPK 正常範囲で，残りは中等度上昇する程度．CPK アイソザイム（電気泳動）では MM よりも陰性側にバンドが認められる．悪性腫瘍との合併も多い〔*J Clin Chem Clin Biochem. 1990;28(2):65-81*〕.

38

急性腎障害（急性のCr値の上昇），乏尿・無尿

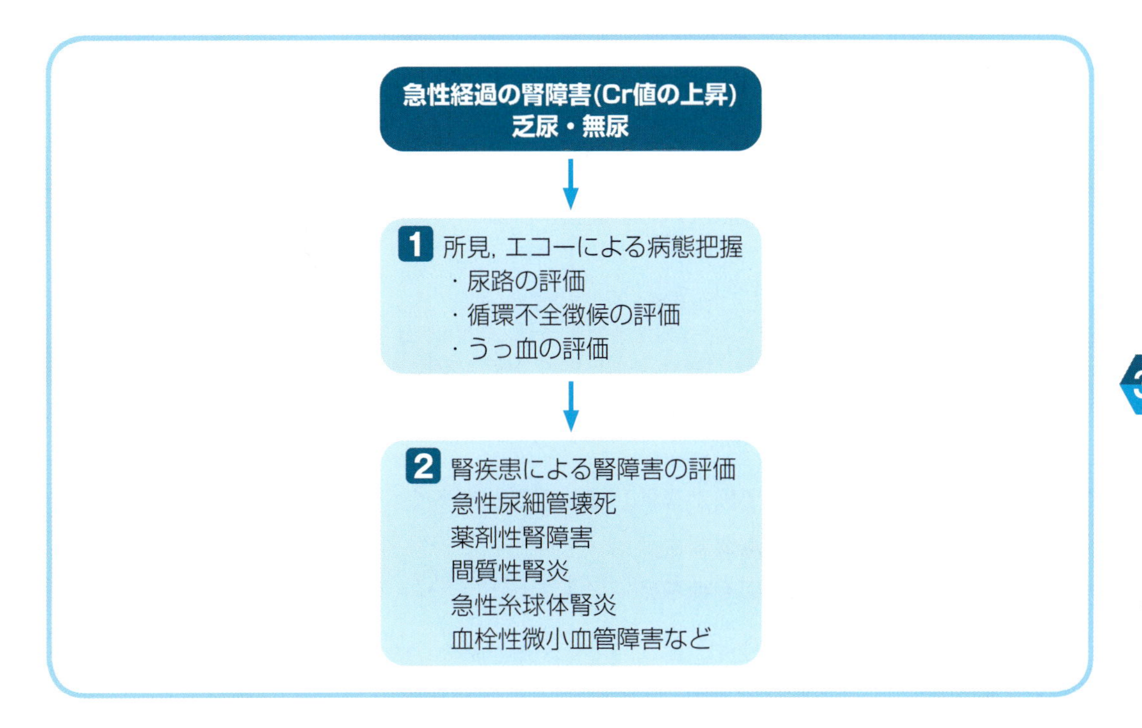

急性腎障害は入院患者の2-5％で認められます．急性腎障害の定義はRIFLE基準やAKIN分類，KDIGO分類などが使用されます．参考にKDIGO分類を表1にまとめます．

表1●急性腎障害の基準：KDIGO分類

KDIGO	血清Cr基準	尿量基準
1	基礎値の1.5-1.9倍，もしくは0.3mg/dL以上の増加	<0.5mL/kg/時が6-12時間持続
2	基礎値の2.0-2.9倍	<0.5mL/kg/時が12時間以上持続
3	基礎値の3倍，もしくは≧4.0mg/dLの増加，もしくは腎代替療法を開始 18歳未満の患者ではeGFR <35mL/分/1.73m^{2}の低下	<0.3mL/kg/時が24時間以上持続，もしくは無尿が12時間以上持続

急性腎障害は四つの要素に分けて考えます．動脈（循環不全），静脈（うっ血），尿路（閉塞），腎臓です（図1）．まず優先すべきは尿路，循環不全，うっ血の評価ですが，これにはエコーが有用です．腎臓の障害では尿細管，間質，糸球体，血管の障害がありますが，これらを明確に評価可能な指標は乏しく，薬剤使用歴を含む病歴や尿所見より推測します．必要

図1●急性腎障害を考える際の4要素

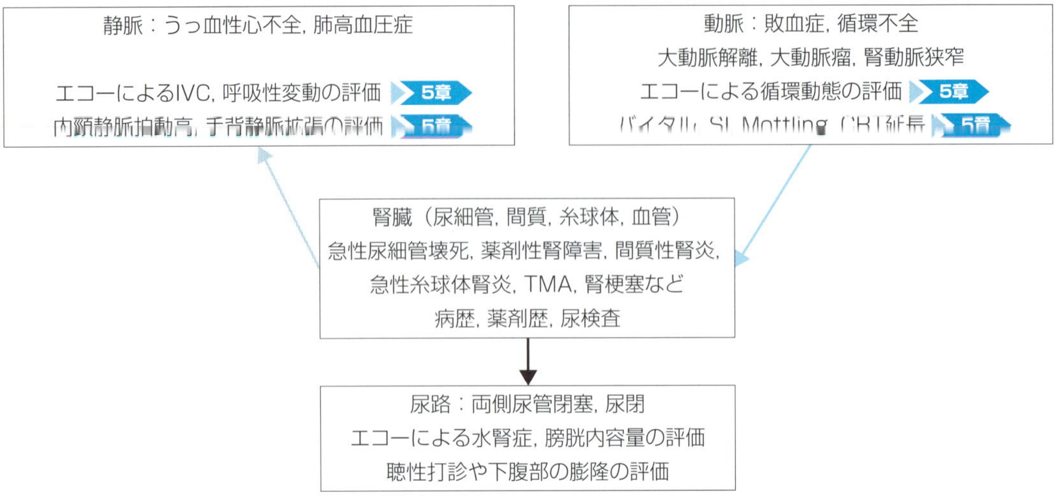

静脈：うっ血性心不全，肺高血圧症

エコーによるIVC，呼吸性変動の評価 5章
内頸静脈拍動高，手背静脈拡張の評価 5章

動脈：敗血症，循環不全
大動脈解離，大動脈瘤，腎動脈狭窄
エコーによる循環動態の評価 5章
バイタル，SI，Mottling，CRT延長 5章

腎臓（尿細管，間質，糸球体，血管）
急性尿細管壊死，薬剤性腎障害，間質性腎炎，
急性糸球体腎炎，TMA，腎梗塞など
病歴，薬剤歴，尿検査

尿路：両側尿管閉塞，尿閉
エコーによる水腎症，膀胱内容量の評価
聴性打診や下腹部の膨隆の評価

があれば腎生検も行います．

また，急性腎障害は複数の要因が合併していることが多く，病態の把握とそれぞれに対する対応を並行して行うことが重要です．

急性腎障害における透析適応も押さえておきましょう．

1 所見，エコーによる病態の把握

尿路の評価：

- 病歴では前立腺肥大や神経因性膀胱，神経障害リスクの評価（糖尿病や神経変性疾患，脊髄症の既往や症状）が有用．
- 身体所見では下腹部の膨隆，聴性打診による膀胱底の評価を行う．
- エコーによる水腎症の確認，膀胱容量（縦 cm × 横 cm × 高さ cm × 0.5で計算）の評価
- 尿閉があれば尿道カテーテルを留置し，閉塞を解除する．尿閉解除後は閉塞後利尿による脱水や電解質異常に注意し，尿量や電解質のフォローを行い，適宜補液の調節，電解質補正を行う．

動脈の評価： 5 循環不全の評価

- 病歴では食事摂取量や補液量の減少，下痢や嘔吐，短期的な体重減少など脱水を示唆する情報が有用．敗血症・循環不全を疑わせる病歴にも注意（悪寒戦慄を伴う発熱や意識障害など）
- 身体所見ではSI（Shock Index），CRT，Mottlingの評価を行う．CRTとMottlingスコアは腎血流との相関性が認められている〔*J Crit Care. 2016;35:105-9*〕．
- エコーでは目視でのEF評価に加えて，腹部大動脈解離，腹部大動脈瘤の評価を行う．可

能ならば腎動脈も描出する.

静脈の評価： ▶ 5 循環不全の評価

- 病歴では心不全既往, 短期的な体重増加, 呼吸困難感, 末梢の浮腫所見の確認など.
- 身体所見では内頸静脈拍動高, 手背静脈の拡張所見を評価.
- エコーでは IVC 径, 呼吸性変動を評価する. IVC 径＞20mm, 呼吸性変動＜15％は右房圧の上昇を強く疑う所見〔*Am J Emerg Med. 2012;30(5):778-83*〕.
- うっ血所見, 右房圧の亢進所見は腎不全による溢水を示唆する以外に, 心不全患者ではうっ血による腎障害（うっ血性腎不全）の評価としても重要（Advanced レクチャー参照).

Advanced レクチャー

◆聴性打診による膀胱底の評価方法◆

・恥骨上縁に接するように聴診器を下腹部に当て, 臍部から正中線上を打診し, 音が変わるポイントを判別する. 音が変わる部位が膀胱底部の位置であり, その位置が恥骨上縁から7cm 以上頭側にあれば残尿量＞250mL を示唆する. 聴診器の直径が5-5.5cm であるため, 当てている聴診器よりも 2cm 頭側で音が変化すれば残尿量が多いと判断できる. 音の変化がない場合は, 残尿量は≦100mL 程度といえる〔*Arch Intern Med. 1985;145 (10):1823-5*〕.

◆うっ血性腎不全◆

・EF が低下（平均20±8%）した心不全患者145例に肺動脈カテーテルを留置し, 入院中の腎機能増悪（Cr 0.3mg/dL 以上の低下で定義）と関連するパラメータを評価した報告では, 中心静脈圧と腎機能増悪に有意な相関が認められた. 心係数には相関性が認められず, うっ血が腎機能増悪に関連している可能性が示唆された〔*J Am Coll Cardiol. 2009;53(7):589-96*〕.

・EF ＜40%の65歳以上で, 冠動脈バイパス術を行った1497例の解析では, 術後6時間での CVP が 5mmHg 増加するごとに, 心係数や他リスク因子で調節した急性腎障害もしくは死亡リスクは有意に上昇する結果であった（OR 1.5 [1.28-1.86]）〔*J Crit Care. 2014;29(6):1006-10*〕.

・これらより, うっ血も腎機能低下の一つの因子となっている可能性があり, 特に心不全患者では気にしておくべき指標といえる.

2 腎疾患による腎障害の評価

1の評価に並行して, 腎疾患の関与も評価します. 評価には病歴・所見, 尿生化学検査, 尿沈渣所見を使用します. 有名なのは FENa や FEUN ですが, 表 2 に示すように絶対的な指標とはいえません. 複数の情報, 指標を用い, さらに1の病態に対する治療への反応性も評価しつつ鑑別を進める必要があります.

急性腎障害の原因となる腎疾患とその鑑別点を表3にまとめます．原因がわからない場合や，間質性腎炎や糸球体腎炎を疑う場合は腎生検を考慮します．

表2●FENa，FEUNによる急性腎障害の評価

アウトカム	カットオフ	感度	特異度
腎前性腎不全の評価	FENa <1%	78-96%	67-96%
	FEUN <35%	48-92%	75-100%
利尿薬使用中の患者における腎前性腎不全の評価	FENa <1%	29-63%	81-82%
	FEUN <35%	79-100%	33-91%
腎疾患による腎不全の評価	FENa >3%	56-75%	78-100%
	FEUN >50%	68-75%	48-98%

Cleve Clin J Med. 2012;79(2):121-6.

表3●急性腎障害の原因となる腎疾患

疾患，病態	鑑別点
急性尿細管壊死	循環不全に伴う急性腎障害において，FENa >3%，FEUN >50%，尿沈渣における尿細管上皮細胞，顆粒球円柱の存在は強く急性尿細管壊死を示唆する（Advancedレクチャー参照） 対応は全身管理，循環不全への対応が中心．
薬剤性腎障害（間質性腎炎は別記載）	薬剤使用，開始歴の確認 尿細管上皮障害：アミノグリコシド，バンコマイシン，アムホテリシンB，アシクロビル 糸球体障害：金製剤，ペニシラミン，ヒドララジン 腎血流の低下：ACE阻害薬，アンジオテンシンII受容体拮抗薬，NSAIDs，カルシニューリン阻害薬 尿細管閉塞：メトトレキサート，バラシクロビル，アシクロビルなど 対応は原因薬剤の中止
間質性腎炎**	原因についてはAdvancedレクチャー参照 原因薬剤の使用歴，原因感染症の罹患歴，自己免疫疾患やサルコイドーシスの既往歴 腎障害は非ネフローゼ域の蛋白尿，膿尿，血尿を認める．尿中好酸球は鑑別に有用ではない． 他の所見は，薬剤性では関節痛（45%）や皮疹（22%），末梢血好酸球増多（23-35%），肝障害の合併．感染性では原因感染症に応じた症状，所見．自己免疫疾患では原疾患に応じた所見，サルコイドーシスでは肺野病変やぶどう膜炎など． 対応はステロイドによる治療が基本．薬剤性では原因薬剤の中止が必須

（次ページにつづく）

疾患，病態	鑑別点
急性糸球体腎炎	SLE，ANCA 関連血管炎，IgA 血管炎，結節性多発動脈炎，抗 GBM 抗体症候群，溶連菌感染後糸球体腎炎など． 尿蛋白，膿尿，血尿を認める． 他に各自己抗体の評価（抗核抗体，抗 Sm 抗体，抗 Ds-DNA 抗体，MPO-ANCA，PR3-ANCA，抗 GBM 抗体など），溶連菌感染の病歴，ASO，ASK，補体，他血管炎や自己免疫疾患を示唆する所見の確認 対応は原疾患に応じてステロイドや免疫抑制，血漿交換を行う．溶連菌感染後糸球体腎炎では保存的加療となる．
血栓性微小血管障害（TMA）	血小板減少，LDH 上昇を認める．血小板減少に比べて凝固障害が軽度であることが多い 35 血小板減少のアセスメント 高血圧緊急症では収縮期血圧＞130mmHg となるような高血圧． 強皮症既往がある患者では強皮症腎クリーゼも考慮． 血便や腸炎エピソードを伴う場合は溶血性尿毒症症候群（HUS）を考慮する． 対応は原因に応じて，降圧治療や血漿交換，保存的加療など．
腎梗塞*	尿管結石様の急性の腰背部～鼠径部痛を認めるが，結石や閉塞所見がない．血液検査では LDH の単独上昇を認める．血尿や蛋白尿は4–6割で認める． 心房細動や真性多血症，本態性血小板増多症，血管炎などがリスクとなる 対応は抗凝固療法となる
コレステロール塞栓症†	胸部，腹部大動脈瘤や心臓カテーテル検査，心臓血管手術がリスクとなり，高齢者の慢性，急性腎障害の原因として重要． 高齢者の急性腎障害の6.9%がコレステロール塞栓によるものとの報告もある． 他の部位の塞栓症状を伴う：消化管が16.6–48%（消化管粘膜障害，潰瘍形成）皮膚が35–96%（下肢の網様紅斑，潰瘍，壊死，チアノーゼ，紫斑） 末梢血好酸球増多（6–18%程度の増加）が80%で認められる． 対応は対症療法となる．
造影剤腎症‡	造影剤投与3日以内に Cr ＞25%の上昇もしくは＞0.5mg/dL の上昇があり，他に原因がない場合で定義される．Cr 値は造影剤使用後2–3日でピークとなりその後14日程度で正常化する．
横紋筋融解症に伴う腎症	CPK 上昇，横紋筋融解に伴う腎障害で疑う ミオグロビン円柱，ミオグロビン尿の評価． 37 CPK 上昇時のアセスメント

* 〔*Am J Emerg Med. 2012;30(7):1055–60*〕〔*Am J Kidney Dis. 2016;67(2):243–50*〕
** 〔*Clin J Am Soc Nephrol. 2013;8(11):1857–62*〕〔*Am J Kidney Dis. 2014;64 (4):558–66*〕〔*Nephrol Dial Transplant. 2015;30(9):1472–9*〕〔*Kidney Int. 2010;77(11):956–61*〕
† 〔*Circulation. 2010;122(6):631–41*〕
‡ 〔*J Nephropathol. 2014;3(2):51–6*〕

Advanced レクチャー

◆ 尿沈渣による急性尿細管壊死と腎前性腎不全の鑑別 ◆

・初診で急性腎障害と診断された249例において，尿沈渣を評価し，最終的な診断と尿沈渣所見の関連を評価した報告では，顆粒球円柱と尿細管上皮細胞は有意に急性尿細管壊死を示唆する所見であった（表4）〔*Clin J Am Soc Nephrol. 2008;3(6):1615-9*〕.

・また，これら所見は急性腎障害患者の腎予後予測にも有用で，顆粒球円柱や尿細管上皮が多いほど腎機能増悪，透析移行リスクが高くなる〔*Clin J Am Soc Nephrol. 2010;5 (3): 402-8*〕〔*Clin J Am Soc Nephrol. 2011;6(12):2740-9*〕〔*Nephrol Dial Transplant. 2012;27(2):582-8*〕

表4●尿沈渣所見と急性尿細管壊死

尿沈渣所見	カットオフ	急性尿細管壊死に対する LR
顆粒球円柱	0	0.23
	1-5/LPF	2.97
	6-10/LPF	9.68
	>10/LPF	∞
尿細管上皮細胞	0	0.72
	1-5/HPF	1.97
	6-20/HPF	∞
	>20/HPF	∞

LPF：100倍視野，HPF：400倍視野

Clin J Am Soc Nephrol. 2008;3(6):1615-9.

◆ 急性間質性腎炎の原因 ◆

・急性間質性腎炎の原因を表5にまとめる.

・薬剤性が最も多く，>75%を占める．高齢者では90%が薬剤性．特に抗菌薬（ペニシリン系，セファロスポリン，ST 合剤），NSAID，PPI が三大原因．抗菌薬は全年齢で最も多い原因（30-47%）．さらに若年者では NSAID が多く（10%），高齢者では PPI によるものが多い（18%）〔*Kidney Int. 2015;87(2):458-64*〕.

・感染症では細菌感染，ウイルスなどさまざまな原因がある.
近年，抗菌薬の使用が増加しているため，感染症が原因となる間質性腎炎は減少傾向.

・間質性腎炎を伴う自己免疫疾患は SLE，Sjögren 症候群，IgG4関連疾患，サルコイドーシスなどが原因となる.

・特発性では抗 TBM 抗体陽性，TINU 症候群（tubulointerstitial nephritis and uveitis syndrome）が含まれる.

表5●急性間質性腎炎の原因

原因	
薬剤性	抗菌薬（βラクタム系，ST 合剤，キノロン系，バンコマイシン，抗結核薬など），NSAID，プロトンポンプ阻害薬，利尿薬（サイアザイド系，フロセミド），その他（シメチジン，アロプリノール，アスピリン，カルバマゼピン，フェノバルビタール，アザチオプリンなど）
感染症	細菌性（*Streptococci*, *Staphylococci*，ジフテリア，ブルセラ，レジオネラ，カンピロバクター，マイコプラズマ，梅毒，結核） ウイルス性（CMV，EBV，HCV，HSV，HIV，風疹，麻疹など） その他（トキソプラズマ，リケッチア，リーシュマニア，レプトスピラ）
自己免疫疾患	SLE，Sjögren 症候群，サルコドーシス，混合性結合組織病（MCTD），IgG4関連疾患など
特発性	抗 TBM 抗体陽性，TINU 症候群
その他	悪性腫瘍，分類不能型免疫不全症（common variable immunodeficiency）

〔*Am Fam Physician. 2003;67(12):2527–34*〕〔*Am J Kidney Dis. 2014;64(4):558–66*〕

◆ 造影 CT 検査による造影剤腎症について ◆

・造影剤腎症の報告の大半が冠動脈造影に伴う腎障害の報告であり，造影 CT による報告は比較的少ない．造影剤腎症のリスクは造影剤使用量に比例して上昇する．特に150mL を超えると高リスクとなる〔*Indian Heart J. 2014;66(5):517–24*〕．造影 CT 検査における造影剤使用量は100mL 未満であることがほとんどであり，冠動脈造影検査よりもリスクは低いと考えられる．

・韓国における，14万回の造影 CT 検査での造影剤腎症の合併率は2.2%であった〔*Korean J Radiol. 2014;15(4):456–63*〕．また造影 CT による造影剤腎症の頻度を評価したメタアナリシスでは5.0% [3.8–6.5] と頻度は低い〔*Eur J Radiol. 2013;82(9):e387–99*〕．脳血管 CT 検査ではさらに造影剤使用量は少なく（50–75mL 程度），腎不全のリスクにはならないという報告もある〔*AJNR Am J Neuroradiol. 2010;31(5):817–21*〕．

・造影剤腎症のリスク因子を表6に示す．

◆ 造影剤腎症の予防の適応 ◆

・eGFR ≥ 60mL/ 分の患者では予防の必要はない．

・eGFR < 60mL/ 分では，造影剤を動注で使用する場合，急性疾患患者，腎機能が不安定な患者，造影剤腎症リスク因子（表6）がある患者，eGFR ≤45mL/ 分で造影剤の経静脈投与を行う患者でも予防を行う．

◆ 造影剤腎症の予防方法 ◆

・予防は基本的に補液をしっかりと行えば良い．

・ER において，緊急造影 CT が必要と判断され，かつ中等度～高度の造影剤腎症リスクのある患者群を対象とした非盲検ランダム化比較試験では，補液負荷のみの群，補液＋ $NaHCO_3$投与併用群，補液＋ N アセチルシステイン併用群で造影剤腎症リスクには有意差を認めなかった〔*Acad Emerg Med. 2014;21(6):615–22*〕．

表6●造影剤腎症のリスク因子（造影 CT 検査）

リスク因子	
糖尿病	化学療法施行歴
腎疾患，片腎	臓器移植後
敗血症	血管疾患（高血圧，心不全，心疾患，末梢血管疾患）
低血圧	腎毒性のある薬剤
脱水症，低循環	HIV 感染
高齢者（>70歳）	膠原病

〔*Can Assoc Radiol J. 2014;65(2):96-105*〕

・薬剤による造影剤腎症の予防は補助的なものと考え，基本的には補液をしっかりと行うことを意識することが重要.

・待機的造影検査の場合，生理食塩水を1mL/kg/ 時の速度で検査の前後12時間投与する.

・同日に検査を行う必要がある場合は生理食塩水を3mL/kg/ 時で検査の1時間以上前から検査後6時間投与する.

・補液負荷による予防効果は RR 0.41 [0.22-0.79]，NNT 10.5〔*Lancet. 2014; 383(9931): 1814-23*〕.

透析療法の適応

・急性腎障害における透析療法は以下の場合に考慮：

►利尿薬でもコントロール不良な溢水

►高 K 血症（> 6 mEq/L で心電図変化あり）

►適切な治療関わらず増悪する代謝性アシドーシス（pH <7. 15）

►尿毒症症状の増悪（BUN >76-100mg/dL で悪心，嘔吐，意識障害あり）

►コントロール不能な電解質異常（Mg > 8 mEq/L など）〔*Clin J Am Soc Nephrol. 2008;3(3):876-80*〕.

・近年重症疾患に伴う急性腎障害における早期の透析導入（KDIGO ステージ 2 ～ 3 での導入）を評価したランダム比較試験が発表されているが，早期導入の利点については未だ結論が出ていない.

Advanced レクチャー

◆重症疾患に伴う，急性腎障害における透析療法の導入タイミングを評価したランダム化比較試験（腎動脈閉塞や糸球体腎炎，血管炎，腎後性腎不全，血栓性微小血管障害は除外）◆

・AKIKI trial〔*N Engl J Med. 2016;375(2):122-33*〕：挿管管理，もしくはカテコラミンを使用しているICU患者で，かつKDIGOステージ3（表1）を満たす620例を対象とし，早期透析導入群（KDIGO 3で導入）と晩期導入群（BUN ＞112mg/dL，血清K ＞6mEq/L，動脈血pH ＜7.15，溢水による急性肺水腫でSpO_2>95%を保つためにFiO_2>0.5必要の一つ以上を満たす場合に導入）に割付け，生存率，28日，60日時点での透析導入率を比較したランダム化比較試験．母集団の背景疾患は敗血症，敗血症性ショックが8割を占めた．アウトカムは生存率や透析継続率に有意差は認められなかった．

・ELAIN trial〔*JAMA. 2016;315(20):2190-9*〕：重症患者*で，KDIGOステージ2を満たし，NGAL ＞150ng/mL（neutrophil gelatinase-associated lipocalin. 急性腎障害のマーカー）を認める231例を対象とし，早期透析導入群（KDIGO 2を満たして8時間以内に導入）と晩期導入群（KDIGO 3を満たして12時間以内に導入する，もしくは導入しない群）に割付け，死亡リスクを比較したランダム化比較試験．AKIKI trialと異なり，母集団の背景疾患は心疾患患者が4-5割，外傷が1割，腹部手術後患者が3-4割を占めた．アウトカムは早期導入群で有意に死亡リスクの低下効果が認められた（90日死亡率39.3% vs 54.7%，HR 0.66［0.45-0.97］）．

*以下の一つ以上を満たす群：重症敗血症，カテコラミン使用中，コントロール不良の溢水（肺水腫の増悪，P/F ＜300），SOFAスコア2点以上の増悪（腎臓を除く）．

・上記二つのスタディでは母集団の背景疾患が大きく異なる点に注意が必要である．AKIKIでは8割が敗血症，ELAINは7-9割が心疾患，外傷，腹部手術術後患者となる．

・これらスタディを含めた52 trialsのメタアナリシス〔*Nephrology (Carlton). 2017;22(1):7-18*〕では，早期透析導入は死亡リスク低下効果（RR 0.75［0.69-0.82］），腎機能改善率の上昇（RR 1.30［1.07-1.56］），入院期間の短縮効果（－5.84日［－10.27～－1.41］），人工呼吸器期間の短縮効果（－2.33日［－3.40～－1.24］）が認められる結果であった．ただし，出版バイアスが認められており，実際の利点については未だ不明確といわざるを得ない．

39

胸水検査の TIPS

胸水貯留を来す疾患

・胸水貯留の機序と原因疾患，胸水の性状を表1にまとめる．

表1●胸水貯留を来す疾患

機序	疾患	漏出性 or 滲出性
胸水産生増加		
肺の間質液増加	心不全， 肺炎，肺塞栓症	漏出性 滲出性
肺毛細血管透過性亢進	悪性腫瘍，結核	滲出性
胸腔内の血管内圧上昇	心不全，肺高血圧症，上大静脈症候群	漏出性
胸腔内圧の低下	無気肺，トラップ肺*	漏出性
血清膠質浸透圧の低下	低アルブミン血症**	漏出性
腹水の増加に伴う胸水	肝硬変，腹膜透析	漏出性
胸管の損傷，閉塞	乳び胸	乳び胸水，滲出性
胸腔内への出血	血胸	血性，滲出性
胸水吸収障害		
リンパ管閉塞	悪性腫瘍，リンパ腫，黄色爪症候群	滲出性
血管内圧上昇	心不全，上大静脈症候群，収縮性心膜炎	漏出性
その他		
	薬剤性†	通常滲出性
	尿胸¶	漏出性，LDH 高値
	Meig's 症候群	滲出性（2–3割は漏出性）*

*トラップ肺：膿胸後や胸膜炎後で臓側胸膜が硬化し，肺が拡張しない病態．拡張しない部位では陰圧となるため，漏出性胸水貯留を生じる．

**低アルブミン血症単独では胸水貯留を来すことは稀．

†薬剤性ではアミオダロン，フェニトイン，メソトレキセートが比較的多い．
カルバマゼピン，プロカインアミド，プロピオチオウラシル，ペニシラミン，G-CSF，シクロホスファミド，ブロモクリプチンでの報告もあり〔*Thorax. 2003;58 Suppl 2:ii8-17*〕．

¶ 尿胸（urinothorax）：胸腔中に尿が認められる病態で，尿路閉塞や外傷に合併する．
尿胸による胸水の特徴は，漏出性で pH が低い（5.0-7.0）．また胸水糖も低い．尿臭があり，Cr が高値となる．
胸水中 LDH が高値になりやすく，その点で滲出性と評価されることもある〔*Curr Opin Pulm Med. 2006;12(4):259-63*〕．

〔*Dis Mon. 2013;59(2):29-57*〕〔** Medicine (Baltimore). 2015;94(49):e2114*〕

滲出性胸水 vs 漏出性胸水の判断

- 胸水蛋白，Alb，LDH，コレステロール値のカットオフ値別のLRは表2を参照．滲出性胸水の診断には胸水中LDH，胸水中コレステロール値が特に有用．
- Light 基準（胸水／血清 蛋白比＞0.5，胸水／血清 LDH 比＞0.6，胸水 LDH ＞血清LDH 正常上限 2／3 のうちいずれかを満たす）は滲出性胸水に対する感度97％［95–98］，特異度85％［81–89］，LR；5.2［3.3–8.5］，LR －0.04［0.02–0.11］．滲出性胸水の診断ではなく，除外（漏出性胸水の診断）に有用な指標である．特に利尿薬使用中の心不全患者では胸水中の LDH と TP の数値が上昇するため Light 基準で滲出性に分類されることがあるため注意が必要〔*JAMA. 2014;311(23):2422–31*〕.

表2●胸水蛋白，Alb（A），LDH（B），コレステロール値（C）のカットオフと滲出性胸水に対する LR
（A）

胸水 蛋白	LR
≥5.1 g/dL	**35.7 [11.5–111]**
4.6-5.0	**40.1 [10.0–160]**
4.1-4.5	**7.6 [3.8–15.4]**
3.6-4.0	**2.2 [1.5–3.2]**
3.1-3.5	1.1 [0.72–1.69]
2.6-3.0	0.45 [0.31–0.63]
2.1-2.5	0.15 [0.09–0.23]
1.6-2.0	**0.09 [0.06–0.14]**
1.1-1.5	**0.03 [0.01–0.07]**
≤1.0	**0.07 [0.03–0.14]**

胸水／血清 蛋白	LR
≥0.71	**93.0 [23.3–371]**
0.66-0.70	**31.8 [7.9–128]**
0.61-0.65	**4.2 [2.4–7.4]**
0.56-0.60	**3.6 [2.1–6.3]**
0.51-0.55	1.5 [0.9–2.4]
0.46-0.50	0.48 [0.32–0.70]
0.41-0.45	0.27 [0.18–0.41]
0.36-0.40	0.15 [0.09–0.25]
0.31-0.35	**0.07 [0.03–0.13]**
≤0.30	**0.04 [0.03–0.06]**

Alb 血清-胸水	LR
=<0.6	**15.8 [6.62–37.81]**
0.7-0.8	**15.0 [3.72–60.4]**
0.9-1.0	**3.71 [1.63–8.46]**
1.1-1.2	1.82 [1.00–3.32]
1.3-1.4	0.48 [0.30–0.77]
1.5-1.6	0.30 [0.17–0.54]
1.7-1.8	0.17 [0.08–0.34]
1.9-2.0	0.33 [0.17–0.61]
> =2.0	**0.10 [0.06–0.17]**

（次ページにつづく）

(B)

LDH 胸水／血清上限	LR
≥1.01	27.56 [14.91-50.94]
0.91-1.00	5.29 [1.94-14.47]
0.81-0.90	2.59 [1.18-5.65]
0.71-0.80	2.3 [1.23-4.29]
0.61-0.70	1.69 [1.03-2.77]
0.51-0.60	0.56 [0.39-0.82]
0.41-0.50	0.34 [0.25-0.47]
0.31-0.40	0.21 [0.15-0.29]
0.21-0.30	0.06 [0.04-0.10]
≤0.20	0.04 [0.02-0.07]

LDH 胸水／血清	LR
≥1.11	21.14 [12.36-36.17]
1.01-1.10	6.5 [2.05-20.66]
0.91-1.00	7.19 [2.27-22.77]
0.81-0.90	2.53 [1.32-4.86]
0.71-0.80	1.27 [0.78-2.05]
0.61-0.70	0.91 [0.58-1.44]
0.51-0.60	0.42 [0.27-0.64]
0.41-0.50	0.18 [0.12-0.27]
0.31-0.40	0.08 [0.05-0.12]
≤0.30	0.05 [0.04-0.08]

(C)

胸水 コレステロール	LR
≥91mg/dL	159.6 [22.5-1131.6]
81-90	17.6 [5.65-54.9]
71-80	8.68 [3.58-21.06]
61-70	3.82 [2.02-7.21]
51-60	1.29 [0.83-2.02]
41-50	0.51 [0.35-0.73]
31-40	0.22 [0.15-0.31]
21-30	0.08 [0.05-0.13]
≤20	0.07 [0.04-0.10]

(D)

コレステロール 胸水／血清	LR
≥0.56	48.5 [15.7-149.8]
0.51-0.55	12.3 [3.9-38.3]
0.46-0.50	NC
0.41-0.45	3.45 [1.76-6.75]
0.36-0.40	1.22 [0.73-2.02]
0.31-0.35	0.73 [0.46-1.15]
0.26-0.30	0.25 [0.16-0.39]
0.21-0.25	0.10 [0.06-0.19]
≤0.20	0.05 [0.04-0.08]

Am J Respir Crit Care Med. 2003;167(12):1591-9.

心不全による胸水貯留の判断：胸水中 NT-proBNP，BNP

・心不全による胸水かどうか迷う場合は胸水中の NT-proBNP，BNP が有用なことがある（表 3）．

膿胸，肺炎随伴性胸水における胸水評価

・感染症を疑う場合，胸水培養は血液培養ボトルを用いて行う．胸水培養は通常の培養検査では感度14-21％と低い．血液培養ボトルを用いた場合，24-58.5％と有意に感度が上昇する〔*Thorax. 2011;66(8):658-62*〕〔*Jundishapur J Microbiol. 2015;8(10):e24893*〕．

表3●心不全による胸水貯留の診断

胸水マーカー	感度（%）	特異度（%）	LR＋	LR－
NT-proBNP ＞1300	95.6 [89-98.8]	87.9 [79.4-93.8]	7.9 [4.5-13.8]	0.05 [0.02-0.13]
(pg/mL) ＞1500	93.3 [86.1-97.5]	89 [80.7-94.6]	8.5 [4.7-15.3]	0.07 [0.03-0.16]
BNP ＞75	88.9 [80.5-94.5]	76.9 [66.9-85.1]	3.8 [2.5-5.9]	0.14 [0.08-0.25]
(pg/mL) ＞115	74.4 [64.2-83.1]	92.3 [84.8-96.9]	9.7 [4.7-19.9]	0.28 [0.19-0.40]

Chest. 2009;136(3):671-7.

・肉眼所見で膿性胸水であれば膿胸と診断する〔*Respiration. 2008;75(3):241-50*〕．ただし関節リウマチに伴う胸水は膿胸様となるため注意が必要．

・胸水 pH ＜7.20は膿胸や多房性の胸水貯留，治療反応性低下のリスク因子であり，それだけでドレナージの適応となる．胸水 pH の評価は胸水にヘパリンを加えて，血液ガス測定器で評価する．

・他に胸水糖の低下，LDH 上昇も予後に関連する．

・膿性胸水，胸水グラム染色，培養陽性，胸水 pH ＜7.20，LDH ＞1000IU/L，胸水糖＜40–60mg/dL となる場合は持続的胸腔ドレナージを行う．胸水糖のカットオフ値については Light 基準では40mg/dL をカットオフ値としているが，米国胸部疾患学会議（ACCP）コンセンサスでは60mg/dL をカットオフ値としている〔*Respiration. 2008;75(3):241-50*〕．

結核性胸膜炎の胸水評価

・結核性胸膜炎では，胸膜下の感染巣の破裂に対する遅発性アレルギー反応で胸水が貯留する．胸水はリンパ球有意となり，LDH も上昇する．

・胸水中リンパ球＞81％は感度88％，特異度58％，LR＋2.1，LR－0.2で結核性胸膜炎を示唆〔*Braz J Infect Dis.2004;8(4):311-8*〕．

► 胸水 ADA ＞39U/L は感度95％，特異度83％，LR＋5.6，LR－0.06で結核性胸膜炎を示唆〔*Braz J Infect Dis.2004;8(4):311-8*〕．

・胸水 ADA は関節リウマチ，膿胸，悪性リンパ腫，非結核性抗酸菌症による胸水でも上昇するため，これら疾患との鑑別では使用できない〔*Acta Med Okayama. 2011;65(4):259-63*〕．

・胸水中リンパ球が上昇している場合は，胸水検体での IFN-γ-release assay（クォンティフェロン TB ゴールド®）も有用〔*Ann Thorac Med. 2012;7(4):220-5*〕．ただし，T-スポット® は結核性胸膜炎と非結核性胸膜炎症例で結果に有意差は認められないため注意する〔*J Infect. 2013;67(4):294-302*〕．

癌性胸水（癌性胸膜炎）の評価

- 癌性胸水の原発巣は表4のとおり.
- 癌性胸水に対する胸水細胞診の感度は50%程度であるが，複数回施行しても感度は10%程度しか上昇しないため，繰り返し行うことはそれほど重要ではない〔*Dis Mon. 2013;59(2):29-57*〕.
- 胸水細胞診に必要な胸水検体の量は50-75mL以上〔*Cancer Cytopathol. 2014;122(9):657-65*〕.
- スメアによる細胞診とセルブロックを作製した評価を併用すると感度は上昇する〔*Chest. 2010;137(1):68-73*〕. セルブロックによる評価ではスメアと比較して感度は10%上昇する〔*Ethiop J Health Sci. 2014;24(2):125-31*〕.
- 胸水中腫瘍マーカーは癌性胸水の診断に有用. 癌性胸水全体の評価であれば，CEA＞5ng/mL，CA15-3＞30U/mL，CYFRA21-1＞3.3ng/mLで感度91%，特異度78%で癌性胸水を診断可能〔*Oncologist. 2005;10(7):501-7*〕.
- 原発巣と胸水中腫瘍マーカー上昇パターンは表5を参照. 胸水中腫瘍マーカーは参考所見であるものの，胸水CEA，SCC，NSE，CYFRA，CA19-9の5項目を評価すれば大まかな鑑別は可能である.
  - ►SCCが上昇するのは肺扁平上皮癌.
  - ►NSEが上昇するのは小細胞癌と肉腫，リンパ腫. これらの鑑別はCEA，CA19-9が上昇するかどうかで判断する.

表4●癌性胸水の原発巣

原発巣	内訳	男性例での内訳	胸水細胞診陽性率*
肺癌	37%	57%	58%
肺腺癌	18%	26%	78%
肺扁平上皮癌	8%	14%	25%
小細胞癌	4%	7%	53%
その他	7%	11%	47%
乳癌	16%	1%	68%
原発不明癌	10%	11%	70%
血液腫瘍	10%	13%	61%
消化管腫瘍	8%	13%	48%
卵巣腫瘍	7%	0	70%
悪性中皮腫	3%	4%	27%
その他	9%	10%	45%

*全体で59%

Arch Bronconeumol. 2014;50(5):161-5.

表5●原発巣と胸水中腫瘍マーカーパターン

原発巣	CEA	CA15-3	CYFRA	CA19-9	CA72-4	SCC	NSE
肺腺癌	上昇	上昇	上昇	上昇	上昇	―	一部 上昇
肺扁平上皮癌	上昇	上昇	一部 上昇	上昇	上昇	上昇	―
小細胞癌	上昇	―	―	上昇	一部 上昇	―	上昇
乳癌	上昇	―	不明	―	不明	―	不明
悪性中皮腫	―	上昇	上昇	上昇		―	―
肉腫	―		―	―		―	上昇
リンパ腫	―	一部 上昇	―	―	一部 上昇	―	一部 上昇

Asian Pac J Cancer Prev. 2014;15(1):363-8.
Br J Cancer. 1999;81(6):1059-65.

►SCC 正常で CYFRA が上昇する場合は肺腺癌か悪性中皮腫．さらに CEA が正常ならば悪性中皮腫．CEA が上昇していれば肺腺癌．

40

腹水検査の TIPS

門脈圧亢進性かどうかの判断→ SAAG を評価

・門脈圧亢進性の腹水かどうかは SAAG（serum-ascites albumin gradient）が有用．SAAG ＝血清アルブミン－腹水アルブミンで計算される．SAAG は実測した門脈圧との相関性が認められている〔*J Lab Clin Med 1983;102:260-73*〕〔*Dig Dis Sci 1990;35(1):33-7*〕．

・SAAG ≥1.1g/dL は LR ＋4.6［1.6-12.9］，LR －0.06［0.02-0.20］で門脈圧亢進性腹水を示唆する〔*JAMA. 2008 Mar 12;299(10):1166-78*〕．一方，特発性細菌性腹膜炎は，門脈圧亢進症患者の合併症として考えられているが，腹水中タンパク量の増加から SAAG <1.1となることが多い．

・初回評価にて SAAG <1.1g/dL であるが明らかな原因が認められず，フォローで≥1.1g/dL となる例もあるため，SAAG <1.1g/dL でも他原因が認められない場合は再評価することも考慮する〔*Am J Gastroenterol. 2009;104(6):1401-5*〕．

・胸水でよく評価される腹水 / 血清 LDH >0.6，総蛋白>0.5の感度は50％のみと腹水では使用できない〔*JAMA. 2008 12;299(10):1166-78*〕．

特発性細菌性腹膜炎を診断する際に有用な項目

・特発性細菌性腹膜炎の診断に有用な腹水所見を表 1 に示す．

表 1 ●特発性細菌性腹膜炎を診断する際に有用な項目

	LR ＋	LR －
腹水中 WBC >1000/μL	9.1 [5.5-15.1]	0.25 [0.13-0.48]
腹水中 WBC >500/μL	5.9 [2.3-15.5]	0.21 [0.12-0.38]
腹水中 Neu >500/μL	10.6 [6.1-18.3]	0.16 [0.08-0.33]
腹水中 Neu >250/μL	6.4 [4.6-8.8]	0.20 [0.11-0.37]

	LR ＋	LR －
腹水 pH <7.31	4.1 [0.4-47.7]	0.47 [0.17-1.3]
腹水 pH <7.32	4.8 [1.7-14.0]	0.65 [0.44-0.96]
腹水 pH ≤7.32	5.8 [1.2-29.1]	0.43 [0.21-0.88]
腹水 pH <7.35	9.0 [2.0-40.6]	0.31 [0.11-0.84]
腹水 pH <7.40	2.5 [1.0-6.5]	0.23 [0.06-0.86]
【血液 pH】－【腹水 pH】>0.11	4.6 [3.0-7.0]	0.47 [0.33-0.69]
【血液 pH】－【腹水 pH】>0.10	7.1 [3.5-14.6]	0.30 [0.06-1.5]

JAMA. 2008;299(10):1166-78.

・特発性細菌性腹膜炎は腹水中白血球＞500/μL，好中球数＞250/μL で診断される．血液の混入がある場合は赤血球250個につき，好中球を 1 個差し引く．
・腹水のグラム染色の感度は10％［6-15］，特異度97.5％［69.7-98.3］と感度が低く，グラム染色自体が診療方針に関わることは滅多にない〔*Ann Emerg Med. 2009;54(1):78-82*〕が行うべきである．
・腹水の培養は血液培養ボトルの方が高感度となる．通常の腹水培養検査では感度35-57％程度であるが血液培養ボトルでは感度77-84％まで上昇する〔*Am J Gastroenterol. 1990;85(12):1605-8*〕〔*J Clin Microbiol. 1989;27(10):2145-7*〕〔*J Clin Microbiol. 1992;30(3):667-9*〕．

癌性腹水を疑った際に評価する項目

・癌性腹水を疑った際は腹水細胞診を評価する．それ以外に腹水中コレステロール，LDH，腫瘍マーカーも診断に有用である．
・癌性腹水の原発巣は女性であれば卵巣，子宮，男性であれば大腸，膵臓，胃癌が多い．原発巣が不明ならばこれら臓器より評価していく〔*Cancer. 1989;64(3):753-5*〕〔*Ann Surg. 1986;203(6):644-51*〕．
・細胞診は感度 70％，特異度 100％．1 セットでの陽性率は 82.8％，2 セットでは 93.3％，3 セットでは 96.7％と複数回提出する（1 セットあたり 50mL）．
・体液検査ではセルブロックで評価した方が，スメアと比較して感度は10％上昇する〔*Ethiop J Health Sci. 2014;24(2):125-31*〕．
・腹水中コレステロール≥70mg/dL は感度88％，特異度　100％で癌性腹水を示唆する〔*Med Sci Monit. 2005;11(3):CR136-42*〕．
・腹水中 LDH が上昇するのは癌性腹水と結核性腹膜炎が多い〔*Proc (Bayl Univ Med Cent). 2013;26(2):168-70*〕．他には膵炎や腸管壊死などもある．腹水中 LDH ≥200IU/L は感度96％，特異度 76％で癌性腹水を示唆する〔*J Natl Med Assoc. 2005;97(1):79-84*〕．
・腹水中腫瘍マーカーの評価は表 2 を参照〔*Asian Pac J Cancer Prev. 2015;16(2):719-22*〕．

結核性腹膜炎を疑った際は腹水中 ADA を評価

・腹水中 ADA ＞39IU/L で LR ＋26.8，LR －0.038で結核性腹膜炎を示唆する〔*J Clin Gastroenterol. 2006;40(8):705-10*〕．その後のメタアナリシスにて，腹水中 ADA のカットオフ値21-41IU/L のどの値でも感度，特異度ともに良好との結果が出ている〔*Diagn Microbiol Infect Dis. 2014;79(1):102-7*〕．大体 35-40IU/L 程度をカットオフ値とする．
・抗酸菌染色は感度 20-30％，抗酸菌培養は感度 50-70％程度．

表2●癌性腹水に対する腹水中腫瘍マーカーの評価

	カットオフ値	感度（%）	特異度（%）	LR＋	LR－
1）腹水 CEA	2.0ng/mL	67	100	∞	0.33
2）腹水 CA125	613U/mL	80	57	1.86	0.35
3）腹水 CA19-9	14.5U/mL	51	100	∞	0.49
4）AFP 腹水 / 血清	0.46	84	37	1.33	0.43
5）CEA 腹水 / 血清	0.82	67	94	11.17	0.35
6）CA125腹水 / 血清	2.20	71	73	2.63	0.40
7）CA19-9腹水 / 血清	0.53	79	84	4.94	0.25
1+3		72	100	∞	0.28
1+2+3		95	57	2.21	0.09
5+7		85	75	3.40	0.20
4+5+6+7		95	57	2.21	0.09
(CEA) 1+5		72	93	10.29	0.30
(CA125) 2+6		88	50	1.76	0.24
(CA19-9)：3+7		85	83	5.00	0.18
1+5+3		83	93	11.86	0.18
1−7まですべて		98	34	1.48	0.06

Asian Pac J Cancer Prev. 2015;16(2):719-22.

41

ICU 患者の管理

ICU 管理におけるルーチンチェック項目

ICU 症例ではそもそもメインの疾患が重症であり，病態も複雑です．さらにモニターも使用薬剤も多く，アセスメントを難しく感じる人は多いのではないでしょうか．

このような場合はシステム毎に評価，アセスメントする方法が有用です．各システムの分け方や覚え方は人それぞれですが，著者が使用している方法を表1にまとめます．項目を覚えるためにA～Iで記載していますが，順番はこだわる必要はありません．各自が使用しやすいように入れ替えても良いと思います．Early mobility（早期リハビリ介入）やFamily（家族への説明や対応，理解内容や協力性）はしばしば忘れがちな項目ですが重要です．

以下，いくつかの項目について補足的に説明します．

SAT と SBT，抜管に向けた準備

SAT（spontaneous awaking test）とSBT（spontaneous breathing test）はICU 管理では毎日行うべき評価です．

SAT は毎日決まった時間に鎮静薬を中止し，覚醒させることです．覚醒させた状態で意識状態，神経所見，せん妄リスクの評価を行い，状態が安定していればSBT に移行します．SBT は呼吸器設定を変更（自発呼吸，PEEP 5 cmH_2O，PS 5－8 cmH_2O）するか，T-tube に付け替えて呼吸状態，バイタルサイン，症状をフォローし，問題なければ抜管につなげる処置です．

SAT の方法

〔*Lancet. 2008;371(9607):126-34*〕

- **毎日一定時間鎮静剤を中止し，覚醒させる．著者は朝7－8時頃に鎮静薬を中止し，朝のICU 回診時（8:30－9時頃）に覚醒しているように調節する．使用している鎮静薬に応じて中止時間は調節（ミダゾラムなど半減期が長い場合は7時前，プロポフォールなど短い場合は8時頃など）．**
- **覚醒後症状が安定していればSAT 成功と判断．不安や興奮，強い疼痛，呼吸不全症状，呼吸数＞35回 / 分や＜8回 / 分，低酸素血症（SpO_2＜88%），頻脈（＞130回 / 分），徐脈（＜60回 / 分）などが認められればSAT 失敗と判断し，再度鎮静剤を開始する．**
- **鎮静薬再開時は，直前までの投与量の半量に減量して再開する．こうすることで鎮静薬の過量投与が回避できる．**

表1●ICU管理におけるルーチンチェック項目

	覚え方	項目
A	Alert （意識のアセスメント）	毎日SATを行い，意識状態，神経診察の評価， 疼痛の評価 23章 と鎮痛薬の調節 42章 ， せん妄の評価と対応を行う 13章 ． SATの後にSBTへつなげる
B	Breathing （呼吸のアセスメント）	自発呼吸，呼吸様式の確認，喀痰量の評価 呼吸器設定の確認と調節 4章 ． SBTを行い，人工呼吸器離脱，抜管可能ならば抜管を行う．
C	Circulation （循環のアセスメント）	血圧，心拍数，循環不全徴候の確認，エコーによるIVC，EFの評価 5章 ． 乳酸値も有用． カテコラミン使用量の評価 42章 ． 尿量や急性腎障害もこの項目に含む． 補液量，尿量バランスの確認（in-outバランス）は毎日行い，ICU管理中の総量も記載．
D	Digestive （消化管のアセスメント）	下痢や蠕動運動の評価． 消化管が使用可能ならば経管栄養を開始する． 消化性潰瘍予防の確認．
	Device，Drug （デバイス，薬剤）	ICUにて留置されたデバイス，投与開始された薬剤のリストアップ． 開始期間～終了期間も記載する．
	DVT （深部静脈血栓症）	DVT所見の確認 DVT予防の必要性の評価 43章
	Decubitus（褥瘡）	褥瘡の有無を評価
E	Electrolyte（電解質）	電解質の確認と補正．補正方法は 29～31章
	Energy（栄養）	栄養の状況，いつから始めるか，投与経路の選択（経腸栄養か，中心静脈栄養か，併用か）． 44，45章
	Endocrine（内分泌）	血糖値の評価，コントロール． 28章 ．
	Early mobility	早期リハビリテーション介入
F	Family	家族への対応，病状説明内容，家族の理解・協力性など
G	Gas	動脈血ガス分析の評価，解釈． 32章
H	Hematology	貧血，血小板減少，DIC所見の評価と対応． 輸血閾値は 34章 ．
I	Inflammation	感染症や炎症のフォーカスとそれに対する対応． 罹患部位に応じたパラメータの設定とその経過をフォローする．

SAT：spontaneous awaking test. SBT: spontaneous breathing test

SBT の方法

〔*Respir Care. 2015;60(11):1527-35*〕〔*Chest. 2017;151(1):160-5*〕

- SAT で症状が安定しており，FiO_2＜0.45，PEEP ＜ 5－8 cmH_2O で PaO_2＞60mmHg，P/F ＞200，RSBI ＜105*，発熱（－）ならばSBT を行う．

  *RSBI（rapid shallow breathing index）呼吸回数 / 1 回換気量（L）で計算．
- SBT では PS（プレッシャーサポート）換気とし，PEEP 5 cmH_2O，PS 5 cmH_2O（気管チューブ内径≦7 mm では 8 cmH_2O）で設定．もしくは T-tube に付け替える．双方とも成功率，再挿管率には有意差ないが，初回 SBT では PS 換気の方が推奨される．
- 上記設定，換気を 30–90 分間継続し，表 2 を満たす場合は SBT 失敗と判断し，再度呼吸器設定を戻す．満たさない場合は SBT 成功と判断し，抜管を考慮する．

表2●SBT 失敗判定

SBT 失敗判定項目
60秒間以上の無呼吸
強い呼吸困難，呼吸補助筋の使用，不穏や不安，発汗，興奮が持続
意識障害の出現
多呼吸（≧35回 / 分が5分以上持続），徐呼吸（≦6回 / 分）
SpO_2＜90%
RSBI ＞105
頻脈（25回 / 分以上の増加），徐脈（＜50回 / 分）
不整脈の出現，増悪
高血圧（収縮期血圧＞160mmHg），低血圧（収縮期血圧＜90mmHg）

抜管に向けた準備

SBT が成功すれば抜管に向けて準備を行います．行うべきことは，抜管失敗リスクの評価，カフリーク試験によるステロイド適応の判断，in-out バランスに応じた利尿薬の使用，抜管の 6 時間前からの経管栄養の中断が挙げられます〔*Intensive Care Med. 2008;34(9):1593-9*〕．

また，抜管後最低 1 時間は慎重に経過観察を行い，吸気性喘鳴（stridor）が認められれば速やかに対応，再挿管を考慮します．

- 抜管失敗のリスク評価：SBT が成功しても抜管，人工呼吸器離脱失敗の可能性はあり，リスク因子の評価は重要（表 3）．このような要素がある場合，再挿管となる可能性があり，抜管を延期するか，抜管後のフォローを特に慎重に行う．
- カフリーク試験：喉頭浮腫を予測するための試験であり，American Thoracic Society（ATS）と American College of Chest Physicians（ACCP）による呼吸器離脱ガイドラ

表3●抜管，人工呼吸器離脱失敗リスク

リスク因子
SBT が2回以上失敗している
慢性心不全や慢性疾患の併存症がある
抜管後，SBT 時の $PaCO2 \geq 45$mmHg
咳嗽ができない，咳嗽時に空気の流れがあるが音がしない
抜管後，吸気性喘鳴（Stridor）が聴取される
65歳以上の高齢者
抜管時の APACHEII スコアが＞12点
肺炎による呼吸不全で挿管，人工呼吸器管理を行った症例
抜管前日までの In-out バランスが＞1000mL
抜管前の喀痰量が多い（1-2時間に1回以上の喀痰吸引）

N Engl J Med. 2012;367(23):2233-9, Chest. 2001;120(4):1262-70, Respir Care. 2007;52(12):1710-7.

イン2016では抜管後気道狭窄の高リスク群（外傷により挿管された症例，6日間以上の挿管，太い挿管チューブを使用，女性例，事故抜管後の再挿管症例）で行うことが推奨されている．カフリーク試験で陽性の場合，抜管の4時間以上前からステロイド投与を行う．ステロイド投与後も再度カフリーク試験を行いフォローする〔*Am J Respir Crit Care Med. 2017;195(1): 120-33.*〕．

- ►カフリーク試験の方法〔*Intensive Care Med. 2003;29(1):69-74*〕：挿管チューブと口腔内の吸引を行い，呼吸器を補助／調節換気（A/C）モードにする．一回換気量（VT）を10mL/kg（理想体重）に設定し，カフを膨らませた状態で吸気，呼気の VT 実測値を評価し，差がないことを確認する．その後カフを脱気し，咳嗽反射が治った後に連続6回の呼気時 VT を評価．低い値3回分を平均し，脱気する前の VT との差をカフリーク量とする．カットオフ値は報告によりばらつきがあり，カフリーク量≦88-283mL（110-140mL としていることが多い）もしくは吸気量の 10-24%以下でカフリーク試験陽性と判断する．
- ►カフリーク試験は，抜管後の上気道閉塞に対する感度 56%［48-63］，特異度 92%［90-93］，LR ＋5.90［4.00-8.69］，LR －0.48［0.33-0.72］，上気道閉塞による再挿管に対する感度 63%［38-84］，特異度 86%［81-90］，LR ＋4.04［2.21-7.40］，LR －0.46［0.26-0.82］と感度は低いが特異度は高い〔*Intensive Care Med. 2009;35(7):1171-9*〕．
- ►カフリーク試験が陽性ならば抜管の4時間以上前よりステロイド投与を開始する．

  投与例；抜管12-24時間前からメチルプレドニゾロン（ソルメドロール®）40mg を6時間毎に経静脈投与（もしくは 20mg を4時間毎に経静脈投与）．
- ►抜管前のステロイド投与は抜管後の再挿管リスクの軽減効果（RR 0.42［0.25-0.71］）

が見込める．特にカフリーク試験で陽性となる例では効果も高い（RR 0.35［0.20–0.64］）〔*Chest. 2017;151(5):1002-10*〕．

・In-out バランスに応じた利尿薬の使用：抜管前までの総 in-out バランスが多い場合，抜管後に肺水腫となる可能性があるため，抜管前の体液バランスの評価は重要である．特に心不全患者，心機能低下がある患者では注意すべき．in-out バランスが過剰な場合，抜管6時間以上前より補液量を減らし，フロセミドを使用し，総 in-out バランスを＜1000mL とする．

・抜管の6時間前から経管栄養も中止する：抜管後の嘔吐，誤嚥を予防するためにも抜管を予定している6時間前から経管栄養も中断した方がよい〔*Intensive Care Med. 2008;34(9):1593-9*〕．

・抜管後最低1時間は慎重に経過観察：抜管後に吸気性喘鳴（stridor）が生じた場合，ステロイド投与とエピネフリン吸入を行い，改善が乏しければ再挿管を行う．挿管困難ならば外科的気道確保をためらわない．
  ▶ステロイドはメチルプレドニゾロン（ソルメドロール®）40mg を経静脈投与．
  ▶エピネフリン吸入はエピネフリン注0.1% 1 mL を生理食塩水 5 mL に混注してネブライザーを用いて吸入．

消化性潰瘍の予防

ICU 患者におけるストレス潰瘍予防

ICU 患者におけるストレス潰瘍予防はルーチンで行われる治療で，H_2阻害薬もしくは PPI の投与を行います．メタアナリシスでは PPI の方が H_2阻害薬よりも予防効果は良好ですが，出版バイアスがあり，実際のところ H_2阻害薬でも予防効果は良好である可能性が高いと考えられます〔*Crit Care Med. 2013;41(3):693-705*〕．また，費用面，誤嚥性肺炎リスク，*Clostridium difficile* 関連下痢症リスクを考慮すると，H_2阻害薬の方がよい可能性もあります〔*JAMA Intern Med. 2014;174(4):564-74*〕．

H_2阻害薬による予防効果を評価したメタアナリシスでは，経腸栄養中の患者における制酸剤投与では，院内肺炎リスク，死亡リスクが上昇し，さらに消化管出血リスクには影響しないという結果であり，経腸栄養を開始した患者ではストレス潰瘍予防の制酸剤は中止を考慮した方が良いでしょう〔*Crit Care Med. 2010;38(11):2222-8*〕．

非重症患者（非 ICU 患者）におけるストレス潰瘍予防

非 ICU 入院患者 7 万8394例のコホートでは，制酸剤の予防投与で消化管出血リスクは低下するものの（OR 0.63［0.42–0.91］），消化管出血合併率は0.29％と低いため，NNT は770と臨床的に意義がある予防効果とはいえない結果でした〔*Arch Intern Med. 2011;171(11):991-7*〕．

表4●非ICU患者における院内潰瘍合併リスクスコア（左表）と制酸剤による予防効果（右表）

リスク因子	点数	リスク因子	点数
年齢>60歳	2	敗血症	2
男性	2	予防的抗凝固薬	2
急性腎不全	2	凝固障害*	3
肝疾患	2	内科入院	3

スコア	NNT
≥6pt	500
≥8pt	179
≥10pt	95
≥12pt	48

*血小板<5万/μL，INR >1.5，aPTT >2倍

J Gen Intern Med. 2013;28(5):683-904.

また，他の7万5,723例のコホート（院内出血リスク0.27%）より，消化管出血合併リスク因子を評価，スコアを作成し，スコア別の予防効果を評価（表4）したスタディでは，スコア≥10点では制酸剤による潰瘍予防効果NNT 95となり，リスクに応じて予防投与を行うことが推奨されます．ただしこのスタディはバリデーション（追試）が行われていないので注意しましょう〔*J Gen Intern Med. 2013;28(5):683-90*〕．

ICU患者における経管栄養

〔*JPEN J Parenter Enteral Nutr. 2016;40(2):159-211*〕〔*Intensive Care Med. 2017;43(3):380-398*〕

経管栄養の開始時期

- **経管栄養はICU入室から24-48時間以内に開始する．熱傷患者では特に早期に開始する（4-6時間以内）．**
- **不安定な血行動態，低酸素，アシドーシス，上部消化管出血がある場合や，胃内残量が多い場合（6時間で500mL以上の逆流がある場合），腸管虚血，腸管閉塞，腹部コンパートメント症候群などがある場合は早期の開始は見送るべき．**
- **早期の経管栄養開始が困難な場合，中心静脈栄養を使用する．**

早期の経管栄養は死亡リスク低下効果（RR 0.70［0.49-1.00］），感染症リスク低下効果（RR 0.74［0.58-0.93］）が期待できます〔*JPEN J Parenter Enteral Nutr. 2016;40(2):159-211*〕．栄養は経腸栄養の方が中心静脈栄養よりも感染症リスク効果は良好であり，「腸管が使用可能ならば速やかに経腸栄養を開始する」と覚えておきましょう．経腸栄養開始を避けた方が良い状況は，不安定な血行動態（カテコラミンを開始，増量している状況），低酸素血症，アシドーシスや消化管の障害がある場合です．

経管栄養の投与量の調節

- **目標カロリーは25kcal/kg/日（現体重）を目標とする．目標カロリーには1週間程度を**

目処に増量する．

- 重症患者ではタンパクを1.2-2.0g/kgとする．熱傷や多発外傷患者ではさらに増量することも考慮．
- 栄養状態が正常（NRS-2002スコア≦3点，Reviced NUTRIC≦5点［表5，6］）で，疾患活動性が低い場合，最初の1週間は特別な栄養，調節は不要．
- 高度な低栄養状態（NRS-2002スコア＞5点，Reviced NUTRIC≧5点［表5，6］）の場合，経管栄養開始後早期（24-72時間以内）に目標カロリーの80%以上を達成するようにする，この場合栄養開始後24-48時間はリフィーディング症候群に注意する．
- ARDS患者では最初の6日間は少量の栄養投与（10-20kcal/時，最大500kcal/日）を継続し，その後目標カロリーまで増量する方法でもよい．

経管栄養における目標カロリーは25kcal/kg/日とし，1週間程度を目処に増量します．特に高度な低栄養患者では，早期に目標カロリーを達成することが予後改善につながるため，24-48時間で増量していきます．栄養状態の評価にはNRS-2002スコアやRevised NUTRICスコアが有用です（表5，6）．

ARDSで挿管されている患者では，最初の6日間の栄養投与量を10-20kcal/時，最大500kcal/日とすることで，通常の栄養管理群と比較して消化管症状のリスクを軽減し，さらにアウトカム（挿管期間や多臓器不全期間，死亡リスク）は有意差を認めなかった報告EDEN trial〔*JAMA. 2012;307(8):795-803*〕があり，そのような投与方法も許容されます．

表5●NRS-2002スコア

栄養状態	点数	疾患重症度	点数
正常	0	非重症で栄養必要量に変化なし	0
3カ月で>5%の体重減少，摂食量が平常の50-75%が1週間持続	1	股関節頸部骨折，慢性疾患で急性期治療必要とする病態（肝硬変など），COPD，維持透析，糖尿病，担癌患者	1
2カ月で>5%の体重減少，BMI 18.5-20.5で全身状態不良，摂食量が平常の25-50%，1週間持続	2	腹部手術，脳卒中，重症肺炎，血液腫瘍	2
1カ月で>5%の体重減少，BMI<18.5で全身状態不良，摂食量が平常の0-25%，1週間持続	3	頭部外傷，骨髄移植，ICU管理患者（APACHE 10）	3

栄養状態と疾患重症度それぞれの点数を合計する．
さらに70歳以上では1点加えて計算する．
NRS-2002スコア≧3点では栄養療法による予後改善効果が期待できる．

Clin Nutr. 2003;22(3):321-36.

表6●Reviced NUTRIC スコア

項目	カットオフ	点数
年齢	<50歳 50≦，<75歳 ≧75歳	0点 1点 2点
APACHE II スコア	<15点 15≦，<20点 20≦，<28点 ≧28点	0点 1点 2点 3点
SOFA スコア	<6点 6≦，<10点 ≧10点	0点 1点 2点
併存疾患	0-1疾患 ≧2疾患	0点 1点
入院～ICU 入室までの期間	1日未満 1日以降	0点 1点

Revised NUTRIC スコア≧6点では早期に目標カロリーを達成した方が予後が良好となる．

ICU でのリハビリテーション

ICU にて挿管管理されている患者では，4日間で筋肉量の25％が失われます．退院までに体重の18％が減少し，特に初期2－3週間で離床ができていない患者でその傾向が顕著になります〔*Crit Care Clin. 2017;33(2):225-43*〕．早期にリハビリテーションを開始することで，早期離床やせん妄リスクの軽減効果が見込めます．ICU 患者に対するリハビリテーションの効果を評価したメタアナリシスでは，身体機能，QOL，入院期間すべてリハビリテーション介入群で改善効果が認められます〔*Crit Care Med. 2013;41(6):1543-54*〕．

炎症のパラメータについて

炎症や感染症のフォローでは「局所パラメータ」と「全身パラメータ」を設定して評価，フォローすることが重要です．

局所パラメータは炎症の局在を反映するパラメータで，例えば肺炎ならば呼吸困難感，咳嗽，喀痰量，胸痛，呼吸数，SpO_2，呼吸音，喀痰グラム染色，胸部 X 線所見が挙げられます．つまり肺炎への特異度が高い所見といい換えられます．

全身パラメータは発熱，倦怠感，白血球数，白血球分画，CRP など肺炎に限らず炎症や感染症全体で上昇する所見です．これらパラメータを設定し，フォローすることで病状の把握が行いやすくなります．

・局所パラメータと全身パラメータ双方が改善 → 原疾患は改善していると判断．

- 局所パラメータと全身パラメータ双方が改善していない → 原疾患に対する治療がうまくいっていない.
- 局所パラメータが改善しているが，全身パラメータが改善していない → 原疾患は改善しているものの，他の要素（薬剤熱や抗菌薬関連下痢症，カテーテル感染関連血流感染，結晶誘発性関節炎など）の合併が疑われる.
- 局所パラメータが改善していないが，全身パラメータが改善している → 一見良くなっているように見えるが，原疾患は改善していない可能性がある（脱水補正によって全身状態は改善しているように見える感染症など）.

42

ICU で使用される薬剤

ICU では昇圧薬，鎮静薬の持続経静脈投与がよく行われます．○○ mL/ 時という投与速度を用いて記載，指示することが多いと思いますが，昇圧薬や強心薬では同じ速度でも患者の体重で効果は異なります．病態を把握するには μg/kg/ 分を用いて把握するようにしましょう．

昇圧薬として使用する薬剤

ノルアドレナリン

・α 1 作用が強く，昇圧薬として使用される．
・ノルアドレナリン® 注 1 mg 3 A を生理食塩水 47mL に混注し 3 mg/50mL を作製．体重と投与速度からの［μg/kg/ 分］換算は表 1 を参照
・投与量は0. 05-0. 3μg/kg/ 分で調節する．
・投与量が多い場合は，6 mg/50mL の溶液を作製し，投与速度を 1 / 2 にすると良い．

表1●ノルアドレナリンの投与速度（mL/ 時）と μg/kg/ 分換算

体重 (kg)	ノルエピネフリン投与量（μg/kg/ 分）					
	0.05	0.1	0.15	0.2	0.25	0.3
30	1.5	3	4.5	6	7.5	9
40	2	4	6	8	10	12
50	2.5	5	7.5	10	12.5	15
60	3	6	9	12	15	18
70	3.5	7	10.5	14	17.5	21
80	4	8	12	16	20	24

塩酸ドパミン

・塩酸ドパミンはドパミン D 1 受容体（DA 1）作用と α，β 作用を有し，投与速度により活性化される受容体は異なる．

1 - 3 μg/kg/ 分では DA 1 作用，3 -10μg/kg/ 分では β 作用，>10μg/kg/ 分では α 作用が主となる．

・イノバン® 注は0. 3％製剤に調節されている．これは体重50kg として投与速度○○ mL/ 時がそのまま○○ μg/kg/ 分に換算可能な濃度であり，計算しやすい（表 2 ）．
・昇圧作用以外に心房細動など頻脈性不整脈リスクが上昇するため，基本的にノルアドレナリンを使用する．

表2●塩酸ドパミンの投与速度（ml/ 時）と μg/kg/ 分換算

体重 (kg)	塩酸ドパミン投与量（μg/kg/ 分）					
	3	5	7	10	15	20
30	1.8	3.0	4.2	6.0	9.0	12.0
40	2.4	4.0	5.6	8.0	12.0	16.0
50	3.0	5.0	7.0	10.0	15.0	20.0
60	3.6	6.0	8.4	12.0	18.0	24.0
70	4.2	7.0	9.8	14.0	21.0	28.0
80	4.8	8.0	11.2	16.0	24.0	32.0

バソプレッシン

・V 1 受容体（血管平滑筋），V 2 受容体に作用．昇圧薬として使用する．
・ピトレシン® 注射液20 5 A と生理食塩水 45mL を混注し，100U/50mL 溶液を作成．
・投与量は 0.5mL/ 時〜 3 mL/ 時で調節する．

アドレナリン

（難治性の低血圧や心機能低下に対して使用することがある）
・α，β作用が強く，血圧上昇，心拍数上昇作用，心収縮力増加作用が強い．昇圧薬として使用されることはなく，難治性徐脈や他のカテコラミン，昇圧薬への反応が乏しい重症の循環不全，治療反応性が乏しいアナフィラキシーで用いることがある．
・アドレナリン® 注 1 mg 3 A を生理食塩水47mL に混注し 3 mg/50mL 溶液を作製．体重と投与速度からの［μg/kg/ 分］換算は表 3 を参照．
・投与量は0.01–0.2μg/kg/ 分で調節する．

表3●アドレナリンの投与速度（mL/ 時）と μg/kg/ 分換算

体重 (kg)	エピネフリン投与量（μg/kg/ 分）					
	0.01	0.03	0.05	0.10	0.20	0.30
30	0.3	0.9	1.5	3.0	6.0	9.0
40	0.4	1.2	2.0	4.0	8.0	12.0
50	0.5	1.5	2.5	5.0	10.0	15.0
60	0.6	1.8	3.0	6.0	12.0	18.0
70	0.7	2.1	3.5	7.0	14.0	21.0
80	0.8	2.4	4.0	8.0	16.0	24.0

心収縮力増加を目的に使用する薬剤（強心薬）

塩酸ドブタミン

・β1作用による心収縮力，心拍出量の増加，末梢血管拡張作用がある．
・塩酸ドブタミン注®もイノバン®同様0.3%製剤で調節されている．
・1-20μg/kg/分で調節．投与速度（mL/時）とμg/kg/分換算は表4を参照．

表4●塩酸ドブタミンの投与速度（mL/時）とμg/kg/分換算

体重 (kg)	塩酸ドブタミン投与量（μg/kg/分）					
	3	5	7	10	15	20
30	1.8	3.0	4.2	6.0	9.0	12.0
40	2.4	4.0	5.6	8.0	12.0	16.0
50	3.0	5.0	7.0	10.0	15.0	20.0
60	3.6	6.0	8.4	12.0	18.0	24.0
70	4.2	7.0	9.8	14.0	21.0	28.0
80	4.8	8.0	11.2	16.0	24.0	32.0

ミルリノン

・PDE阻害薬であり，心収縮力，心拍出量増加効果，末梢血管拡張作用がある．
・ミルリノン注10mg（10mg/10mL製剤）を5A使用し50mg/50mLとする．
・50μg/kgを10分かけて静脈内投与し，その後0.5μg/kg/分で継続する．症状に応じて0.25-0.75μg/kg/分で調節（表5）．

表5●ミルリノンの投与速度（mL/時）とμg/kg/分換算

体重 (kg)	ミルリノン投与量（μg/kg/分）			
	0.25	0.50	0.75	50μg/kg
30	0.45	0.9	1.35	1.5mL
40	0.6	1.2	1.8	2.0mL
50	0.75	1.5	2.25	2.5mL
60	0.9	1.8	2.7	3.0mL
70	1.05	2.1	3.15	3.5mL
80	1.2	2.4	3.6	4.0mL

心拍数増加を目的に使用する薬剤

イソプロテレノール

・β作用のみ有するため，徐脈性不整脈において用いられる．

・プロタノール® 5 A（1.0mg）を生理食塩水 45mL に混注し，1 mg/50mL 溶液を作製．初期投与量は0.005μg/kg/ 分とし，0.005-0.2μg/kg/ 分で調節（表 6 ）．

表6●イソプロテレノールの投与速度（mL/ 時）と μg/kg/ 分換算

体重 (kg)	イソプロテレノール投与量（μg/kg/ 分）							
	0.005	0.01	0.02	0.03	0.05	0.07	0.1	0.2
30	0.45	0.9	1.8	2.7	4.5	6.3	9	18
40	0.6	1.2	2.4	3.6	6	8.4	12	24
50	0.75	1.5	3.0	4.5	7.5	10.5	15	30
60	0.9	1.8	3.6	5.4	9	12.6	18	36
70	1.05	2.1	4.2	6.3	10.5	14.7	21	42
80	1.2	2.4	4.8	7.2	12	16.8	24	48

鎮静薬

ICU における挿管，人工呼吸器管理中の患者では薬剤による鎮静を行います．鎮静ではミダゾラムやプロポフォール，デクスメデトミジンを使用することが多く，RASS（Richmond Agitation-Sedation scale）－ 3 ～－ 4 程度で管理する方法が一般的です（表 7 ）．

表7●RASS（Richmond Agitation-Sedation Scale）

RASS			
4	好戦的，暴力的	－1	傾眠状態．呼びかけに10秒以上の開眼あり，アイコンタクト可能
3	非常に興奮状態．カテーテルなどの自己抜去	－2	軽い鎮静．呼びかけに10秒未満の開眼，アイコンタクトあり
2	興奮状態．非意図的な運動，人工呼吸器でファイティングがある	－3	中等度鎮静．呼びかけに開眼あるが，アイコンタクトなし
1	落ち着きのない不安状態．そわそわしている	－4	深い鎮静．呼びかけに無反応．身体刺激で体動もしくは開眼
0	意識清明で落ち着いている	－5	昏睡．身体刺激で反応なし

ミダゾラム

・ベンゾジアゼピン系であり，大脳皮質，脳幹 GABA 受容体に作用する．鎮痛作用はない．他の薬剤と比較して投与中止後も効果が遷延する．また腎障害や肝障害にも影響を受けやすい（表 8 ）
・ミダゾラム注10mg を 5 A 用いて50mg/50mL として使用．
・初回投与量は0.05-0.1mg/kg，その後0.01-0.1mg/kg/ 時で継続する．

プロポフォール

・大脳皮質，脳幹 GABA 受容体に作用する．鎮痛作用はない．体内蓄積が少なく，薬剤中止後は速やかに覚醒する（10–15分程度）．
・プロポフォール 1 %静注 20, 50, 100mL 製剤がある．
・初回投与量は0. 2– 3 mg/kg，その後0. 5– 3 mg/kg/ 時で継続する．

デクスメデトミジン

・脳幹青斑核と脊髄後角に作用し鎮静作用と鎮痛作用を示す．呼吸抑制を来さない点が利点と言える．
・プレセデックス静注液200μg 1 A を生理食塩水48mL を混注し，200μg/50mL 溶液を作製．
・初回投与量は 1 μg/kg（0. 25mL/kg）を10分かけて投与し，0. 2–0. 7μg/kg/ 時（0. 05–0. 175mL/kg/ 時）で継続する．

表8●鎮痛薬，鎮静薬に影響する因子

因子	フェンタニル	デクスメデトミジン	ミダゾラム	プロポフォール
ClCr 10–30	＋	0	＋＋＋	0
ClCr ＝<10	＋	0	＋＋＋	0
重度肝障害	＋	＋＋＋	＋＋＋	0
肥満	＋＋＋	0	＋＋＋	0
持続注射	＋＋＋	0	＋＋＋	0
遺伝子の影響（個体差）	＋＋＋	0	＋＋＋	＋

0; 影響なし，＋ ; 軽度影響，＋＋＋ ; 強く影響する

〔*Crit Care Med. 2010;38(6 Suppl):S231–43*〕

鎮痛薬

鎮静薬には鎮痛作用はないかあっても弱いため，適切な鎮痛を行うことも必要です．疼痛ストレスが強いと交感神経刺激となり適切な鎮静が得られないこともあります．ICU で主に使用される鎮痛薬はフェンタニルです．

疼痛の評価〔*Crit Care Clin. 2017;33(2):225–43*〕

・意識がある患者では VAS（visual analog scale）を用いて評価する．VAS ≥ 4 /10では鎮痛薬増量を考慮する．
・意思疎通が困難な患者での評価では BPS（Behavioral Pain Scale）を用いる（表 9 ）．BPS ≥ 5 点では鎮痛薬増量を考慮する．

表9●意思疎通が困難患者での疼痛評価：BPS

BPS	点数
表情：	
リラックス	1
一部硬い表情	2
全体的硬い表情	3
しかめ面	4
上肢運動：	
動かない	1
一部曲げている	2
指も上肢も完全に曲げている	3
ずっと引っ込めている	4
呼吸器との同調性	
同調している	1
たまに咳嗽あるが，ほぼ同調	2
ファイティングあり	3
全く同調しない	4

〔*Crit Care Clin. 2017;33(2):225-243*〕

フェンタニル

- フェンタニルは速効性で作用時間が短く，持続静注で用いる．呼吸抑制作用や腸管蠕動運動低下が副作用として認められる．
- フェンタニル注射液 0.1，0.25, 0.5 mg 製剤がある（50μg/mL）．
- 初回投与量は 1－2 μg/kg（0.02-0.04mL/kg）を緩徐に静注後，1－2 μg/kg/ 時（0.02-0.04mL/kg/ 時）で持続投与．

43

深部静脈血栓症予防

深部静脈血栓症予防の適応

・ICU 患者では基本的に予防投与を行う〔*Crit Care Med. 2013;41(9):2088-98*〕.

・担癌患者で入院管理を行っている場合，出血や抗凝固療法の禁忌（活動性出血，血小板＜2万/μL，コントロール不良な高血圧，出血リスクが高い中枢神経病変や消化管病変など）がなければ予防を行う〔*Ann Emerg Med. 2017;69:768-76*〕.

・上記以外の内科患者における深部静脈血栓症の予防投与適応は決まっていない．非 ICU 患者，非周術期患者，非外傷患者では深部静脈血栓症のリスクが低いため，基本的に予防投与の必要はない〔*Am J Med. 2016;129(5):528-35*〕.

・外科患者では股関節置換術，大腿骨頸部骨折，他の整形外科手術の術後患者では予防投与を行う．それ以外ではリスク因子（表1）があれば予防投与を考慮する〔*BMJ. 2007;334(7602):1053-4*〕.

表1●深部静脈血栓症のリスク因子

患者因子	薬剤歴	既往歴
高齢者，体動困難な状態，長時間の座位，肥満，喫煙歴，妊婦，静脈血栓症の家族歴	抗精神病薬，経口避妊薬，ホルモン補充療法，ステロイド	慢性心不全，心筋梗塞，脳梗塞，悪性腫瘍，炎症性腸疾患，関節リウマチ，他の自己免疫性疾患，静脈血栓症，抗リン脂質抗体症候群，中心静脈ルート，凝固阻害因子欠損（AT III，プロテイン C，S 欠損）

JAMA. 2012;308(13):1350-6. Haematologica. 2003;88(12):1410-21. Lancet. 2012;379(9812):244-9. Am J Med. 2008;121(6):458-63.

深部静脈血栓症の予防投与

・予防投与では未分画ヘパリンの皮下注射，低分子量ヘパリン，第 Xa 阻害薬，直接経口抗凝固薬（DOAC）を用いる（表2）.

・ICU 患者では基本的に未分画ヘパリン 5000単位を1日2-3回皮下注射を行う．2回と3回では特に差はない〔*Chest. 2011;140(2):374-81*〕.

表2●深部静脈血栓症予防に使用する薬剤（日本の保険適用薬剤のみ記載）

	重症患者での予防	整形外科以外の手術治療を予定	膝関節，股関節置換術
未分画ヘパリン	5000U 皮下注射 1日2-3回	5000U 皮下注射 1日2-3回	5000U 皮下注射 1日2-3回 術後≧10-14日継続 可能ならば35日まで
エノキサパリン (クレキサン®)	適応なし	2000U 皮下注射1日2回 術後24-36時間後から 最大で15日間	2000U 皮下注射1日2回 術後24-36時間後から 最大で15日間
フォンダパリヌクス (アリクストラ®)	適応なし	2.5mg 皮下注射 術後24時間経過後から	2.5mg 皮下注射 術後24時間経過後から Ccr30-50mL/分では 1.5mg へ減量
エドキサバン (リクシアナ®)	適応なし	適応なし	30mg/日を1日1回 術後15日まで

44

輸液

使用頻度の高い主な輸液製剤を表1にまとめます．施設により採用されている輸液製剤は異なるため，自施設にどのような製剤があるか，その製剤のNa，K，ブドウ糖量はどの程度かくらいは把握しておきましょう．

末梢輸液は電解質と水分量を意識する

・循環血液量減少や血液分布異常による循環不全では生理食塩水や細胞外液を用いるのが基本．どちらを用いても良い．補液負荷する際は500mLを30–60分程度で投与し，循環動態を再評価する 5 循環不全の評価．

・1号液は生理食塩水と5％ブドウ糖液を1：1で混合したような組成．
　細胞内脱水を伴う病態（高Na血症など）や心機能の判断に自信が持てない場合で用いる．

・3号液は生理食塩水と5％ブドウ糖液を1：2で混合し，Kを加えた組成．
　病棟急変や救急初療で使用することは基本的になく，維持輸液として使用することが多い．

・5％ブドウ糖液は電解質が含まれておらず，ブドウ糖も体内で速やかに代謝されるため，自由水を投与していると考える．Na負荷を行いたくない状況（重症心不全など）で使用する．

・維持輸液では1日に必要な水分量，Na量，K量を考慮して選択．
　► 必要水分量：25–30mL/kg/日．発熱時は不感蒸泄が増加するためそれよりも多く，腎不全による乏尿，無尿では少なくする（1000mL/日程度）．
　► 必要Na量：最低 1mEq/kg/日．高血圧患者では2mEq/kg/日を超えないように注意（塩分換算でNa 100mEq＝塩分6g）
　► 必要K量：腎障害が無ければ20–40mEq/日．0.5mEq/kg/日と覚えてもよい．腎障害があれば血中K濃度に応じて調節．無尿や乏尿では基本的にKフリー（Kを含まない輸液）で対応する．

表1●主な輸液製剤

輸液	製品	K (mEq/本)	Na (mEq/L)	カロリー (kcal/本)	ブドウ糖 (g/本)	蛋白 (g/本)	備考
基本輸液	生理食塩水（500）	0	154	0			
	5%ブドウ糖液（500）	0	0	100	25		
細胞外液	ラクテック®（500）	2	130	0			
	ラクテック®D（500）	2	130	100	25		
	ビカーボン®注（500）	2	135	0	0		
	ソルアセト®F（500）	2	130	0	0		
	ソルアセト®D（500）	2	131	100	25		
1号液	デノサリン®（500）	0	77	52	13		
	KN1A（500）	0	77	50	12		
	ソルデム®1（500）	0	90	52	13		
3号液	ソルデム®3（500）	10	50	54	13.5		
	ソルデム®3A（500）	10	35	86	21.5		
	ソリタックス®H（500）	15	50	250	62.5		
末梢栄養	ビーフリード®（500）	10	35	210	37.5	15	ビタミンB_1，アミノ酸含有
脂肪製剤	イントラリピッド®20%（100）	0		200			
アミノ酸	アミゼット®B（200）	0	0	84		21	
	キドミン®（200）	0	2	57.6		14.4	
	プロテアミン®12（200）	0	150	96		24	
肝不全用アミノ酸	テルフィス®（500）	0	35	160		40	他にリーバクト，アミノレバン，ヘパンED
中心静脈栄養	フルカリック®1（903）	30	50	560	120	20	総合ビタミン，アミノ酸やMg，Pも含む
	フルカリック®2（1003）			820	175	30	
	フルカリック®3（1103）			1160	250	40	
	50%ブドウ糖（500）	0	0	1000	250		
	70%ブドウ糖（350）	0	0	980	245		

44
輸液

Advanced レクチャー

◆ 輸液負荷における生理食塩水と乳酸リンゲルはどちらでも良い ◆

・ICU 管理で細胞外液補充を必要とする患者2278例を対象し，生理食塩水負荷群と緩衝化晶質液（乳酸リンゲルなど）に割付け比較した二重盲検化ランダム比較試験では，両群で急性腎障害や透析導入，死亡リスクに有意差を認めなかった〔*SPLIT trial. JAMA. 2015;314(16):1701-10*〕.

・ICU 患者における輸液負荷で，生理食塩水使用群と緩衝化晶質液（乳酸リンゲルなど）使用群に期間別に割付け比較したクラスターランダム化比較試験では，両群で急性腎障害，死亡リスク，電解質の経過に有意差を認めなかった〔*SALT trial. Am J Respir Crit Care Med. 2017;195(10):1362-1372*〕.

中心静脈栄養は必要栄養量を計算して選択する

（経腸栄養も同様の手順で考える）

・**中心静脈栄養は経腸栄養が困難な場合にのみ考慮する方法である．中心静脈栄養を開始後も常に経腸栄養への移行が可能かどうかを評価する．**

・**長期間の低栄養状態の患者や高度な電解質異常（低 K，低 P，低 Mg 血症）がある患者ではまずは電解質補正やビタミン補充（主にビタミン B_1）を優先する．補正，補充後に栄養を開始し，再度電解質異常が増悪すれば栄養補充よりも電解質補正を優先．**

・**中心静脈栄養（経腸栄養も含む）では「必要カロリー量，蛋白，脂質量」の順で組成を決める．**

► **必要カロリー量の計算は Harris-Benedict の計算式（表 2）が有名だが，簡易的に20-**

表2●Harrs-Benedict 計算

栄養	計算式
カロリー（kcal）	基礎代謝*×活動係数**×ストレス係数†
蛋白量	健常人では0.8-1.0g/kg
	ストレス下の患者では1.0-2.0g/kg
脂質量	総カロリーの20-30%
水分量	25-30mL/kg
*基礎代謝	男性：66.5+［13.75×体重（kg）］+［5×身長（cm）］−［6.78×年齢（歳）］
	女性：665.1+［9.56×体重（kg）］+［1.85×身長（cm）］−［4.68×年齢（歳）］

**活動係数　寝たきり：1.0，歩行可：1.2，軽労作：1.3，中労作：1.4-1.5

†ストレス係数　軽症感染症1.2-1.5，敗血症1.5-1.8

褥瘡：1.2-1.6，ステロイド使用1.6-1.7

〔*日本病態栄養学会．認定 NST ガイドブック 2014．メディカルレビュー社*〕

表3●必要カロリー，栄養素の計算

簡易栄養必要量	
カロリー	寝たきり：20kcal/kg/日
	安静患者：25kcal/kg/日
	日常生活：30kcal/kg/日
蛋白量	必須量（最低量）：0.6-0.8g/kg/日
	通常量：1.0-1.2g/kg/日
	最大量：2.0g/kg/日
脂質量	必須量（最低量）：カロリーの3-4%
	通常量：20-25%
	最大量：50%

30kcal/kg/日で計算する方法（表3）が実用的．過剰栄養は避けた方が良く，実体重と理想体重の少ない方を用いて計算，開始し徐々に増量する．

► 必要電解質については ［末梢輸液］を参照．さらに微量元素の補充（亜鉛や鉄，銅，マンガン，ヨウ素．エレメンミック® で補充）も忘れない．

45

経腸栄養

腸管が使用できれば中心静脈栄養ではなく経管栄養を選択します．製剤には様々なものがあり，ここでは一部を記載します（表1）．自施設での採用製剤を確認しておくと良いでしょう．

必要カロリー，栄養素は中心静脈栄養と同様に考えます（p.320）急性期患者における栄養の開始時期については 41 ICU 患者の管理 を参照してください．

表1●経腸栄養成分表

商品名	全量 (ml)	Cal (kcal)	蛋白 (g)	脂質 (g)	CHO (g)	NaCl (g)	K (mEq)	水分 (ml)	浸透圧	食物繊維	備考
エレンタール®	80g	300	13.2	0.51	63.3	0.7	5.6	250	906		成分栄養
エンテルード®	100g	400	15	5.2	72	0.8	7.7	350	510		消化態栄養剤
アミノレバン®EN	50g	200	12.9	3.4	29.6	0.1	0.2	180	630		消化態栄養剤，肝不全
クリニミール®	89g	400	16	12.5	56.4	0.8	1.27		300		半消化態
ラコール®	200	200	8.8	4.5	31.2	0.4	7.1	170	345		半消化態
エンシュア®	250	250	8.75	8.75	34.3	0.5	9.5	213	360		半消化態
ハーモニック®M	500	500	24	15	67.5	1.15	21.8		350		半消化態
CZ-Hi®	200	200	10	4.4	30.2	0.46	11.2	300	4		
E-3	200	200	10	4.4	31	0.4	7.7	160	250	1.2	浸透圧低い．初期に使用
E-6 II	300	300	13.5	6.9	45.9	0.64	19	61.2	290	3	
	400	400	18	9.2	61.2	0.86	25.4			4	
E-7	300	300	15	6	48.9	1.4	10	240	340	3	塩分，微量元素強化
	400	400	20	8	65.2	1.8	13	320		4	
MA-8	200	200	8	6	28.6	0.38	7.1		240	0.8	
ヘパス®	200	200	8	6	31	0.25	2.6		580	0.1	
インパクト®	250	253	13.9	7	33	0.7	12.4		390		
メディエフ®	300	300	13.5	8.4	42.6	1.3	14.6		340	3.6	
	400	400	18	11.2	57	1.7	19.4		4.8		
F2α	300	300	15	6.6	45.3	0.75	12.3		370	5.1	
	400	400	20	8.8	60.4	1	16.4			6.8	

（次ページにつづく）

商品名	全量 (ml)	Cal (kcal)	蛋白 (g)	脂質 (g)	CHO (g)	NaCl (g)	K (mEq)	水分 (ml)	浸透圧	食物繊維	備考
タピオン®	200	200	8	9	22	0.51	8.9		250	3.6	
テルミール® ミニ	125	200	7.2	7.6	26	0.3	2.6	94	360	0.9	ミネラル，Vit 少ない
テルミール®2.0	200	400	14.5	15	52	0.5	5.1	140	450		ミネラル，Vit 少ない
テルミール® α2	200	400	14.6	15	52	0.59	7.5		450		
テルミール®PG ソフト	200	300	12	6.6	48	1	9.9	131			半固形化
	267	400	16	8.8	64	1.4	13.2	175			
ハイネ® ゼリー	300	300	15	6.8	47.1	1.4	12	228	3.5		半固形化，Vit 多い
リーナレン®3.5	250	400	14	11.2	63.8	0.6	3.1	189	500	4	腎不全
リーナレン®Pro1	250	400	4	11.2	70.8	0.31	4.5	500	4		
ペプチーノ®	200	200	7.2	0	42.8	0.4	3.9	170	460		脂質(−)，ペプチドを含有
プルモケア®EX	240	375	15.6	23	26.4	0.83	11.1	197	450		COPD
プルモケア®	250	375	15.6	23	26.4	0.83	16.2	384			
グルセルナ®	250	255	10.4	14	20	0.59	14.5	300	3.5		
ライフロン®6	200	200	10	5.6	27.6	0.66	9.7		360	1	
ライフロン®QL	125	200	8	9.8	19	0.61	5.7		470	1	
ホエイプロテイン	16g	64	16	0	0						蛋白製剤
GFO®	15g	36	3.6	0	6	0	0	100		5	腸管粘膜維持

46 薬剤変更時の換算表（オピオイド，レボドパ）

入院患者では経口摂取が困難であったり，副作用の問題で薬剤の変更が必要な場合があります．特にオピオイドやレボドパの変更は日常診療でもよく経験します．

薬剤変更の際は力価換算表を使用します．ここではオピオイドの力価換算表（表1，2），レボドパの投与変更方法（表3）を紹介します．

表1●オピオイド力価換算表

	薬剤	製品名	1日投与量				
経口	モルヒネ	MS コンチン®	20-30mg	30-90mg	90-150mg	150-210mg	210-270mg
	オキシコドン	オキシコンチン®	10-20mg	20-60mg	60-100mg	100-140mg	140-180mg
	タペンタドール	タペンタ®錠	100mg	200mg	400mg		
坐薬	モルヒネ坐薬	アンペック®坐薬	20mg	20-60mg	60-90mg		
貼付	フェンタニル	デュロテップ®MT（3日毎貼り替え）	2.1mg	4.2mg	8.4mg	12.6mg	16.8mg
		フェントス®テープ（1日毎貼り替え）	1mg	2mg	4mg	6mg	8mg
		ワンデュロ®パッチ（1日毎貼り替え）	0.84mg	1.7mg	3.4mg	5mg	6.7mg
注射	モルヒネ	塩酸モルヒネ	10-15mg	15-45mg	45-75mg	85-100mg	100-140mg
	オキシコドン	オキファスト注	15mg	30mg	60mg	90mg	120mg
	フェンタニル	フェンタニル注	-0.3mg	0.3-0.9mg	0.9-1.5mg	1.5-2.0mg	2.0-2.7mg

表2●オピオイドレスキュー換算表

	薬剤	製品名	1日投与量				
経口	モルヒネ	オプソ内服液	5mg	10mg	20mg	30mg	40mg
	オキシコドン	オキノーム散	2.5-5mg	5-10mg	10-20mg	15-30mg	20-40mg
	フェンタニル	イーフェンバッカル錠	1回50-100μgから開始して適宜増量 50，100，200，400，600，800μgの順に増量				
		アブストラル舌下錠	1回100μgから開始して適宜増量 100，200，300，400，600，800μgの順に増量				
坐薬	モルヒネ	アンペック坐薬	5mg	5mg	10mg	20mg	20-30mg
注射	モルヒネ	モルヒネ注	持続投与の1時間分を早送りする				
	オキシコドン	オキファスト注					
	フェンタニル	フェンタニル注					

表3●レボドパ力価換算表，経静脈投与時の変換表

	一般名	商品名例	変換係数
レボドパ	レボドパ	ドパゾール，ドパストン	1
	レボドパ・カルビドパ	ネオドパストン，メネシット配合錠，ドパコール配合錠	1
		デュオドーパ配合経腸用液	1.11
	レボドパ徐放剤	なし	0.75
CMOT 阻害薬	エンタカポン	コムタン	0.33
非麦角系 DA	プラミペキソール	ビ・シフロール，ミラペックス LA	100
	ロピニロール	レキップ	20
	ロチゴチン	ニュープロパッチ	30
	アポモルヒネ（注射）	アポカイン	10（レスキューとして使用）
麦角系 DA	ブロモクリプチン	パーロデル	10
	ペルゴリド	ペルマックス	100
	カベルゴリン	カバサール	67
MAOB 阻害薬	セレギリン	エフピー	10
その他	アマンタジン	シンメトレル	1

投与量×変換係数がレボドパ換算量となる．
COMT：カテコール-O-メチル基転移酵素，DA: ドパミンアゴニスト，MAOB: モノアミン酸化酵素 B
・経静脈投与ではレボドパ内服100mg につきドパストン® 静注 50mg/ 日（1：0.5の割合）を1日1-2回に分けて点滴静注する．
・症状や効果をフォローしつつ1：1の割合まで増量する．

〔*Mov Disord. 2010;25(15):2649-53*〕

事項索引

数字

1号液……318, 319
3-3-2ルール……20
3D-CAM……107, 110
3号液……318, 319
3度房室ブロック……49
4Tスコア……265, 267
4Tスコアの感度，特異度…267
5%ブドウ糖液……318
5H＋5T……9
12誘導心電図……50, 95
60/60徴候……130
Ⅲ音……43
Ⅳ音……43

ギリシャ語

β1 tubulin 異常症……272
β阻害薬……49, 54
γ-GTP……275

A

Aδ線維……150, 151
A型胃炎……258
A line……38, 78, 82
A/Cモード（assist control）…30
ABCの評価……1
ACE阻害薬による血管浮腫…209
ADH（antidiuretic hormone）……234
AG（anion gap）……249
AICA梗塞……189
air bronchogram……81
airway……1, 2
AJR（abdominal jugular reflux）……42, 43
AKIKI trial……291
AKIN分類……283
ALP……275
Alport症状……272
ALT……273, 274, 275
ALT/LDH……277
ARDS（acute respiratory distress syndrome）……30, 38, **39**, **40**, 44, 76, 77, 82
ARVCの心電図……98
aspiration-related lung disease……66
AST……273, 274, 275, 277
ATP製剤……51, 52, 53
AutoPEEP……31, 32
AVNRT（atrioventricular nodal reentrant tachycardia）……53
aVR（augmented voltage right）……57
AVRT（atrioventricular reentrant tachycardia）……53
awake intubation……21

B

B line……38, **79**, 80, 82
B3 line……80, 82
B7 line……80, 82
Bartter症候群……251
Basal-bolusレジメン……225
Basal-plusレジメン……226
beer potomania症候群……233
Bernard-Soulier症候群……272
bHIT（bedside head impulse test）……185, 188
biplane modified Simpson法…40
BPPV（benign paroxysmal positional vertigo）……178, 189
BPS（behavioral pain scale）…314
breathing……1, 2, 302
Brugadaアプローチ……56, 58

C

C線維……150, 151
C1インヒビター……208
Ca異常……86
Ca製剤……246
Caチャネル阻害薬…49, 52, 53, 54
C. Difficile 感染症……63, 65
CAGEスコア……116
Calgary Syncope Seizureスコア……92, 93
Calgary Syncopeスコア…96, 97
CAM（confusion assessment method）……108
CAM-ICU……107, 110
Campylobacter……173
Carnett試験……150, 153, 155
CDI（Clostridium difficine infection）……173
cerebral salt wasting……235
CH（cluster headache）…143, 146
CIDP（chronic inflammatory demyelinating polyneuropathy）……197
circulation……1, 2, 302
CIWA-Ar（Clinical Institute Withdrawal Assessment for Alcohol scale，revised）……116, 117, 118
CLIA（Chemiluminescent Immunoassay）……267, 268
Clostridium difficine……173, 305
Cohen症候群……73
COPD（chronic obstructive pulmonary disease）……30, 75, 76, 86

急性増悪 34, 75, 128
CPK 273, 274
高値 278
高値の原因 281
上昇の鑑別疾患 279
CPPD（calcium pyrophosphate dehydrate deposition disease） 63, 65
CPPN（central paroxysmal positional nystagmus） 180, 181
CPPV（central paroxysmal positional vertigo） 178
CPR（cardio pulmonary resuscitation） 7, 8, 10, **12**
CRS（Clinical Rockall Score） 158, 159
CRT（capillary refilling time） 3, **4**, 5, 36, 191
CVA（costovertebral angle） 154
CVP（central venous pressure） 38, **42**, 45, 46
CWS（chest wall syndrome） 133, 134

D

D-dimer 129, 205
Decubitus 63, 65, 302
device 63, 65, 302
DIC（disseminated intravascular coagulation） 261, 262, 263
DiGeorge 症候群 272
Dix-Hallpike 試験 180
DKA（diabetic ketoacidosis） 219, 220
DOAC 316
drug 63, 65, 302
Dry lung 39
DVT（deep vein thrombosis） 63, 65, **205**, 302

E

EAE（episodic angioedema with eosinophilia） 208
ECMO（extacorporeal membrace oxygeneration） 10
ECPR 10
EGSYS スコア 98, 99
EHEC（enterohemorrhagic E. coli） 172, 173
ELAIN trial 291
ELISA（enzyme-linked immuno sorbent assay） 267
Epley 法 181
EPSS（E-point septal separation） 40
Epstein 症候群 272
$ETCO_2$ 11, 31
$ETCO_2$モニタリング 7
ETEC（enterotoxigenic E. coli） 172, 173
EVLW（extravascular lung water） 39

F

FCM（food-cobalamin malabsorption） 258
Fechtner 症候群 270, 272
FENa 285
FEUN 285
FiO_2と PEEP 31

G

GBS（Glasgow Bratchford Score） 158, 159
GCS（Glasgow Coma Scale） 1, 16
Genova スコア 129
Gitelman 症候群 251
GPA（granulomatosis with polyangiitis） 164
GPIIb/IIIa 異常症 272
Gray platelet 症候群 272
Gufoni 法 182

H

H_1阻害薬 212, 213
H_2阻害薬 305
Harrs-Benedict 計算 320
Hb 259
HC（hemicrania continua） 143
HCO_2の評価 242
headache
, sentinel 136
, side locked 139, 140
, warning 136
HEART スコア 125, 126
HEP スコア 265, 266, 267
Heyde 症候群 165
HHS（hyper-osmolar hyperglycemic syndrome） 219, 220
HINTS plus 184, 185, 187
HIT（heparin-induced thrombocytopenia） 261, 264, 265
hooking 法 134
HUS（hemolytic uremic syndrome） 261, 262, 263

I

ICU 患者における経管栄養 306
ICU 患者における血糖コントロール方法 224
ICU 患者の管理 301
ICU 管理におけるルーチンチェック項目 302
ICU で使用される薬剤 310
ICU でのリハビリテーション 308
IFN-γ-release assay 295
IgG4 関連疾患 288
in-out バランス 305
IVC（inferior vena cava） 38, 45
エコー 36, 37
拡張 43, 44

変動……46

J

JVP (jugular venous pressure)……42

K

K 異常……10
K 異常に関連する薬剤……239
K 摂取……238
K 濃度異常……238
K の腎排……244
K 排泄……238
K 分布……238
K 補正の濃度，速度……240
K 補正方法……241
KDIGO 分類……283

L

LDH……255, 256, 273, 274, 276
LEMON……19
length-dependent polyneuropathy……197
Liddle 症候群……250
Light 基準……293, 295
Listeria monocytegenes……62, 173
lower rib pain 症候群……134
LVEF (left ventricular ejection fraction)……40, 43

M

MACOCHA スコア……19, 20
Mallampati クラス……20
MASCC スコア……68, 69
May-Hegglin 異常……270, 272
McConnell 徴候……130
MCV……255, 256
Meckel 憩室……167
Mg 製剤……246
Mobitz 2 型房室ブロック……49
mottling……2, **4**, 36, 191
MPV (mean platelet volume)……271
MRHE (mineralocorticoid-responsive hyponatremia of the elderly)……235
Murphy 徴候……155
MYH9 異常症……272

N

Na-K-ATPase……239
Narrow QRS……52, 53
Na 異常……86, 88
Na 補正……229, 234
NEAE (non-episodic angioedema with eosinophilia)……209
NETT trial……101
NIV (non-invasive ventilation)……15, 30, **33**, 34
NOMI (nonocclusive mesenteric ischemia)……164, 169, 170
non-length-dependent……197
NRS-2002スコア……307
NSAID (non-steroidal anti-inflammatory drug)……288

O

O157……173, 174
ocular bobbing……87
OESIL スコア……98, 99
outlet bleeding……164, 165

P

$PaCO_2$……31
painful rib syndrome……134
PaO_2の目標値……33
Paris-Trousseau/Jacobsen 症候群……272
PDW (platelet distribution width)……271
PEA (pulseless electrical activity)……7-9
PF4……265
PICA 梗塞……189
PLEURAL LINE……39
POEMS 症候群……202
PPI (proton pump inhibitor)……158, 288, 305
PSVT における薬物治療……55
PT-INR……274
PVC (peripheral venous collapse)……42
P 製剤……247

Q

Q 熱……268
QRS……51
, Narrow……53
, wide……56
QRS 間隔……51, 52
qSOFA……2, 36

R

RASS (Richmond Agitation-Sedation Scale)……109, 313
red flags……174
revised Genova スコア…129, 130
revised NUTRIC スコア…307, 308
RIFLE 基準……283
roving eye……87
RPI (reticulocyte producing index)……255, 256
RSBI (rapid shallow breathing index)……303
RSI (rapid sequence induction)……15, 18, 21
7P's……22
RSW (renal salt wasting)……228, 232, 233, **235**
RTA (renal tubular acidosis)……252, 253
RVP (right venous pressure) 42
RWPT クライテリア……57, 58

S

SAAG（serum-ascites albumin gradient）…298
SABA（short-acting beta-agonist）…244
Salmonella…173
SAT（spontaneous awaking test）…301
SBT（spontaneous breathing test）…301, 303
Schilling test…258
Sebastian 症候群…270, 272
sentinel headache…136
SFSR（San Francisco Syncope Rule）…98, 99
SFTS（severe fever with thrombocytopenia syndrome）…261, 262, 268
shaking chill…60
shopping cart sign…195
SI（shock index）…2, 4, 36
SIADH（syndrome of inappropriate of antidiuretic hormone）…228, 233, **234**, 235
side locked headache…139, 140
SIMV（synchronized intermittent mandatory ventilation）…30
SIRS（systemic inflammatory response syndrome）…60
Sjögren 症候群…73, 197, 288
skew deviation…185
SLE（systemic lupus erythematosus）…73, 288
slipping rib syndrome…134
SNRI（selective norepinephrine reuptake inhibitor）…104
SOFA スコア…3
Spared area…39
SpO_2低下…15, 74, 75
SSI（sliding-scale insulin therapy）…224
SSRI（selective serotonin reuptake inhibitor）…104, 114
Stanford A 型解離…130
Stanford B 型解離…130
Streptococcus agalactiae…62
SUNCT（short-lasting unilateral neuralgiform headache attacks）…139, 143, 146
supine roll 試験…180
SVT（sustained ventricular tachycardia）…58
SV 変動…46

T

T-Bil…274, 277
TAC（trigeminal autonomic cephalalgia）…140, 143, 146
TAFRO 症候群…202, 269
tapping pain…153
targeted temperature therapy…12
TIA（transient ischemic attacks）…91
TINU 症候群（tubulointerstitial nephritis and uveitis syndrome）…288
TMA（thrombotic microangiopathy）…261, 262, 264, 287
Tolosa-Hunt 症候群…141
TOR（termination-of-resuscitaion rule）…11
TTKG（transtubular K gradient）…243, 244
TTM trial…13
TTP（thrombotic thrombocytopenic purpura）…261, 263

U

urinothorax…292

V

VA-ECMO…48
VAS（visual analog scale）…314
VC（volume control）…31
Vereckei アルゴリズム…57, 58
VF（ventricular fibrillation）…7, 8, 9
VGCC（voltage-gated calcium channel）…105
vHIT（video head impulse test）…185, 188
VIPoma…170
VIP 産生腫瘍…170
von Willebrand 病…272
VT（ventricular tachycardia）…8, 30, 58

W

warning headache…136
Weil 病…268
Well's クライテリア…129, 130, 205
WHITE LUNG…39
Wide QRS…55, 56

X

X 連鎖性大型血小板減少症…272

あ ――――――――

亜急性閉塞隅角緑内障……140
悪性腫瘍……75, 76, 86
悪性症候群……86, 87, 279
悪性貧血……258
アシデミア……249
アシドーシス……10, 222, 223
アセトアミノフェン中毒……277
アナフィラキシー
……16, 37, 93, 170, **210–212**, 311
　症状……211
　初期対応……210
　追加治療……212
　パターン……211
　反応……206, 207
アニオンギャップ……249
　開大性代謝性アシドーシス
　……249
アルカレミア……249
アルコール多飲……75
アルコール中毒……87, 88
アルコール離脱症……112, 115, 279
　使用する薬剤……119
　リスク因子……116
アルドステロン……245
アレルギー反応……76, 207

い ――――――――

意識障害……15, 83, 93
　，一過性……121
　，薬剤性……86
　原因……88
　原因評価……84
意識消失，一過性……91
意識状態……1
意識のアセスメント……302
萎縮性胃炎……258
一次性運動時頭痛……144
一次性咳嗽性頭痛……144
一次性頭痛……139, 141, 144
一次性穿通様頭痛……144
一次性雷鳴頭痛……145
一回換気量……30
一過性意識障害……121
一過性意識消失……91
一過性好中球減少症……71
一過性脳虚血発作……92
一酸化炭素中毒……88
溢水による肺水腫……75
遺伝性血管浮腫……208
いびき様呼吸……15
違法薬物中毒……279
インスリン……86, 224
　1日量……227
　療法……222
インドメタシン反応性頭痛……143
院内肺炎……75
インフルエンザ……73
インフルエンザ桿菌……62

う ――――――――

ウェルシュ菌……172
ウェルニッケ脳症……118
右室梗塞……49
うっ血性腎不全……285
うっ血による疼痛，しびれ……196

え ――――――――

栄養素の計算……321
壊死性筋膜炎……191, 279
　エコー所見……192
　経過……192
　身体所見……192
エピネフリン吸入……305
遠位尿細管性アシドーシス……252
　――の分類……253
塩化カリウム製剤……241
炎症性腸炎……166
炎症性疼痛……150
炎症性マーカー……70
炎症のパラメータ……308
炎症反応増悪……59

お ――――――――

嘔気・嘔吐……168, 169
横紋筋融解症……279, 281
悪寒の程度と菌血症リスク……61
悪寒を伴う発熱……60
オピオイド……86, 324
オメプラゾール……158
オレキシン受容体拮抗薬……114

か ――――――――

臥位呼吸……76
外傷後頭痛……139
外傷性筋挫傷……279
外傷性頭痛……138
外傷性脳挫傷……49, 86
咳嗽……76
回転性めまい……183
海綿静脈洞症候群……138, 141
化学発光免疫測定法……267
過換気発作……75, 92
蝸牛症状……183
顎関節症……138
覚醒剤……279
　中毒……115
下肢挙上試験……46
下肢静脈瘤……196
下肢深部静脈血栓症……205
下肢浮腫……204
過剰心音……42
下垂体腺腫……141
下垂体卒中……136
ガス壊疽……279
下腿骨折……75
下腿浮腫……203
喀血……76
褐色細胞腫……169
カテーテル感染症……64
下部消化管出血……162
　，腫瘍性……166
カフリーク試験……303, 304
下壁梗塞……148

カリウムの腎排……………244
顆粒球円柱…………………288
カルシウム異常……………86
カルシウム製剤……………246
カルシウムチャネル阻害薬
……………49, 52, 53, 54, 55
眼球彷徨……………………87
間欠性跛行…………………195
，血管性…………………195
，神経性…………………195
肝叩打痛……………153, 155
肝硬変……………………86, 160
肝酸素上昇…………………273
カンジダ……………………62
間質性腎炎…………………286
，急性……………………288
癌性胸水……………………296
癌性胸膜炎…………………296
癌性髄膜炎…………………138
肝性脳症……………………86, 87
癌性腹水……………………299
関節リウマチ………………73
感染症による横紋筋融解症…281
感染性腸炎…………166, 170, 171
肝肺症候群…………………76
肝不全用アミノ酸…………319
顔面浮腫……………………204

き

気管エコー………………25, 26
気管支炎……………………76
気管挿管……………7, 19, **21**, 23
合併症………………………19
準備…………………………17
適応…………………………16
ポイント……………………9
気管攣縮……………………75
気胸………………75, 77, 82, 133
起座呼吸……………………76
偽性血小板減少……………262
偽性心室頻拍………………55
偽性低 Na 血症……………229
喫煙…………………………123
吃逆…………………………176, 177
気道……………………………1, 2
気道不安定……………………15
逆流性食道炎………………133
吸気性喘鳴…………………15, 76
急性・亜急性閉塞隅角緑内障 138
急性ウイルス性肝炎………277
急性肝炎……………………153
急性間質性腎炎……………288, 289
急性呼吸不全患者…………30
急性糸球体腎炎……………287
急性出血性直腸潰瘍………166
急性心筋梗塞………………125
急性心原性肺水腫…………41
急性腎障害…………283, 286, 290
急性心不全…………………34
急性ストレス………………124
急性大動脈解離リスクスコア
……………………………131, 132
急性尿細管壊死……………286, 288
急性肺水腫…………………34
急性非代償性心不全………41
急性緑内障発作……………136
胸腔穿刺……………………75
凝固因子の半減期…………276
胸骨圧迫のポイント………8
強心薬………………………312
胸水
，浸出性…………………293
，漏出性…………………293
胸水中腫瘍マーカー………296
胸水貯留……………76, 77, 292
胸水糖………………………295
胸椎疾患……………………133
胸痛…………………………120
原因………………………133
胸部大動脈解離……………120
胸部不快感…………………120
胸膜炎………………………133
胸膜痛………………………76
胸膜癒着……………………82
胸膜ラインの不整…………39
局所性浮腫…………………204
局所パラメータ……………308
虚血…………………………150
虚血性腸炎…………………166
虚血による疼痛，しびれ……194
巨細胞性動脈炎……………136, 138
ギランバレー症候群………197
起立性低血圧による失神…94, 95
起立性バイタルサイン……96
近位尿細管性アシドーシス…252
緊急内視鏡…………………161
筋血腫………………………279
菌血症………………………61
原因………………………64
リスク因子………………59, 60
筋骨格系の疼痛，しびれ……196
筋弛緩薬……………………23, 24
緊張型頭痛…………139, 141, 146
診断基準…………………142
緊張性・粘膜性疼痛………150
緊張性気胸…………10, 37, 39, 120

く

偶発性低体温症……………49
くも膜下出血…135, 136, **137**, 138
グラム陰性桿菌……………62
グラム陰性球菌……………62
グラム陽性球菌……………62
クリーゼ……………………169, 279
群発頭痛……………139, 143, 146

け

経管栄養……………………322
，ICU 患者における……306
開始時期…………………306
投与量の調節……………306
経口抗凝固薬………………216
経口ヒスタミン負荷試験……208
脛骨神経……………………197
憩室出血……………………165
頸静脈圧……………………42
頸性頭痛……………138, 139, 140
経腸栄養……………………320
頸動脈洞症候群……………95

経鼻胃管……163
経皮的ペーシング……47, 48
頸部動脈解離……137
痙攣……116
痙攣重積発作……100
　原因疾患……104
　初期対応……101
痙攣発作……87, 279
下血……162, 164
血圧の評価……242
血液培養……62
　セット数と感度……62
　注意点……62
血液分布異常性循環不全……37, 42, 43, 148
結核……73, 76
結核性胸膜炎……295
結核性髄膜炎……138
結核性腹膜炎……299
血管異形成……165
血管炎……197
血管性間欠性跛行……195
血管静水圧の上昇……202
血管性疼痛……150
血管内ボリューム評価……201
血管浮腫……206
　, ACE 阻害薬による……209
　, 遺伝性……207, 208
　, 好酸球性……207, 208
　, 後天性……207
　, じんま疹を伴う……206
　, じんま疹を伴わない……207
　, 特発性……207
　, 薬剤性……209
　鑑別……207
血球貪食症候群……269
血漿膠質浸透圧の低下……202
血小板減少……261
　, 偽性……262
血小板第 4 因子……265
血小板分布幅……271
血小板輸血……260
　閾値……260
血清 K 値の補正……222
血清 K 濃度……243
　低下させる治療……244
血清 P 濃度……247
血栓性血小板減少性紫斑病……261
血栓性微小血管障害症……261, 287
血栓塞栓症の発症パターン……195
血糖降下薬……86
血糖コントロール……224, 226
血糖値……274
血流障害による疼痛，しびれ 194
ケトアシドーシス……250
下痢……168, 170
原因精査のポイント……9
原因不明の失神……97
限局性浮腫……204
原発性自律神経失調……95
原発性胆汁性肝硬変……73

こ

高 Ca 血症……86, 88
高 CO_2 血症……86, 88
高 K 血症……48, 49, **243**, 244
高 Mg 血症……49
高 Na 血症……86, 236
高アンモニア血症……86, 87, 88
抗うつ薬……113, 114
抗菌薬……67, **70**, 86, 288
高血圧……86, 123, 136
高血圧緊急症……85
高血圧性脳症……88
高血圧を伴う意識障害……85
高血糖緊急症……86, 169, 219
抗コリン薬中毒……115
好酸球性血管浮腫……207, 208
高脂血症……86, 123
甲状腺機能亢進症……115, 169, 279
甲状腺機能低下症……49, 88, 233
鉱質コルチコイド欠乏……232
高浸透圧高血糖症候群……219
　診断……220
　補液療法……220
抗精神病薬……86, 114, 279
向精神薬……72
好中球減少症……69
　, 一過性の……71
　, 自己免疫性……71, 73
　, 周期性……73
　, 重症先天性……73
　, 新生児同種免疫性……73
　, 発熱性……68
　, 慢性……71
　, 薬剤性……71
　原因……71, 73
　原因となる薬剤……72
好中球減少性症候群……73
高張性低 Na 血症……229
抗てんかん薬……86
　中毒……87
後天性血管浮腫……207
後天性骨髄不全……73
喉頭浮腫……16
抗ヒスタミン薬……86
抗不整脈薬……49
硬膜下血腫……138
絞扼性イレウス……148
抗利尿ホルモン不適合分泌症候群……228, 234
誤嚥性肺炎……66, 75
誤嚥性肺臓炎……66
コーヒー残渣様吐物……160
呼吸……1, 2, 8
　, 死戦期……2
　, 自発……2
　, 努力様……2, 15
　, いびき様……15
呼吸音の減弱……76
呼吸困難……74
呼吸停止……7
呼吸のアセスメント……302
呼吸不全……15, 40, 86
呼吸性アシドーシス……252
呼吸性アルカローシス……84, 252
呼吸性代償……249
黒色吐物……156
黒色便……160
鼓室内出血……216
骨髄異形成症候群……73

骨髄不全……73
，後天性……73
，先天性……73
コレステロール塞栓症……287
コンパートメント症候群……279

さ

細菌性髄膜炎……141
再生不良性貧血……73
細胞外液……242, 319
再膨張性肺水腫……75
鎖骨下静脈穿刺……75
左心駆出率……40
サルコイドーシス……288
三環系抗うつ薬……279
三叉神経・自律神経頭痛……140
酸素免疫法……267
散瞳……87

し

痔核……167
視覚テストの方法……108
子宮外妊娠……148
自己免疫性胃炎……258
四肢虚血……279
脂質量……321
四肢の疼痛……191, 193
死戦期呼吸……2
持続性片側頭痛……139, 143
肢端紅痛症……196
失神……91, 92
，起立性低血圧による 94, 95
，原因不明……97
，状況性……95
，心原性……94-97
，反射性……94, 95
原因……94
原因頻度……95
初期評価……94
分類……95
失神とてんかん発作の鑑別点…92
湿性ラ音……76
自発呼吸……2
しびれ……191, 193
脂肪製剤……319
脂肪塞栓……75
尺骨神経……197, 198
斜偏倚……185
縦隔気腫……133
重症急性膵炎……148
重症喘息……76
重症胆管炎……65
重症胆嚢炎……65
重症軟部組織感染症……191
重症熱性血小板減少症候群…262
重症敗血症……61
修正バルサルバ法……53
ジュール数……9
縮瞳……87
出血……37, 93
出血性ショック……259
循環……1
アセスメント……302
循環血液量減少……42, 157, 318
——性循環不全……37, 43, 148
循環血液量低下……10
循環血漿量減少性高 Na 血症 236
循環血漿量減少性低 Na 血症
……230, 232
循環血漿量正常な高 Na 血症 236
循環血漿量正常な低 Na 血症
……230, 232
循環血漿量増加性高 Na 血症 236
循環血漿量増加性低 Na 血症
……230, 231
循環不全……36, 88
，血液分布異常性……37, 42
，循環血液量減少性……37
，心原性……37
，心外閉塞・拘束性……37
タイプ……43
評価，対応……1, 2
分類，原因……37
循環不全徴候…**36**, 59, 93, 120, **148**
昇圧薬……310
消化管系薬剤……72
消化管出血……148
，上部……158, 163
，下部……162
消化管のアセスメント……302
消化性潰瘍の予防……305
上気道狭窄……49
上気道閉塞……75, 76
状況性失神……95
症候性低 Na 血症……229
上行大動脈解離……49
心エコー所見……132
上室性頻拍……53, 55
上肢浮腫……204
小腸閉塞……153
情動脱力発作……92
上部消化管出血……156, 158, 163
上部内視鏡検査……160
静脈血栓症……127, 128
静脈血栓塞栓症のリスク因子 205
静脈の評価……285
食道静脈瘤出血……159
食物アレルギー……170
ショック……1
徐脈……47, 93
原因……49
徐脈性不整脈……95, 312
自律神経失調……95
，原発性……95
，続発性……95
腎盂腎炎……153
心エコー……36
心エコーによる評価……40
心外閉塞・拘束性循環不全……37
新規発症持続性連日性頭痛…145
真菌……62
心筋炎……37, 279
心筋虚血……279
心筋梗塞
…10, 37, 86, 120, **122**, 125, 148, 169
，急性……125
，腹痛を伴う……149
リスク因子……122, 124
神経・筋骨格性疼痛……150
神経筋疾患……75

神経根……………………………197
神経根症状…………133, 153, 154
神経障害による疼痛，しびれ 196
神経性間欠性跛行……………195
神経痛，頭皮……………138, 141
心血管系薬剤……………………72
心原性失神…………94, 95, 96, 97
心原性循環不全 37, 40, 44, 51, 148
心原性肺水腫………………38, 39
人工呼吸器設定…………………30
腎梗塞……………………………287
心雑音……………………………42
心室細動………………8, 51, 55
心室頻拍……………………51, 55
心室頻拍と上室性頻拍の鑑別…56
心収縮力増加…………………312
滲出性胸水……………………293
腎腫瘍……………………………153
浸潤影……………………………77
腎性塩類喪失症候群……228, 235
心静止…………………………7, 8, 9
腎性排泄の評価………………242
腎前性腎不全…………………288
振戦せん妄……………………116
心臓血管構造異常………………95
迅速導入…………………………15
身体所見…………………………41
心タンポナーデ…10, 37, 39, 120
心停止……………………1, 7, 8
心肺蘇生…………………………8
心肺停止の原因５Ｈ＋５Ｔ……10
心拍数コントロール………52, 54
心拍数増加……………………312
深腓骨神経……………………197
深部静脈血栓症……196, 206, 302
　　予防………………………316
　　予防に使用する薬剤……317
心不全…………37, 75, 76, 93, **203**
　　，急性………………………34
　　，急性非代償性……………41
心不全による胸水貯留…294, 295
腎不全……………………………279
心房細動……………51–54, 136
心房粗動……………………51–53
じんま疹…………………………206
　　，ヒスタミン関連性 206, 207
　　，非ヒスタミン関連性…207
　　，物理的……………………207

す

髄液漏……………………………216
膵炎………………………………153
垂直方向眼振……………………87
水頭症…………………………86, 88
　　，脳静脈洞血栓症………138
水平方向眼振……………………87
髄膜炎……………………88, 136
　　，癌性………………………138
　　，結核性……………………138
　　，細菌性……………………141
髄膜腫……………………………141
睡眠時頭痛………………………145
睡眠薬……………………86, 113
頭蓋外組織由来の頭痛………140
頭蓋骨骨折所見………………215
頭蓋内圧亢進………49, 138, 169
　　，特発性……………………138
頭蓋内病変………………………136
頭痛………………………………135
　　，一次性………139, 141, 144
　　，一次性運動時……………144
　　，一次性咳嗽性……………144
　　，一次性穿通様……………144
　　，一次性雷鳴………………145
　　，インドメタシン反応性
　　………………………………143
　　，外傷後……………………139
　　，外傷性……………………138
　　，緊張型………139, 141, 146
　　，群発…………139, 143, 146
　　，頸性………………138, 139
　　，三叉神経・自律神経…140
　　，持続性片側………139, 143
　　，新規発症持続性連日性
　　………………………………145
　　，睡眠時……………………145
　　，頭蓋外組織由来の……140
　　，前庭片……………………189
　　，二次性…**135**, 137, 138, 140
　　，発作性片側………139, 143
　　，薬物乱用…………138, 143
　　，雷鳴………………135, 136
ステロイド投与…………………305
ストレス……………………………
　　，急性………………………124
　　潰瘍予防…………………305
スライディングスケール 224, 227

せ

精巣上体炎………………………154
精巣捻転…………………………154
精巣の診察………………………154
正中神経…………………197, 198
制吐薬……………………………279
生理食塩水…………221, 280, 320
生理的洞性頻脈…………………51
赤褐色便…………………………162
脊髄障害…………………………197
脊髄損傷…………………………49
脊椎症……………………………153
赤血球輸血………………………259
舌根沈下…………………………15
セレウス菌………………………172
セロトニン症候群……86, 87, 279
全身性硬化症……………………73
全身性自己免疫疾患……………73
全身性浮腫………………………201
　　鑑別…………………201, 202
全身パラメータ…………………308
喘息…………………30, 75, 76
前庭症状…………………………183
前庭神経炎………………………189
前庭片頭痛………………………189
先天性巨大血小板症……………271
　　原因…………………………272
先天性骨髄不全…………………73
先天性免疫症候群………………73
喘鳴………………………………76
せん妄…………86, **106**, 113, 115
　　症状…………………107, 115

，虚血による……………194
，筋骨格系の……………196
，血流障害による………194
，四肢の……………191, 193
，神経障害による………196
疼痛臓器の推測………………151
疼痛の評価……………………314
糖尿病…………………75, 86, 123
糖尿病性ケトアシドーシス
…………………………88, 219
診断………………………220
補液療法…………………220
頭皮神経痛……………138, 141
頭部CT………………………215
頭部外傷………………214, 215
洞不全症候群…………………49
動脈炎…………………138, 139
動脈カテーテル………………61
動脈血pH……………………249
動脈血ガス分析…………88, 248
動脈硬化………………………136
リスク因子…………123, 184
動脈硬化性疾患…………123, 126
動脈の評価……………………284
動脈瘤…………………………141
毒素原性大腸菌………………173
毒素ショック症候群……170, 191
毒素性…………………………10
特発性血管浮腫………………207
特発性細菌性腹膜炎…………298
特発性頭蓋内圧亢進症………138
吐血……………………156, 160
突発性難聴……………………189
トラップ肺……………………75
トリガーポイント注射………141
努力様呼吸……………………15
ドレナージ……………………75

な

内頸動脈海綿動静脈瘻………141
内視鏡，緊急…………………161
内視鏡検査，上部……………160
内臓痛…………………150, 151
内分泌…………………………302
ナトリウム異常…………86, 88
ナトリウム補正………………229

に

二次性頭痛……**135**, 137, 138, 140
二相性反応……………………213
日本紅斑熱……………………268
乳酸アシドーシス……………250
乳酸リンゲル…………280, 320
入眠障害………………………113
尿K/Cr………………………244
尿管結石………………………153
尿細管間K勾配………………243
尿細管上皮細胞………………288
尿細管性アシドーシス………252
，遠位……………………252
，近位……………………252
尿中Cl値の評価………………242
尿中K/Cr……………………242
尿沈渣…………………………288
尿毒症……………………86, 88
尿培養検査結果………………66
尿路感染症……………63, 64, 65
尿路の評価……………………284

ね

熱帯熱マラリア………………73
熱中症…………………………279
粘液水腫性昏睡………………49
粘膜乾燥………………………87

の

脳・頸部動脈解離………135, 138
脳炎……………………………115
脳幹梗塞………………………89
膿胸………………76, 294, 295
脳血管障害……………………86
脳血流低下……………………91
脳梗塞…………………………136
脳挫傷…………………138, 169
脳室周囲異所性灰白質………272
脳出血…………………………136
脳腫瘍………………86, 88, 138
，転移性…………………138
脳静脈洞血栓症…**89**, 135, 136, 138
膿性胸水………………………295
脳卒中……49, 135, 136, 138, 169
脳浮腫…………………………169
ノロウイルス…………………172

は

肺エコー………………36, 78
所見…………………………77
評価…………………………38
肺炎……63, 64, **76**, 82, 86, 133
，院内……………………75
，誤嚥性…………………75
肺炎球菌………………………62
肺血管外水分量………………39
敗血症
…1, 37, 59, 84, 88, 93, 148, 169, 279
肺血症性ショック……………61
肺血症における意識障害……84
肺血症の評価，対応……………2
肺血栓塞栓症…10, 37, 39, 49, 75,
76, 86, 120, 122, **127**, 128, 130
肺高血圧………37, 39, 76, 203
肺浸潤影………………………81
肺水腫……………42, 76, 77
，溢水による……………75
，急性……………………34
，急性心原性……………41
，再膨張性………………75
示唆する所見………………43
肺スライディング……78, 81, 82
肺線維症………………………77
予測スコア………………129
バイタルサイン…………1, 2, 118
肺胞出血……………………75, 76
肺保護換気……………………30
播種性血管内凝固症候群……261
発汗過多………………………87
発声困難………………………76

発熱……59, 76
，悪寒を伴う……60
原因……63
発熱性好中球減少症……68
バトル徴候……216
羽ばたき振戦……87
パラチフス……73
バルサルバ法……52
パルボウイルスB19……73
反射性失神……94, 95
パンダの目徴候……215, 216

ひ

鼻咽喉癌……141
非痙攣性てんかん発作……86, 89
非ケトン性高浸透圧性昏睡……88
脾叩打痛……153
非侵襲的換気療法……33
ヒスタミン……170
関連性じんま疹……206, 207
不耐症……207
プリック試験……208
ビタミン B_1……73
ビタミン B_1欠乏…86, 88, 116, **257**
ビタミン B_{12}欠乏……258
必要K量……318
必要Na量……318
必要カロリーの計算……321
必要水分量……318
非定型抗精神病薬……279
ビデオHIT……185
非ヒスタミン関連性じんま疹 207
皮膚乾燥……87
非閉塞性腸管虚血症……164
非閉塞性腸管膜虚血……170
非ベンゾジアゼピン系…113, 114
被包化胸水……77
肥満……123
びまん性B line……39, 44
びまん性のラ音……42
ピロリ菌……258
貧血……86, 254
鑑別……254
鑑別方法……256
原因評価……256
頻脈……50, 93
，生理的洞性……51
頻脈性不整脈……51-53, 95

ふ

フェリチン……256
腹腔内出血……148
副腎不全……49, 169, 233
腹水，癌性……299
腹痛……147, 149
副鼻腔炎，慢性……138
腹部触診……153
腹部所見からの疼痛臓器の推測……151
腹部造影CT……163
腹部大動脈瘤破裂……148
腹部の視診……153
腹壁痛……153
腹膜炎
，結核性……299
，特発性細菌性……298
浮腫……76, 200
，下肢……204
，下腿……203
，顔面……204
，局所性……204
，血管……206
，限局性……204
，上肢……204
，全身性……201
鑑別……201
原因となる薬剤……203
不整脈……37, 120
ブドウ球菌……172
不眠……113
ふらつき……178
プラトー圧……31
評価する方法……32
ブルセラ症……73
プロトンポンプ阻害薬……158

へ

平均血小板容積……271
閉塞隅角緑内障……140
，急性・亜急性……138
ベッドサイドHIT……185
ヘパリン……265
ヘパリン起因性血小板減少症……261, 265
偏視……87
片頭痛……139, 140, **141**, 146
，持続性……139, 143
，前庭……189
，発作性……139, 143
診断基準……142
治療薬……138
ベンゾジアゼピン系……113, 114
ベンゾジアゼピン離脱症……115
便の性状……175
便秘……174, 175
red flags……174
使用する薬剤……176
タイプとその特徴……175
弁膜症……37
片麻痺……87

ほ

方向交代性眼振……185
膀胱底の評価方法……285
放散痛の分布……151
房室回帰性頻拍……53
房室結節回帰性頻拍……53
補液反応性……45
検討……43
予測する因子……46
補液負荷を行うべき患者……43
発作性上室性頻拍……51, 52, 53
発作性片側頭痛……139, 143
ホモシステイン値……257
ホルネル徴候……184

ま

マグネシウム製剤……246
マクロCPK血症……282
末梢栄養……319
末梢静脈カテーテル……61
末梢静脈虚脱所見……42
末梢動脈疾患……195
末梢輸液……318
マルファン症候群……132
慢性胸膜疾患……75
慢性好中球減少症……71
慢性硬膜下血腫……86
慢性静脈不全……196
　症状，所見……205
慢性心不全……75
慢性副鼻腔炎……138

み

三日熱マラリア……73
未分画ヘパリン……316
脈圧変動……46
脈なし心室頻拍……7, 8, 9

む

無気肺……82
ムコール症……141
無脈性電気活動……8

め

迷走神経性失神……95
迷走神経反射……49, 93
メチルマロン酸……257
メニエール病……189
めまい……178
　，回転性……183
　，前庭，蝸牛症状を伴う 186
　，前庭，蝸牛症状を伴わない……188
　，頭位変換性……178
　，良性発作性頭位変換性 178
メラトニン受容体作動薬…113, 114

も

毛細血管再充満時間……3
毛細血管透過性の亢進……202
網赤血球……255
網様紅斑……2, 4
モノアミン酸化酵素阻害薬…279
門脈圧亢進性の腹水……298

や

薬剤……302
　投与のポイント……9
薬剤性意識障害……86
薬剤性血管浮腫……207, 209
薬剤性血小板減少の原因薬剤 269
薬剤性好中球減少症……71
薬剤性腎障害……286
薬剤性脳症……86
薬剤性不整脈……95
薬物乱用頭痛……138, 143

ゆ

輸液……318
　，末梢……318
輸液製剤……318, 319
輸血……259

よ

溶血性尿毒症症候群……261
葉酸・銅欠乏……73
葉酸欠乏……257
腰部脊柱管狭窄症……195

ら

雷鳴頭痛……135, 136
ラ音……43
ラテックス凝集法……267, 269
ランダム化比較試験……101

り

リケッチア……73, 268
　感染症……262
リズムコントロール……52, 54
離脱症……86
利尿薬……86, 232, 233, **305**
リハビリテーション，ICUでの……308
流量－時間曲線……32
良性発作性頭位変換性めまい症……178
緑内障……138, 140
輪状甲状間膜切開術……28, 29
リン製剤……247
リンパ腫……141, 292

れ・ろ

レニン……245
レプトスピラ症……268
漏出性胸水……293
肋骨脊柱角……154

薬品名索引

（輸液製剤，経腸栄養を含む）

ATP 製剤……51, 52, 53

β阻害薬……49, 54

Ca チャネル阻害薬…49, 52, 53, 54
CMOT 阻害薬……325
COMT……325
CZ-Hi®……322

DA……325
DOAC……316
D-ソルビトール®……176

E-3……322
E-6Ⅱ……322
E-7……322

F2α……322

G-CSF……70, 292
GFO®……323

H_2阻害薬……305

K.C.L. エリキシル®……241
KN1A……319

MA-8……322
MAOB 阻害薬……325
MS コンチン®……324

NSAID（non-steroidal anti-inflammatory drug）……288

Paralysis with induction……23
PDE 阻害薬……312
PPI（proton pump inhibitor）……288, 305

SABA（short-acting beta-agonist）……244
SNRI……104, 279
SSRI……114, 279

TCA……87

あ

アーガメイト®……244
アーチスト®……54
アジスロマイシン……173
アスパラ® カリウム散……241
アスパラ® カリウム錠……241
アセタノール®……54
アセブトロール……54
アダラート®……177
アデノシン……55
アテノロール……54
アデホス®……51, 53
アドレナリン……3, 9, 48, 210, 211, 212, **311**
アドレナリン注 0.1 %シリンジ…9
アトロピン……47, 48
アピドラ®……225, 226
アブストラル舌下錠……324
アポカイン……325
アポモルヒネ……325
アマンタジン……279, 325
アミオダロン……9, 52, 56, 292
アミサリン®……56
アミゼット® B……319
アミティーザ®……176
アミノレバン® EN……322
アモバン®……114
アリクストラ®……317
アルタット®……213
アレビアチン®……102
アンカロン® 注……9, 56
アンピシリン……173
アンフェタミン……279
アンペック® 坐薬……324

い

イーケプラ®……102
イーフェンバッカル錠……324
イソプロテレノール……312
イノバン®……48, 310
インスリン……86
インデラル®……54
インドメタシン……143
イントラリピッド®……319
インパクト®……322

う

ウインタミン®……177

え

エスゾピクロン……114
エスタゾラム……114
エスラックス®……18, 24
エドキサバン……317
エノキサパリン……317
エバミール®……114
エピネフリン……47, 305
エフピー……325
エルゴタミン……143
エレメンミック®……321
エレンタール®……322
塩化カルシウム……246
塩化カリウム製剤……241
塩酸ドパミン……310
塩酸ドブタミン……312
塩酸モルヒネ……324
エンシュア®……322
エンタカポン……325
エンテルード®……322

お

オキシコドン……324
オキシコンチン®……324
オキノーム散……324
オキファスト注……324
オピオイド…86, 88, 143, 279, 324
オプソ内服液……324
オメプラール®注……158
オメプラゾール……158
オランザピン……112, 114, 118
オレキシン受容体拮抗薬……114
オンダンセトロン……279

か

覚醒剤……279
ガスター®……213
ガスモチン®……176
カテコラミン……13
カテコール-O-メチル基転移酵素……325
カバサール……325
ガバペン®……177
ガバペンチン……177
カベルゴリン……325
カリメート®……243
カルシウムチャネル阻害薬……49, 52, 54, 55
カルチコール®……246
カルバマゼピン……279, 292
カルベジロール……54

き

キドミン®……319
キニジン……264
キノロン系……172
強心薬……312
筋弛緩薬……23, 24

く

クアゼパム……114
クエチアピン……112, 114
グラルギン……225, 226, 227
グラン®……70
グリセリン浣腸……176
クリニミール®……322
グルカゴン……212
グルコン酸K細粒……241
グルコン酸K錠……241
グルコン酸カルシウム水和物……246
グルセルナ®……323
グルリジン……225, 226
クレキサン®……317
クロピドグレル……264
クロルジアゼポキシド……119
クロルフェニラミン……212
クロルプロマジン……177

け

ケイキサレート®……243
経口バンコマイシン……173
経口避妊薬……264
血糖降下薬……86
ゲムシタビン……264

こ

抗うつ薬……88, 113, 114
抗癌剤……72
抗凝固薬……216
抗菌薬……**70**, 72, 86, 288
抗甲状腺薬……72
抗精神病薬……86, 114, 279
向精神薬……72
抗てんかん薬……72, 86, 88
抗ヒスタミン薬……86
抗不整脈薬……49, 55, 72
コーラック®……176
コムタン……325
コリン作動薬……49
コロネル®……176
コントール®……119
コントミン®注……177

さ

サイトテック®……176
サクシニルコリン……18, 24
サルブタモール……212
酸化マグネシウム……176
三環系抗うつ薬……279
ザンタック®……213
サンリズム®……55

し

ジアゼパム……100, 101, 118, 119
ジギラノゲン®……54
シクロスポリン……264
シクロホスファミド……292
ジゴキシン……49, 54
疾患修飾性抗リウマチ薬……72
ジフェンヒドラミン……212
ジプレキサ®……112, 114
シメチジン……213
芍薬甘草湯……177
重炭酸ナトリウム……280
昇圧薬……310
消化管系薬剤……72
ジルチアゼム……54
心血管系薬剤……72
シンメトレル……325
新レシカルボン®坐剤……176

す

睡眠薬……86, 113
スガマデクス……24
スキサメトニウム……18, 24
ステロイド……213
スボレキサント……114
スローケー®……241

せ

制吐薬……279
生理食塩水……319
セフタジジム……70
セフトリアキソン……172, 173
セルシン®……101, 119
セレギリン……325
セレネース®……112, 177
セロクエル……112
セロクエル®……114
センナル®……176

そ

ゾピクロン……114
ソリタックス® H……319
ソルアセト® D……319
ソルアセト® F……319
ソルデム®……319
ゾルピデム……113, 114
ソルメドロール……304, 305

た

第 Xa 阻害薬……316
大黄甘草湯……176
タガメット®……213
タクロリムス……264
タゾバクタム……70
タピオン®……323
タペンタ® 錠……324
タペンタドール……324
ダルメートカプセル……114
短時間作用性 β_2 刺激薬……244
ダンボコール®……55

ち

チアミン……118
チオペンタール……18, 23, 103
チクロピジン……264
直接経口抗凝固薬……316
鎮静薬……23, 88, 313
鎮痛薬……72, 143, 314

て

低分子量ヘパリン……316
デキストロメトルファン……279
デクスメデトミジン……314
デジレル®……114
デスモプレシン……230, 232
テノーミン®……54
デノサリン®……319
デュオドーパ配合経腸用液…325
デュプリバン®……103
デュロテップ® MT……324
テルフィス®……319
テルミール®……323

と

ドキシサイクリン……172
ドパコール配合錠……325
ドパストン……325
ドパゾール……325
ドパミン……3, 47, 48
ドパミンアゴニスト……279, 325
ドブタミン……3
ドラール®……114
トラゾドン……113, 114
トラネキサム酸……158
トリアゾラム……114
トリプタン……143, 279
ドルミカム®…18, 23, 101, 103, 119
ドロペリドール……279
トロポニン……125
ドンペリドン……177

な

ナウゼリン®……177
ナディック®……54
ナドロール……54

に

ニフェジピン……177
ニュープロパッチ……325

ね・の

ネオドパストン……325
ノルアドレナリン……3, 310

は

ハーモニック® M……322
パーロデル……325
ハイネ® ゼリー……323
バクロフェン……177
麦角系 DA……325
バプタン……232
バランス®……119
ハルシオン®……114
バルプロ酸……102, 279
ハロペリドール……112, 118, 177
パントシン®……176
バンプレッシン……311

ひ

ビ・シフロール……325
ビーフリード®……319
ビカーボン® 注……319
ビソプロロール……54
非定型抗精神病薬……279
ピトレシン® 注射液20……311
非麦角系 DA……325
ピペラシリン……70
非ベンゾジアゼピン系…113, 114
ピルシカイニド……55

ふ

ファモチジン……213
フィルグラスチム……70
フェニトイン……100, 102, 292
フェノバルビタール……118
フェンタニル……18, 23, 315, 324
フェントス® テープ……324
フォンダパリヌクス……317
ブドウ糖液……319
プラミペキソール……325
ブリディオン®……24
プリンペラン®……177
フルカリック®……319
フルニトラゼパム……114
フルモケア®……323
フルラゼパム……114
フレカイニド……55
プレドニゾロン……213
プロカインアミド……56, 292
プロカルシトニン……69, 70
プロクロペラジン……279
フロセミド……243, 244, 280
プロタノール®……313
プロチゾラム……114
プロテアミン®……319
プロノン®……55
プロパフェノン……55
プロピオチオウラシル……292
プロプラノロール……54
プロポフォール…18, 23, 103, 314

プロメタジン……………………279
ブロモクリプチン………292, 325
フロリネフ®…………………232

へ

ベクロニウム……………18, 24
ベサコリン®…………………176
ペニシラミン………………292
ヘパス®………………………322
ペプチーノ®…………………323
ベラパミル…………52, 53, 54, 55
ペリゴリド…………………325
ベルソムラ…………………114
ヘルベッサー®…………………54
ペルマックス………………325
ベンコール®…………………176
ベンゾジアゼピン
…………86, 100, 101, 112, 118
ベンゾジアゼピン系……113, 114

ほ

ホエイプロテイン…………323
ホストイン®…………………102
ホスフェニトイン………100, 102
ポララミン®…………………212
ポリスチレンスルホン酸
…………………………243, 244
ポリフル®……………………176

ま

マイスリー®……………113, 114
マイトマイシンC…………264
マグコロール®………………176
マグネゾール®………………246
マスキュラックス®………18, 24

み

ミダゾラム
….18, 23, 100, 101, 103, 119, **313**
未分画ヘパリン…………316, 317
ミラペックスLA……………325
ミルリノン…………………312

め

メイロン®……………………280
メインテート®…………………54
メクトロプラミド…………177
メジコン®……………………279
メソトレキセート…………292
メチルプレドニゾロン
…………………213, 304, 305
メディエフ®…………………322
メトクロプラミド…………279
メトロニダゾール…………173
メネシット配合錠…………325
メラトニン受容体作動薬 113, 114
メロペネム……………………70

も

モノアミン酸化酵素B………325
モノアミン酸化酵素阻害薬…279
モルヒネ……………………324

ゆ

ユーロジン®…………………114

ら

ライフロン®…………………323
ラキソベロン®………………176
ラクテック®…………………319
ラコール®……………………322
ラニチジン…………………213
ラボナール®…………18, 23, 103
ラメルテオン…………113, 114
ランタス®……………225, 226

り

リーナレン®…………………323
リオレサール®………………177
リクシアナ®…………………317
リスパダール………………111
リスペリドン…………111, 118
リスミー®……………………114
リチウム…………………49, 279
リドカイン…………18, 22, 23
利尿薬………………86, 232, 305
硫酸マグネシウム…………246
リルマザホン………………114
リンゼス®……………………176

る

ルネスタ®……………………114

れ

レキップ……………………325
レスタミン®…………………212
レスリン®………………113, 114
レベチラセタム……………102
レボドパ………………279, 325
レボフロキサシン……………70
レンドルミン®………………114

ろ

ロキサチジン………………213
ロクロニウム……………18, 24
ロゼレム®………………113, 114
ロチゴニン…………………325
ロピニロール………………325
ロヒプノール®………………114
ロラゼパム…………101, 102, 119
ロラメット®…………………114
ロルメタゼパム……………114

わ

ワーファリン………………216
ワイパックス®………………119
ワゴスチグミン®……………176
ワソラン®……………………53, 54
ワンデュロ®パッチ…………324

著者紹介

著　高岸勝繁（たかぎしかつしげ）

京都岡本記念病院　総合診療科　医長

2007年３月　東京慈恵会医科大学卒業
2007年４月　洛和会音羽病院 初期研修医
2009年４月　飯塚病院 総合診療科専修医
2010年４月　洛和会丸太町病院　救急・総合診療科後期研修医
2011年11月　宇治徳洲会病院 救急総合診療科スタッフ
2014年10月　淀さんせん会金井病院 救急総合診療科スタッフ
2016年４月より現職

2012年よりブログ Hospitalist ～病院総合診療医～を開始
https://hospitalist-gim.blogspot.jp

【著書】
ホスピタリストのための内科診療フローチャート――専門的対応が求められる疾患の診療の流れとエビデンス（シーニュ，2016）
総合診療流！　Common Disease の掘り下げ方（日本醫事新報社，2016）

監修　上田剛士（うえだたけし）

洛和会丸太町病院　救急総合診療科副部長

2002年３月　名古屋大学医学部卒業
2002年４月　名古屋掖済会病院 研修医
2004年４月　名古屋掖済会病院 救急専属医
2005年５月　京都医療センター 総合内科レジデント
2006年６月　洛和会音羽病院 総合診療科
2010年４月　洛和会丸太町病院 救急総合診療科
2017年より現職

【著書】
日常診療に潜むクスリのリスク：臨床医のための薬物有害反応の知識（医学書院，2017）
非器質性・心因性疾患を身体診察で診断するためのエビデンス（シーニュ，2015）
高齢者診療で身体診察を強力な武器にするためのエビデンス（シーニュ，2014）
ジェネラリストのための内科診断リファレンス：エビデンスに基づく究極の診断学をめざして（医学書院，2014）

内科病棟・ER トラブルシューティング

2018 年 1 月 10 日 第 1 版第 1 刷 ©

監 修 上田 剛士 UEDA, Takeshi
著 者 高岸 勝繁 TAKAGISHI, Katsushige
発行者 宇山 閑文
発行所 株式会社 金芳堂
〒606-8425 京都市左京区鹿ヶ谷西寺ノ前町 34 番地
振替 01030-1-15605 電話 075-751-1111(代表)
http://www.kinpodo-pub.co.jp/
印 刷 亜細亜印刷株式会社
製 本 藤原製本株式会社

落丁・乱丁本は直接小社へお送りください．お取替え致します．

Printed in Japan
ISBN978-4-7653-1741-2